疾病学基础与药物干预

A Brief Overview of Disease: Pathophysiology, Pathology and Therapeutic Strategies

易凡　王姿颖　主编

山东大学出版社
SHANDONG UNIVERSITY PRESS
·济南·

图书在版编目(CIP)数据

疾病学基础与药物干预 / 易凡,王姿颖主编.—济南:山东大学出版社,2022.5

ISBN 978-7-5607-6839-7

Ⅰ.①疾… Ⅱ.①易… ②王… Ⅲ.①疾病学一教材 Ⅳ.①R366

中国版本图书馆 CIP 数据核字(2022)第 065196 号

策划编辑 毕文霞
责任编辑 李昭辉
封面设计 王秋忆
插图绘制 张 蕾

出版发行 山东大学出版社
社 址 山东省济南市山大南路 20 号
邮政编码 250100
发行热线 (0531)88363008
经 销 新华书店
印 刷 济南华林彩印有限公司
规 格 787 毫米×1092 毫米 1/16
30 印张 658千字
版 次 2022 年 5 月第 1 版
印 次 2022 年 5 月第 1 次印刷
定 价 86.00 元

《疾病学基础与药物干预》编委会

主　　编　易　凡　王姿颖

副 主 编　高　鹏　薛　冰

编　　委　（以姓氏笔画为序）

王　进　王建丽　王姿颖　王婧婧　刘　媛
刘甜甜　刘慧青　安　杰　孙　玉　孙　霞
孙玉静　孙妍琳　李　丽　李思颖　张　艳
张　斌　张晓芳　张晓鲁　张翠娟　陈　良
陈　琳　易　凡　赵云雪　姜晶晶　娄海燕
高　鹏　郭晓笋　薛　冰

编写秘书　王晓杰　张晓芳

前言

为全面贯彻实施“健康中国”的战略新任务，把握世界医学发展的新趋势，加快医学教育创新发展，进一步聚焦医学拔尖创新人才培养，满足促进“新医科”建设的需要，山东大学出版社于2020年正式启动了医学相关专业的创新型、整合型教材建设工作。《疾病学基础与药物干预》就是一本面向生物医学科学等专业的全新出版的整合型教材。

本教材最大的特色在于“融合”。具体来说，首先是“学科融合”，即在保证知识性和科学性的前提下，彻底打破学科壁垒，充分考虑适用对象的培养要求，将传统的病理学、病理生理学和药理学三门学科相对独立的知识点进行梳理和重新组织，从人的整体性出发，以疾病为导向，以器官系统为主线，实现了学科的有机融合，旨在帮助学生树立全局观，引导学生从整体上认识疾病发生发展的规律，更好地理解药物干预靶点和作用机制，形成更加符合疾病诊疗逻辑的系统化知识体系；其次是“思政融合”，即通过导入临床案例，讲述疾病及药物发现简史，介绍最新的科研前沿和进展等多种形式，来拓展学生的知识面，激发学生的科学创新思维，培养学生形成优秀的职业素养。

本教材全书共分十四章，分为总论和各论两个板块。总论部分从多学科领域阐明了损伤与修复、炎症、肿瘤等疾病发生的共性机制与基本规律，在此基础上引出药物干预靶点；各论部分则着重介绍神经系统、呼吸系统、心血管系统、消化系统、泌尿系统与内分泌系统等常见疾病的病因、发病机制、病理表现和药物防治基本原则等。受篇幅和学时限制，本教材以简洁的语言辅以彩色插图等形式，聚焦于疾病学基础与药物干预的基本原理和代表性疾病、代表性药物的相关知识，并适当介绍医学科学研究前沿和临床诊疗新策略；对“扩展阅读”部分，学生可根据自己的兴趣爱好自主学习。

本教材主要供生物医学科学专业的本科生使用，临床医学、口腔医学、预防医学、药学及护理学等专业的学生亦可选用。参加教材编写的编委均为长期工作在高等医学教学与科研一线的教师和临床医务工作者，他们在融合课程建设方面具有丰富的经验。本书主编和副主编对全书内容进行了反复审定与校对，此外，教材的出版得到了山东大学基础医学院的大力支持，在此一并表示感谢！

作为一本全新推出的首版整合型生物医学科学专业教材，自然需要在实际使用中不断完善，书中的疏漏和不当之处也在所难免，在此敬请使用本教材的广大师生和专家谅解并批评指正。

编　者

2022年3月

目　录

第一章 疾病学基础与药物干预总论

第一节 课程性质与学科任务

疾病学基础与药物干预是一门以系统和器官为中心，阐述疾病发生的病因和病理改变、病理生理机制以及药物治疗等的基本原则与方法的多学科汇聚、融合、交叉的新型课程，该课程将传统的医学基础学科病理学、病理生理学和药理学中的关键知识进行有机地归纳融合，课程内容主要包括人体在疾病状态下的变化与药物干预措施，即从分子、细胞水平了解疾病状态下细胞结构和形态的改变，从组织、器官水平认识疾病的病因和病理生理机制，从整体水平分析疾病发生发展与药物干预靶点之间的关系。

疾病学基础与药物干预的授课内容主要包括：阐明病理条件下机体细胞、组织与器官、形态与功能的改变及药物干预策略，帮助学生系统掌握疾病学相关的基础理论、基本知识和基本技能；拓展性地介绍医药学领域发展史上的重大事件和最新研究成果，帮助学生了解医学研究的基本规律和前沿动向；强化学科融合，基础与临床相结合，理论与实践相结合，帮助培养学生的整体思维和分析问题、解决问题的能力，为下阶段医学专业课的学习与实践作好衔接，为开展进一步的医学科学研究提供保障，为把学生培养成为具有创新思维的医学科学领域的拔尖人才打下坚实的基础。

第二节 病理学学科概述

一、病理学的内容和任务

病理学(pathology)是研究疾病的病因、发病机制、形态学变化、结局和发展规律，从而阐明疾病本质的医学学科。病理学既是一门医学基础理论学科，通过探索疾病的发病机制及发生发展规律，为疾病的诊治和预防提供理论基础；又是一门应用科学，直接参与临床疾病的诊断。因此，病理学是一门具有双重性质的重要的医学学科。

目前国内将病理学分为基础病理学（basic pathology）和临床病理学（clinical pathology）两大部分。前者通过物理、化学、微生物学、血液学、免疫学和分子遗传学等方法对体液、组织进行实验室分析，以探究疾病的本质，阐明疾病的发展规律，为疾病的诊断和治疗奠定基础；后者侧重于临床诊断，又称为诊断病理学（diagnostic pathology）或外科病理学（surgical pathology）。

病理学的主要研究内容包括以下几方面：①病因学（etiology），即研究疾病发生的原因；②发病学（pathogenesis），即研究在病因作用下，导致机体疾病发生发展的机制和具体经过；③病理变化（pathological change），即研究在疾病发生发展的过程中，器官、组织的形态和结构的变化；④疾病的转归和结局等。通过对上述内容的研究，来认识和掌握疾病的本质及其发生发展的规律，为疾病的诊治和预防提供理论基础。

考虑到专业的特殊性，本课程中的病理学将以基础病理学为主，主要阐述细胞和组织的适应与损伤、损伤的修复、血液循环障碍、炎症及肿瘤等基本病理变化。

二、病理学在医学中的地位

在医学教育中，病理学被认为是基础医学和临床医学之间的一门桥梁学科。病理学的学习必须以人体解剖学、组织胚胎学、生理学、分子生物学、免疫学、遗传学等课程为基础，同时它又是学习临床医学各门课程的基础。在临床诊疗工作中，很多疾病的治疗方案取决于正确的病理诊断。因此病理学也是一门高度实践性的学科，其课程学习需通过理论学习、实验学习及临床病理讨论共同完成。

在临床医疗实践中，活体组织学检查是目前诊断疾病最可靠的方法，被称为“金标准”。细胞学检查在早期肿瘤的筛查、晚期肿瘤的靶向治疗中发挥着重要的作用；而尸体解剖则对确定诊断、查明死因，进而协助临床总结经验具有重要作用。近年来兴起的分子病理学改变了传统病理学以形态对疾病进行分类的方法，如中枢神经系统肿瘤分类目前就包括形态学分类和分子分类两个系统。同时，分子病理学研究也为疾病的靶向治疗提供了依据，如针对 *EGFR* 基因突变的靶向药物就改变了传统的肺癌治疗方法。

在科研领域，病理学也发挥了重要作用。心脑血管疾病、炎症、肿瘤等多种疾病的科学研究中，离不开病理研究人员的心血。而临床病例数据和资料（包括大体标本、石蜡包埋组织等）不仅是医学研究的宝贵材料，也是医学教学工作的重要资料来源。

总之，无论是在临床诊疗、科学研究中，还是在医学教育中，病理学均承载着重要任务，并为医学发展做出了巨大贡献。加拿大著名医生和医学教育家威廉·奥斯勒（William Osler）曾写道：“病理学为医学之本。”（As is our pathology, so is our medicine）

三、病理学的研究方法

根据研究材料和对象的不同，病理学分为人体病理学（human pathology）和实验病理学(experimental pathology)两部分。前者通过尸体解剖(autopsy)、活体组织检查(biopsy)、细胞学(cytology)检查所获得的人体材料对疾病作出最后诊断,其中前三种方法为传统病理学的方法,其首字母简写为“ABC”;后者则以疾病的动物模型或在体外培养的细胞、组织等材料进行医学研究。

(一)人体病理学的诊断和研究方法

1.尸体解剖

尸体解剖也称尸检,即对死者的遗体进行病理解剖和后续的病理学观察,是病理学的基本研究方法之一。尸检的优点包括:①确定诊断,查明死因,协助临床总结在诊断和治疗过程中的经验和教训,以提高诊治水平;②发现和确诊某些新的疾病、传染病、地方病、流行病等,为卫生防疫部门采取防治措施提供依据;③积累各种疾病的人体病理材料,为深入研究疾病的病因、发病机制和转归提供系统检查材料;④为病理学教学收集各种疾病的病理标本,为学生提供理论联系实际的机会。

2.活体组织检查

活体组织检查简称活检,是指从活体内应用手术切除、内镜活检、粗针穿刺和搔刮等方法,获取病变组织进行病理诊断,包括常规活检和手术中冰冻活检。活检的优点是组织新鲜,可较好地保存病变的原貌,进而及时、准确地对疾病作出病理学诊断,以指导治疗和判断预后。尤其是手术中进行的冷冻切片快速诊断,可以协助临床医师选择最佳手术治疗方案。在疾病的治疗过程中,定期活检可动态了解疾病的发展情况并判断疗效,如子宫内膜增生性病变用药物治疗后,定期活检可观察药物是否有效。此外,活检获取的材料还可用于免疫组织化学染色、电镜观察、基因检测和组织培养等,从而对疾病进行更深入的研究。

3.细胞学检查

细胞学检查是对病变部位自然脱落的细胞、刮取或细针穿刺获取的细胞进行涂片染色或制作细胞蜡块,以便对疾病进行定性诊断。细胞的来源可以是运用各种采集器在病变部位直接采集脱落的细胞(脱落细胞学),也可以是自然分泌物、体液及排泄物中的细胞,还可以是通过内镜或用细针穿刺(fine needle aspiration,FNA)病变部位采集的细胞(穿刺细胞学)。细胞学检查除用于诊断疾病外,在疾病普查中也有广泛的应用(如宫颈癌筛查)。细胞学检查的优点是设备简单,操作简便,患者痛苦少而易于接受;缺点是最后确定诊断尚需进一步做活检证实。对于肿瘤晚期患者,可以采集胸/腹水中的细胞进行分子检测,确定后续治疗方案。此外,细胞学检查还可用于对激素水平的测定(如阴道脱落细胞)及为细胞培养和 DNA 提取提供标本等。

(二)实验病理学的研究方法

1.动物实验

采用适宜的动物和适宜的方法,在活体动物身上模拟某些人类疾病,即为动物实验或者说动物模型(animal model)。通过复制疾病过程,可以研究疾病的病因学、发病学、病理改变及转归,同时可以进行实验性治疗。动物实验的优点是可根据需要施以任何方式的干预，或与人体疾病进行对照研究。但应注意的是，动物和人体之间毕竟存在一定的种属差异，不能把动物实验结果简单套用于人体，同时在进行动物实验时也要注意善待实验动物。

2.器官、组织或细胞培养

器官、组织或细胞培养(organ，tissue and cell culture)是指将动物或人的离体器官、组织或细胞以适宜的培养基(液)在体外进行培养，从而在体外研究疾病发生发展的规律及机制。根据研究目的和条件，培养的材料可以是器官、半器官水平的，组织水平的或细胞水平的。器官、组织或细胞培养的优点是体外因素容易控制，周期短，见效快，相对经济而简单；缺点是体外环境与复杂的体内整体环境有很大的不同，故不能将体外研究结果与疾病实际的发生发展过程简单地等同看待。

四、病理学的形成与发展

病理学最初并不是一门独立学科，而是寓于整个医学的发展之中。直到1761年，意大利医生莫尔加尼(G. B. Morgani)通过解剖700多具尸体，详细记录了病变器官肉眼所见的变化，认为不同的疾病都是由相应器官的病变引起的，由此他提出了"器官病理学"(organ pathology)的概念，并奠定了医学及病理学发展的基础。19世纪中叶，在发明和使用显微镜的基础上，德国病理学家魏尔肖(R. L. K. Virchow)创立了细胞病理学(cytopathology)，其理论和技术所带来的巨大影响一直延续到现在。此后，经过一个半世纪的探索，逐渐形成并完善了今天的病理学学科体系，包括用肉眼观察病变的解剖病理学(anatomical pathology)，借助显微镜对组织或细胞进行观察的组织病理学(histopathology)或细胞病理学(cytopathology)，以及用电子显微镜观察细胞超微结构变化的超微结构病理学(ultrastructural pathology)。

近年来，随着免疫学、细胞生物学、分子生物学、遗传学的进展以及免疫组织化学、流式细胞术、图像分析技术、高通量测序等分子生物学技术的渗透，极大地推动了病理学的发展，由此衍生出许多病理学的新分支，如免疫病理学(immunopathology)、分子病理学(molecular pathology)、遗传病理学(genetic pathology)和计量病理学(quantitative pathology)等。尤其是分子病理学、遗传病理学的新发展，已经促使疾病分型逐渐从形态学分型向分子分型转变。此外，随着互联网、图像数字化及数字存储传输技术的发展，将传统病理学切片转换为数字切片(digital slides)或虚拟切片(virtual slides)的数字病理学(digital pathology)迅速兴起，因其不受地域限制且使用方便，故有逐渐取代传统切片阅片的趋势。而大数据分析和人工智能(artificial intelligence，AI)技术在各个学科的广泛应用，必将带来病理学发展的新变革。

进入20世纪以来，我国老一辈病理学家如胡正祥、徐诵明、梁伯强、谷镜研、侯宝璋、林振纲等学习国外的先进医学，带领后辈们呕心沥血，艰辛创业，建立起了中国的现代病理学。特别是中华人民共和国成立以来，他们从无到有地编写出了具有中国特色的病理学教科书和参考书，培养出了大批病理学专业人才，使我国的病理学教学有所依据和更加规范化。在临床工作中，他们积极开展尸检、活检和细胞学诊断，确立了病理学在我国临床医学中的地位。同时，他们积极开展病理学科研工作，为我国心脑血管疾病、恶性肿瘤、地方病、传染病等重大疾病的防治和基础研究做出了重要贡献。

第三节　病理生理学学科概述

一、病理生理学的性质、任务及特点

病理生理学(pathophysiology)是研究疾病发生发展过程中患病机体功能和代谢改变规律及其机制的学科，其主要任务是揭示疾病发生的本质，为疾病的诊疗和防治策略提供理论和实验依据。病理生理学的研究对象是疾病，其关注的是研究发病机制，对于医学相关学科的学生、临床医务工作者以及医学研究者都有重要意义。

学生在学习了正常人体结构、功能及代谢相关的知识后，通过学习病理生理学，可以掌握疾病发生发展过程中的特定病理过程及其发生机制，为后续临床课程的学习奠定坚实的基础。临床医务工作者可以利用病理生理学知识分析患者的症状、体征及相关实验室检测指标，为临床诊断和治疗提供有效助力，引导和改进对疾病的诊疗。20 世纪末以来，生命科学的快速发展大大提升了人们对疾病的认识，病理生理学有助于让学生在初步了解疾病病因及发病机制的基础上，进行更加深入的探讨和研究，促进医学科研的发展，提高疾病的诊断、治疗和预防水平。

病理生理学属于医学教育的专业基础课程和基础医学机能学科，与生理学、生物化学、病理解剖学和内科学等课程密切相关，是联系基础医学和临床医学的“桥梁”，是一门综合性很强的交叉学科，是各专业、各层次医学生的必修课。

二、病理生理学的发展简史和未来趋势

(一)发展简史

病理生理学是一门年轻的学科，是随着医学实践的需要逐渐发展起来的。病理生理学的发展史同人类认识疾病本质的过程密切联系，能够成为一门独立的学科有其相应的历史前提和条件。

18 世纪，意大利医生莫尔加尼等通过尸体解剖，发现不同的疾病显示出不同器官的形态变化，创立了器官病理学；19 世纪末，德国病理学家魏尔肖等利用光学显微镜进行观察研究，创立了细胞病理学；法国生理学家伯纳德(C. Bernard)等倡导以活体疾病为主要研究对象，利用动物模型复制人类疾病，用科学实验的手段研究疾病发生发展过程中功能、代谢和结构的变化，形成了实验病理学(experimental pathology)，即病理生理学的前身。

病理生理学作为一门独立的学科，最早出现在1879年俄国的喀山大学，后来在德国、苏联、东欧及其他国家的大学相继开始讲授病理生理学，并建立了病理生理教研室。1954年，我国卫生部聘请苏联专家举办了全国性的病理生理学师资进修班，培养了一批病理生理学的教学和科研骨干。1956年，全国省级以上的医学院校相继成立了病理生理教研室。

1961年成立了中国生理科学会病理生理专业委员会筹委会，并召开了第一届全国病理生理学术会议。1985年成立了国家一级学会——中国病理生理学会(Chinese Association of Pathophysiology，CAP)，之后又相继成立了心血管疾病、受体、炎症发热和感染、微循环、休克、实验血液学、动脉粥样硬化、缺氧和呼吸、免疫、中医、肿瘤、消化、动物病理生理、大中专教育、危重病医学、功能实验教学等专业委员会。1991年，我国成为国际病理生理学会(International Society for Pathophysiology，ISP)的成员国及组建国。

(二)未来趋势

近几十年来，人类的疾病谱发生明显改变，医学模式(medical model)已从单纯的“生物医学”模式向“生物-心理-社会”医学模式转变，疾病与社会的关系、发生疾病时的身心变化、人与社会间的协调等问题日趋受到关注，如心理、社会、环境等因素在疾病发生发展、转归及防治中的作用，这也对病理生理学的教学提出了新的要求。目前，临床医学模式已从传统的经验医学转变为循证医学(evidence based medicine)，因此在病理生理学的教学和研究中要重视循证医学的基本原则和方法。随着医学研究的快速进展，尤其是人类基因组计划(human genome project，HGP)的完成，表观遗传学(epigenetic)、功能基因组学(functional genomics)、蛋白质组学(proteomics)、代谢组学(metabolomics)的研究成果极大地促进了疾病发生机制和诊断治疗的研究进展，也为病理生理学的学科发展带来了新的生机和活力。

三、病理生理学的主要内容

(一)疾病概论

疾病概论主要讨论疾病的相关概念、疾病发生的原因与条件、疾病发生发展的规律、疾病的基本调节机制和转归。

(二)基本病理过程

基本病理过程是指在多种器官或系统疾病中出现的共同的、成套的功能和代谢变化，在本书中主要涉及水、电解质、酸碱平衡紊乱和缺氧、休克、弥散性血管内凝血等。一种疾病可以包含几种病理过程，而同一种病理过程也可以在不同的疾病中出现。病理过程既可以是局部病变，如局部炎症；也可以是全身反应，如发热、缺氧、休克等病理过程。

(三)系统器官病理生理学

系统器官病理生理学讨论各种疾病在发生发展过程中在心、肺、肝、肾等器官出现的共性病理过程和发生机制，临床上常称之为“综合征”(syndrome)，包括心功能不全、呼吸功能不全、肝功能不全(肝性脑病)、肾功能不全等。

第四节　药理学学科概述

一、药理学及其学科任务

药理学(pharmacology)是研究药物与机体(包括病原体)相互作用及其作用规律的科学。药理学的研究内容包括:①药物效应动力学(pharmacodynamics),简称药效学,研究药物对机体的作用,包括药物的作用、临床应用和不良反应等;②药物代谢动力学(pharmacokinetics),简称药动学或药代学,研究药物在机体的作用下所发生的变化及规律,包括药物在体内的吸收、分布、代谢和排泄等过程。

药理学也是一门连接基础医学与临床医学、医学与药学的桥梁学科。药理学以生理学、生物化学、病理学、病理生理学、微生物学、免疫学、分子生物学等学科为基础,在科学的理论指导下进行临床实践,为临床防治疾病、合理用药提供基础理论、基本知识和科学的思维方法。

药理学的学科任务包括:①阐明药物与机体之间相互作用的机制和规律,指导临床医师合理用药,使药物发挥最佳疗效,减少不良反应;②研究开发新药,发现药物的新用途,促进医药学的发展;③为探索生物机体的生理、生化及病理过程提供实验资料和研究方法,促进生命科学的进步。

扩展阅读:药物、毒物与药品

药物(drug)是指可改变或查明机体的生理功能或病理状态,用来预防、诊断、治疗疾病的化学物质。毒物(poison)指的是在使用较小剂量时即对机体有明显毒性作用的物质。药物与毒物之间没有本质区别,大剂量或不正确地使用药物可造成中毒,甚至危及生命,此时药物表现出毒物的作用;而针对特定情况使用特定剂量的某些毒物时,能够产生治疗作用。

药品是指加工成某一剂型,规定有适应证、用法、用量及不良反应等的药物。药品是一种特殊的商品,其应用对象是人,用药的后果关系到用药者的健康乃至生命安全,因而世界各国均制定了相应的法律法规,用于管理药品的研制、审批、生产与销售等。

二、药物和药理学的发展简史

药物的发现可以追溯到数千年前。古时候,人们在寻找食物中毒的解毒方法的过程中发现了药物。药理学的建立和发展与现代科学技术的发展密切相关。如今，随着科学技术的蓬勃发展，药理学已由过去只与生理学有联系的单一学科，发展为与分子生物学、生物化学、生物物理学、免疫学和遗传学等多种学科密切联系的综合学科，并逐渐形成了许多分支学科。随着基因组学和蛋白质组学研究的不断深入，药理学的研究也从宏观引入到了微观，从系统器官水平发展到了分子水平。分子生物学手段的应用，受体和通道蛋白的克隆等一系列研究成果进一步推动了药物作用机制的研究。

扩展阅读

一、药物的发展简史

5000多年前，人们从生产、生活经验中认识到，很多天然物质可以祛除病痛，从而发现了药物。目前发现的最早的有关药物的书籍是公元前1550到公元前1292年埃及出版的《埃泊斯医药籍》，书中记录了700种药物和处方。公元1世纪前后，我国第一部药物学著作《神农本草经》问世，全书收载药物365种，不少药物沿用至今。唐代的《新修本草》是世界上最早由政府颁发的有法律效力的药典，收载药物884种，并加入了部分外来药品。明代药物学家李时珍历时27年编著的《本草纲目》是闻名世界的医药学巨著，全书共52卷，190万字，收载药物1892种，已被译成英、日、朝、德、法、俄和拉丁7种文本，流传于全世界，被国外学者誉为“中药的百科全书”，为促进我国和世界医药学的发展做出了巨大贡献。

二、药理学的发展简史

19世纪初，在生理学和化学的基础上建立了实验药理学，其是从整体水平上对实验动物进行研究。19世纪20年代初，开始了器官药理学研究，而从植物中分离获得有效成分是有机化学和药理学的又一个突出成果。进入20世纪后，通过人工合成或改造天然产物有效成分的方式，科学家们相继开发出了一批新型、高效药物。20世纪30～50年代是化学药物发展的黄金时代，磺胺类药物、抗生素、抗疟药、抗组胺药、镇痛药、抗高血压药、抗精神失常药、抗恶性肿瘤药、激素及维生素类药等多种药物纷纷问世，有些药物沿用至今，在预防和治疗疾病、维护人类健康的过程中发挥了重要的作用。

三、新药的研究开发

新药是指化学结构、药品组分或药理作用不同于现有药品的药物。许多国家为加强对新药的规范化管理，对新药的含义和范围都作出了明确的法律规定。

扩展阅读

《中华人民共和国药品管理法》和《药品注册管理办法》规定，新药指的是未曾在中国境内外上市销售的药品；已上市的药品改变剂型、给药途径，增加新的适应证均不属于新药，但可以按照新药审批的程序进行药品注册申报。

新药开发是一项非常严格的系统工程，可分为临床前研究、临床研究和上市后药物监测几个阶段，其中药理学研究是不可缺少的关键步骤。

新药的临床前研究是新药从实验研究过渡到临床应用的必不可少的阶段，包括药物化学研究和以实验动物为研究对象的药理学研究。新药的临床试验分为以下四期：

Ⅰ期临床试验是新药人体试验的起始阶段，是初步的临床药理学及人体安全性评价试验，试验对象主要为健康成年志愿者，旨在观察人体对新药的耐受程度，了解新药在人体内的药动学过程，为制定给药方案提供依据。

Ⅱ期临床试验为随机双盲对照临床试验，试验对象为新药的适应证患者，目的是对新药的有效性和安全性作出初步评价，同时推荐临床给药剂量。

Ⅲ期临床试验指的是扩大的多中心临床试验，应遵循随机对照原则，进一步评价新药的疗效和不良反应。

Ⅳ期临床试验即新药上市后监测，又称为售后调研，指的是在新药已广泛使用的条件下，进一步考察已上市新药的有效性和安全性，尤其是注意罕见的、潜伏期长的不良反应。

第五节 疾病学基础与药物干预课程的学习方法

一、树立整体意识和辩证思维

人体是一个有机的整体，在学习中要树立整体意识，以器官和系统为中心，动态地认识疾病的发生发展规律，并在此基础上理解药物作用的靶点及机制，注意将正常与病理、局部与整体、理论与实践有机结合，通过理论、实践、讨论、拓展等多环节的学习，掌握疾病发生发展的基本规律，培养和提高自己分析问题、解决问题的能力，提高职业胜任力，为今后的专业课学习和医学科学研究工作打下坚实的基础。

二、抓住重点，融会贯通

疾病学基础与药物干预为多学科的综合性课程，内容涉及面广，跨学科知识点多。

在有限的学习时间中，既要抓住重点，掌握疾病相关的基本规律和防治的基本原则，更要理清各学科知识点之间的联系，做到融会贯通。

三、自主学习，拓展思维，开阔视野

医学科学发展迅速，疾病防治的理论与时俱进，教材的知识容量显然无法全面涵盖。因此，只有坚持自主学习，拓展思维，及时了解相关领域的最新研究进展，才能不断完善对疾病的认识，并提出综合有效的防治策略。

总之，我国人口和民族众多，疾病谱和疾病种类多而复杂。在课程学习过程中，同学们要以老一辈医学工作者为榜样，努力探索疾病的发病机制、预防、治疗和转归，为我国医学事业的发展和人类健康水平的提高做出自己的贡献。

（易凡　张晓芳　薛冰）

第二章　疾病学基础与药物干预的基本原理

第一节　疾病学概论

疾病(disease)是与健康相对的一种异常生命状态。在疾病与健康之间,还存在一种"亚健康"状态。本节围绕疾病的相关概念、病因学、发病学和疾病的转归等问题,对疾病学相关问题进行阐述。

一、疾病的相关概念

(一)疾病

人类对疾病的认识经历了从愚昧到科学的漫长过程。在原始社会,人们认为疾病是魔鬼作怪的结果,古印度医学认为疾病是气、胆、痰三种"体液"的失衡,中国古代医学认为疾病是阴阳五行的失调所致。古希腊医学家希波克拉底提出,疾病是因为来自心脏的血液、肝脏中的黄胆汁、脾脏中的黑胆汁和脑中的黏液四种体液失衡所引起的。

现代医学认为,疾病是指在一定病因作用下,机体稳态(homeostasis)失衡引起的生理功能、代谢和(或)形态结构的改变,引起生命活动的异常,躯体、精神及社会适应上的完好状态被破坏,机体进入内环境稳态失衡且与外环境或社会不相适应的状态。

(二)健康

1946年,《世界卫生组织宪章》前言提出,健康不是没有疾病或衰弱(infirmity)现象,而是躯体上、精神上和社会适应上的一种完好状态(state of complete well-being)。躯体上的完好状态指躯体结构、功能和代谢的正常,现代科技手段检查未发现异常现象;精神上的完好状态指情绪、心理、学习、记忆及思维等处于正常状态,人能够精神饱满、乐观向上、愉快地从事工作和学习,应对紧急的事件,处理复杂的问题;社会适应上的完好状态指人的行为与社会道德规范相吻合,能保持良好的人际关系,在社会中承担合适的角色。心理健康与身体健康可相互影响,心理的不健康可伤害身体,甚至引起躯体疾病;反之,长期躯体疾病的折磨也可引发精神和心理上的障碍。

(三)亚健康

亚健康(sub-health)是介于健康与疾病之间的一种生理功能低下状态。世界卫生组织的一项调查表明,人群中真正健康者约占5%,患病者约占20%,而处于亚健康状态者约占75%。

亚健康主要表现为躯体性、心理性和社会性亚健康状态。躯体性亚健康状态表现为疲乏无力,精神不振,适应能力和工作效率降低,免疫力差等;心理性亚健康状态表现为焦虑,烦躁,易怒,注意力不集中,失眠多梦等;社会性亚健康状态表现为与社会成员的关系不和谐,心理距离变大,产生被社会抛弃和遗忘的孤独感。

(四)老化或衰老

老化或衰老(aging)均指机体随年龄增长发生的形态改变、代谢失调以及生理功能逐渐减退的不可逆过程,可导致机体对外部环境的适应能力下降,罹患疾病的风险增加。不同的是,老化倾向于指代生理性增龄过程,而衰老则指伴有严重退行性变的、快速的病理性老化。心脑血管疾病、糖尿病、慢性阻塞性肺疾病、阿尔茨海默病等均是常见的老年性疾病。随着卫生条件的改善和人类寿命的延长,人口老龄化已成为一个世界性问题,老年性疾病的研究也成了医学研究的热点问题之一。

二、病因学

病因学(etiology)是研究疾病发生的原因与条件的科学。病因是疾病发生所必需的,没有病因就不可能发生疾病。在疾病的防治中,强调对因处理的策略。但是,很多疾病的病因目前尚不明确。

(一)疾病发生的原因

疾病发生的原因(病因)指引起疾病必不可少的、赋予疾病特征或决定疾病特异性的致病因素。病因主要包括以下几类。

1.生物性因素

生物性因素(biological factors)主要指病原微生物(细菌、螺旋体、真菌、支原体、病毒)和寄生虫。这类病因引起感染性疾病,其致病性取决于病原体侵入的数量、毒性及侵袭力、机体本身的防御及抵抗力。生物性因素的致病作用特点为:①病原体有特定的入侵门户和定位。②病原体与机体相互作用才能引起疾病。③病原体作用于机体后可引起机体的免疫反应,致病微生物可发生变异而产生抗药性。

2.理化因素

理化因素(physical and chemical factors)主要指温度(高温或寒冷)、压力(高压或突然减压)、电流、辐射、噪声、机械力等物理性因素,强酸、强碱以及毒物等化学性因素,其致病性主要取决于理化因素本身的作用强度、作用部位及持续时间。

物理性因素的致病特点是大多数只引发疾病而不影响疾病的发展;除紫外线和电离辐射外,一般潜伏期较短或无潜伏期;对组织损伤无明显选择性;致病作用与机体的反应性关系不大。化学性因素的致病特点是对组织、器官的损伤有一定选择性;在疾病的发生发展中都起作用，可被体液稀释、中和或被机体解毒；致病作用与作用部位和机体功能状态有关；除慢性中毒外，致病潜伏期一般较短。

3.环境生态因素

自然资源的过度开发，“三废”（废水、废气、废渣）处理不善造成的生态平衡破坏，大气、水和土壤的污染，已成为危害人类健康、导致疾病发生的重要因素。

4.营养因素

各种营养素（如糖类、脂肪、蛋白质、维生素、无机盐等）、某些微量元素（如氟、硒、锌、碘等）以及纤维素摄入不足或过多时都可引起疾病，如脂肪、糖类、蛋白质等摄入不足可致营养不良，而摄入过量又可导致肥胖或高脂血症等；维生素 A 缺乏可致夜盲症，摄取过量又可导致维生素 A 中毒。

5.社会和心理因素

随着生物医学模式向生物-心理-社会医学模式的转变，社会和心理因素（social and psychological factors）在疾病发生发展中的作用日益受到重视。长期紧张工作、不良的人际关系、恐惧、焦虑、悲伤及愤怒等情绪反应，自然灾害和生活事件的突然打击等可引起精神障碍性疾病，如抑郁症；社会和心理因素可引起机体器官或系统的功能、代谢紊乱及形态结构变化，高血压、冠心病及消化系统溃疡等的发生发展与社会和心理因素密切相关。

6.遗传性因素

遗传性因素主要指染色体畸变（染色体数目异常和形态结构畸变）及基因变异。染色体畸变疾病常见的有唐氏综合征（21-三体综合征）、18-三体综合征、13-三体综合征等，基因变异包括基因点突变、缺失、插入或倒位等。这些异常通过改变 DNA 碱基顺序或碱基类型，致使蛋白质的结构、功能发生变化而致病。

7.先天性因素

先天性因素（congenital factors）是指能影响胎儿发育的危险因素，如某些化学物质（包括药物）、放射线、病原微生物等。与遗传因素不同，先天性因素不导致遗传物质的改变，而是能够损害发育中的胎儿。先天性因素引起的疾病称为先天性疾病。例如，妊娠早期患风疹及其他病毒感染性疾病可导致胎儿发生先天性心脏病。

8.免疫因素

免疫反应过强、免疫缺陷或自身免疫反应等免疫因素均可对机体造成影响，如机体对异种血清蛋白（破伤风抗毒素）、青霉素等过敏可导致过敏性休克；花粉或食物可引起支气管哮喘、荨麻疹等变态反应性疾病；人类免疫缺陷病毒（human immunodeficiency virus，HIV）感染可破坏 T 淋巴细胞，导致获得性免疫缺陷综合征（acquired immune deficiency syndrome，AIDS）。当机体对自身抗原发生免疫反应时，可导致自身组织损伤或自身免疫性疾病（autoimmune disease），如系统性红斑狼疮、类风湿性关节炎等。

（二）疾病发生的条件

疾病发生的条件（condition）指能促进或减缓疾病发生的某种机体状态或自然环境。

条件本身不引起疾病，对疾病的发生也不是必不可少的，但可影响病因对机体的作用。例如，结核分枝杆菌是结核病的病因，在营养不良、居住条件恶劣、过度疲劳或罹患其他疾病引起免疫功能低下时，结核分枝杆菌引起结核病的概率会增加。季节变化也会影响病因的作用，夏季炎热可作为条件促进消化道传染病的发生，因为气温高有利于细菌繁殖，同时导致人体消化液分泌减少，生冷食物摄取过多；而冬季寒冷可作为条件促进上呼吸道感染的发生。

诱因(precipitating factor)指能加强病因的作用而促进疾病发生发展的因素。有些疾病的发生有明显诱因，例如，肝硬化患者食管静脉曲张破裂而发生上消化道大出血时，血氨水平可急剧增高而诱发肝性脑病；妊娠、肝功能严重障碍是促进弥散性血管内凝血发生的诱因；上呼吸道感染、妊娠、过度体力活动、过快过量输液、情绪激动等常常是心脏病患者发生心力衰竭的诱因。

危险因素(risk factor)指促进特定疾病发生发展的因素。危险因素作为致病因素或条件发挥作用，如肥胖、吸烟、运动过少、应激、糖尿病、高血压等被认为是导致动脉粥样硬化的危险因素。

三、发病学

发病学(pathogenesis)主要研究疾病发生发展的普遍规律和基本机制。

(一)疾病发生发展的普遍规律

1.内稳态失衡

内稳态平衡是维持正常生命活动和健康的前提条件。机体通过神经、体液的精细调节，维持各系统、器官以及组织、细胞之间的协调活动。内稳态平衡是生物体内各种自我调节(self-regulation)的结果，反馈(feed-back)机制在内稳态平衡中起着重要作用，如体温调节、甲状腺激素分泌调节等。

2.损伤与抗损伤反应

对损伤做出抗损伤反应是生物体的重要特征，也是生物体维持生存的必要条件。在疾病发生发展的过程中，损伤与抗损伤作用常常同时出现，贯穿疾病始终且不断变化。损伤与抗损伤反应的力量对比可影响疾病的发展方向和转归，损伤与抗损伤之间并无严格的界限，且两者可相互转化。以外伤为例，失血导致循环血量减少、血压下降等损伤性变化，机体启动抗损伤反应，如微动脉收缩、心率加快等以维持血压正常。如果损伤较轻，则通过各种抗损伤反应和恰当的治疗，机体即可恢复健康；反之，若损伤较重，又无恰当和及时的治疗，则病情将恶化。抗损伤反应也会对机体产生损害，如失血性休克早期，小动脉、微动脉收缩的抗损伤反应有助于动脉血压的维持，但血管持续收缩有可能加重组织器官的缺血、缺氧，甚至引起休克等病理改变。在疾病的防治中，应尽量支持和加强抗损伤反应，减轻和消除损伤反应，同时还要预防抗损伤反应向损伤反应转化。

3.因果交替

因果交替指疾病发生发展过程中，原始病因作用于机体所产生的结果又可作为病因，引起新的后果。这种因果的相互转化常常加重病情，导致恶性循环(vicious cycle)。例如，失血性休克中，组织血液灌流进行性下降的过程就是因果交替导致恶性循环而加重损伤的典型范例。由于原因和结果的互相转化和交替，很多疾病一旦发生或进展到一定程度后，在原始病因不存在时也可通过因果交替规律推动疾病不断发展，如高血压、慢性肾小球肾炎引起的慢性肾脏损伤。

4.局部和整体

疾病可表现为局部病变、整体病变或两者兼有。局部病变通过神经-体液途径影响整体，整体功能状态的改变也可影响局部病变。例如，疖、痈等引起充血、水肿等局部病变，通过神经-体液途径引起白细胞升高、发热等整体病变；糖尿病患者容易罹患疖、痈等皮肤局部病变，是全身性血糖持续升高的毒性反应，此时若单纯局部治疗而不控制糖尿病就不会产生好的疗效。应识别疾病局部病变和整体病变之间的主从关系，抓主要矛盾，不能“头疼医头，脚疼医脚”。局部病变与整体病变的关系如图 2-1-1 所示。

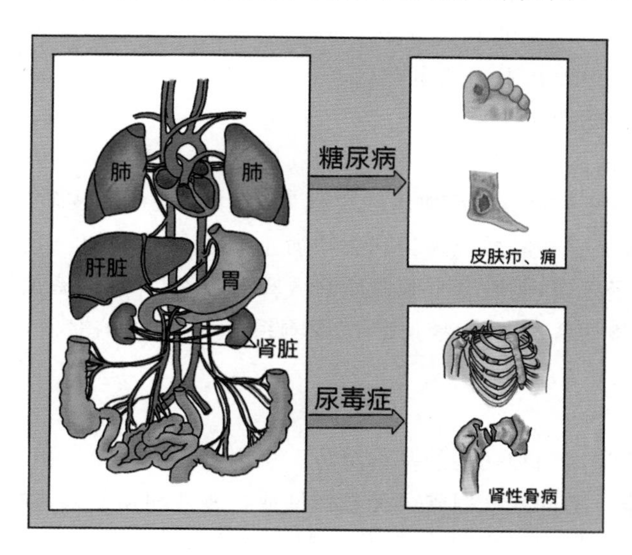

图 2-1-1 糖尿病和尿毒症的整体病变引发局部病变

(二)疾病发生发展的基本机制

生理条件下，机体通过神经、体液的精细调节，维持各系统、器官、组织、细胞之间的活动互相协调，机体处于内稳态。在病因作用下，正常稳态被打破，机体通过复杂的机制进行调节。神经、体液、细胞和分子机制是各种疾病发生发展过程中存在的共同机制。

1.神经机制

神经系统在生命活动的维持和调控中起主导作用，许多致病因素通过改变神经系统的功能而影响疾病的发生发展。有些致病因子可直接损害神经系统，例如，流行性乙型脑炎病毒(epidemic encephalitis virus B)可直接破坏神经细胞；肝功能障碍时，升高的血氨进入脑组织，干扰中枢神经递质的生成、脑细胞能量代谢等，导致脑功能障碍。有些致病因子可通过神经反射引起相应器官系统的功能代谢变化，例如，失血性休克引起动脉血压降低，交感神经系统兴奋性增高进而收缩血管升高血压，但血管过度收缩可能导致组织缺血缺氧。各种社会、心理因素通过目前尚不完全明确的机制损伤中枢神经系统而导致躯体疾病，称为身心疾病(psychosomatic disease)。

2.体液机制

体液是维持机体内环境稳定的重要因素。致病因素通过改变体液因子(humoral factor)的数量或活性引起内环境紊乱，即疾病发生发展中的体液机制。体液因子包括全身作用的体液性因子(如胰岛素、胰高血糖素、组胺、儿茶酚胺、前列腺素、补体、凝血因子及纤溶物质等)、局部作用的体液性因子(如内皮素和某些神经肽等)、细胞因子(如白细胞介素、干扰素、肿瘤坏死因子超家族、趋化因子、生长因子等)，主要通过内分泌、旁分泌、自分泌三种方式作用于靶细胞。某些神经细胞可通过胞体、轴突和树突等部位分泌神经激素，通过脑脊液和(或)血液循环至全身发挥作用，这称为神经分泌(neurosecretion)；内在分泌(intracrine)指相关分子在细胞内产生后，不需向细胞外分泌而直接在细胞内起作用，如甲状旁腺激素相关蛋白(parathyroid hormone related protein)可进入细胞核，调节细胞自身的功能。

神经机制和体液机制常共同参与疾病的发生发展，称为“神经-体液机制”，如长期情绪紧张通过神经-体液机制引起高血压的过程为：①大脑皮质和皮质下中枢(主要是下丘脑)功能紊乱，引起交感神经系统兴奋和去甲肾上腺素释放增加，小动脉紧张性收缩，升高血压；②交感神经兴奋，刺激肾上腺髓质释放肾上腺素，导致心率加快、心排血量增加；③交感神经兴奋，激活肾素-血管紧张素-醛固酮系统，引起水钠潴留，增加发生高血压的风险。

3.细胞机制

细胞是生物机体结构和功能的基本单位。病因直接或间接作用于细胞，引起细胞代谢、功能、形态异常。不同致病因素可无选择性或特异性地损伤某些靶细胞，通过损伤细胞膜和多种细胞器而导致细胞功能障碍。例如，缺血缺氧性病因通过影响能量代谢，引起细胞膜上各种离子主动转运泵的功能障碍，如钠泵(Na^+-K^+-ATP 酶)功能障碍引起细胞内水肿，导致器官功能障碍；引起细胞线粒体损伤的病因通过抑制三羧酸循环、呼吸链的氧化磷酸化等过程，造成 ATP 生成不足，引起细胞功能障碍甚至死亡。

4.分子机制

细胞的生命活动由分子执行，疾病发生发展过程中细胞的损伤均涉及分子的变化。自 20 世纪末以来，科研工作者开始从分子水平(基因、蛋白质)研究生命现象和揭示疾病机制，产生了分子生物学、分子病理学和分子医学等学科，还产生了“分子病”(molecular disease)的概念，即由遗传物质或基因(包括 DNA 和 RNA)的变异引起的一类以蛋白质异常为特征的疾病。对疾病分子机制的深入研究揭示了大量信号分子或信号通路在疾病发生发展中的关键作用。但是，研究疾病的分子机制时，不能脱离整体的调节作用。

值得注意的是，除遵循普遍规律和基本机制外，每种疾病的发生发展尚有其特定的规律，这在疾病研究的过程中不容忽视。

四、疾病的转归

疾病的转归主要有康复和死亡两种，其与病因的类型及损伤程度、机体抗损伤反应的能力以及合理及时的治疗等有关。

（一）康复

康复（recovery）包括完全康复（complete recovery）和不完全康复（incomplete recovery）。完全康复指的是疾病所致的损伤完全消失，机体的功能、代谢及形态完全恢复正常，如大出血引起的急性功能性肾衰竭，如果能得到及时合理的处理，患者可达到完全康复；有些感染性疾病完全康复后还可使机体获得特异性免疫力，如感染天花后可获得终生免疫力。不完全康复指的是疾病所致的损伤得到控制，主要症状消失，机体通过代偿机制维持相对正常的生命活动，但疾病的基本病理改变并未完全恢复，有些可留有后遗症（sequelae），如脑卒中、急性心肌梗死等。

（二）死亡

死亡（death）是生命活动过程的必然结局，分为生理性死亡和病理性死亡两种。生理性死亡是机体各器官的自然老化所致，又称衰老死亡；病理性死亡是指因疾病以及各种严重伤害导致的死亡。

1.死亡的传统观点

传统观点认为，死亡过程包括濒死期（agonal stage）、临床死亡期（stage of clinical death）和生物学死亡期（stage of biological death），如表 2-1-1 所示。

表 2-1-1 传统观点中的死亡各期

	濒死期	临床死亡期	生物学死亡期
心跳	弱	无，可逆	无，不可逆
呼吸	慢	无，可逆	无，不可逆
神经反射	迟缓	无，可逆	无，不可逆
时间	2～3 d	5～6 min	—

在临床上，医务工作者一直把心跳和呼吸的永久性停止作为死亡的标志（即心肺死亡模式）。然而，随着起搏器、呼吸机等复苏设备的普及和不断进步，“心肺死亡”时间的确定面临着挑战，依据传统死亡观点有时很难准确判定患者的死亡时间。

2.脑死亡

1968 年，美国哈佛大学医学院死亡定义审查特别委员会正式提出，将脑死亡（brain death）作为人类个体死亡的判断标准。脑死亡是指全脑功能（包括大脑、间脑和脑干）不可逆的永久性丧失，以及机体作为一个整体功能的永久性停止。脑死亡的判断标准包括：①自主呼吸停止。脑干是控制呼吸和心跳的中枢，脑干死亡以呼吸心跳停止为标准。

由于心肌具有自发收缩特性，在脑干死亡后的一定时间内患者还可能有微弱的心跳，因此自主呼吸停止被认为是临床脑死亡的首要指标；②不可逆性的深度昏迷；③脑神经反射消失（瞳孔散大或固定，瞳孔对光反射、角膜反射、咳嗽反射、吞咽反射消失）；④脑电波消失；⑤脑血液循环完全停止。确定脑死亡可协助医务人员判定患者的死亡时间，适时终止复苏抢救。脑死亡的判定有利于为器官移植提供供体，借助呼吸、循环辅助装置，可使脑死亡者在一定时间内维持器官组织的低水平血液灌注，有利于局部器官移植后的功能复苏，为更多的人提供生存和健康生活的机会。

脑死亡已经引起越来越多的学者和民众的关注。美国、英国、法国、瑞典、荷兰、日本等多个国家已制定脑死亡法。我国于1988年提出有关脑死亡的诊断问题，1999年在武汉市召开了脑死亡标准（草案）专家研讨会，审定通过了《脑死亡判断标准（成人）》和《脑死亡判定技术规范》。

需要注意的是，脑死亡与“植物状态”（vegetative state）有着本质上的区别，植物状态指大脑皮层功能严重受损导致主观意识丧失，但患者仍保留皮层下中枢功能的一种状态。植物状态与脑死亡最根本的区别是植物状态患者有自主呼吸功能。

（薛冰）

第二节　细胞和组织的适应、损伤及修复

对体内外环境变化等刺激，正常细胞和组织可以做出不同的代谢、功能和形态上的反应性调整。在生理性负荷过多或过少时，或遇到轻度持续的病理性刺激时，细胞、组织和器官可表现为适应（adaptation）。若上述刺激超过了细胞、组织和器官的耐受程度，则会出现损伤(injury)。损伤可以分为可逆性损伤（reversible injury）和不可逆性损伤（irreversible injury）。前者是指细胞受到的刺激较轻，去除刺激因素后，细胞可恢复正常，也称为亚致死性损伤(sublethal injury)。但严重的刺激可导致细胞发生不可逆性损伤，即细胞死亡，后者又包括坏死和凋亡。正常细胞、细胞适应、细胞的可逆性损伤和不可逆性损伤是一个代谢、功能和结构上连续变化的过程，在一定条件下可以相互转化，其界限不甚清楚。

损伤发生后，机体对所形成的缺损进行修补恢复的过程称为修复（repair），修复后可完全或部分恢复原组织的结构和功能。修复过程主要包括两种不同的形式：一种为再生（regeneration），是指由损伤周围的同种细胞来修复，如果完全恢复了原组织的结构及功能，则称为完全再生。完全再生依赖于基质沉积和基质降解的平衡，前提是基质组分和结构不变。另一种为纤维性修复，是指由纤维结缔组织增生来修补细胞、组织的损伤，修补后形成瘢痕，又称为瘢痕修复。一般情况下，由于损伤涉及多种组织，故上述两种修复过程常同时存在，并常伴有炎症反应（见图 2-2-1）。

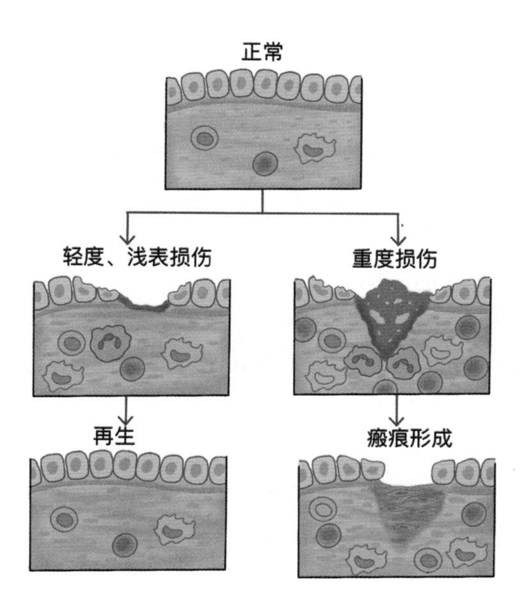

图 2-2-1 组织修复的机制：再生和瘢痕修复(轻度、浅表损伤是指仅损伤表面上皮细胞，上皮细胞可完全再生；重度损伤可致真皮纤维结缔组织损伤，需要瘢痕修复)

一、适应

细胞和由其构成的组织、器官甚至机体对内、外环境中的持续性刺激和各种有害因子产生的非损伤性应答反应称为适应。适应包括功能代谢和形态结构两方面，其目的在于通过适应，使细胞、组织、器官甚至机体改变自身的代谢、功能和结构，达到新的平衡，避免细胞和组织受损。适应在形态学上一般表现为萎缩、肥大、增生和化生(见图 2-2-2)，涉及细胞数目、细胞体积或细胞分化的改变。适应的反应机制比较复杂，涉及多个基因的表达及调控、多种信号通路，进而影响多种蛋白质的转录、运送和释放。

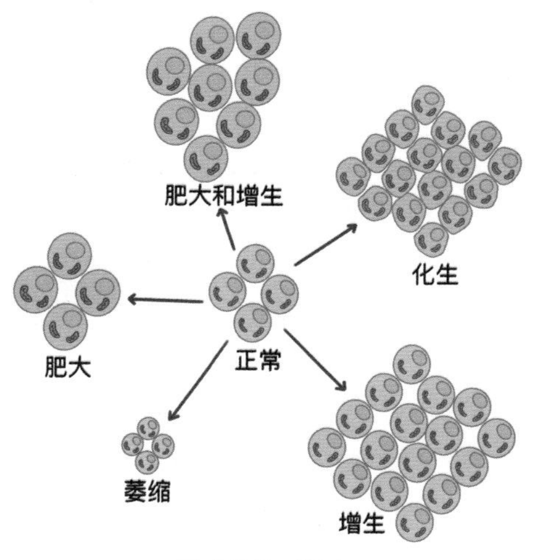

图 2-2-2 适应

（一）萎缩

萎缩（atrophy）是指已发育正常的实质细胞因胞内物质丢失而致相应组织或器官的体积缩小。萎缩时，细胞合成代谢降低，能量需求减少，原有的功能下降。萎缩时通常可伴有实质细胞数目的减少。需要注意的是，实质细胞萎缩时，有时可伴有间质细胞增生而致组织与器官体积增大，称为假性肥大。此外，组织与器官的未发育（aplasia）或发育不全（hypoplasia）不属于萎缩的范畴，前者是指器官或组织处于根本未发育的状态，后者是指器官或组织未充分发育至正常大小。

萎缩分为生理性萎缩（physiological atrophy）和病理性萎缩（pathological atrophy）两类。生理性萎缩是生命过程中的正常现象，如胸腺青春期萎缩和生殖系统中卵巢、子宫及睾丸的更年期后萎缩，以及老年人大多数脏器均会出现不同程度的萎缩；病理性萎缩按其发生原因可分为营养不良性萎缩（malnutrition atrophy）、压迫性萎缩（compressive atrophy，见图 2-2-3）、去神经性萎缩（denervated atrophy）、缺血性萎缩（ischemic atrophy）、失用性萎缩（disuse atrophy）和内分泌性萎缩（endocrine atrophy）等。

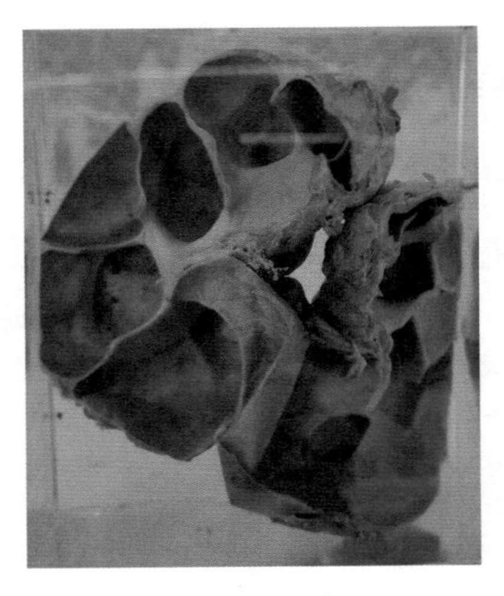

图 2-2-3　肾压迫性萎缩（肾盂积水、扩张，肾实质受压萎缩）

萎缩的细胞、组织和器官体积减小，重量减轻，色泽变深。光镜下可见萎缩细胞体积变小，细胞器数量明显减少。电镜下萎缩细胞内自噬小泡（autophagic vacuoles）明显增多。心肌细胞和肝细胞等萎缩时，胞质内可出现脂褐素颗粒，使器官颜色呈褐色，故又称为褐色萎缩（brown atrophy）。脂褐素是细胞内未被彻底消化的、富含磷脂的质膜包被的细胞器残体。去除病因后，轻度病理性萎缩的细胞有可能恢复常态，但持续性萎缩的细胞最终可死亡（凋亡）。

萎缩的机制尚未完全清楚，主要涉及蛋白质降解增加。其中，泛素-蛋白酶体途径被认为是导致蛋白质降解加速的主要途径。此外，肿瘤坏死因子等细胞因子也可增加肌肉内的蛋白溶解，导致细胞萎缩，功能下降。

（二）肥大

细胞、组织或器官体积增大称为肥大（hypertrophy）。组织和器官的肥大通常是由于实质细胞的体积增大所致，但也可伴有实质细胞数量的增加。肥大细胞通常合成代谢增加，功能增强。

肥大可分为生理性肥大和病理性肥大两种。因器官和组织功能负荷过重所致的肥大称为代偿性肥大（compensatory hypertrophy）或功能性肥大；因内分泌激素过多作用于效应器所致的肥大称为内分泌性肥大（endocrine hypertrophy），二者均可以由生理性或病理性因素引起。例如，生理状态下短跑运动员下肢骨骼肌的增粗肥大；而甲状腺功能亢进时，甲状腺激素分泌增多，可引起甲状腺滤泡上皮细胞肥大。

显微镜下，可见肥大的细胞体积增大，细胞核增大深染，细胞器数目增多，致使肉眼观察见肥大组织与器官体积均匀增大。肥大的细胞内许多细胞原癌基因活化，导致DNA含量和细胞器（如微丝、线粒体、内质网、高尔基复合体及溶酶体等）数量增多，结构蛋白合成活跃，细胞功能增强。

（三）增生

组织或器官内细胞数目增多的现象称为增生（hyperplasia），其通过有丝分裂来实现。实质器官的体积增大常常是增生和肥大共同作用的结果。

增生一般可分为生理性增生和病理性增生两种。另外，根据原因，增生可分为代偿性增生（compensatory hyperplasia，也称功能性增生）和内分泌性增生（endocrine hyperplasia，也称激素性增生）两种。如月经周期中子宫内膜腺体的增生是一种生理性内分泌性增生，而雄激素过多引起男性前列腺腺体和间质的肥大及增生则是病理性增生。

增生时细胞数量增多，细胞和细胞核形态正常或稍增大。细胞增生可为弥漫性或局限性。弥漫性增生通常引起器官体积均匀增大。激素作用引起的增生常为局限性增生，表现为结节状增生。大部分病理性增生（如炎症时）去除诱因会停止。若细胞增生过度失去控制，则可能演变成为肿瘤性增生。

增生常常是由于各种原因引起局部生长因子增多，细胞表面相应的生长因子受体或某些细胞内信号通路被激活，进而激活细胞内生长因子及其受体基因、细胞周期调节基因等，最终导致细胞增殖。

（四）化生

一种分化成熟的细胞被另一种分化成熟的细胞所取代的过程称为化生（metaplasia）。化生并不是由原来的成熟细胞直接转变所致，而是该处具有分裂增殖和多向分化能力的干细胞或结缔组织中的未分化间充质细胞（undifferentiated mesenchymal cells）发生重新程序化（reprogramming）的结果。

化生有多种类型，通常发生在同源性细胞之间，即上皮细胞之间或间叶细胞之间。上皮组织的化生在原因消除后或可恢复，但间叶组织的化生则大多不可逆。慢性支气管炎患者假复层纤毛柱状上皮易发生鳞状上皮化生，慢性宫颈炎患者的腺体常常出现鳞状上皮化生（见图2-2-4）。在某些特定条件下，上皮细胞可发生通过特定程序转化为具有间质细胞表型的生物学过程，即上皮-间质转化（epithelial-mesenchymal transition，EMT），其在胚胎发育、组织重建、慢性炎症、肿瘤生长转移和多种纤维化疾病中发挥着重要作用，详见本书第五章。

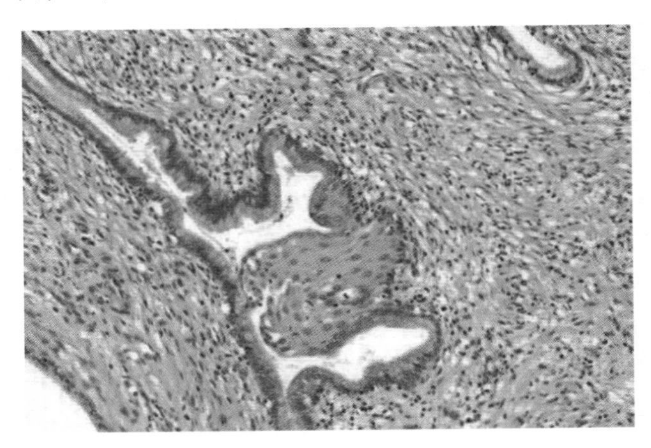

图 2-2-4　慢性宫颈炎患者的腺体发生鳞状上皮化生

化生过程受细胞因子、生长因子和细胞微环境中细胞外基质的调控和影响，其中包括许多组织特异性基因和分化基因，如 TGF-β 超家族。这些因子可作为外源性启动者，诱导特异性转录因子而引发表型特异性基因的表达，进而促进细胞分化成熟。此外，某些表观遗传学机制也参与了化生过程。

化生多见于慢性刺激，可增强细胞对有害的局部环境的抵抗力，但可能降低了组织原有的功能。例如，呼吸道黏膜柱状上皮化生为鳞状上皮后，由于细胞层次增多变厚，可强化局部抵御外界刺激的能力，但原有的黏膜自净能力、分泌功能大大减弱。此外，如果引起化生的因素持续存在，则可能引起细胞恶变，进而发展为恶性肿瘤。

二、损伤

当机体内外因素刺激超过组织和细胞的适应能力后，可引起受损细胞和细胞间质发生物质代谢、组织化学、超微结构乃至光镜和肉眼可见的异常变化，称为损伤（injury）。损伤可分为可逆性损伤和不可逆性损伤（死亡），后者又分为坏死（necrosis）和凋亡（apoptosis）。损伤的方式和结果不仅取决于引起损伤的因素的性质、持续时间和强度，也取决于受损细胞的种类、所处状态、适应性和遗传性等（见图 2-2-5）。

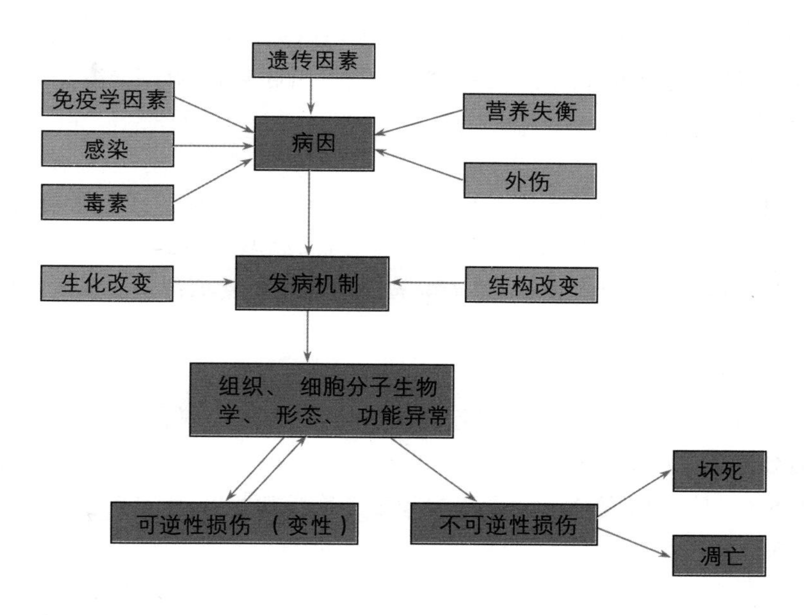

图 2-2-5　组织损伤的机制

（一）细胞和组织损伤的原因

引起细胞和组织损伤的原因有很多，大致包括以下几种。

1.缺氧

缺氧或低氧（hypoxia）是导致细胞和组织损伤的常见原因之一。由于心肺功能衰竭使动脉血氧合不足，或血管阻塞使血液供应量下降，或贫血和一氧化碳中毒使血液携氧能力下降，均可导致细胞和组织内氧气及营养供给减少，引起细胞内氧化磷酸化过程发生障碍，进而引起细胞代谢、功能和结构的变化。

2.生物性因素

生物性因素是细胞损伤的最常见原因。各种病原生物，如细菌、病毒、立克次体、支原体、螺旋体、真菌、原虫和蠕虫等侵入机体生长繁殖，它们或造成机械性损伤，或诱发机体的变态反应，或释放内毒素、外毒素或分泌某些酶，进而损害细胞和组织的结构与功能。

3.化学性因素

化学性因素包括外源性物质（如强酸，强碱，铅、汞等无机毒物，有机磷农药、酒精等有机毒物，蛇毒等生物毒素）和内源性物质（如尿素、氧自由基和某些代谢产物等），它们都可以引起细胞的损伤性变化。

4.物理性因素

当环境中各种物理性因素超过机体的生理耐受限度时可致细胞损伤。例如，机械性损伤、高温、电离辐射、噪声等均可引起细胞的损伤和坏死。

5.营养失衡

营养物质摄入不足或过多，也可致机体产生相应的病变。如维生素 D 缺乏可致佝偻病，而摄入过多的维生素 D 则可引起心、肾、主动脉等器官出现钙质沉积；脂肪摄入不足会影响健康，但长期摄入高热量、高脂肪食物则可引起肥胖、肝脂肪变和动脉粥样硬化等疾病。

6.免疫因素

机体组织细胞对某些抗原刺激反应过度时，可引起变态反应或超敏反应，如支气管哮喘；自身抗原可引起组织损伤，如系统性红斑狼疮、风湿等；免疫缺陷病（如艾滋病）可引起淋巴细胞破坏和免疫功能受损，进而导致患者易感染其他传染病及增加发生多器官恶性肿瘤的风险。

7.遗传性因素

基因突变或染色体畸变可直接引起子代遗传病，如唐氏综合征、血友病等；此外，遗传物质缺陷会使子代产生容易诱发某些疾病的倾向（遗传易感性），如基因错配修复基因（*MSH1*、*MSH*、*MLH1*、*PMS2*）突变可增加患者罹患结肠癌、子宫内膜癌等多种肿瘤的概率。

8.其他因素

内分泌因素、衰老、心理和社会因素也可导致细胞损伤，如糖尿病患者胰岛素分泌不足会使全身尤其是皮下组织易伴发细菌感染。不良的社会-心理-精神刺激是现代社会中日益受到重视的致病因素，它们引发的疾病被称为心身疾病（psychosomatic disease）。

（二）细胞损伤的发生机制

细胞损伤的发生机制主要体现在细胞膜和线粒体的损伤，活性氧类物质和胞质内游离钙的增多，缺血缺氧，化学毒害和遗传物质变异等几方面。它们互相作用或互为因果，导致细胞损伤的发生与发展。

1.细胞膜损伤

多种损伤因素，如细菌毒素、病毒蛋白、理化因素等都可直接损伤细胞膜，改变细胞膜的通透性和结构的完整性。细胞膜损伤早期表现为选择性膜通透性丧失，最终导致明显的细胞膜结构损伤。细胞膜损伤的重要机制涉及线粒体功能异常、膜磷脂损伤、细胞骨架异常、活性氧的作用等。其中，线粒体功能异常导致线粒体本身的所有细胞质膜磷脂合成下降，同时细胞质内钙离子浓度升高及 ATP 耗竭，导致线粒体摄取钙增多，激活磷脂酶，造成磷脂的分解。自由基的形成和继发的脂质过氧化反应可导致进行性膜磷脂减少，磷脂降解产物堆积并产生细胞毒性。氧自由基可直接损伤细胞膜（见图 2-2-6）。

2.线粒体损伤

所有损伤因素（包括缺氧和中毒）都可造成线粒体的损伤，引起线粒体形态的改变。线粒体损伤后发生肿胀、空泡化，线粒体嵴变短、稀疏甚至消失，若损伤严重可形成小空泡状结构。线粒体 ATP 生成下降、消耗增多会使细胞膜钠泵和钙泵功能发生障碍，跨膜转运蛋白质和脂质合成下降，磷脂脱酰基及再酰基化停滞。线粒体损伤常伴有线粒体细胞色素 C 向胞质中的渗透，其可启动细胞凋亡。

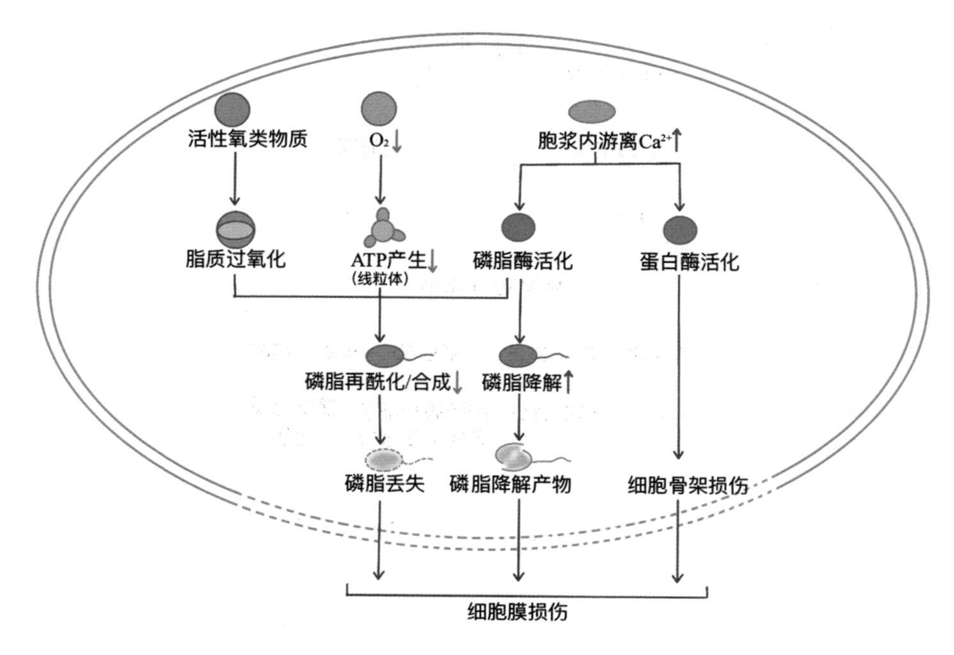

图 2-2-6　细胞膜损伤机制

3.自由基积聚

自由基(free radicals)是原子最外层偶数电子失去一个电子后形成的基团,具有强氧化活性,可被铁离子和铜离子激活,主要包括羟自由基、超氧阴离子、羟自由基、一氧化氮自由基。自由基可以是细胞正常代谢的内源性产物,也可由外源性因素产生。自由基极易与周围分子反应并放出能量,促使周围分子继续产生毒性自由基,形成链式放大反应,进一步引起细胞损伤。

各种因素引起细胞损伤后,细胞内自由基生成增多,通过生物膜脂质过氧化、非过氧化线粒体损伤、DNA 损伤和蛋白质交联等作用,改变糖类、蛋白质、脂质、核酸等分子的构型,引起细胞膜脂质双分子层稳定性下降,DNA 单链破坏与断裂,促进含硫蛋白质相互交联,并可直接导致多肽破裂成碎片。

4.胞质内游离钙的损伤

Ca^{2+}是细胞损伤的重要介导因素。生理状态下,细胞内游离钙与细胞内钙转运蛋白结合,贮存于内质网、线粒体等处。细胞膜 ATP 钙泵和钙离子通道参与胞质内低游离钙浓度的调节。细胞缺氧、中毒时,ATP 减少,Ca^{2+}交换蛋白直接或间接被激活,细胞膜对钙的通透性增高,钙从细胞内泵出减少,钙离子内流净增加,加之线粒体和内质网快速释放钙,导致细胞内游离钙增多(细胞内钙超载),可活化多种酶(如 ATP 酶、磷脂酶、蛋白酶、核酸内切酶等),引起 ATP 耗竭、细胞膜损伤、蛋白降解、DNA 和染色体碎裂,进而引起细胞损伤(见图 2-2-7)。

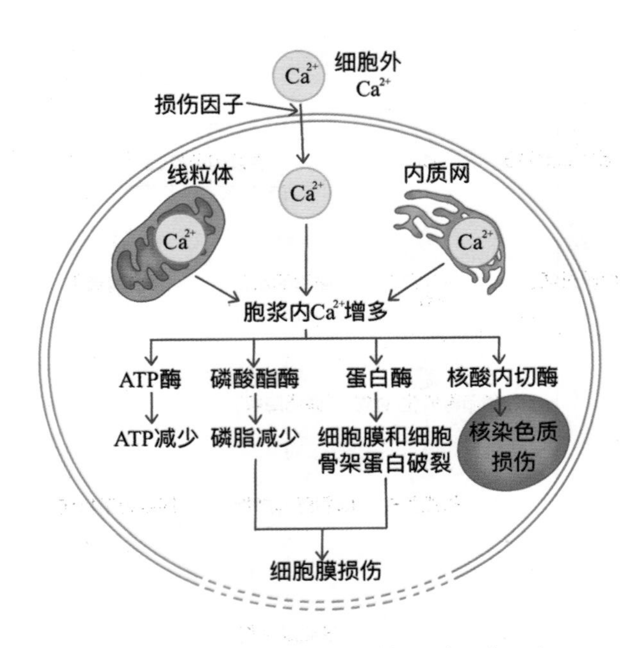

图 2-2-7　细胞内钙离子增多引起细胞损伤示意图

5.ATP 耗竭

ATP 参与细胞内多种代谢过程并提供能量。低氧和化学损伤常伴有 ATP 的消耗和合成减少。当 ATP 减少到正常细胞的 5%～10%时，细胞会出现明显的损伤效应，其机制主要涉及以下几方面：①细胞膜上的钠泵活性下降，导致细胞内水钠潴留，引起细胞水肿和内质网扩张；②细胞氧供应减少，氧化磷酸化减少，导致细胞依赖糖酵解供能，致使大量糖原积聚，使很多细胞内酶的活性下降；③钙泵功能下降；④细胞内合成蛋白质的细胞器受损，如粗面内质网的核糖体脱落，蛋白质合成下降，最终引起线粒体和溶酶体膜的不可逆性损伤。

（三）细胞的可逆性损伤

细胞的可逆性损伤(reversible injury)称为变性(degeneration)，是指细胞或细胞间质受损伤后，由于代谢障碍，使细胞内或细胞间质内出现异常物质或正常物质异常蓄积的现象。通常去除病因后，大多数此类损伤(细胞水肿、脂肪变等)可恢复正常，因此其属于非致死性、可逆性的损伤。

1.细胞水肿

细胞水肿(cellular swelling)或称水样变性(hydropic degeneration)，常是细胞损伤中最早出现的改变，主要因线粒体受损，ATP 生成减少，细胞膜 Na^{+}-K^{+}泵功能障碍，导致细胞内钠离子积聚，吸引大量水分子进入细胞，之后无机磷酸盐、乳酸和嘌呤核苷酸等代谢产物蓄积，增加渗透压负荷，进一步加重细胞水肿。细胞水肿常见于缺血、缺氧、感染、中毒等。

细胞水肿时，光镜下可见细胞体积增大，细胞质内可见红染的细颗粒状物，进一步发展可见细胞质疏松呈空泡状。细胞水肿明显时形似气球，称为气球样变，如病毒性肝炎时。超微结构中可见细胞膜出现空泡，微绒毛变钝，细胞间连接松散，线粒体出现肿胀、淡染，内质网扩张和多聚核糖体脱落。肉眼观可见受累器官体积增大，边缘圆钝，包膜紧张，切面外翻，颜色变淡。

2.脂肪变

脂肪（主要为三酰甘油）蓄积于非脂肪细胞的细胞质中，称为脂肪变（fatty change 或 steatosis），常见于肝细胞、心肌细胞、肾小管上皮细胞等，与感染、酗酒、中毒、缺氧、营养不良、糖尿病及肥胖等因素有关。

光镜下可见脂肪变细胞的细胞质中出现大小不等的球形脂滴，大者可充满整个细胞而将胞核挤至一侧。在石蜡切片中，因脂肪被有机溶剂溶解而呈空泡状（见图 2-2-8）。在冷冻切片中，应用苏丹Ⅲ、油红 O 等特殊染料，可将脂肪与其他物质区别开来。电镜下可见细胞质内脂肪成分聚成有膜包绕的脂质小体，进而融合成脂滴。肉眼观，轻度脂肪变时受累器官可无明显变化。随着病变的加重，脂肪变的器官体积增大，被膜紧张，颜色淡黄，边缘圆钝，切面呈油腻感。

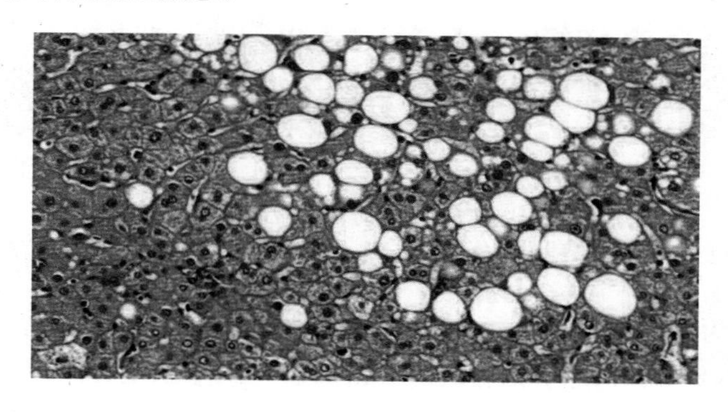

图 2-2-8　肝细胞脂肪变

3.玻璃样变

细胞内或间质中出现均质、红染、半透明状的蛋白质蓄积，称为玻璃样变或透明变（hyaline degeneration），苏木精-伊红（HE）染色呈嗜伊红均质状。不同玻璃样变的形态相似，但其病因、化学成分、发生机制各异。根据病变部位，玻璃样变可分为以下几种。

（1）细胞内玻璃样变：通常表现为细胞内蛋白质积聚，光镜下可见细胞质内形成均质红染的圆形小体。如发生酒精性肝病时，肝细胞胞质中细胞中间丝前角蛋白变性，形成马洛里（Mallory）小体。

（2）纤维结缔组织玻璃样变：见于生理性和病理性结缔组织增生，为纤维组织老化的表现。肉眼观呈灰白色半透明状，质韧，弹性减退。镜下见纤维结缔组织中纤维细胞和血管均减少，胶原纤维变粗，相互融合，形成均质红染的梁状或片状结构。常见于瘢痕组织、动脉粥样硬化纤维斑块及各种坏死组织的机化等。

（3）细小动脉壁玻璃样变：又称细小动脉硬化（arteriolosclerosis），因血浆蛋白质渗入和基底膜代谢物质沉积，使细小动脉管壁增厚变硬，管腔狭窄，常见于缓进型高血压和糖尿病患者的肾、脑、脾等脏器的细小动脉壁。玻璃样变的细小动脉壁弹性减弱，脆性增加，易继发扩张、破裂和出血。

4.淀粉样变

淀粉样变(amyloid change)是细胞外间质内出现淀粉样物质的异常蓄积。其中，淀粉样蛋白质为结合黏多糖的复合物，因遇碘被染成赤褐色，再加硫酸呈蓝色，具有淀粉染色特征而得名。淀粉样物质主要沉积于细胞间质、小血管基膜下或沿网状纤维支架分布。HE染色为淡红色均质状物，刚果红染色呈橘红色(见图2-2-9)。

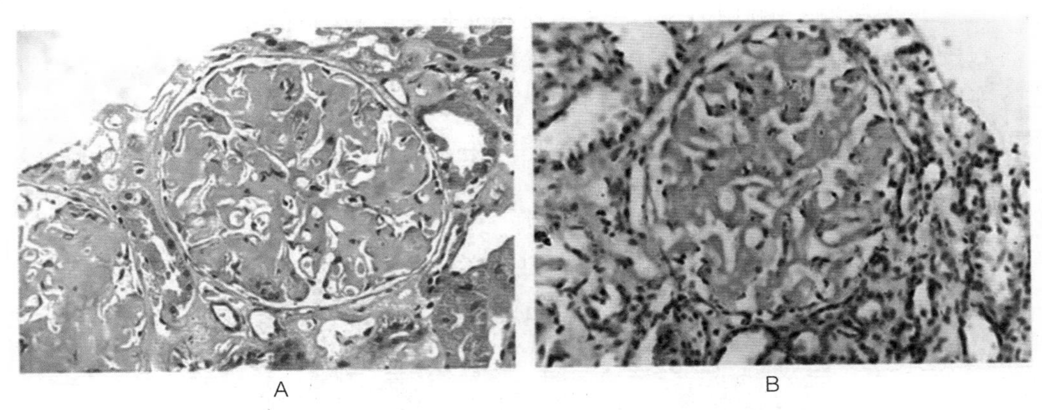

图2-2-9 肾小球淀粉样变

A.HE染色显示肾小球呈均质的淡红色；B.刚果红染色显示淀粉样变区域呈橘红色

淀粉样变可为局部性或全身性。局部性淀粉样变发生于皮肤、结膜、舌、喉和肺等处，也可见于阿尔茨海默病患者的脑组织及霍奇金病、多发性骨髓瘤、甲状腺髓样癌等肿瘤的间质内。

5.黏液样变

细胞间质内黏多糖(透明质酸等)和蛋白质的蓄积，称为黏液样变(mucoid degeneration)，常见于间叶组织肿瘤、动脉粥样硬化斑块和风湿病等，其镜下特点是在疏松的间质内有多处突起的星芒状纤维细胞，散在于灰蓝色黏液基质中。

6.病理性色素沉着

病理情况下，有色物质(色素，pigment)会增多并积聚于细胞内外，称为病理性色素沉着(pathological pigmentation)。这些色素包括含铁血黄素、脂褐素、黑色素及胆红素等多种内源性色素，以及炭尘、煤尘和文身色素等外源性色素。

7.病理性钙化

组织中出现异常的固态钙盐沉积称为病理性钙化(pathological calcification)，可位于细胞内或细胞外。病理性钙化是许多疾病常见的伴随病变，钙盐的主要成分是磷酸钙和碳酸钙，以及少量铁、镁或其他矿物质。大量钙盐沉积时，肉眼可见灰白颗粒状或团块状坚硬物质，触之有沙砾感。HE染色时，钙化物呈不规则的紫蓝色颗粒或团块状。

（四）细胞死亡

当细胞受到严重损伤累及细胞核时，可发生致死性代谢、结构和功能障碍，从而引起细胞的不可逆性损伤（irreversible injury），即细胞死亡。细胞死亡包括坏死和凋亡两种类型。

1.坏死

坏死（necrosis）是以酶溶性变化为特点的活体内局部组织中细胞的死亡。坏死可因致病因素较强而直接引起，大多由可逆性损伤发展而来，其基本表现是细胞肿胀、细胞器崩解和蛋白质变性。发生炎症时，坏死细胞及周围渗出的中性粒细胞释放溶酶体酶，可促进坏死的进一步发生和局部实质细胞溶解，因此坏死常同时累及多个细胞。

1）坏死的基本病变

细胞坏死后，通常要在细胞死亡几小时后才能见到镜下可见的变化，但细胞坏死后细胞质中的一些酶可释放到血液中，如心肌梗死最早的形态学改变需要 4～12 h 才出现，但血清中 2 h 即可出现肌酸激酶、乳酸脱氢酶和谷草转氨酶升高。形态学改变主要包括细胞核的变化、细胞质和细胞膜的变化以及间质的变化。

（1）细胞核的变化。细胞核的变化是细胞坏死的主要形态学标志，主要包括：

①核固缩（pyknosis）：细胞核染色质 DNA 浓聚、皱缩，使核体积减小，嗜碱性增强。

②核碎裂（karyorrhexis）：由于细胞核染色质崩解和核膜破裂，细胞核发生碎裂，使核物质分散于胞质中。

③核溶解（karyolysis）：非特异性 DNA 酶和蛋白酶激活，染色质降解，核染色质嗜碱性下降，仅能见到核的轮廓。

核固缩、核碎裂、核溶解的发生不一定是循序渐进的过程，它们各自的形态特点和变化转归如图 2-2-10 所示。

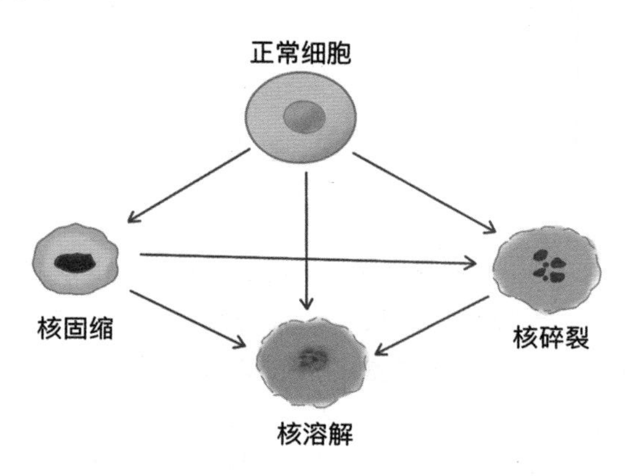

图 2-2-10　坏死时细胞核的变化

（2）细胞质和细胞膜的变化。由于核糖体减少、丧失，胞质中的变性蛋白质增多等原因，使坏死细胞胞质嗜酸性增强，粗面内质网肿胀形成空泡，线粒体基质无定形钙致密物堆积，溶酶体释放酸性水解酶溶解细胞成分等，是细胞坏死时细胞质的主要超微结构变化。坏死细胞的细胞膜出现破裂，细胞内容物溢出，可引起周围组织的炎症反应，这是坏死与凋亡的区别之一。

(3)间质的变化。间质细胞对于损伤的耐受性大于实质细胞，因此早期间质细胞变化不大。后期由于酶的作用，细胞外基质肿胀、液化、崩解，形成片状模糊的无结构物质。

2)坏死的类型

根据酶的分解作用或蛋白质变性所占地位的不同，通常分为凝固性坏死和液化性坏死两个基本类型。此外，还有纤维素样坏死、干酪样坏死、脂肪坏死和坏疽等一些特殊类型的坏死。

(1)凝固性坏死(coagulative necrosis)。凝固性坏死是最常见的坏死类型，常由缺血性损伤(梗死)引起，也可由细菌毒素、化学腐蚀剂作用引起，通常在蛋白质变性凝固且溶酶体酶水解作用较弱时发生，因坏死区呈灰黄、干燥、质实状态而得名。凝固性坏死的镜下特点为细胞微细结构消失，而组织结构轮廓仍可保存；坏死区周围常形成充血、出血和炎症反应带，常常与周围组织界限清楚。凝固性坏死常发生于除脑组织以外的心、肝、肺、肾等实质器官(见图 2-2-11)。

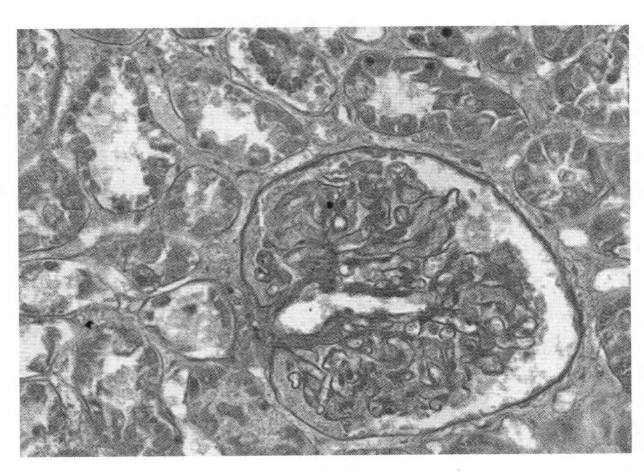

图 2-2-11　肾凝固性坏死(肾小球、肾小管轮廓尚存，但是细胞器、细胞核等细微结构均消失)

(2)液化性坏死(liquefactive necrosis)。液化性坏死是由水解酶破坏细胞，导致自溶(从损伤细胞释放蛋白水解酶)和异溶(从炎症细胞释放蛋白水解酶)，使细胞组织坏死后发生溶解液化而致，如细菌或某些真菌感染引起的脓肿及缺血缺氧引起的脑软化等均属于液化性坏死。液化性坏死的镜下特点为死亡细胞被完全消化，局部组织被快速溶解。

(3)坏疽(gangrene)。坏疽是指继发腐败菌感染的局部组织大块坏死。感染的腐败菌通常为梭状芽胞杆菌属的厌氧菌等。腐败菌在分解坏死组织的过程中，产生的硫化氢与血红蛋白中的铁离子结合，形成硫化铁，使组织变为黑色或者暗绿色。

(4)干酪样坏死(caseous necrosis)。干酪样坏死通常见于肉芽肿性炎，尤其是结核病，因病灶中含脂质较多，坏死区呈黄色，状似干酪，故称为干酪样坏死。镜下可见原有组织结构完全崩解破坏，表现为无结构颗粒状红染物，属于坏死更为彻底的特殊类型的凝固性坏死。

(5)纤维素样坏死(fibrinoid necrosis)。纤维素样坏死是结缔组织及小血管壁常见的坏死形式，镜下可见细丝状、颗粒状的无结构物质，由于形似纤维素，故名纤维素样坏死。纤维素样坏死见于某些变态反应性疾病，如风湿病等。

(6)脂肪坏死(fat necrosis)。脂肪坏死是由脂肪酶对脂肪细胞的作用引起的，通常见于急性胰腺炎或者外伤。

3)坏死的结局

(1)溶解吸收。坏死细胞及周围中性粒细胞释放各种蛋白水解酶，使坏死组织溶解液化，由淋巴管或血管吸收；不能吸收的碎片则由巨噬细胞吞噬清除。坏死的液化范围较大时，可形成囊腔。坏死细胞溶解后，可引发周围组织的急性炎症反应。

(2)分离排出。坏死灶较大不易被完全溶解吸收时，表皮黏膜的坏死物可被分离、脱落，形成组织缺损。皮肤、黏膜浅表的组织缺损称为糜烂(erosion)，较深的组织缺损称为溃疡(ulcer)。肺、肾等内脏坏死物液化后，经支气管、输尿管等自然管道排出，形成的空腔称为空洞(cavity)。

(3)机化与包裹。坏死组织不能完全溶解吸收或分离排出，可由肉芽组织长入并取代，称为机化(organization)。如坏死组织等太大，则由周围增生的肉芽组织将其包围，称为包裹(encapsulation)。机化和包裹的肉芽组织最终都可形成纤维瘢痕。

(4)钙化。坏死细胞和细胞碎片若未被及时清除，可继发营养不良性钙化。

4)坏死对机体的影响

坏死对机体的影响与以下因素有关：①坏死细胞的生理重要性，如心、脑组织的坏死后果严重。②坏死细胞的数量，如广泛的肝细胞坏死可致机体死亡，广泛肺梗死可引起猝死。③坏死细胞的再生能力，如肝、表皮等易于再生的细胞，坏死组织的结构功能容易恢复，而神经细胞、心肌细胞等坏死后则无法再生。④坏死器官的储备代偿能力，如肾、肺等成对器官的代偿能力较强。

2.凋亡

凋亡(apoptosis)是活体内局部组织中，单个细胞内源性酶激活后，降解自身DNA和核内及胞浆内蛋白质而引起的程序性细胞死亡(programmed cell death)。凋亡是由体内外因素触发细胞内预存的死亡程序而导致的细胞主动性死亡，是一种特殊类型的坏死(见表2-2-1)。凋亡不仅是一种病理性改变，在生理性过程，如生物胚胎发生发育、成熟细胞新旧交替、激素依赖性生理退化、萎缩、老化等过程中也发挥着不可替代的重要作用。凋亡和坏死有区别也有交叉，某些组织可同时发生凋亡和坏死(见图2-2-12)。

表 2-2-1　凋亡与坏死的比较

	凋亡	坏死
诱因	生理性或轻微病理性刺激因子诱导发生	仅见于病理性因素
范围	多为散在的单个细胞	常为集聚的多个细胞
细胞体积	固缩	体积增大，肿胀
细胞膜	完整，形成凋亡小体	不完整
细胞内容物	完整，被凋亡小体包裹	被酶溶解，漏出细胞外
细胞核	凝聚成块状	核固缩、溶解
生化特征	耗能的主动过程，依赖 ATP，有新蛋白质合成，核小体间分解（180～200 bp）	不耗能的被动过程，不依赖 ATP，无新蛋白质合成，DNA 降解不规律
周围反应	不引起周围组织的炎症反应和修复再生，但凋亡小体可被邻近实质细胞和巨噬细胞吞噬	可引起周围组织的炎症反应和修复再生

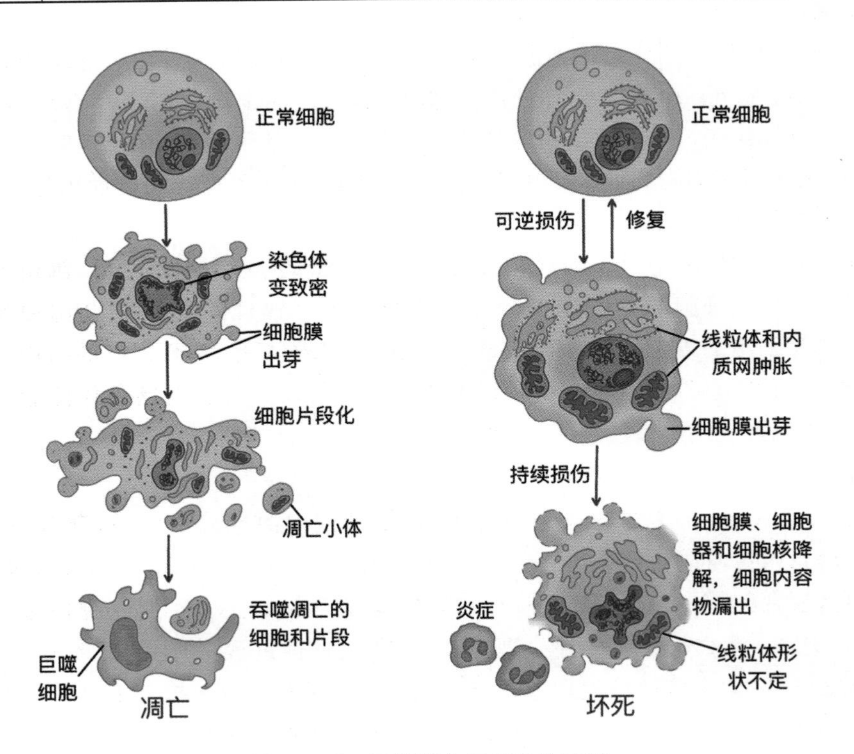

图 2-2-12　细胞凋亡与坏死的区别

1)凋亡的类型

(1)生理性凋亡。细胞的生理性凋亡是人体存在的一种高度保守的现象,可清除机体内死亡或衰老的细胞,又不会误伤周围的正常细胞,对维持机体的正常生理功能和自身稳定意义重大。生理性凋亡主要见于:①胚胎发育过程中去除某些细胞;②成人组织中激素依赖性退化,如月经周期中的子宫内膜;③增殖细胞群中细胞的去除,以维持相对稳定的细胞数目,如肠隐窝上皮、骨髓中的淋巴细胞;④去除潜在的有害的自身反应性淋巴细胞,以防止发生自身免疫性疾病等。

(2)病理性凋亡。各种病理因素也可以促进细胞凋亡,其通常为较弱的刺激,但也可以在较强的刺激下发生,凋亡和坏死并存。病理性凋亡可见于以下情况:①各种损伤性因素所致,如放射所致 DNA 损伤;②某些病毒性感染,如病毒性肝炎;③某些实质器官的导管阻塞后出现的病理性萎缩;④肿瘤;⑤细胞毒性 T 细胞导致的细胞死亡,如发生细胞免疫性排斥反应时;⑥激素依赖的组织和器官的病理性萎缩,如乳腺癌术后应用雌激素受体拮抗剂引起子宫内膜萎缩等。

2)凋亡的机制

影响凋亡的因素包括抑制因素和诱导因素,前者包括生长抑制因子、细胞基质、激素及某些病毒蛋白等,后者包括生长因子缺乏、糖皮质激素、氧自由基及电离辐射等。

凋亡的过程分为起始阶段和执行阶段,前者主要涉及两条通路:线粒体(内源性)通路和死亡受体(外源性)通路。各种凋亡信号引起线粒体膜通透性改变,线粒体中促凋亡因子(如细胞色素 C)释放到细胞质中,随后可激活天冬氨酸蛋白酶家族(caspases,主要为 caspase 9),进而激活多个基因的表达,诱发凋亡。诱发凋亡的信号包括生长因子或激素的缺乏、死亡受体通路的激活以及各种损伤因子的作用。部分诱导凋亡的信号传递经由外源性(死亡受体启动)通路,细胞表面 TNF-α 受体和相关蛋白 Fas(CD95)与 Fas 配体(Fas-L)结合,将凋亡信号传入细胞,激活 caspase 8,启动凋亡,该通路可被 FLIP 蛋白抑制。执行阶段主要由 caspase 3、caspase 6 完成,它们具有裂解细胞骨架和核基质蛋白的作用,可激活核酸内切酶,进而促进细胞发生形态学改变。

由于凋亡过程中 caspase 激活,可进一步激活 DNA 酶,进而造成 DNA 降解,使 DNA 首先降解为 20～30 kb 的片段,然后在 Ca^{2+}、Mg^{2+} 依赖性内切酶的作用下,裂解成 180～200 bp 的片段,故在凝胶电泳中可见梯度降解现象。而坏死过程中 DNA 为无序降解,故凝胶电泳呈模糊片状。细胞发生凋亡的机制如图 2-2-13 所示。

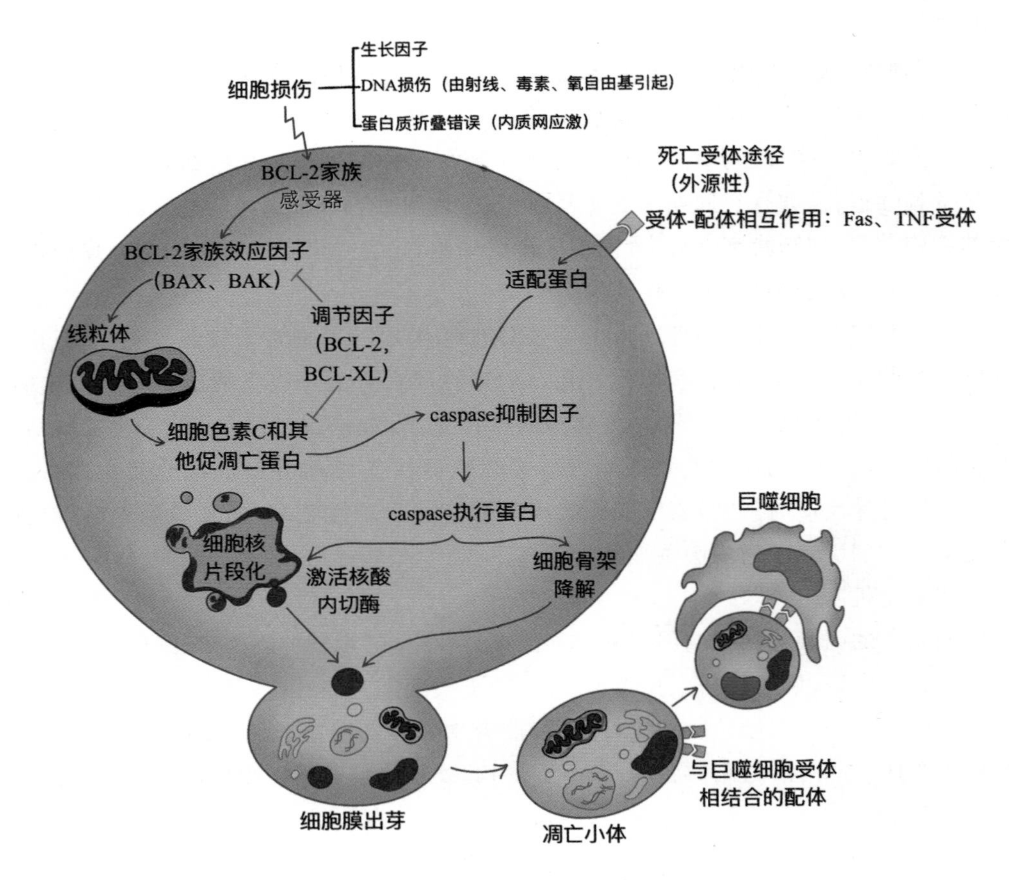

图 2-2-13　凋亡机制示意图

3)凋亡的形态学特征

凋亡的形态学特征表现为:①细胞皱缩:胞质致密,水分减少,细胞体积变小,与周围组织分离,胞质呈高度嗜酸性。②染色质凝聚:核染色质浓集成致密团块(固缩),或集结排列于核膜内面(边集),之后细胞核裂解为碎片(碎裂)。③凋亡小体形成:细胞膜内陷或胞质生出芽突,包裹细胞器和细胞核碎片并脱落,形成凋亡小体(apoptosis body);凋亡小体是细胞凋亡的重要形态学标志,可被巨噬细胞和相邻的其他实质细胞吞噬、降解。④间质反应:凋亡细胞通常不引起周围炎症反应。

此外,细胞死亡也可由细胞自噬(autophagy)引起。自噬是指细胞粗面内质网无核糖体区域膜或溶酶体膜突出、自吞(engulfing),包裹细胞内物质形成自噬体(自噬小泡),再与溶酶体融合形成自噬溶酶体,以降解所包裹的内容物。生理状态下,细胞通过自噬清除消化受损、变性、衰老和失去功能的细胞、细胞器及各种生物大分子,实现细胞内物质的循环再利用,为细胞重建和再生提供原料。病理状态下,自噬既可以抵御病原体的入侵,又可保护细胞免受毒物的损伤。自噬过多或过少都可引起细胞死亡,在机体的免疫、感染、炎症、心血管疾病、神经变性疾病及肿瘤等的发生发展中发挥着重要的作用。

自噬和凋亡拥有类似的刺激因素和调节蛋白，但诱发阈值不同，自噬也可通过诱导凋亡引起细胞死亡。

三、修复

损伤发生后，机体对所形成的缺损进行修补恢复的过程称为修复(repair)，修复后可完全或部分恢复原组织的结构和功能。修复过程主要包括两种不同的形式：一种为再生(regeneration)，是指由损伤周围的同种细胞来修复，如果完全恢复了原组织的结构及功能则称为完全再生。另一种为纤维性修复，是指由纤维结缔组织增生来修补细胞、组织的损伤，以后形成瘢痕，又称为瘢痕性修复。一般情况下，由于损伤涉及多种组织，故上述两种修复过程常同时存在，并常有炎症反应。

(一)再生

再生可分为生理性再生及病理性再生。生理性再生是指在生理过程中，有些细胞、组织不断老化、消耗，由新生的同种细胞不断补充，以保持原有的结构和功能。例如，表皮的表层角化细胞经常脱落，基底细胞不断地增生、分化，予以补充；消化道黏膜上皮1～2天就更新一次；子宫内膜周期性脱落，又由基底细胞增生加以恢复。同时，现代理论认为，再生需要一定数量自我更新的干细胞(stem cell)或具有分化和复制潜能的前体细胞，其中成体干细胞在再生过程中发挥重要作用。在相应的组织发生损伤后，通过动员原位或骨髓中的成体干细胞完成组织修复。本部分内容主要讨论病理状态下细胞、组织缺损后发生的再生，即病理性再生。

机体中的不同细胞具有不同的再生能力。一般情况下，再生能力较强的组织常常是平时易受损伤或生理状态下更新速度较快的组织。按再生能力的强弱，可将人体细胞分为以下三类。

(1)不稳定细胞。不稳定细胞(labile cells)又称持续分裂细胞(continuously dividing cell)，这类细胞总在不断地增殖，以代替衰亡或被破坏的细胞，再生能力非常强。不稳定细胞组成的组织中，任何时间都有1.5%以上的细胞处于有丝分裂期。这些组织存在于胃肠道上皮、皮肤、角膜、呼吸道、生殖器官和泌尿系统。骨髓和淋巴器官中参与免疫防御的造血干细胞亦属于不稳定细胞。干细胞的存在是这类组织不断更新的必要条件，如表皮的基底细胞和胃肠道黏膜的隐窝细胞即为典型的成体干细胞。

(2)稳定细胞。稳定细胞(stable cells)又称静止细胞(quiescent cell)，在生理情况下，这类细胞通常处于静止期(G0)，处于有丝分裂状态的细胞少于1.5%，但受到组织损伤的刺激时，则会进入DNA合成前期(G1)，表现出较强的再生能力。构成各种腺体或腺样器官的实质细胞多属于稳定细胞。

(3)永久性细胞。永久性细胞(permanent cells)又称非分裂细胞(nondividing cell)。这些细胞已经完成了终末分化，丧失了所有的再生能力，并且不进入细胞周期。一般认为，中枢神经系统的神经元、心肌细胞和晶状体细胞属于永久性细胞，一旦遭受破坏则表现为永久性缺失。

（二）部分组织、器官的再生过程

1.上皮组织的再生

（1）被覆上皮的再生。鳞状上皮缺损时，由创缘或底部的基底层细胞分裂增生，向缺损中心迁移，先形成单层上皮，然后增生分化为鳞状上皮。黏膜（如胃肠道黏膜）的上皮缺损后，同样也由邻近的基底部细胞分裂增生来修补。新生的上皮细胞初期为立方形，以后增高变为柱状细胞。

（2）腺上皮的再生。腺上皮虽有较强的再生能力，但再生的情况依损伤的状态而异：如果仅有腺上皮的缺损而腺体的基底膜未被破坏，可由残存的细胞分裂补充，完全恢复原来腺体的结构；如腺体构造（包括基底膜）完全被破坏则难以再生。构造比较简单的腺体如子宫内膜腺、肠腺等可从残留部细胞再生。

2.血管的再生

毛细血管的再生过程是以生芽（budding）方式来完成的，其具体过程依时间顺序依次为：①蛋白分解酶作用下基底膜分解；②内皮细胞分裂增生；③内皮细胞迁移并形成突起的幼芽；④形成管腔，最后形成新生的毛细血管，进而彼此吻合构成毛细血管网。同时，增生的内皮细胞分化成熟时还分泌Ⅳ型胶原、层粘连蛋白和纤维连接蛋白，形成基底膜的基板。周边的成纤维细胞分泌Ⅵ型胶原及基质，组成基底膜的网板，本身则成为血管外膜细胞。新生的毛细血管基底膜不完整，内皮细胞间空隙较大，故通透性较高。在损伤的修复过程中，这些毛细血管还会不断改建，有些可发展为小动脉、小静脉。

再生局部释放的细胞因子和生长因子参与毛细血管再生过程的调节。处于静止状态的毛细血管内皮细胞被局部释放的细胞因子和生长因子激活，从而启动毛细血管再生过程；同时，血管内皮细胞在细胞外基质中迁移需要血纤维蛋白溶酶原活化剂、基质金属蛋白酶和整合素受体的共同参与。

大血管离断后需手术吻合，吻合处两侧内皮细胞分裂增生，互相连接，恢复原来的内膜结构。但离断的肌层不易完全再生，而由结缔组织增生连接，形成瘢痕修复。

3.心肌组织的再生

心肌再生能力极弱，破坏后一般都是进行瘢痕修复，所形成的瘢痕可以防止心脏张力减弱所致的心脏破裂，但是也减少了收缩组织的数量。如果瘢痕面积过大，可导致充血性心力衰竭或形成室壁瘤。

4.神经组织的再生

成熟神经元是永久性细胞，破坏后不能再生，只能由神经胶质细胞及其纤维修补，形成胶质瘢痕。

周围神经系统受损后，如果与其相连的神经细胞仍然存活，则可完全再生，其过程是：首先，断端两侧的神经纤维髓鞘及轴突崩解并被吸收；然后，由两端的神经鞘细胞增生形成带状的合体细胞，将断端连接。近端轴突以每天约 1 mm 的速度逐渐向远端生长，最后达到末梢鞘细胞，鞘细胞产生髓磷脂将轴索包绕形成髓鞘。若离断的两端相隔太远，或者两端之间有瘢痕或其他组织阻隔，或者因截肢失去远端，则再生轴突均不能到达远端，而与增生的结缔组织混杂在一起，卷曲成团，成为创伤性神经瘤，可发生顽固性疼痛（见图 2-2-14）。

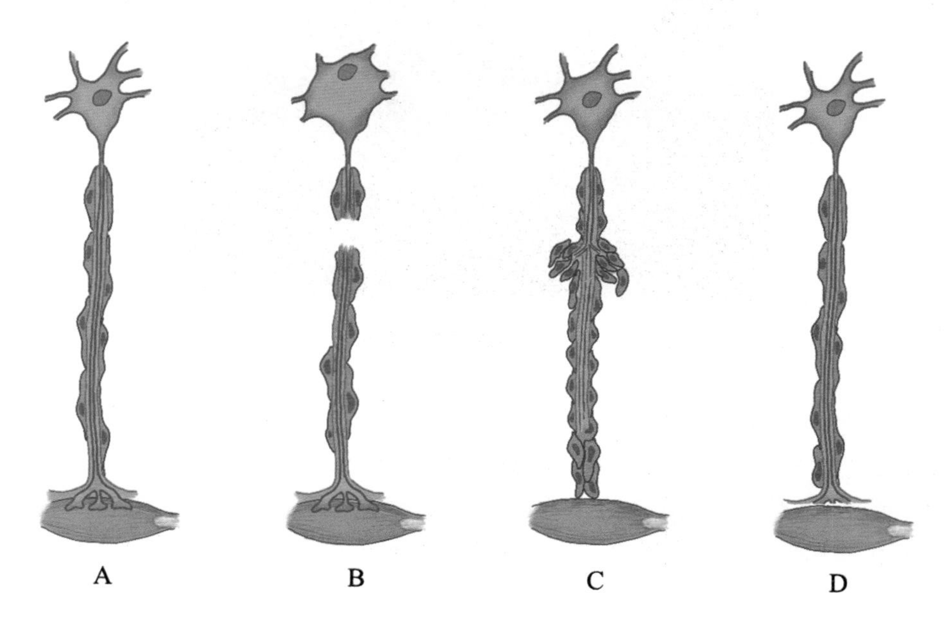

图 2-2-14 神经纤维再生模式图

A.正常神经纤维；B.神经纤维断裂，远端及近端的一部分髓鞘及轴突崩解；C.神经鞘膜细胞增生，轴突生长；D.神经轴突达末端，多余部分消失

5.肝脏的再生

肝细胞有活跃的再生能力。肝再生可分为三种情况：①肝脏部分切除后，通过肝细胞分裂增生，短期内就能使肝脏恢复原来的大小；②肝细胞坏死时，不论范围大小，只要肝小叶网状支架完整，从肝小叶周边区再生的肝细胞都可沿网状支架延伸，恢复正常结构；③肝细胞坏死较广泛时，肝小叶网状支架塌陷，网状纤维转化为胶原纤维，或者由于肝细胞反复坏死及炎症刺激，纤维组织大量增生，形成肝小叶内间隔，此时再生的肝细胞难以恢复原来的小叶结构，而成为结构紊乱的肝细胞团，例如肝硬化时的再生结节。目前已确认在肝脏的赫令（Herring）管，即肝实质细胞和胆管系统结合部位存在干细胞，具有分化成胆管上皮细胞和肝细胞的双向潜能。在肝功能衰竭、肝癌、慢性肝炎和肝硬化时，可见此种细胞明显增生，参与修复损伤的肝脏（见图 2-2-15）。

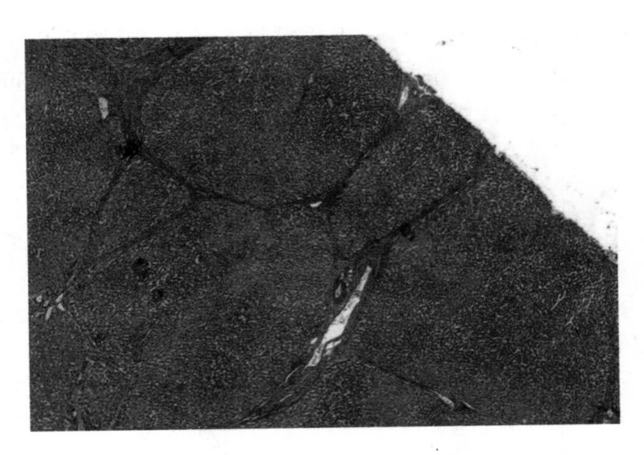

图 2-2-15　肝炎后肝细胞结节状再生，形成肝硬化

（三）纤维性修复

当机体遭受严重的损伤或伴有重度炎症时，其修复通常不能单独由实质细胞的再生来完成，而需纤维性修复和细胞再生共同参与完成修复的过程，即纤维性修复。纤维性修复一般依照以下顺序来完成：出现炎症反应，肉芽组织增生，转换为瘢痕。

1.肉芽组织的形成及作用

1）肉芽组织的概念及组成

肉芽组织（granulation tissue）由新生的薄壁毛细血管以及增生的成纤维细胞构成，并伴有炎细胞浸润，肉眼观表现为鲜红色，颗粒状，柔软湿润，因形似嫩肉而得名。

显微镜下可见疏松的结缔组织基质中，大量内皮细胞增生形成的实性细胞条索，新生的毛细血管垂直于创面生长，并以小动脉为轴心，在周围形成袢状弯曲的毛细血管网。新生毛细血管的内皮细胞核肥大，呈椭圆形，并向腔内突出。大量新生的成纤维细胞分布在毛细血管的周围，可产生大量基质及胶原。一些成纤维细胞的胞浆中含有肌细丝，此种细胞除有成纤维细胞的功能外，尚有平滑肌细胞的收缩功能，因此被称为肌成纤维细胞（myofibroblast）。此外，肉芽组织中还含有大量渗出液及炎细胞。炎细胞主要为巨噬细胞，并含有数目不等的中性粒细胞、淋巴细胞及浆细胞等（见图 2-2-16 和图 2-2-17）。

2）肉芽组织的作用及结局

肉芽组织是组织损伤修复过程中形成的重要组织结构，其作用贯穿于损伤修复的整个过程：首先是抗感染保护创面。肉芽组织中含有大量的液体成分，其浸润的炎性细胞可产生抗体和细胞因子以对抗细菌的感染，如巨噬细胞可通过分泌生长因子和细胞因子（如 PDGF、FGF、TGF-β 及 IL-1 等）抗感染。其次是通过肉芽组织的长入，填补局部创口及组织缺损。最后是机化损伤局部的坏死组织、炎性渗出物及其他异物等。

机体局部组织损伤发生后 2～3 天，肉芽组织即可出现。肉芽组织具有面向创面生长的特点，例如发生在体表的创口，肉芽组织自下而上向创面长入；而对组织内的坏死，肉芽组织则从周围向坏死中心生长推进，进而填补创口或机化坏死和异物。经过 1～2

周的时间，其中的成分发生渐进性变化，肉芽组织逐渐成熟，其主要形态学标志如下：间质中的液体成分逐渐被吸收；炎细胞逐渐减少，进而消失；部分毛细血管数目减少、管腔闭塞，少数毛细血管结构重建，改建为小动脉和小静脉；成纤维细胞合成和分泌大量胶原纤维，同时成纤维细胞数目逐渐减少，并转变为静止的纤维细胞。随着时间的演进，局部沉积的胶原纤维可发生玻璃样变。至此，肉芽组织转变为陈旧性瘢痕组织，也即完成了纤维性修复的过程。

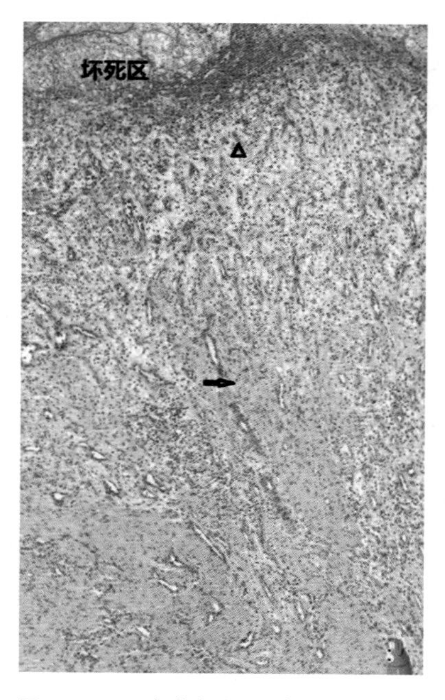

图 2-2-16　肉芽组织低倍镜下的表现

低倍镜下表面为坏死区，下方可见大量炎细胞及新生毛细血管垂直于创面生长(三角形所指处)，深部组织炎细胞逐渐减少，形成瘢痕(箭头所指处)

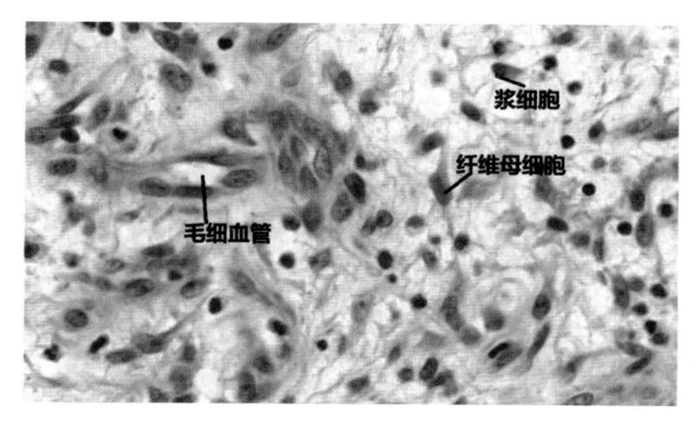

图 2-2-17　肉芽组织高倍镜下的表现

高倍镜下可见新生的毛细血管、浆细胞和纤维母细胞

2.瘢痕组织的形成及作用

瘢痕(scar)组织是肉芽组织经改建成熟形成的纤维结缔组织。瘢痕组织的形成过程中包括两个重要的环节:一是成纤维细胞的迁移和增殖,二是细胞外基质的沉积和胶原的合成。通常情况下,在损伤的早期(第3~5天),成纤维细胞即开始合成胶原,并可持续数天至数周。成熟的瘢痕组织大体上呈收缩状态,颜色苍白或灰白色半透明,质韧并缺乏弹性。组织学上,瘢痕组织由大量平行或纵横交错排列的胶原纤维束组成。老化的胶原纤维发生玻璃样变,呈均质红染的结构。

瘢痕组织对机体的影响主要包括以下几方面:

(1)瘢痕组织的形成对机体的有利作用:①填补创口,维持组织器官的完整性;②有效提高修复部位的牵拉力,使修复后的组织器官尽可能保持其功能。

(2)瘢痕组织的形成对机体的不利影响:①瘢痕收缩和粘连可造成局部功能受限,如发生在关节附近的瘢痕收缩可引起关节挛缩或活动受限,十二指肠溃疡的瘢痕修复可引起幽门梗阻。②器官硬化。器官内广泛的损伤导致弥漫性纤维化和玻璃样变,可发生器官硬化。③瘢痕组织增生过度,又称肥大性瘢痕。发生于皮肤的肥大性瘢痕由于突出于皮肤表面并向周围不规则扩延,称为"瘢痕疙瘩"(keloid),临床上又称为"蟹足肿"。其机制尚不清楚,可能与体质有关;也有人认为是由于瘢痕组织局部缺血缺氧,诱导肥大细胞分泌生长因子,肉芽组织过度增生所致。

瘢痕组织内的胶原纤维在胶原酶的作用下,可以逐渐分解、吸收,从而使瘢痕缩小、软化。胶原酶主要来自成纤维细胞、中性粒细胞和巨噬细胞等细胞。

(四)组织再生的影响因素及干细胞在损伤修复中的作用

1.组织再生的影响因素

细胞死亡和各种因素引起的细胞损伤皆可刺激细胞增殖。细胞增殖通常受到各种生长因子和细胞外基质两方面的影响。

1)生长因子

当细胞受到损伤因素的刺激后,周围组织(尤其是巨噬细胞)可释放多种生长因子(growth factor),有些生长因子可作用于多种细胞,有些生长因子仅特异性地作用于某种细胞。生长因子同样也会影响细胞的移动、收缩和分化,如通过激活细胞内特定的信号转导通路而发挥作用。

表皮生长因子

表皮生长因子(epidermal growth factor,EGF)是从颌下腺分离出的一种分子量为6 kD的多肽,在修复过程中EGF主要来自巨噬细胞。EGF对上皮细胞、成纤维细胞、胶质细胞及平滑肌细胞都有促进增殖的作用,同时可刺激表皮细胞迁移。EGF相应的受体(EGFR)包括四种类型,均具有酪氨酸激酶活性。

成纤维细胞生长因子

成纤维细胞生长因子(fibroblast growth factor,FGF)家族含有20多个成员,其生物活性十分广泛，相应的受体有四种，均具有酪氨酸激酶活性。FGF几乎可刺激所有的间叶细胞，在损伤修复、造血细胞生成等方面发挥作用。bFGF主要作用于内皮细胞，特别是在毛细血管的新生过程中，能使内皮细胞分裂并诱导其产生蛋白溶解酶，后者可溶解基膜，便于内皮细胞穿越生芽。

血小板源性生长因子

血小板源性生长因子(platelet derived growth factor，PDGF)来源于血小板的a颗粒，也可由巨噬细胞、血管内皮细胞、平滑肌细胞分泌，可引起成纤维细胞、平滑肌细胞和单核细胞的增生和游走，具有炎症趋化作用，可促进炎细胞到受损区域，并能促进细胞外基质的合成。

转化生长因子β

转化生长因子β(transforming growth factor，TGF-β)由血小板、巨噬细胞、内皮细胞等产生，可与EGFR结合。TGF-β的自身受体有两种，具有丝/苏氨酸激酶活性，可促进其下游的胞浆转录因子Smads磷酸化，促进或抑制核转录因子的功能。TGF-β可通过降低基质金属蛋白酶(MMP)活性，增强组织蛋白酶抑制因子(TIMPs)的活性，从而促进细胞外基质的合成增多，进而促进纤维化发生，同时可抑制炎症反应。

血管内皮生长因子

血管内皮生长因子(vascular endothelial growth factor，VEGF)家族包括VEGF-A、VEGF-B、VEGF-C、VEGF-D和胎盘生长因子(placental growth factor，PIGF)。其中，VEGF-A简称为VEGF，对肿瘤血管的形成及损伤修复中血管的生成有显著的促进作用；VEGF-B和PIGF主要促进胚胎发育中的血管生成；而VEGF-C和VEGF-D可同时促进血管和淋巴管生成。VEGF还可通过促进内皮细胞迁移和增殖(出芽)、促进血管管腔形成而促进血管生成，同时明显增加血管的通透性，进而促进血浆蛋白在细胞基质中沉积，为成纤维细胞和血管内皮细胞长入提供临时基质。因此，临床上抗血管内皮生长因子抗体可用于多种肿瘤的治疗，也用于治疗多种眼科疾病，包括湿性老年性黄斑变性(缩写为AMD，为一种血管生成和血管通透性异常导致成人失明的疾病)、早产儿视网膜病变以及糖尿病性黄斑水肿。

具有刺激生长作用的其他细胞因子

如白介素-1(IL-1)和肿瘤坏死因子(TNF)能刺激成纤维细胞的增殖及胶原合成，TNF还能刺激血管再生。此外，还有许多细胞因子和生长因子，如造血细胞集落刺激因子、神经生长因子等，对相应细胞的再生都有促进作用。几种重要的生长因子及其来源和功能如表2-2-2所示。

表 2-2-2 几种重要的生长因子及其来源和功能

生长因子的分类	来源	功能
表皮生长因子	巨噬细胞、涎腺、表皮细胞及其他	促进上皮细胞、成纤维细胞、胶质细胞及平滑肌细胞增殖，刺激表皮细胞迁移
成纤维细胞生长因子	巨噬细胞、肥大细胞、血管内皮细胞及其他	刺激成纤维细胞趋化作用和促进成纤维细胞分裂，促进血管生成，促进细胞外基质相关蛋白合成
血小板源性生长因子	血小板、巨噬细胞、血管内皮细胞、平滑肌细胞和表皮细胞	促进成纤维细胞、平滑肌细胞和单核细胞的增生和游走，发挥炎症趋化作用，促进细胞外基质的合成
转化生长因子β	血小板、T淋巴细胞、巨噬细胞、血管内皮细胞、平滑肌细胞、成纤维细胞、表皮细胞	促进细胞外基质的合成，抑制炎症反应
血管内皮生长因子	间质细胞	促进血管生成，增加血管的通透性

2)细胞外基质在细胞再生过程中的作用

细胞外基质(extracellular matrix，ECM)在任何组织中都占有相当比例，近年来的研究证明，ECM 的作用不仅仅是把细胞连接在一起，借以支撑和维持组织的生理结构和功能，其在调节细胞的生物学行为方面也发挥着主动而复杂的作用。

细胞外基质可影响细胞的形态、分化、迁移、增殖，进而在胚胎发育的调控、组织重建与修复、创伤愈合、纤维化及肿瘤的侵袭等方面发挥重要作用。ECM 的主要作用及成分简介如下：

(1)ECM 在修复中的作用包括：①机械性支撑作用。ECM 构成组织间质的支架，为实质细胞锚定和细胞迁移提供机械支撑，保持细胞的极性。②调控细胞增殖。组织损伤后，通过与相应生长因子受体结合，或激活整合素家族，进而引起下游生长因子的激活，从而调控细胞增殖。③为组织再生提供支架。正常的组织结构需要基底膜或基质支架的完整，ECM 受损会阻碍组织的再生和修复。如肝炎引起肝细胞损伤后，若肝小叶的网状纤维结构受损，则肝细胞不能完全再生，而由胶原纤维增生，进而形成肝硬化。④参与组织微环境的建立。基底膜是上皮细胞和结缔组织之间的边界，它不仅仅为上皮细胞提供支撑，也参与器官或组织的部分功能，例如在肾脏中，基底膜是构成肾滤过膜的一部分。

(2)ECM 的主要成分：ECM 成员众多，总体来说分为三大类：①纤维结构蛋白，如胶原蛋白和弹力蛋白；②黏附性糖蛋白和整合素，这二者在结构上并不相同，但其共同特性为既能与其他细胞外基质结合，又能与特异性的细胞表面蛋白结合，从而将不同的细胞外基质与细胞联系起来，常见的黏附性蛋白包括纤维粘连蛋白和层粘连蛋白；③水化凝胶，如蛋白多糖和透明质酸，具有抗压作用和润滑作用。

胶原蛋白

胶原蛋白(collagen)是动物体内最常见的一类蛋白，为所有多细胞生物提供细胞外支架。胶原蛋白由三条多肽α链构成三螺旋结构，约30条多肽α链形成了至少14种不同的胶原蛋白。一些胶原蛋白(如Ⅰ型、Ⅱ型、Ⅲ型和Ⅴ型胶原蛋白)由氢键相互结合形成稳定的线性纤维结构，构成骨、肌腱、软骨、血管、皮肤组织等结缔组织的主要成分，在组织修复和瘢痕形成中也发挥重要作用。非纤维胶原部分为基底膜的主要成分(如Ⅳ型胶原)，部分可参与上皮组织和间质的锚定(Ⅶ型胶原)。

弹力蛋白

心脏瓣膜、血管、皮肤、子宫和肺等多种组织需要足够的弹性以发挥功能。虽然张力强度是由胶原蛋白提供的，但这些组织的回缩能力则由弹力蛋白(elastin)形成的纤维来完成。在形态上，弹力纤维包括一个中轴，其周围由微丝形成的网状结构围绕。

纤维粘连蛋白

纤维粘连蛋白(fibronectin)是一种多功能的大分子(450 kD)黏附性糖蛋白，是间质中ECM的主要成分，其主要作用是能使细胞与各种基质成分发生粘连，可由成纤维细胞、单核细胞、内皮细胞及其他细胞产生。纤维粘连蛋白可与其他细胞外基质(胶原蛋白、纤维蛋白、蛋白多糖)及整合素直接结合。在创伤愈合和组织修复中，纤维粘连蛋白可促进细胞外基质的沉积及血管生成等。

层粘连蛋白

层粘连蛋白(laminin)是基底膜中含量最为丰富的大分子糖蛋白(分子量约为820 kD)，为三个不同的亚单位共价结合形成的交叉状结构并跨越基底膜。层粘连蛋白既可与细胞表面的特异性受体结合，又可与基质成分如Ⅳ型胶原和硫酸肝素结合，还可介导细胞与结缔组织基质黏附，并可参与血管生成的调节，同时可与整合素相结合。

整合素

整合素(integrins)是细胞表面受体的主要家族。整合素在体内表达广泛，大多数细胞表面都可表达一种以上的整合素。整合素对细胞和细胞外基质的黏附起介导作用，在白细胞游出、血小板凝集、发育过程和创伤愈合中发挥关键作用。

蛋白多糖和透明质酸素

蛋白多糖(proteoglycans)和透明质酸素(hyaluronan)是细胞外基质的另外两种重

要成分,其结构包括核心蛋白及与核心蛋白相连接的多糖或多个多糖聚合形成的氨基多糖(glycosaminoglycan)。最常见的一些蛋白多糖包括硫酸肝素(heparansulfate)、硫酸软骨素(chondroitin sulfate)和硫酸皮肤素(dermatan sulfate),它们在调控结缔组织的结构和通透性中具有多重作用。透明质酸素是大分子蛋白多糖复合物的骨架,与调节细胞增殖和迁移的细胞表面受体有关,可抑制细胞间的黏附并促进细胞迁移。此外,透明质酸素在多种类型的纤维结缔组织表面(尤其是关节软骨)可形成高度水合的凝胶,具有抗压、反弹及润滑的能力。

3)抑素与接触抑制

抑素是指由特异性组织分泌的、可以抑制自身增殖的因子。例如,已分化的表皮细胞受损时,抑素分泌终止,基底细胞分裂增生,直到增生分化的细胞达到足够数量或抑素达到足够浓度为止。某些生长因子可能对另一种细胞发挥抑素的功能,如 TGF-β 虽然对某些间叶细胞的增殖起促进作用,但对上皮细胞则是一种抑素。

接触抑制(contact inhibition)是指组织或细胞受损后,由周围同种细胞再生修复,当生长至原有数目或体积时,细胞停止生长的现象。如在对血管生成的研究中已发现多种具有抑制血管内皮细胞生长作用的因子,如血管抑素(angiostatin)、内皮抑素(endostatin)和血小板反应蛋白 1(thrombospondin 1)等。

细胞生长和分化涉及多种信号转导通路之间的整合及相互作用。虽然某一信号转导通路可被特异类型的受体所激活,但多种信号转导通路之间相互协调、相互作用,构成了一个庞大的细胞内和细胞间的信息网络,从而整合信号,以调节细胞增殖及其他生物学行为。

2.干细胞在损伤修复中的作用

干细胞是指个体发育过程中产生的,具有无限或较长时间自我更新和多向分化能力的一类细胞。干细胞可分为胚胎干细胞(embryonic stem cell)和成体干细胞(adult stem cell)。胚胎干细胞是指起源于着床前胚胎内细胞群的全能干细胞,具有向三个胚层分化的能力,可以分化为成体所有类型的成熟细胞;成体干细胞是指存在于各组织器官中,具有自我更新和一定分化潜能的不成熟细胞。除上述两种外,目前还开发出了重编程干细胞,即诱导性多潜能干细胞(induced pluripotent stem cell,iPS),是将某种转录因子或基因导入人或动物的成熟体细胞内,使成熟体细胞重编程为多潜能干细胞。

干细胞具有以下特点:①无限增殖分裂的能力;②通常处于 G0 期;③缺少细胞系特异性标记物;④通过非对称分裂,使得一个子细胞分化成熟,另一个子细胞保持亲代的特征,仍作为干细胞保留下来。

由于成体干细胞的基础与应用研究受伦理、技术等限制相对较小,因此其发展较快。机体内多种分化成熟的组织中存在成体干细胞,如造血干细胞、表皮干细胞、间充质干细胞、肌肉干细胞、肝脏干细胞、神经干细胞等。现已发现,部分组织中的成体干细胞不仅可以向本身组织进行分化,而且可以向无关组织类型的成熟细胞进行分化,称之为转分化(trans-differentiation)。

当组织损伤后，骨髓内的干细胞和组织内的干细胞都可以进入损伤部位，进一步分化成熟来修复受损组织的结构和功能。例如，骨髓含有造血干细胞、间充质干细胞和内皮干细胞，具有多方向的再生能力。在临床治疗中，造血干细胞应用较早，造血干细胞移植可以治疗急性白血病和慢性白血病，也可以用于治疗重型再生障碍性贫血、地中海贫血、恶性淋巴瘤、多发性骨髓瘤等血液系统疾病，以及小细胞肺癌、乳腺癌、睾丸癌、卵巢癌等多种实体肿瘤。骨髓来源的间充质干细胞可参与机体其他部分的组织修复，目前，间充质干细胞在多种血液系统疾病、心血管疾病、肝硬化、神经系统疾病、膝关节半月板部分切除损伤修复、自身免疫性疾病的治疗等方面取得了重大突破。此外，间充质干细胞在神经系统修复及更多方面具有长远的发展前景。其他成体干细胞，如肝脏干细胞、神经干细胞等的研究也取得了重大进展。

总之，干细胞及其衍生物组织器官的临床应用必将极大地推动生命科学和医学的进步，给人类的健康带来光明的前景。

扩展阅读

干细胞是个体发育过程中产生的，具有自我更新、高度增殖和多向分化潜能的细胞群。干细胞根据所处的发育阶段，分为胚胎干细胞和成体干细胞；而根据干细胞的发育潜能，又可将其分为全能干细胞、多能干细胞和单能干细胞。2007 年的诺贝尔生理学或医学奖由美国科学家马里奥·卡佩基(Mario R. Capecchi)、奥利弗·史密斯(Oliver Smithies)与英国科学家马丁·埃文斯(Martin J. Evans)分享，以表彰他们在胚胎干细胞和哺乳动物 DNA 重组方面的研究中所取得的非凡成就。同在 2007 年，日本京都大学 iPS 细胞研究中心的山中伸弥(Shinya Yamanaka)与英国发育生物学家约翰·戈登(John Gurdon)将人体发育成熟的细胞经过“基因直接重组”后转化为具有胚胎干细胞特性的细胞(iPSC)，从而将干细胞研究推向了一个新阶段。“成熟细胞可被重编程变为多能性”这一重大发现分别被《细胞》和《科学》杂志评为 2008 年第一和第二大科学进展，这两位科学家也因此获得了 2012 年诺贝尔生理学或医学奖。

目前，干细胞研究已被应用于血液系统肿瘤的临床治疗中，并在心脏病、肝硬化等多种疾病的治疗中被寄予厚望，给人类疾病的治疗带来了全新的医疗理念和手段。

（张晓芳）

第三节　药物与机体

药物与机体的相互作用包括药物效应动力学和药物代谢动力学两个方面。

一、药物效应动力学

药物效应动力学(pharmacodynamics)简称药效学,主要研究药物对机体的作用及其作用机制。

(一)药物的基本作用

1.药物作用与药理效应

所谓“药物作用”(drug action)是指药物对机体的初始作用,是动因;所谓“药理效应”(pharmacological effect)是指机体反应的表现,是药物作用的结果。

药理效应体现为机体器官原有功能水平发生改变,功能提高称为兴奋(excitation),功能降低称为抑制(inhibition)。例如,肾上腺素升高血压属兴奋,阿司匹林退热属抑制。

多数药物通过化学反应产生作用。化学反应的专一性使药物作用具有特异性(specificity)。例如,阿托品特异性地阻断毒蕈碱型胆碱受体(M胆碱受体),而对其他受体影响不大。

有些药物可作用于不同组织器官,影响机体的多种功能,导致药理效应具有选择性(selectivity);而有些药物只影响机体的一种功能。前者的药理效应选择性低,后者的药理效应选择性高。

药物作用特异性强并不一定引起选择性高的药理效应,即二者不一定平行。例如,阿托品特异性地阻断M胆碱受体,但其药理效应选择性并不高,对心脏、血管、平滑肌、腺体及中枢神经系统都有影响。

2.治疗效果

治疗效果简称疗效(therapeutic effect),是指药理效应有利于改变患者的生理、生化功能或病理过程,使患病的机体恢复正常。治疗可分为以下两种:

(1)对因治疗(etiological treatment),用药目的在于消除原发致病因子,彻底治愈疾病,如用抗生素抑制或杀灭体内的致病菌。

(2)对症治疗(symptomatic treatment),用药目的在于改善疾病症状。对某些危重急症如休克、惊厥、心力衰竭等,对症治疗比对因治疗更为迫切。有时,严重的症状可作为二级病因,使疾病进一步恶化,如高热引起惊厥,剧痛引起休克等。此时的对症治疗(如解热或镇痛)对惊厥或休克而言,则为对因治疗。对症治疗虽不能根除病因,但对病因未明或暂时无法根治的疾病来说却是必不可少的。

3.不良反应

不良反应(adverse drug reaction,ADR)是指与用药目的无关,并给患者带来不适或痛苦的反应。少数严重的不良反应较难治疗,称为药源性疾病(drug-induced disease),例如庆大霉素引起的神经性耳聋。不良反应主要有以下几类:

(1)副反应(side reaction)。副反应是指由于药理效应选择性低,涉及多个器官,当某一效应用作治疗目的时,其他效应就成为副反应。例如,阿托品用于治疗胃肠痉挛时,可引起口干、心悸、便秘等副反应。副反应是在药物治疗剂量下发生的,是药物本身固有的效应,多数较轻微并可以预料。

(2)毒性反应(toxic reaction)。毒性反应是指药物剂量过大或在体内蓄积过多时发生的较为严重的危害性反应。短期用药引起的毒性反应称急性毒性,多损害呼吸、循环及神经系统功能。长期用药导致药物在体内蓄积而逐渐发生的毒性反应称为慢性毒性,多损害肝、肾、骨髓及内分泌等器官。致癌(carcinogenesis)、致畸胎(teratogenesis)和致突变(mutagenesis)也属于慢性毒性范畴。

(3)变态反应(allergic reaction)。变态反应是指药物引起的免疫反应,一般为非肽类药物作为半抗原,与机体蛋白结合成为抗原后,经过 10 天左右的敏感化过程而发生的反应。变态反应症状差异较大,可从轻微的皮疹、发热至造血系统抑制、肝肾功能损害、休克等。致敏物质可能是药物本身或其代谢物,亦可能是制剂中的杂质。临床用药前虽常做皮肤过敏试验,但仍有少数假阳性或假阴性反应,故对过敏体质患者或易引起变态反应的药物(如青霉素)应谨慎使用。

(4)后遗效应(residual effect)。后遗效应是指停药后血药浓度已降至阈浓度以下时残存的药理效应,如服用巴比妥类催眠药后次晨出现的困倦、乏力等现象。

(5)停药反应(withdrawal reaction)。停药反应是指患者在长期应用某种药物期间,突然停药引起原有疾病加剧的现象,又称反跳反应(rebound reaction)。例如,长期服用普萘洛尔降压治疗,突然停药导致血压明显升高。

(6)继发反应(secondary reaction)。继发反应是指继发于药物治疗作用之后的不良反应,是治疗作用本身带来的间接结果。例如,长期应用广谱抗菌药治疗细菌感染,敏感细菌被抑制,而不敏感菌乘机大量繁殖,造成二重感染(superinfection)。

(7)特异质反应(idiosyncratic reaction)。特异质反应是指少数人由于遗传异常,对某些药物的反应特别敏感,或出现与常人不同性质的反应。例如,先天性胆碱酯酶活性低下者应用琥珀胆碱后,可致呼吸肌麻痹引起严重窒息;先天性葡萄糖-6-磷酸脱氢酶(glucose-6-phosphate dehydrogenase, G-6-PD)缺乏的患者服用伯氨喹后,容易发生急性溶血性贫血。

(8)依赖性(dependence)。依赖性是指长期应用某种药物后,机体对药物产生了生理或精神需求,形成一种强迫要求连续或定期使用该药物的行为,目的是感受药物的精神效应或避免停药造成的身体不适。依赖性分为生理依赖性(physiological dependence)和精神依赖性(psychological dependence)。

（二）药物剂量与效应的关系

药物的药理效应与剂量在一定范围内成比例，剂量增加或减少时，药理效应随之增强或减弱，这种剂量与效应之间的关系称为量-效关系（dose-effect relationship）。以效应强度为纵坐标，剂量（或浓度）为横坐标作图，即得量-效曲线（dose-effect curve）或浓度-效应曲线（concentration-effect curve）。

药理效应按性质可分为量反应（graded response）和质反应（quantal response 或 all-or-none response）两种。

1.量反应

量反应是指药理效应的强弱呈连续增减的变化，可用具体数量或最大反应的百分率表示，如血压的升降、平滑肌的舒缩等，研究对象为单一的生物单位。以药物剂量（整体动物实验）或浓度（体外实验）为横坐标，效应强度为纵坐标作图，可获得直方双曲线；若将药物剂量（或浓度）改用对数值（多采用 lg 对数）作图，则可获得对称的“S”形曲线，即通常所称的量反应的量-效曲线（见图 2-3-1）。

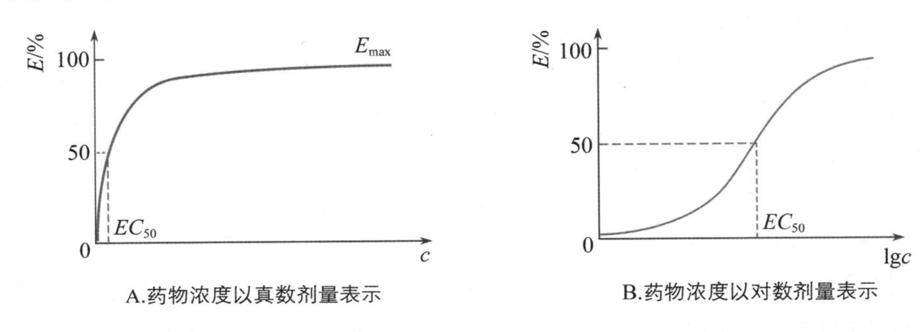

图 2-3-1 量反应的量-效曲线（E：效应强度；c：药物浓度）

从量反应的量-效曲线可以看出有下列几个特定位点：

（1）最小有效量（minimal effective dose）或最小有效浓度（minimal effective concentration）：即刚能引起效应的最小药物剂量或浓度，亦称阈剂量（threshold dose）或阈浓度（threshold concentration）。

（2）最大效应（maximal effect，E_{max}）：药理效应随剂量（或浓度）的增加而增加，当效应达到一定程度后，继续增加剂量（或浓度）效应将不再继续增强，这一药理效应的极限即为最大效应，也称效能（efficacy）。

（3）半最大效应浓度（concentration for 50% of maximal effect，EC_{50}）：能引起 50% 最大效应的药物浓度。

（4）效价强度（potency）：能引起等效反应（一般采用 50%效应量）的相对剂量或浓度，其值越小则强度越大。药物的效价强度与最大效应含意不同，二者并不平行。例如，以每日排钠量为指标比较利尿药的药效，氢氯噻嗪的效价强度大于呋塞米，而后者的最大效应却大于前者（见图 2-3-2）。

（5）斜率（slope）：曲线中段斜率较大提示药效较剧烈，反之则提示药效较温和。

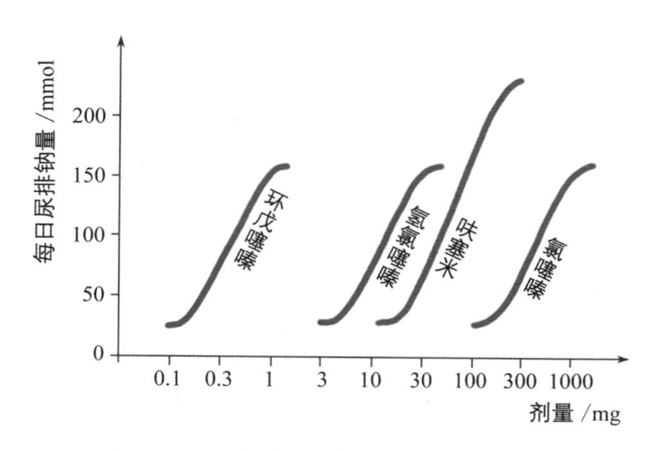

图 2-3-2 药物的最大效应及效价强度比较

2.质反应

质反应是指药理效应不随药物剂量或浓度的增减呈连续性量的变化,而表现为反应性质的变化,即以阳性或阴性的方式表现效应,如死亡与生存、惊厥与不惊厥等,其研究对象为一个群体。在实际工作中,常将实验动物按用药剂量分组,以阳性反应百分率为纵坐标,药物剂量或浓度为横坐标作图。如果按照剂量或浓度的区段出现的阳性反应频率作图,可得到常态分布曲线;如果按照剂量增加的累计阳性反应百分率作图,则可得到典型的“S”形曲线(见图 2-3-3)。

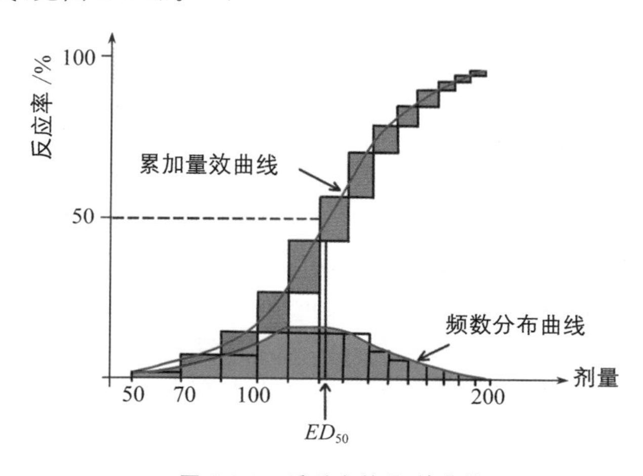

图 2-3-3 质反应的量-效曲线

从质反应的量-效曲线可以看出的特定位点有:

(1)半数有效量(median effective dose, ED_{50}):即能引起 50%的实验动物出现阳性反应的药物剂量;如效应为死亡,则称为半数致死量(median lethal dose, LD_{50})。

(2)治疗指数(therapeutic index, TI):为药物的 LD_{50}/ED_{50} 的比值,用以表示药物的安全性。治疗指数大的药物相对较安全,但以此来评价药物的安全性并不完全可靠,如

某药的 *ED* 和 *LD* 两条曲线的首尾有重叠的情况(见图 2-3-4)。因此,还可以用 1%致死量(LD_1)与 99%有效量(ED_{99})的比值或 5%致死量(LD_5)与 95%有效量(ED_{95})之间的距离来衡量药物的安全性。

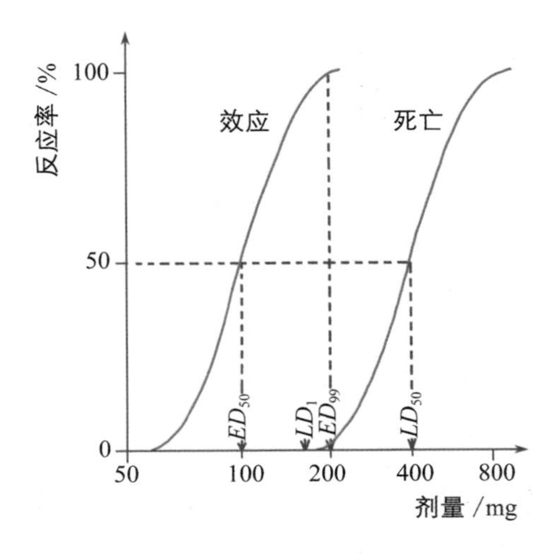

图 2-3-4 药物效应和毒性的量-效曲线

(三)药物作用的靶点

药物的作用机制(mechanism of action)所研究的是药物如何对机体发挥作用。大多数药物通过作用于机体生物大分子,进而引起生理、生化功能的改变。药物的作用机制复杂,几乎涉及细胞生命活动的所有环节。药物与生物大分子的结合部位就是药物作用的靶点,如受体、酶、离子通道、转运体、免疫系统、基因等。此外,有些药物通过理化作用或补充机体所缺乏的物质等方式发挥作用。

1.受体

受体是一类介导细胞信号转导的功能蛋白质,能识别周围环境中的某种微量化学物质并与之结合,通过中介的信息放大系统,触发后续的生理反应或药理效应。生物体内与受体特异性结合的物质称为配体,也称第一信使。配体与受体大分子中的一小部分结合,该部位称为结合位点或受点(binding site)。受体具有灵敏性、特异性、饱和性、可逆性、多样性,并且受生理、病理及药理因素调节,受体的数量、亲和力及效应力经常处于动态变化之中。

2.酶

药物可抑制、诱导、激活或复活酶的活性。例如,奥美拉唑通过抑制胃黏膜的 H^+-K^+-ATP 酶而抑制胃酸分泌,苯巴比妥可诱导肝药酶,解磷定可使被有机磷酸酯类抑制的胆碱酯酶复活。另外,有些药物本身就是酶,例如胃蛋白酶。也有些药物是酶的底物,需转化后发挥作用,例如左旋多巴。

3.离子通道

药物可通过不同方式作用于离子通道。有些药物可激活受体,继而调控离子通道,例如，乙酰胆碱可激活N胆碱受体引起Na^+通道开放，地西泮可激活GABA受体引起Cl^-通道开放；而有些药物可直接作用于离子通道，通过改变通道的构象使其开放或关闭，例如，硝苯地平为Ca^{2+}通道阻断药，吡那地尔为K^+通道开放药。

4.转运体

有些药物可通过抑制转运体的作用产生效应。例如，呋塞米可抑制肾小管对Na^+、K^+及Cl^-的再吸收，发挥利尿作用；三环类抗抑郁药可抑制交感神经末梢对去甲肾上腺素的再摄取，从而治疗抑郁症。

5.免疫系统

有些药物通过影响免疫反应的一个或多个环节而发挥免疫抑制或免疫增强作用。例如，免疫抑制药环孢素可用于治疗器官移植后的排异反应，免疫增强药干扰素可作为辅助药物治疗慢性感染及癌症等。此外，有些药物本身就是免疫系统中的抗原（疫苗）或抗体（如丙种球蛋白）。

6.基因

基因治疗（gene therapy）是通过基因转移的方式将正常基因或有功能的基因导入生物体内，使之表达以获得疗效。

基因工程药物（gene engineering drug）是指应用基因工程技术生产的药物，通过将目的基因与载体分子组成重组DNA分子后转移到新的宿主细胞系统，并使目的基因在其中进行表达，然后对表达产物进行分离、纯化和鉴定，从而大规模生产目的基因的表达产物，即为基因工程药物，如人胰岛素、人生长素、干扰素类、组织纤溶酶原激活剂、重组链激酶、促红细胞生成素等。

核酸药物是指在核酸水平（DNA和RNA）发挥作用的药物，其主要通过干扰细菌、病毒、肿瘤细胞的核酸合成或破坏核酸的结构，起到抑制或杀灭病原体的作用。核酸药物还包括反义核酸药物。

7.其他

有些药物通过物理化学作用，如酸碱反应、渗透压改变等改变机体内环境。还有些药物被用来补充机体所缺乏的物质，如维生素、微量元素等。

（四）药物与受体

受体是药物作用的主要靶点，超过50%的药物通过受体发挥作用。目前，药物与受体的相互作用存在几种假说，如占领学说（occupation theory）、速率学说（rate theory）、二态模型学说（two model theory）等。

1.经典的受体学说——占领学说

克拉克（A. J. Clark）和加德姆（J. H. Gaddum）分别于1926年和1937年提出了占领学说，该学说认为：受体只有与药物结合才能产生效应，效应强度与被占领的受体数目成正比，当受体全部被占领时出现最大效应。1954年，阿里恩斯（E. J. Ariëns）修正了占领学说，认为药物与受体结合不仅需要亲和力（affinity），还需要内在活性（intrinsic activity，用字母α表示）才能激动受体产生效应。所谓“内在活性”，是指药物与受体结合后产生效应的能力。只有亲和力而没有内在活性的药物虽可与受体结合，但不能产生效应。

2.受体药物反应动力学

根据质量作用定律，药物与受体的相互作用可用以下公式表达：

$$\mathrm{D}+\mathrm{R} \underset{k_2}{\overset{k_1}{\rightleftharpoons}} \mathrm{DR} \longrightarrow E \tag{2-1}$$

式中，D 表示药物，R 表示受体，DR 表示药物-受体复合物，E 表示效应，k_1 表示结合速率常数，k_2 表示解离速率常数。

$$K_{\mathrm{D}}=\frac{k_2}{k_1}=\frac{[\mathrm{D}][\mathrm{R}]}{[\mathrm{DR}]} \tag{2-2}$$

式中，K_{D}表示解离常数，[D]、[R]和[DR]分别表示这三者的物质的量。

设受体总数为 R_{T}，R_{T}为游离型受体(R)与结合型受体(DR)之和，即$[R_{\mathrm{T}}]=[\mathrm{R}]+[\mathrm{DR}]$，代入式 2-2，则有：

$$K_{\mathrm{D}}=\frac{[\mathrm{D}]([R_{\mathrm{T}}]-[\mathrm{DR}])}{[\mathrm{DR}]} \tag{2-3}$$

经整理得：

$$\frac{[\mathrm{DR}]}{[R_{\mathrm{T}}]}=\frac{[\mathrm{D}]}{K_{\mathrm{D}}+[\mathrm{D}]} \tag{2-4}$$

根据占领学说的观点，受体只有与药物结合才能被激活并产生效应，而效应强度与被占领的受体数目成正比，全部受体被占领时出现最大效应，此时由式 2-4 可得：

$$\frac{E}{E_{\max}}=\frac{[\mathrm{DR}]}{[R_{\mathrm{T}}]}=\frac{[\mathrm{D}]}{K_{\mathrm{D}}+[\mathrm{D}]} \tag{2-5}$$

当$[\mathrm{D}]\gg K_{\mathrm{D}}$时，$\frac{[\mathrm{DR}]}{[R_{\mathrm{T}}]}=100\%$，达最大效能，即$[\mathrm{DR}]_{\max}=[R_{\mathrm{T}}]$。当$\frac{[\mathrm{DR}]}{[R_{\mathrm{T}}]}=50\%$，即 50%的受体与药物结合时，$K_{\mathrm{D}}=[\mathrm{D}]$。

K_{D}可以表示药物与受体的亲和力，单位为摩尔(mol)，是引起最大效应一半(即 50%的受体被占领)时所需的药物剂量。K_{D}越大，药物与受体的亲和力越小，即二者成反比。将 K_{D}取负对数($-\lg K_{\mathrm{D}}$)称为亲和力指数(pD_2)，其值与药物和受体的亲和力成正比。

药物与受体结合产生效应不仅要有亲和力，还要有内在活性 α，通常 $0\leqslant\alpha\leqslant1$，故式 2-5中应加入这一参数：

$$\frac{E}{E_{\max}}=\alpha\frac{[\mathrm{DR}]}{[R_{\mathrm{T}}]} \tag{2-6}$$

当两药亲和力相等时，其效应强度取决于内在活性的强弱；当内在活性相等时，则取决于亲和力的大小。

3.作用于受体的药物分类

根据药物与受体结合后产生效应的不同，可将药物分为激动药和拮抗药(阻断药)。

(1)激动药。激动药为既有亲和力又有内在活性的药物，它们能与受体结合并激动受体产生效应。依其内在活性大小，激动药又可分为完全激动药(full agonist)和部分激动药(partial agonist)。前者具有较强的亲和力和较强的内在活性($\alpha=1$)；后者有较强的亲和力，但内在活性不强($\alpha<1$)，与完全激动药并用时还可拮抗完全激动药的部分效应，如吗啡为完全激动药，而喷他佐辛为部分激动药。

(2)拮抗药。拮抗药为具有较强亲和力而无内在活性($\alpha=0$)的药物，它们能与受体结合，本身不产生作用，但因占据受体而具有拮抗激动药或内源性配体的效应，如普萘洛尔、纳洛酮等。少数拮抗药以拮抗作用为主，同时尚有较弱的内在活性($\alpha<1$)，故有较弱的受体激动作用，如β受体阻断药吲哚洛尔。

根据拮抗药与受体的结合是否具有可逆性，可将其分为竞争性拮抗药(competitive antagonist)和非竞争性拮抗药(noncompetitive antagonist)。竞争性拮抗药能与激动药竞争结合相同的受体，其结合是可逆的，通过增加激动药的剂量与拮抗药竞争结合部位，可使激动药的量-效曲线平行右移，但最大效应不变(见图 2-3-5A)。可用拮抗参数(pA_2)表示竞争性拮抗药的作用强度，其含义为：当激动药与拮抗药合用时，若两倍浓度的激动药所产生的效应恰好等于未加入拮抗药时激动药所引起的效应，则所加入拮抗药的摩尔浓度的负对数值为 pA_2。pA_2越大，表示拮抗作用越强。

非竞争性拮抗药与激动药并用时，可使激动药的亲和力与活性均降低，即不仅使激动药的量-效曲线右移，而且也降低其最大效应(见图 2-3-5B)。

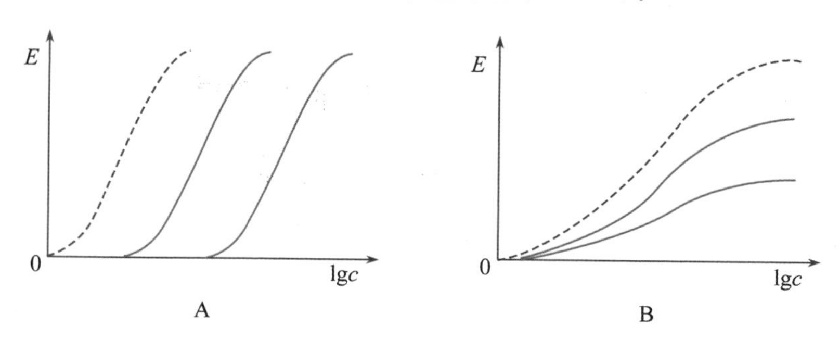

图 2-3-5　竞争性拮抗药与激动药合用(A)；非竞争性拮抗药与激动药合用(B)

占领学说强调受体必须与药物结合才能被激活并产生效应，效应的强度与药物所占领的受体数量成正比，全部受体被占领时方可产生最大效应。但一些活性高的药物只需与一小部分受体结合就能发挥最大效应，此时常有 95%～99%的受体未被占领，剩余的未结合的受体称为储备受体(spare receptor)。拮抗药必须完全占领储备受体后，才能发挥其拮抗效应。

4.受体的调节

受体的调节是维持机体内环境稳定的重要因素，有受体脱敏和受体增敏两种类型。

受体脱敏(receptor desensitization)是指在长期使用激动药后,组织或细胞对激动药的敏感性和反应性下降的现象,可引起耐受性(tolerance)。如果仅对一种类型的受体激动药脱敏,而对其他类型的受体激动药反应性不变,则称之为激动药特异性脱敏(agonist-specific desensitization);如果不仅对一种类型的受体激动药脱敏,对其他类型的受体激动药也不敏感,则称之为激动药非特异性脱敏(agonist-nonspecific desensitization)。若受体脱敏只涉及受体密度的变化,则称之为受体下调(down-regulation)。

受体增敏(receptor hypersensitization)可因激动药水平降低或长期应用拮抗药而造成。如长期应用β受体阻断药普萘洛尔时,突然停药可致"反跳"现象,这是由于β受体的敏感性增高所致。若受体增敏只涉及受体密度的变化,则称之为受体上调(up-regulation)。

5.受体的类型

根据受体的结构、信号转导过程、效应性质、受体位置等特点,可将其分为以下类型。

(1)G蛋白偶联受体(G protein-coupled receptors)。G蛋白偶联受体是目前发现的种类最多的受体,包括生物胺、激素及神经递质等的受体。G蛋白偶联受体结构相似(见图2-3-6),均为单一肽链形成7个α螺旋往返穿透细胞膜。G蛋白的调节效应器包括酶类,如腺苷酸环化酶(adenylate cyclase,AC)、磷脂酶C(phospholipase C,PLC)及某些离子通道(如Ca^{2+}通道、K^{+}通道)。

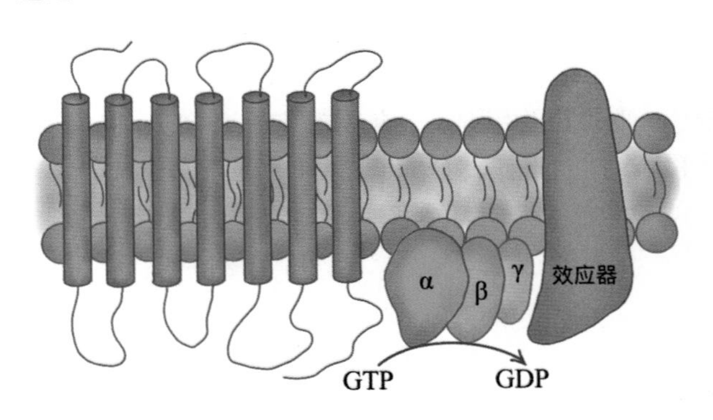

图2-3-6　G蛋白偶联受体的结构

扩展阅读

G蛋白偶联受体(G protein-coupled receptors,GPCRs)家族是人体中最庞大的膜蛋白家族,有800多个成员,其中包括约400个嗅觉受体。GPCRs能结合细胞周围环境中的化学物质并激活细胞内的系列信号,调控广泛的生理过程,因此一直是药物研发的重要靶点,靶向GPCRs药物的销量约占全球市场的30%。已知能与GPCRs结合的配体包括光子、气体分子、激素、神经递质、趋化因子等。

历史上，多个诺贝尔奖都与 GPCRs 的研究有关：亨利・哈利特・戴尔爵士(Sir Henry Hallett Dale)因发现神经冲动的化学传递，与奥托・勒维(Otto Loewi)一起获得了 1936 年的诺贝尔生理学或医学奖；乔治・沃尔德(George Wald)因视觉相关受体在视网膜领域的研究，与霍尔登・凯弗・哈特兰(Haldan Keffer Hartline)和拉格纳・格拉尼特(Ragnar Granit)共同获得了 1967 年的诺贝尔生理学或医学奖；厄尔・威尔伯・萨瑟兰(Earl Wilbur Sutherland)因对肾上腺素作用机制的研究而获得了 1971 年的诺贝尔生理学或医学奖；詹姆斯・布莱克(Black James)因在 β 受体阻断剂方面的研究而获得了 1988 年的诺贝尔生理学或医学奖，他所发现的药物普萘洛尔(propranolol)迄今依然是治疗心脏病的一线药物；理查德・阿克塞尔(Richard Axel)和琳达・巴克(Linda Buck)因发现嗅觉受体而获得了 2004 年的诺贝尔生理学或医学奖。

尤其值得一提的是，美国杜克大学的罗伯特・莱夫科维茨(Robert Lefkowitz)教授于 20 世纪 60 年代利用同位素标记的方法，成功地找到了肾上腺素的受体，并对其功能进行了深入研究，提出具有 7 次跨膜螺旋结构的蛋白可能都具有结合 G 蛋白的能力，从而首次提出了"G 蛋白偶联受体"这一概念，堪称是 GPCRs 领域的奠基人。布莱恩・克比尔卡(Brain Koilbika)克隆了第一个肾上腺素受体基因，并解析了肾上腺素受体与 G 蛋白偶联的结构。为此，罗伯特・莱夫科维茨和布莱恩・克比尔卡共享了 2012 年的诺贝尔化学奖。近年来，山东大学基础医学院的孙金鹏教授在破译 GPCRs 磷酸化编码的"笛子模型"方面的研究中做出了重要贡献。通常情况下，GPCRs 感知的激素类型包括单胺类、多肽类和脂肪酸类，而 GPCRs 感知固醇类激素并不多见。早在 20 世纪 80～90 年代，我国著名神经生物学家陈宜张院士就提出糖皮质激素可以通过细胞膜上的 GPCRs 发挥快速调节作用，但并不清楚是通过什么受体。孙金鹏教授团队的最新研究发现，GPR97 是糖皮质激素的高亲和力膜受体，并阐明了 GPR97 感知糖皮质激素及通过偶联 Gi 介导快速糖皮质激素负反馈环路的机制。糖皮质激素膜受体的发现、结构确证及信号转导机制的阐明，改写了教科书上的传统概念。此外，孙金鹏教授团队从原子分辨率和药理学角度深度阐释了痒觉受体家族感知致痒物并进行信号转导的分子机制，建立了痒觉感知的重要生化理论基础，为止痒药物的研发提供了重要的理论和实验依据；他们还阐述了膜受体 DRD1 感知快乐激素多巴胺的机制，为临床药物的应用和新药开发提供了重要的指导。

(2)配体门控离子通道受体(ligand-gated ion channel receptors)。配体门控离子通道受体由配体结合部位及离子通道两部分构成，与配体结合后，受体构象发生改变，使通道开放或关闭，细胞膜离子流动状态发生改变，从而传递信息。配体门控离子通道受体包括 N 型乙酰胆碱受体、γ-氨基丁酸(GABA)受体等。

(3)酪氨酸蛋白激酶受体(tyrosine-protein kinase receptors)。酪氨酸蛋白激酶受体具有酪氨酸蛋白激酶活性,由细胞外侧的配体结合部位、细胞内侧的酪氨酸激酶活性区域及一段跨膜结构组成。酪氨酸激酶活性区域能促进自身酪氨酸残基磷酸化,增强酶活性,亦可使细胞内底物的酪氨酸残基磷酸化,激活胞内的蛋白激酶等,从而产生细胞生长分化等效应。酪氨酸蛋白激酶受体包括胰岛素及一些生长因子的受体等。

(4)细胞内受体。细胞内受体包括甾体激素、甲状腺激素的受体。

(5)其他酶类受体。鸟苷酸环化酶(guanylate cyclase,GC)也是一类具有酶活性的受体,心钠肽可兴奋 GC 产生生物效应。

二、药物代谢动力学

药物代谢动力学(pharmacokinetics,PK)简称药动学,主要研究药物在体内的变化规律,其研究内容包括药物的体内过程(吸收、分布、代谢和排泄)以及药物在体内随时间变化的速率过程。

(一)药物分子的跨膜转运

药物的体内过程的共同规律是都涉及跨生物膜的转运。细胞膜是药物在体内转运的基本屏障。药物分子的跨膜转运有多种方式,如非载体转运、载体转运及膜动转运。

1.药物通过细胞膜的方式

(1)非载体转运。非载体转运(non-carrier transport)指药物由高浓度侧向低浓度侧转运,又称被动转运(passive transport)。转运的动力来自膜两侧的浓度差,不消耗能量,无饱和现象,不同药物同时转运时无竞争性抑制,而且当膜两侧的浓度达到稳定时,转运即保持动态平衡。非载体转运包括滤过和简单扩散两种形式,简单扩散又称脂溶性扩散(lipid diffusion),是药物最常见的一种转运形式,多数药物以此方式通过生物膜。

(2)载体转运。载体转运(carrier transport)指转运体在细胞膜的一侧与药物或内源性物质结合,分子构型发生改变,然后在膜的另一侧将结合的药物或内源性物质释出。转运体对转运物质有选择性,有饱和现象和竞争性抑制。载体转运包括主动转运和易化扩散两种形式。

(3)膜动转运。膜动转运(membrane moving transport)指通过膜的运动转运大分子物质,包括胞饮和胞吐两种形式。

2.影响药物通过细胞膜的因素

(1)药物的解离度(pK_a)和体液的酸碱度(pH 值)。大多数药物属于弱酸性或弱碱性有机化合物,在体液中仅部分解离。分子型(非解离型,unionized form)药物疏水而亲脂,易通过细胞膜;离子型(解离型,ionized form)药物极性高,不易通过细胞膜脂质层,此现象称为离子障(ion trapping)。药物的解离程度取决于其所在体液的 pH 值和药物的解离常数 K_a,K_a的负对数值 pK_a表示药物的解离度,是指药物解离 50%时所在体液的 pH 值。各药都有其固定的 pK_a,依据汉德森-海森巴赫(Handerson-Hasselbalch)公式,可得:

弱酸性药物

$HA \rightleftharpoons H^+ + A^-$

$K_a = \frac{[H^+][A^-]}{[HA]}$

$pK_a = pH - \lg \frac{[A^-]}{[HA]}$

$pH - pK_a = \lg \frac{[A^-]}{[HA]}$

$\therefore 10^{pH - pK_a} = \frac{[A^-]}{[HA]} = \frac{[离子型]}{[分子型]}$

当 $pH = pK_a$ 时，$[HA] = [A^-]$

弱碱性药物

$BH^+ \rightleftharpoons H^+ + B$

$K_a = \frac{[H^+][B]}{[BH^+]}$

$pK_a = pH - \lg \frac{[B]}{[BH^+]}$

$pK_a - pH = \lg \frac{[BH^+]}{[B]}$

$\therefore 10^{pK_a - pH} = \frac{[BH^+]}{[B]} = \frac{[离子型]}{[分子型]}$

当 $pH = pK_a$ 时，$[B] = [BH^+]$

改变体液的 pH 值可以明显影响弱酸性或弱碱性药物的解离程度，进而影响其跨膜转运。如弱酸性药物在 pH 值低的体液中解离少，易转运，在胃液中易被吸收，在酸性尿液中也容易被肾小管重吸收；相反，在 pH 值高的体液中解离多，不易转运。弱碱性药物的情况则与之相反，在 pH 值高的体液中解离少，在 pH 值低的体液中解离多。

(2)药物浓度差及细胞膜的通透性、面积和厚度。药物以简单扩散的方式通过细胞膜时，除受药物 pK_a 和体液 pH 值影响外，其转运速率(通透量，即单位时间通过的分子数)还与膜两侧药物浓度差、膜面积、膜厚度及膜通透系数(由药物的脂溶度决定)等因素有关。如膜面积大的肺、小肠，药物通过其细胞膜脂质层的速率远比膜面积小的胃要快。

(3)血流量。血流丰富且流速快时，不含药物的血液能迅速取代含有较高药物浓度的血液，从而维持较大的浓度差，提高药物的跨膜转运速率。

(4)细胞膜转运体的量和功能。营养状况和蛋白质的摄入可影响转运体数量，从而影响药物的跨膜转运。

(二)药物的体内过程

1.吸收

吸收(absorption)指药物自给药部位进入血液循环的过程。血管外途径给药都存在吸收过程，不同给药途径的吸收程度存在差异。

(1)消化道吸收。消化道吸收包括：①口腔吸收：如舌下含片、滴丸等经口腔黏膜吸收。口腔吸收迅速、作用快，无首过消除现象。例如，防治心绞痛急性发作的硝酸甘油首过消除达 90%以上，口服疗效差，而其舌下含片则可直接进入血液循环，发挥较好的疗效。②胃吸收：胃液 pH 值对药物吸收有较大影响。胃液 pH 值通常小于 3，弱酸性药物在此环境中多不解离，容易吸收；相反，弱碱性药物大部分解离而难以吸收。③小肠吸收：小肠是药物在消化道吸收的主要部位。肠腔内 pH 值由十二指肠到回盲部越来越高，变化范围较大，对弱酸性和弱碱性药物均宜吸收。④直肠吸收：直肠黏膜血流丰富，药物吸收较快，经直肠给药(per rectum)时有 2/3 的药量不经过门静脉而直达体循环，可以减轻药物的首过消除现象。

(2)注射部位吸收。药物采用肌内注射(intramuscular，im)或者是皮下注射(subcutaneous,sc)的方式给药后，先沿结缔组织向周边扩散，然后通过毛细血管壁以简单扩散或滤过的方式吸收。吸收速率受注射部位血流量和药物剂型的影响。肌肉组织血流量较皮下组织丰富，肌内注射后药物吸收较快。水溶液吸收迅速，油剂、混悬剂可在局部滞留形成药物储库，吸收慢，作用持久。

(3)呼吸道吸收。某些药物可通过气雾给药的方式，由呼吸道黏膜或肺泡上皮细胞吸收。直径较大的颗粒大多滞留在支气管黏膜发挥局部抗菌、消炎、祛痰、平喘作用；直径较小的颗粒可通过肺泡吸收发挥全身作用。由于肺泡表面积很大，肺血流量丰富，因此具有一定溶解度的气态药物均能经肺泡迅速吸收。

(4)皮肤黏膜吸收。完整皮肤的吸收能力很差。将药物和促皮吸收剂制成贴剂用药，称为经皮给药(transdermal)，可产生局部或全身作用。黏膜的吸收能力强于皮肤，如口腔黏膜、直肠黏膜等都可通过局部给药的方式，使药物被吸收并发挥作用。

影响药物吸收的因素有：①药物的理化性质和剂型。既不溶于水也不溶于脂肪的药物极难吸收，如甘露醇静脉快速滴注可产生组织脱水作用，口服给药可导泻。同为注射剂，水溶液吸收迅速，而混悬剂、油剂吸收缓慢。②首过消除(first-pass elimination)。首过消除是影响药物口服吸收的重要因素，是指药物在到达全身血液循环前，首次通过肠黏膜和肝脏时部分被代谢灭活，从而使进入全身血液循环的药量减少的现象，又称首过效应(first-pass effect)。为避免首过消除，可采用舌下、直肠下段等给药方式。③吸收环境。胃肠蠕动和排空、胃肠液 pH 值、胃肠内容物、血流量等均会对吸收过程产生影响。

2.分布

分布(distribution)是指药物吸收后，从血液循环到达组织器官的过程。药物分布的速度和程度主要取决于组织器官的血流量，药物与血浆蛋白、组织细胞的结合力，体液的 pH 值和药物的 pK_a，及体内生理屏障的作用。此外，药物的分子量、脂溶性，转运载体的数量和功能，毛细血管的通透性等也会影响药物分布。

(1)组织器官的血流量。血流丰富的组织器官，药物分布快且多。通常药物吸收后先向血流量相对较大的脏器分布，然后向血流量相对较小的脏器转移，此现象称为再分布(redistribution)。例如，静脉麻醉药硫喷妥钠给药后，首先分布到血流量大的脑组织，迅速产生麻醉效应，然后由于脂溶性高又向血流量少的脂肪组织转移，效应又迅速消失。

(2)血浆蛋白结合率。大多数药物在血液中有两种存在形式：结合型药物(bound drug)与游离型药物(free drug)，二者处于动态平衡。结合型药物是指与血浆蛋白结合的药物，是药物在血液中的一种暂时贮存形式，不能跨膜转运。药物与血浆蛋白结合的特异性低，与相同血浆蛋白结合的药物之间可发生竞争性置换作用，使其中一种药物的游离浓度升高，分布增加。

(3)组织细胞结合力。药物与某些组织细胞具有特殊的亲和力，如碘易集中分布在甲状腺中。多数情况下，药物和组织的结合是药物在体内的一种贮存方式，但是有的药物与组织可发生不可逆结合而引起毒性反应，如四环素与骨骼及牙齿中的钙络合会导致小儿生长抑制、牙齿黄染。

(4)体液的 pH 值和药物的 pK_a。生理情况下,细胞内液 pH 值为 7.0,细胞外液 pH 值为 7.4。弱酸性药物在较碱性的细胞外液中解离多,因而细胞外液中的浓度高于细胞内液,升高血液 pH 值可使弱酸性药物由细胞内向细胞外转运,降低血液 pH 值则使弱酸性药物向细胞内转移。弱碱性药物与之相反。临床上抢救巴比妥类(弱酸性药物)中毒的措施之一就是应用碳酸氢钠以碱化血液,促进药物由脑细胞向血液转运,同时尿液的碱化可减少药物在肾小管的重吸收,从而促进药物从体内排出。

(5)体内屏障。体内屏障有血-脑屏障(blood-brain barrier)、胎盘屏障(placental barrier)和血-眼屏障(blood-eye barrier)。血-脑屏障是血液与脑组织、血液与脑脊液、脑脊液与脑组织三种屏障的总称,大分子、水溶性或解离型药物难以通过,只有脂溶性强的药物才能通过血-脑屏障。但是,新生儿及某些病理状态(如脑膜炎)下,血-脑屏障的通透性增大,使药物透入脑脊液的量明显增多。胎盘屏障是胎盘绒毛与子宫血窦间的屏障,在母体与胎儿之间进行选择性的物质交换,保障胎儿的生长发育。胎盘对药物转运并无屏障作用,几乎所有的药物都能通过胎盘进入胎儿体内,仅是程度、快慢不同。血-眼屏障是血液与视网膜、血液与房水、血液与玻璃体屏障的总称,脂溶性强或分子量小于 100 Da 的水溶性药物易于通过。全身给药时,药物在眼内难以达到有效浓度,可采取局部滴眼或眼周边给药的方式。

3.代谢

代谢(metabolism)指药物在体内经酶的作用发生一系列的化学反应,导致药物分子的化学结构发生改变的过程,又称生物转化(biotransformation)。

(1)药物代谢的意义。大多数药物被灭活(inactivation),药理作用减弱或消失;少数药物被活化(activation)而产生药理作用,这种需经活化才能产生作用的药物称为前药(pro-drug);还有些药物经代谢后生成有毒性的代谢产物。

(2)药物代谢的时相。药物代谢过程分为两个时相,Ⅰ相(phase Ⅰ)包括氧化、还原、水解反应,使药物分子结构中引入或暴露出极性基团(如羟基、羧基、巯基、氨基等);Ⅱ相(phase Ⅱ)为结合反应,是药物分子的极性基团与内源性物质(如葡萄糖醛酸、硫酸、甘氨酸等)经共价键结合,生成极性大、水溶性高的结合物而排出体外。大多数药物的代谢是先经Ⅰ相反应,然后经Ⅱ相反应。

(3)药物代谢酶。药物代谢酶(drug metabolizing enzymes)简称药酶,大部分存在于细胞内,少数存在于细胞膜或血浆中。肝脏是药物代谢的主要器官,胃肠道、肾、肺、皮肤、脑等组织中的酶也能不同程度地代谢药物。按照细胞内存在部位的不同,药酶可分为微粒体酶系(microsomal enzymes)和非微粒体酶系(non-microsomal enzymes)。肝药酶主要包括细胞色素 P_{450} 单加氧酶系(cytochrome P_{450} monooxygenases,即 CYP_{450},简称 CYP)、含黄素单加氧酶系、环氧化物水解酶系、结合酶系及脱氢酶系。目前,在人类中已发现 18 个 CYP 家族,包括 42 个亚家族、64 个酶,其中 CYP3A 代谢了 50%以上的药物。

(4)药物代谢酶的特性:①选择性低,能催化多种药物。②变异性较大,酶活性受遗传、年龄、生理及病理状态的影响而产生明显的个体差异。③酶活性易受外界因素影响而出现增强或减弱现象,如长期应用某些药物可使酶活性增强,这类药物称为酶诱导剂(enzyme inducer),而能够减弱酶活性的药物称为酶抑制剂(enzyme inhibitor)。药物合用时,酶诱导剂可使药物效应较单用时减弱,酶抑制剂可使药物效应较单用时增强。④多样性,如保泰松对肝药酶活性的影响依药物种类的不同而异,其对可的松、地高辛是酶诱导剂,而对甲苯磺丁脲、苯妥英则是酶抑制剂。

4.排泄

排泄(excretion)是指药物以原形或代谢产物的形式经不同途径排出体外的过程。机体主要的排泄器官是肾脏,其次是胆道、肠道、唾液腺、乳腺、汗腺和肺。

(1)肾脏排泄。药物经肾脏排泄有两种方式:肾小球滤过和肾小管分泌,而肾小管重吸收是对已经排入尿内的药物回收再利用的过程。

①肾小球滤过:肾小球毛细血管网的基底膜通透性较大,除血细胞、大分子物质及结合型药物外,游离型药物均可滤过,滤过速率受药物分子量、血药浓度及肾小球滤过率的影响。

②肾小管分泌:有些药物能以主动转运的方式自近曲小管细胞分泌入肾小管管腔内。分泌机制相同的两类药合用时,可竞争同一转运体而发生竞争性抑制,如丙磺舒可抑制青霉素分泌。

③肾小管重吸收:非解离型的药物可经远曲小管上皮细胞,以简单扩散的方式重吸收入血。改变尿液 pH 值可以明显改变弱酸性或弱碱性药物的解离程度,从而改变药物的重吸收程度。碱化尿液可使弱酸性药物解离增加,重吸收减少,增加其排泄。

(2)胆汁排泄。有些药物经肝脏转化可形成极性较强的水溶性代谢产物,分泌到胆汁中,经胆总管排入肠腔被水解,部分游离药物可再经小肠上皮细胞吸收,经肝脏重新进入体循环,这种在肝脏、胆汁、小肠之间的循环称为肝-肠循环(enterohepatic circulation)。洋地黄毒苷等药物因肝-肠循环而使血药浓度维持时间延长,若中断其肝-肠循环,则作用时间可缩短。

(3)胃肠道排泄。药物可通过胃肠道壁脂质膜,自血浆以简单扩散的方式排入胃肠腔内,位于肠上皮细胞膜上的 P-糖蛋白也可将药物分泌入肠道。

(4)其他排泄途径。许多药物可通过简单扩散的方式,随唾液、乳汁、汗液、泪液排出。唾液中的药物浓度与血浆中的药物浓度有良好的相关性,临床上可以此代替血液标本进行血药浓度监测。

(三)房室模型

房室模型(compartment model)是药动学研究中广为采用的模型之一,是把机体看成一个系统,系统内部按药物的动力学特性分为若干房室。房室数目是按照药物在体内的转运速率是否一致进行划分的,如一房室模型、二房室模型和三房室模型。同一房室中,各组织部位的药物浓度不一定相同,但药物在其间的转运速率是相同或相似的。理论上有三房室以上的模型，但实际中很少见。

1.一房室模型

药物进入体内后，立即向各组织器官分布，并很快在血液和组织之间达到平衡，即药物在各部位的转运速率相同或相似，此为一房室模型。

2.二房室模型

药物进入体内后，在某些部位的分布可迅即达到平衡，为中央室；但在另一些部位药物分布较延后，随后才能达到平衡，为周边室，此为二房室模型。

3.三房室模型

在二房室模型的基础上，若仍有部分组织药物的分布更慢，则可从周边室中划分出第三房室，此为三房室模型。

（四）药物消除动力学

1.药物的血药浓度-时间关系

给药后，血药浓度随时间发生变化，以血药浓度为纵坐标，时间为横坐标绘制的曲线称为药物浓度-时间曲线（concentration-time curve，C-T 曲线），简称浓度-时间曲线或时-量曲线。静脉注射药物形成的曲线由急速下降的以分布为主的分布相和缓慢下降的以消除为主的消除相组成，而口服给药形成的曲线由迅速上升的以吸收为主的吸收相和缓慢下降的以消除为主的消除相组成（见图 2-3-7）。

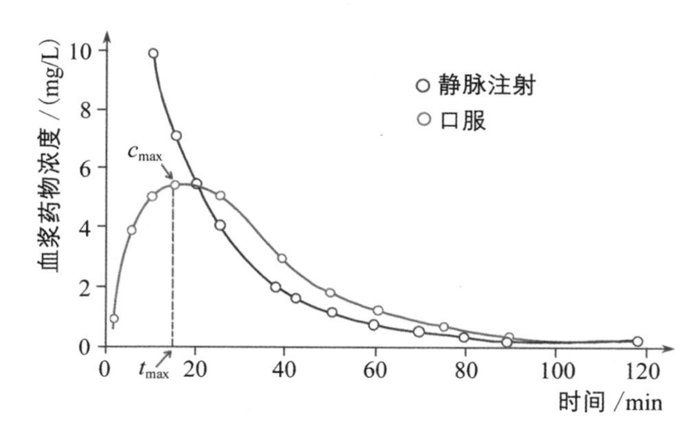

图 2-3-7 单次口服和静脉注射某药的时-量曲线

2.药物消除动力学类型

体内药物浓度随时间变化的微分方程为：

$$\frac{dc}{dt}=-K_e c^n \tag{2-7}$$

式中，dc/dt 为消除速率，c 为微分时间段的初始药物浓度，t 为时间，K_e为消除速率常数，负号表示药物浓度随时间推移而降低。$n=1$ 时为一级消除动力学，$n=0$ 时为零级消除动力学。

（1）一级消除动力学（first-order elimination kinetics）。一级消除动力学是指单位时间内体内药物按恒定比例消除，即单位时间内消除的药量与血药浓度成正比，又称恒比消除。其时-量曲线在半对数坐标图上呈直线，故又称为线性动力学(linear kinetics)。大多数药物在体内按一级动力学消除，血药浓度与时间的关系为：

$$c_t = c_0 e^{-K_e t} \tag{2-8}$$

上式以常用对数表示，则为：

$$\lg c_t = \frac{-K_e}{2.303} t + \lg c_0 \tag{2-9}$$

(2)零级消除动力学(zero-order elimination kinetics)。零级消除动力学指的是单位时间内体内药物按恒定的量消除，即不论血药浓度高低，单位时间内消除的药量不变，又称恒量消除。其时-量曲线在半对数坐标图上呈曲线，故又称为非线性动力学(nonlinear kinetics)。通常是因为药物在体内的消除能力达到饱和所致。

上述两种类型药物消除动力学的时-量曲线如图 2-3-8 所示，血浆药物浓度用百分数表示，时间的单位一般为小时(h)。

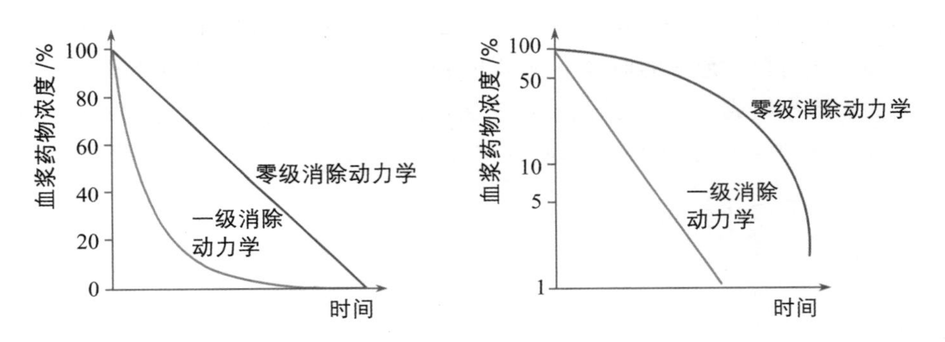

图 2-3-8　零级消除动力学和一级消除动力学的时-量曲线(左图为常规坐标图，右图为半对数坐标图)

(五)药物代谢动力学的重要参数

1.峰浓度和达峰时间

峰浓度(peak concentration，c_{max})是指血管外给药后药物在血浆中的最高浓度值(时-量曲线的最高点)，c_{max}的出现时间称为达峰时间(peak time，t_{max})，分别代表药物吸收的程度和速度。

2.曲线下面积

曲线下面积(area under the curve，AUC)是指时-量曲线和横坐标围成的区域，反映了一段时间内药物在血浆中的相对累积量，是计算生物利用度的重要参数。

3.生物利用度

生物利用度(bioavailability，F)是指药物经血管外给药后，能被吸收进入体循环的相对量及速度(达峰时间)，通常以绝对生物利用度表示，公式为：

$$绝对生物利用度=\frac{A_{吸收入血的量}}{D_{给药量}}\times 100\%=\frac{AUC_{血管外给药}}{AUC_{血管内给药}}\times 100\% \quad (2\text{-}10)$$

若比较同一种药物的相同或者不同剂型，在相同的试验条件下其活性成分的吸收程度是否接近或等同，可以用相对生物利用度表示，公式为：

$$相对生物利用度=\frac{AUC_{受试制剂}}{AUC_{标准制剂}}\times 100\% \quad (2\text{-}11)$$

相对生物利用度是判定几种药物是否具有生物等效性(bioequivalence)的依据。

4.表观分布容积

表观分布容积(apparent volume of distribution,V_d)是指当血浆和组织内药物分布达到平衡时，体内药物按血浆药物浓度理论上应占有的体液容积，公式为：

$$V_d=\frac{A}{c_0} \quad (2\text{-}12)$$

式中，A 为体内药物总量，c_0为血浆和组织内药物达到平衡时的血浆药物浓度，单位是 L 或 L/kg。由于药物在体内的分布并不是均匀的，因此 V_d并不是生理的容积空间，也不是药物在体内占有的真实体液容积，只是假定药物在体内按血浆药物浓度均匀分布时所需的容积。根据 V_d可以推测药物在体内的分布情况。

5.消除速率常数

消除速率常数(elimination rate constant, K_e)是指单位时间内消除药物的分数，如 K_e为 0.18/h 表示每小时消除前一小时末体内剩余药量的 18%。K_e是体内各种途径消除药物的总和，能反映药物在体内消除的速率。

6.半衰期

半衰期(half-life time,$t_{1/2}$)是指血浆药物浓度下降一半所需要的时间。大多数药物在体内的消除过程属于一级消除动力学，符合一房室模型，$t_{1/2}$为恒定值，与血浆药物浓度无关，其计算公式为：

$$t_{1/2}=\frac{0.693}{K_e} \quad (2\text{-}13)$$

$t_{1/2}$的意义：①反映药物消除快慢的程度及机体消除药物的能力，可根据 $t_{1/2}$确定给药间隔时间。②一次用药后，经过 4～5 个 $t_{1/2}$体内药量消除 94%～97%；同理，若每隔 1 个 $t_{1/2}$用药一次，则经过 4～5 个 $t_{1/2}$体内药量可达稳态水平的 94%～97%。③肝肾功能不良者，药物 $t_{1/2}$延长，可通过测定患者的肝肾功能调整用药剂量或给药间隔。

7.清除率

清除率(clearance,CL)是指机体消除器官在单位时间内清除药物的血浆容积，即单位时间内有多少体积血浆中所含的药物被机体清除。CL 是肝清除率(CL_H)、肾清除率(CL_R)和其他消除途径清除率的总和。

（六）多次用药

临床治疗中，多数药物是通过重复给药才达到有效治疗浓度，并维持于一定水平的。在多次给药中，相关的术语和方案包括：

1.稳态血浆浓度

按一级动力学规律消除的药物，体内药物总量随多次给药而逐步增多，直至从体内消除的药量和进入体内的药量相等而达到平衡，此时的血浆药物浓度称为稳态血浆浓度(steady state plasma concentration，c_{ss}，见图 2-3-9)。c_{ss}的最高值称峰浓度($c_{ss.max}$)，最低值称谷浓度($c_{ss.min}$)。药物达到c_{ss}的时间仅取决于药物的$t_{1/2}$，一般来说，在给药剂量和间隔时间不变时，经 4～5 个$t_{1/2}$可达到c_{ss}。加快给药频率或增加给药剂量均不能使c_{ss}提前达到。

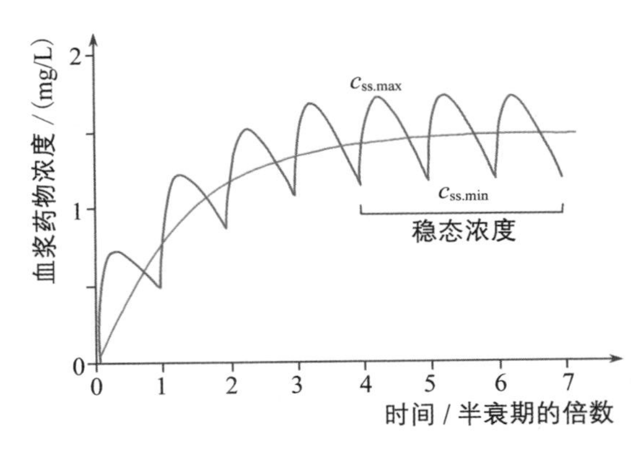

图 2-3-9 多次间歇给药的时-量曲线

2.靶浓度

靶浓度(target concentration)是指采用合理的给药方案使c_{ss}达到一个有效而不产生毒性反应的治疗浓度范围。用药期间最好监测血药浓度，以进一步调整剂量，使药物浓度始终维持于靶浓度水平。

3.维持剂量

临床上常采用多次间歇给药或是持续静脉滴注，以使c_{ss}维持于靶浓度，因此需要确定药物维持剂量(maintenance dose)，以使药物进入体内的速率等于体内消除药物的速率。

4.负荷剂量

按维持剂量给药时，通常需要 4～5 个$t_{1/2}$才能达到c_{ss}，加快给药频率或增加给药剂量均不能提前达到c_{ss}，只能提高药物浓度，因此如果患者急需达到c_{ss}以迅速控制病情时，可用负荷剂量(loading dose)给药法。负荷剂量是指首次剂量加大，然后再给予维持剂量，使c_{ss}提前产生。例如，如果口服给药采用每隔一个$t_{1/2}$给药一次，则负荷剂量可首次加倍。

临床用药时，确定给药剂量、给药途径、给药速率和给药间隔是制定给药方案的重要内容。每位患者的病情和体质各不相同，选择最佳给药方案称为个体化药物治疗(individualization of drug therapy)。这种治疗可以做到使患者尽可能获得最好的疗效而减少不良反应的发生。

三、影响药理效应的因素

药理效应受药物和机体的多种因素影响,从而导致药物在作用部位的浓度不同,药效增强或减弱,甚至发生质的改变,引起药物反应的个体差异(individual variation)。

(一)药物因素

1.药物剂型

药物可制成多种剂型,如供口服的片剂、胶囊、口服液,供注射的水剂、乳剂、油剂,还有缓释剂、透皮贴剂、靶向制剂等。同一种药物的不同剂型会影响药效的发挥,如口服制剂的药物崩解、溶解速率的不同,注射制剂在注射部位释放速率的不同,都会影响药物的吸收速率。此外,不同厂家生产的同种药物制剂由于工艺不同,药物的吸收情况和药效也有差别。

2.给药途径

不同给药途径会影响药效的强弱,甚至出现效应性质的改变。例如,首过消除显著的硝酸甘油口服给药的生物利用度很低,而舌下给药可及时缓解心绞痛急性发作。硫酸镁口服有导泻、利胆作用,而注射给药则可止痉、降压。

3.药物相互作用

药物相互作用(drug interaction)是指两种或两种以上的药物同时或先后应用时出现的药物效应增强或减弱的现象,包括体内药物相互作用和体外药物相互作用。通常所说的相互作用是指药物在体内的相互影响,主要表现在两方面:一是不改变药物在体液中的浓度但影响药效,表现为药物效应动力学的改变;二是通过影响药物的吸收、分布、代谢和排泄,改变药物在作用部位的浓度,从而影响药效,表现为药物代谢动力学的改变。

4.其他药物因素

除以上因素外,药物的理化性质、给药剂量、给药时间、给药间隔等都会影响药理效应。

(二)机体因素

1.年龄

儿童和老人的生理功能与成人相比有较大差异。儿童的组织器官正处于生长发育时期,药物使用不当会造成发育障碍,甚至发生严重的不良反应。例如,儿童的血-脑屏障和脑组织发育不完善,对中枢神经系统药物非常敏感,使用吗啡易出现呼吸抑制;儿童的体液占体重比例较大而对水盐的调节能力差,使用解热药时易造成脱水;四环素类药物容易沉积于儿童的骨骼和牙齿,造成骨骼发育障碍和牙齿黄染。老年人的器官功能逐渐衰退,会对药效学和药动学产生影响。例如,老年人的心血管反射减弱,使用降压药易致直立性低血压;老年人的肝肾功能衰退,药物代谢和排泄速率减慢。老年人除了生理功能衰退外,多数还有不同程度的老年病,服药多,发生药物相互作用的概率也相应增加。因此,儿童和老年人的剂量应以成人剂量为参考,酌情减量。

2.体重

如果服药者的胖瘦差别不大而体重相差较大时，若给予同等剂量的药物，则轻体重者的血药浓度将明显高于重体重者；反之，当服药者的体重相近而胖瘦差别明显时，则水溶性和脂溶性药物在体内的分布就有差别。因此科学的给药剂量应以体表面积为计算依据，既要考虑体重因素，又要考虑体形因素。

3.性别

女性在用药时应考虑月经期(menstrual phase)、妊娠期(gestational period)、分娩期(labor stage)和哺乳期(lactation)对药物的反应。女性体重普遍轻于男性，为产生相同的药效，女性可使用较小剂量。女性脂肪比例高，会影响药物的分布和作用。

4.精神因素

精神因素包括精神状态和心理活动两个方面，均对药物的疗效有较大影响。例如，情绪激动时可影响降压药、镇静催眠药的效果，而医护人员的态度会影响疗效，即与患者的心理因素有关。临床新药试验研究中，常采用安慰剂(placebo)作为对照，以排除精神因素对药物效应的影响。安慰剂是指用本身无特殊药理活性的中性物质(如乳糖、淀粉等)制成的外形和口味似药的制剂。安慰剂产生的效应称为安慰剂效应(placebo effect)。

5.疾病因素

疾病能导致药效学和药动学发生改变。例如，心衰时，药物在胃肠道的吸收减少；肝肾功能不良时，会造成药物在体内蓄积；营养不良时，血浆蛋白含量下降会使游离药物浓度增加；腹泻时药物吸收减少。

6.遗传因素

基因的多态性使药物的作用靶点、转运体和药酶呈现多态性，从而影响药理效应。因此，遗传基因的差异是构成药物反应差异的决定性因素。在人群中，这种差异主要表现为种族差异和个体差异。不同的种族具有不同的遗传背景、地理环境、食物来源和习惯，这些对代谢酶的活性和作用靶点的敏感性等都有影响；而个体差异既有量的差异，也有质的差异。关于量的差异，有些个体对药物非常敏感，所需药量低于常用量，称为高敏性；反之，有些个体需使用高于常用量的药量方能出现药理效应，称为低敏性。关于质的差异，有些个体可出现不同于常人的特异质反应。

7.长期用药

某些药物在长期使用后会引起机体对药物的反应发生变化，包括耐受性、依赖性和停药反应。

(1)耐受性。耐受性(tolerance)是指连续多次用药后机体对药物的反应性下降。若在很短的时间内产生称为快速耐受性或急性耐受性(tachyphylaxis)，停药后可以恢复；若在长期用药后产生则称为慢速耐受性或慢性耐受性(bradyphylaxis)。交叉耐受性(cross tolerance)是指对一种药物产生耐受性后，在应用其他同一类药物(即使是第一次使用)时也会产生耐受性。应注意将耐受性与耐药性的概念进行区分。耐药性(drug resistance)是指病原体和肿瘤细胞对长期应用的化学治疗药物敏感性降低,也称抗药性。

(2)依赖性。依赖性(dependence)是指长期应用某种药物后,患者对该药产生精神或生理上的依赖,需要连续用药的现象。若仅产生精神上的依赖,停药后患者只表现为主观不适,无客观的症状体征,称为精神依赖性(pyschological dependence);若停药后患者出现生理功能紊乱,有身体上的戒断症状(abstinent syndrome),则称为生理依赖性(physiological dependence)或躯体依赖性(physical dependence)。

(3)停药反应。停药反应(withdrawal reaction)是指患者在长期应用某种药物期间,突然停药引起原有疾病加剧的现象,又称为反跳反应(rebound reaction)。

(张斌)

第三章　血液循环障碍与药物干预

第一节　局部血液循环障碍及其相关疾病

一、充血和淤血

充血(hyperemia)是指局部组织血管内血液含量的增多,分为动脉性充血和静脉性充血。动脉性充血(arterial hyperemia)是指组织或器官动脉输入血量的增多。静脉性充血(venous hyperemia)又称淤血(congestion),是指器官或局部组织静脉回流受阻,使血液淤积于小静脉和毛细血管内,导致血量增加。

二、血栓形成

在活体的心血管内,血液发生凝固或血液中某些有形成分凝集形成固体质块的过程称为血栓形成(thrombosis),所形成的固体质块称为血栓(thrombus)。

血液中存在凝血系统和抗凝血系统。在生理状态下,血液中的凝血因子不断地被有限地激活,产生凝血酶,形成微量的纤维蛋白,沉着于心血管内膜上,但其又不断地被激活的纤维蛋白溶解系统所溶解。同时,被激活的凝血因子也不断地被单核-吞噬细胞系统吞噬。上述凝血系统和抗凝血系统的动态平衡既保证了血液潜在的可凝固性,又保证了血液的流动状态。若在某些诱发凝血过程因素的作用下,破坏了上述动态平衡,触发了凝血过程,便可形成血栓。

(一)血栓形成的条件和机制

血栓形成是血液在流动状态下,由于血小板的活化和凝血因子的激活而导致血液发生的异常凝固。导致血栓形成的主要条件为德国病理学家魏尔肖提出的三个条件,即内皮损伤、血流状态异常和血液凝固性升高(见图 3-1-1)。

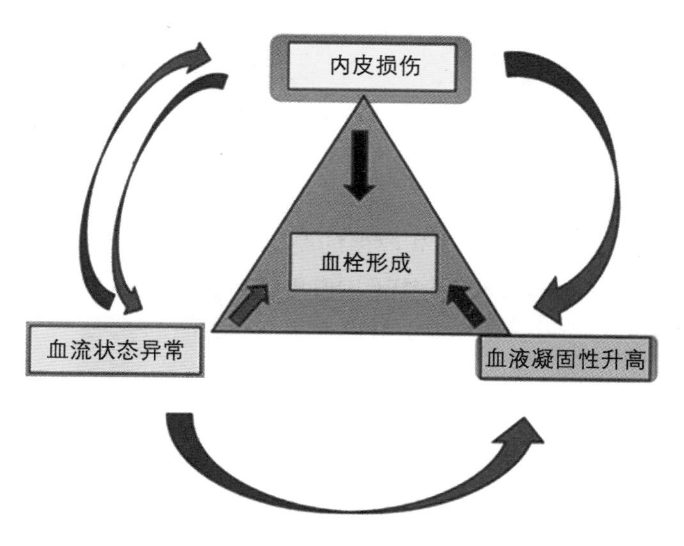

图 3-1-1 血栓形成的条件,这三个条件相互作用,其中内皮损伤是最重要的因素

扩展阅读

鲁道夫·路德维希·卡尔·魏尔肖(Rudolf Ludwig Karl Virchow,1821～1902),德国医学家、病理学家、公共卫生学家、古生物学家。魏尔肖以多项科学发现而闻名,其中最为人所熟知的是他在1858年发表的“每一个细胞都来自另一个细胞”(Omnis cellula e cellula)的理论。魏尔肖的另一著名成果是他提出了“栓塞”这一术语。魏尔肖提出了与这一研究密切相关的“血栓形成三要素”,即“魏尔肖三要素”(内皮损伤、血流状态异常、血液凝固性升高)。魏尔肖还建立了细胞病理学、比较病理学(对比人与动物的疾病)以及人类学。魏尔肖被尊为“细胞病理学之父”,他实证、科学的研究方式为现代医学认识疾病的发生发展机制提供了有力的工具。1858年,他的《细胞病理学》一书出版,成为医学的经典,为病理诊断和病理学的发展做出了划时代的重大贡献。

1.心血管内皮细胞损伤

心血管内皮细胞具有抗凝和促凝两种特性,在生理状况下以抗凝作用为主,以防止血栓形成。

(1)内皮细胞的抗凝作用。内皮细胞可通过以下机制发挥抗凝作用:①完整的内皮细胞起屏障作用,把血液中的血小板、凝血因子与内皮下有促凝作用的细胞外基质分隔开。②内皮细胞会释放一些抑制血小板活化和聚集的因子,其中最重要的是前列环素(prostacyclin GI2, PGI2)、一氧化氮(nitric oxide, NO)和二磷酸腺苷酶(ADP 酶),ADP 酶可降解 ADP,有效抑制血小板黏集。③内皮细胞能合成凝血酶调节蛋白(thrombomodulin),与血液中的凝血酶结合后变成蛋白 C 活化因子,后者与内皮细胞合成的蛋白

S协同作用，灭活凝血因子；内皮细胞还能合成膜相关肝素样分子，结合并激活抗凝血酶Ⅲ，然后灭活凝血酶和凝血因子Ⅸa、Ⅹa、和Ⅺa，发挥抗凝血作用。④内皮细胞合成组织纤溶酶原活化因子(tissue plaminogen activator, t-PA)，促进纤维蛋白溶解，以清除沉着于内皮细胞表面的纤维蛋白。

(2)内皮细胞的促凝作用。内皮细胞亦可发挥一定的促凝作用，其机制包括：①内皮细胞损伤时可以释放组织因子，激活外源性的凝血过程；②内皮细胞可以合成血管性假血友病因子(von Willebrand factor, vWF)，内皮细胞损伤时释放vWF，在血小板与内皮下胶原的黏附中起重要作用；③活化的内皮细胞分泌纤溶酶原活化因子的抑制因子(inhibitors of plasminogen activator, PAIs)，抑制纤维蛋白溶解，下调t-PA的表达，这种改变也有利于血栓的形成。

内皮细胞的抗凝和促凝血之间的平衡常常决定着血栓的形成或溶解。正常内皮细胞主要起抑制血小板黏集和抗凝血的作用。然而，如果内皮损伤或被激活时，则会引起局部凝血。

(3)内皮细胞损伤促发血栓形成的机制。心脏和血管内皮细胞的损伤是血栓形成的最常见和最重要的原因。内皮细胞损伤后，暴露内皮细胞下胶原，激活血小板和凝血因子Ⅻ，启动内源性凝血过程；同时，内皮细胞损伤后释放组织因子，在钙离子的参与下，它与因子Ⅶ一起形成1∶1复合物。激活因子Ⅶ，启动外源性凝血过程。另外，研究表明内源性凝血途径和外源性凝血途径二者可以相互活化。目前，临床上可以通过检测凝血酶原时间(prothrombin time，PT)和部分凝血活酶时间(partial thromboplastin，PTT)来分析凝血功能，其中PT主要用于分析评估外源性凝血功能，PTT用于分析评估内源性凝血功能。

凝血过程启动中，血小板的活化非常重要，主要表现为以下三种连续的反应：①黏附反应：血小板黏附(adhesion)于内皮下胶原的过程主要通过vWF的介导，vWF在血小板表面受体(如糖蛋白Ib，GpIb)和暴露的胶原之间起桥梁作用。此外，血小板也可通过胶原受体直接与胶原结合。电镜下见黏附后的血小板内的微丝和微管收缩、变性，称为黏性变态。②释放反应：黏附后血小板被激活，随后释放α颗粒和δ颗粒。α颗粒含有纤维蛋白原、Ⅴ因子、vWF、纤维黏连蛋白、Ⅳ因子、血小板源性生长因子(PDGF)和转化生长因子(TGF)等。δ颗粒含有二磷酸腺苷(ADP)和三磷酸腺苷(ATP)、钙离子、5-羟色胺和肾上腺素。ADP是血小板之间相互黏集的有效介质，同时可诱导其他血小板释放ADP。钙离子参与了血液凝固的连锁反应过程。③黏集反应：血小板分泌后可出现血小板黏集(aggregation)。除了分泌ADP外，血小板也分泌血栓素 A_2(thromboxane A_2, TXA_2)，后者是一种有效的血小板聚集诱导剂。TXA_2和ADP共同作用，促进了血小板黏集堆的形成。血小板黏集堆在初始阶段是可逆的，随着外源性凝血过程的激活，凝血酶通过以下两种途径形成不可逆血栓：一是凝血酶与血小板表面受体，如活性蛋白酶受体(protease-activated receptor, PAR)结合，并与TXA_2和ADP协同作用，促进血小板进一步聚集、收缩，成为不可逆的血小板团块；二是凝血酶还将纤维蛋白原转化为纤维蛋白，将血小板紧紧交织在一起固定，形成不可逆性血栓。在血栓中也发现了红细胞和白细胞，白细胞黏附在活化血小板上表达的P-选择素上。

心血管内皮细胞的损伤导致血栓形成，多见于风湿性和感染性心内膜炎病变的瓣膜上、动脉粥样硬化斑块溃疡灶、心肌梗死区的心内膜、创伤性或炎症性的血管损伤部位。

2.血流状态的改变

血流状态的改变主要是指血流缓慢和血流产生漩涡等改变，这些改变有利于血栓的形成。正常的血流是层流的，血浆是边流的，血浆将血小板和其他血细胞成分与内皮细胞分离，阻止血小板与内膜的接触和激活。当血流缓慢或产生漩涡时，血小板可以进入边流，增加了与内膜的接触和黏附机会。同时，由于血流缓慢和产生漩涡，使被激活的凝血因子和凝血酶在局部容易达到凝血所需要的浓度。血流缓慢是静脉血栓形成的主要原因，而血液涡流通过引起内皮损伤或功能障碍，导致动脉和心脏血栓形成。

静脉血栓比动脉血栓的发生率多4倍。因为静脉内有静脉瓣，瓣膜囊内的血流不但缓慢，而且可出现漩涡，因而瓣膜囊易成为血栓形成的起始点；静脉不像动脉那样有搏动，其血流有时可出现短暂的停滞；静脉壁较薄，容易受压；血流通过毛细血管到达静脉后，血液的黏性会有所增加，这些因素都有利于血栓的形成。静脉血栓好发生于术后卧床、久病、心力衰竭或静脉曲张的患者。

虽然动脉和心脏的血流快，不容易形成血栓，但在动脉粥样硬化斑块并发的溃疡灶、心肌梗死导致的室壁瘤、动脉瘤、风湿性二尖瓣狭窄导致的左心房扩张等情况下，都可以出现血流缓慢及涡流，容易并发血栓形成。血液高凝综合征（如真性红细胞增多症）可以增加血流阻力，并导致小血管血流停滞引起血栓。

3.血液凝固性增加

血液凝固性增加是指血液中血小板和凝血因子增多，或纤维蛋白溶解系统的活性降低，导致血液的高凝状态（blood hypercoagulability）。此状态可见于遗传性（原发性）和获得性（继发性）疾病。

遗传性高凝状态最常见的原因是凝血因子Ⅴ和凝血酶原的基因突变。在复发性深静脉血栓形成的患者中，凝血因子Ⅴ的突变率要高得多，接近60%。突变的凝血因子Ⅴ能抵抗激活的蛋白C对它的降解，使其处于激活状态，从而造成血液的高凝状态。凝血酶原基因3′非翻译区的单核苷酸突变导致凝血酶原水平升高，静脉血栓形成。原发性高凝状态也可能与遗传性抗凝血酶Ⅲ、蛋白C或蛋白S的先天性缺乏有关。

与遗传性高凝状态不同，获得性高凝状态通常是多因素的。心力衰竭或外伤、瘀血或血管损伤可能是引起高凝血状态的重要原因。在广泛转移的晚期恶性肿瘤中，肿瘤释放的各种促凝因子（如组织因子等）易导致血栓形成，进而出现多发性、反复发作的血栓游走性脉管炎（migratory phlebitis）。黏液癌细胞释放的黏液含半胱氨酸蛋白酶，能直接激活Ⅹ因子，其他凝血因子如Ⅴ、Ⅶ、Ⅷ因子和纤维蛋白原也常升高，血液常处于高凝状态。DIC时，一系列因素诱发凝血因子激活和组织因子释放，导致血液凝固性增高。

大面积烧伤、严重创伤、大手术后或产后大失血时，血液浓缩，血中凝血酶原、纤维蛋白原及其他凝血因子（Ⅶ、Ⅻ因子）的含量增多，以及血中补充了大量幼稚的血小板，导致黏性增加，易于发生血栓。吸烟与肥胖可通过未知的机制促进高凝状态。

在获得性高凝血状态中，肝素诱导血小板减少综合征和抗磷脂抗体综合征在临床上尤为重要，值得特别注意。

肝素诱导血小板减少（heparin-induced thrombocytopenic，HIT）综合征发生在患者注射未蒸馏的肝素（用于抗凝治疗）时，导致患者血中出现抗肝素的抗体，后者识别并结合位于血小板和内皮细胞表面的肝素-血小板膜蛋白复合体，引起血小板活化、内皮损伤，诱导产生血栓前状态。低分子量肝素既有抗凝作用，又不激活血小板，可减少 HIT 综合征的发生。其他抗凝剂如因子Ⅹ的直接抑制剂和凝血酶也可以减少 HIT 综合征的发生。

抗磷脂抗体综合征（antiphospholipid antibody syndrome）既往称为狼疮抗凝剂综合征（lupus anticoagulant syndrome），该病有多种临床表现，包括反复流产、复发性血栓形成、心脏瓣膜赘生物和血小板减少等。患者体内可产生针对阴离子磷脂和血浆蛋白的自身抗体，这些抗体可以干扰内皮细胞或直接激活血小板而导致血液的高凝状态。抗磷脂抗体综合征有原发性和继发性两种类型，大多数患者为继发性，具有明确的自身免疫疾病，如系统性红斑狼疮；原发性抗磷脂综合征患者只表现出高凝状态，缺乏自身免疫紊乱。该病的治疗包括抗凝和免疫抑制等。

（二）血栓的类型

血栓大致可分为以下四种类型：

1.白色血栓

白色血栓（pale thrombus）发生在血流较快的部位（如动脉内和心腔内），肉眼观呈灰白色，表面粗糙、质硬，与血管壁紧密黏连不易脱落。显微镜下观察，白色血栓主要由许多血小板小梁构成，其表面有许多白细胞黏附，血小板小梁之间有纤维蛋白。

2.红色血栓

红色血栓（red thrombus）主要见于静脉，发生在血流极度缓慢甚至停止之后，常成为延续性血栓的尾部。肉眼观红色血栓呈暗红色，新鲜时湿润，陈旧时干燥、质脆。显微镜下观察，可见在纤维蛋白网眼内充满与正常血液相似细胞比例的血细胞。

3.混合血栓

混合血栓（mixed thrombus）是静脉的延续性血栓的主要部分，呈红褐色与灰白色条纹层层相间，显微镜下可见珊瑚状的血小板小梁，小梁之间充满大量纤维蛋白和红细胞。

4.透明血栓

透明血栓（hyaline thrombus）发生在微循环的小血管内，主要在毛细血管，只能在显微镜下见到，因而又称为微血栓（microthrombus），主要由纤维蛋白构成，最常见于弥散性血管内凝血。

（三）血栓的结局

1.软化、溶解、吸收

体积较小的血栓可被快速完全溶解，体积较大的血栓则会出现部分溶解和软化，可脱落形成血栓，发生栓塞。

2.机化和再通

血栓形成后，有肉芽组织从血管壁长入血栓并逐渐替代血栓，这一过程称为血栓的机化。在血栓机化过程中，由于血栓内的水分被吸收，血栓会变得干燥而出现裂隙或部分溶解而出现裂隙，新生的血管内皮细胞长入并且被覆于裂隙表面，并相互吻合连通，使得原已阻塞的血管又部分重新恢复血流，这一过程称为再通(recanalization)。

3.钙化

未软化或未完全机化的血栓可发生钙盐沉积，称为钙化(calcification)。

（四）血栓对机体的影响

血栓形成后，对破裂的血管有止血的作用，这是对机体的有利影响，但多数情况下血栓形成对机体有不同程度的不利影响。血栓可以阻塞血管，引起栓塞，导致心瓣膜病及出血。

三、栓塞

栓塞(embolism)是指在循环血液中出现的不溶于血液的异常物质随血液运行，导致血管阻塞。阻塞血管的物质称为栓子(embolus)。栓子可以是固体、液体或气体。最常见的栓子是脱落的血栓，因此称为血栓栓塞。其他的栓子包括脂肪滴、骨髓、气体等。

（一）栓子的运行途径

栓子在血液中流动，直到停留在直径与其相当的血管中不能再通过，造成部分或完全的血管阻塞。栓子的运行途径包括：①来自右心及体静脉系统的栓子引起肺动脉及其分支的栓塞；②来自左心及主动脉系统的栓子引起全身动脉及其分支的栓塞；③来自门静脉系统的栓子可引起肝内门静脉分支的栓塞；④交叉性栓塞常见于先天性心脏病时的房间隔或室间隔缺损，在右心压力升高时栓子通过缺损到达左心；⑤下腔静脉内的栓子在胸腔、腹腔内压力突然升高时，可一时性逆流至下腔静脉所属分支导致栓塞，称为逆行性栓塞。

（二）栓塞的类型和对机体的影响

1.血栓栓塞

由血栓或血栓的一部分脱落引起的栓塞称为血栓栓塞(thromboembolism)，分为肺动脉栓塞和体循环动脉栓塞。血栓栓塞是栓塞最常见的原因。

(1)肺动脉栓塞。大多数(60%～80%)的肺动脉栓塞患者因为栓子小而在临床上无症状。随着时间的推移，栓子发生机化且与血管壁黏附。大的血栓栓子可以栓塞肺动脉的大分支或肺动脉主干，较长的栓子可以同时栓塞肺动脉主干分叉处，称为骑跨性栓塞(saddle embolism)，患者可出现发绀、休克等症状，严重者可猝死。中等大小的栓子可引起中等大小的动脉发生栓塞，导致肺出血，但通常不会导致肺梗死，这是因为肺由双重血液循环（肺动脉和支气管动脉）供血，完整的支气管循环通常足以灌注受影响区域。但是，如果栓塞前肺已经有严重的淤血，支气管动脉供血受阻（如左心衰竭），则同样的栓塞可以引起肺组织的梗死；小的血栓栓子可引起小的肺动脉末端的栓塞，通常会导致出血或梗死。随着时间的推移，大量栓子反复栓塞可导致肺动脉高压和右心衰竭。

（2）体循环动脉栓塞。大部分系统性栓塞（80%）来自左心，多数来源于心肌梗死的附壁血栓、二尖瓣狭窄时左心房附壁血栓和亚急性感染性心内膜炎的赘生物。

2.脂肪栓塞

循环血流中出现脂肪滴阻塞小血管称为脂肪栓塞（fat embolism）。脂肪栓塞的栓子大多来源于长骨骨折、脂肪组织严重挫伤和烧伤，脂肪细胞破裂并且释出脂滴，由破裂的骨髓血管窦状隙或静脉进入血液循环，从而导致脂肪栓塞。

3.羊水栓塞

羊水栓塞是指在分娩过程中羊水突然进入母体血液循环引起的严重的分娩期并发症，死亡率约为80%，其发生系污染羊水中的有形物质（角化鳞状上皮、胎毛、胎脂、胎粪）和促凝物质进入母体血液循环而致。

四、梗死

血管阻塞、血流停止导致器官或局部组织发生缺血性坏死称为梗死（infarction）。梗死一般是由动脉阻塞引起的缺血性坏死，但静脉阻塞、局部血流停滞也可引起梗死。

（一）梗死形成的原因和条件

1.梗死形成的原因

（1）血管阻塞。血管阻塞是梗死形成的主要原因。血管阻塞主要是由血栓形成和动脉栓塞引起，如脑动脉或冠状动脉粥样硬化继发血栓形成可引起脑梗死或心肌梗死，肠系膜静脉血栓形成可引起所属静脉引流肠段的梗死。动脉栓塞大多数为血栓栓塞，可引起脾、肾、脑和肺的梗死。

（2）血管受压闭塞。血管受压闭塞见于血管外肿瘤的压迫，肠扭转、嵌顿疝时肠系膜血管受压，卵巢囊肿扭转及睾丸扭转导致血管受压等。

（3）动脉痉挛。例如，严重的冠状动脉粥样硬化时，血管发生持续性痉挛，可引起心肌梗死。

2.梗死形成的条件

（1）未能建立有效侧支循环。梗死的形成主要取决于血管阻塞后能否及时建立有效的侧支循环。

（2）局部组织对缺血的耐受性和局部组织的氧含量。例如，大脑神经细胞和心肌细胞对缺血比较敏感，短暂的缺血便可引起梗死；心功能不全或严重贫血状态下，局部组织血氧含量降低，可促进梗死的发生。

（二）梗死的病变和类型

1.梗死的形态特征

梗死是局限性组织坏死，梗死灶的形状取决于器官的血管分布方式。多数器官的血管呈锥形分支，如肾、脾等，故其梗死灶呈锥形；心冠状动脉分支不规则，因而其梗死灶呈地图状；肠系膜血管呈扇形分支，因而其梗死灶呈节段形。梗死灶的质地取决于坏死的类型。

2.梗死的类型

根据梗死灶内含血量的多少和有无合并细菌感染，可将梗死分为以下三种类型。

（1）贫血性梗死（anemic infarct）。贫血性梗死发生于组织结构较致密、侧支循环不充分的实质器官，如肾、脾、心、脑，梗死灶呈灰白色。

（2）出血性梗死（hemorrhagic infarct）。出血性梗死发生的条件为：①严重淤血；②器官组织结构疏松；③动脉阻塞同时伴有静脉阻塞；④双重血液循环，如肺有双重血管（肺动脉及支气管动脉）供应。常见的出血性梗死包括：①肺出血性梗死，病灶常多发，大多位于肺下叶；②肠出血性梗死，多见于肠系膜动脉栓塞和静脉血栓形成，或在肠扭转、肠套叠、嵌顿疝等情况下引起出血性梗死。

（3）败血性梗死（septic infarct）。由细菌性栓塞引起的梗死称为败血性梗死，可见梗死灶内组织坏死并有细菌感染，如果有化脓性细菌感染时可形成脓肿。

（三）梗死对机体的影响和结局

1.梗死对机体的影响

梗死对机体的影响取决于发生梗死的器官、梗死灶的大小和部位等。肾、脾的梗死一般对机体影响不大，肾梗死常出现腰痛和血尿；肠梗死常出现剧烈腹痛、呕吐、血便和腹膜炎等症状。

2.梗死的结局

梗死灶形成时，病灶周围形成肉芽组织。在梗死发生24～48 h后，肉芽组织从梗死灶周围长入病灶内，小的病灶可发生机化，最后由瘢痕组织所取代。大的梗死灶则由肉芽组织和瘢痕组织加以包裹，病灶内可发生钙化。

（孙妍琳）

第二节 弥散性血管内凝血

案例导入：患者女，因停经38周，血压升高3天入院待产。入院后查体，患者血压超过140/90 mmHg，尿蛋白阴性，其他检查正常。入院诊断为妊娠高血压疾病，决定终止妊娠。于8:00am进入产房滴注缩宫素引产；11:40am，孕妇宫缩规律，强度中等，宫口未开，血压128/85 mmHg；11:45am，于宫缩期出现胎膜破裂，羊水流出;2 min 后,孕妇牙关紧闭,全身抽搐,意识丧失。立即给予镇静药物,患者抽搐 2 min后停止,意识仍然不清,考虑子痫发作,立即进入手术室行急症剖宫产术。胎儿娩出后,发现胎盘附着部位宫壁部分卒中,胎盘后有血肿,考虑子痫引起的胎盘早剥。胎盘娩出后,产妇发生原发性子宫收缩乏力,产后出血,短期出血量达到 2000 mL。急查血常规及血凝,实验室检查结果表明为产后出血导致的弥散性血管内凝血。交叉配血,输注新鲜红细胞、血浆和血小板后,患者子宫出血减少。

弥散性血管内凝血(disseminated intravascular coagulation,DIC)是指在某些致病因子的作用下,因促凝物质的暴露或产生过多,引起凝血系统广泛激活,微循环中发生广泛的微血栓形成,同时或相继发生凝血因子和血小板的大量消耗,引起继发性纤维蛋白溶解功能增强,机体发生以止血、凝血功能障碍为特征的临床综合征。DIC 的主要临床表现为出血、休克、器官功能障碍和微血管病性溶血性贫血,是一种临床危重综合征。2001 年,国际血栓与止血学会(international society of thrombosis and haemostasis, ISTH)的科学标准化委员会(scientific and standardization committee,SSC)将 DIC 定义为"一种获得性凝血功能紊乱综合征",它的特点是不同病因引起的血管内凝血活化,其凝血紊乱可源于微血管损伤,亦可导致微血管损伤,严重情况下可致器官功能衰竭。

一、机体的凝血过程和纤溶系统

(一)凝血过程

凝血系统激活后产生凝血酶是凝血的关键,在产生凝血酶的同时也激活了抗凝系统和纤溶系统,以维持凝血与抗凝血的平衡。当机体凝血功能异常时,会发生凝血与抗凝血平衡紊乱,在临床上表现为出血或血栓形成倾向。

凝血系统由一系列凝血因子(clotting factor)组成,凝血过程是一系列凝血因子被酶解激活、反馈增强的过程,又称为"凝血瀑布反应"。传统观点认为,凝血过程的激活有外源性凝血系统和内源性凝血系统两条途径,二者汇合于凝血因子Ⅹ(FⅩ)的活化,其后的凝血过程完全一致。

目前认为,在启动凝血的过程中,起主要作用的是外源性凝血系统。外源性凝血系统的激活是从组织因子(tissue factor,TF)释放开始的。生理情况下,血管外层的平滑肌细胞、成纤维细胞、周细胞、星形细胞、足状突细胞等与血液不直接接触的细胞恒定表达组织因子,而与血浆直接接触的血管内皮细胞,血液中的单核细胞、中性粒细胞以及有可能接触血液的巨噬细胞等不表达组织因子。因此,虽然血液中可能有少量激活的凝血因子Ⅶ(FⅦa),但由于血管内没有组织因子释放,故凝血过程不能启动。当发生组织损伤或血管内皮细胞损伤时,TF 暴露,形成 TF-Ca^{2+}-Ⅶ复合物,凝血因子Ⅶ(FⅦ)被激活为 FⅦa,TF-Ⅶa 激活 FⅩ。TF-Ⅶa 除激活 FⅩ以外,还可激活凝血因子Ⅸ(FⅨ),FⅨa 与 FⅧa、血小板磷脂-钙复合物(PL-Ca^{2+})形成Ⅹ因子激活物,激活凝血因子Ⅹ。

内源性凝血系统是从凝血因子Ⅻ(FⅫ)的激活开始的。血液与带负电荷的异物表面(如胶原)接触,FⅫ被激活,激活的FⅫ进而依次激活凝血因子Ⅺ(FⅪ)、凝血因子Ⅸ(FⅨ)和FⅩ,启动内源性凝血途径。

内源性和外源性凝血途经生成的FⅩa与凝血因子Ⅴa(FⅤa)、Ca^{2+}在磷脂膜表面形成凝血酶原复合物,激活凝血酶原为凝血酶。凝血酶使纤维蛋白原转变为纤维蛋白单体,纤维蛋白单体相互聚合,最终形成不溶于水的交联纤维蛋白多聚体;凝血酶还可使血小板活化,加速凝血过程。

目前认为,外源性凝血在体内生理性凝血反应的启动中发挥关键作用,TF是生理性凝血反应过程的启动物。正常情况下,TF释放启动的凝血反应仅限于局部,这是因为血液中存在FⅦa抑制物,即组织因子途径抑制物(tissue factor pathway inhibitor,TFPI)。TFPI是体内重要的生理性抗凝物质,主要由血管内皮细胞合成,是外源性凝血途径的特异性抑制物,具有防止凝血反应扩散的作用。

外源性凝血系统激活后,只产生少量凝血酶,不足以维持凝血过程。凝血所需的高浓度凝血酶的产生主要与下列因素有关:①外源性凝血系统激活后产生的少量凝血酶可激活FⅪ、FⅧ和FⅤ,使内源性凝血系统激活,从而产生高浓度凝血酶;②外源性凝血系统激活后,产生的少量凝血酶可使血小板活化,促进凝血酶诱导的FⅪ活化,进一步促进凝血酶的产生;③凝血过程中形成的纤维蛋白可包绕、结合凝血酶,防止凝血酶被血液中的抗凝血酶Ⅲ抑制。外源性凝血系统和内源性凝血系统密切配合,在启动并维持凝血过程中发挥重要作用(见图3-2-1)。

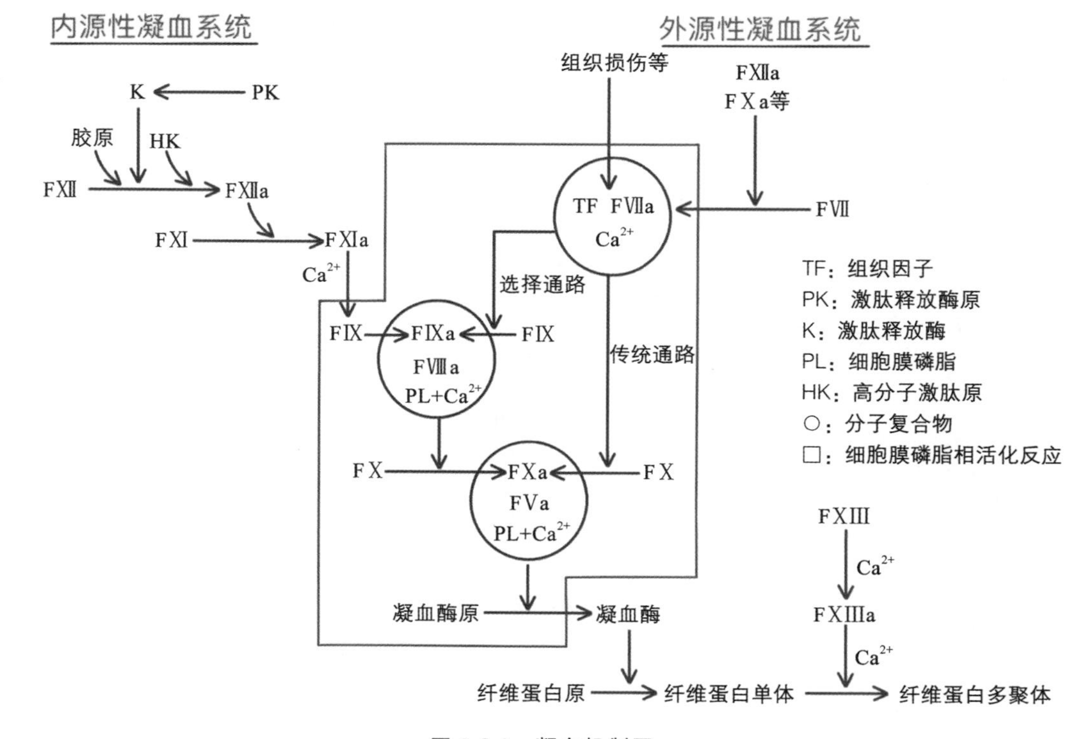

图3-2-1　凝血机制图

(二)纤溶系统

纤溶系统主要包括纤溶酶原激活物(plasminogen activators, PAs)、纤溶酶原、纤溶酶、纤溶酶原激活物抑制物等成分,其主要功能是使纤维蛋白凝块溶解,保证血流畅通,另外也参与组织的修复和血管的再生等。

纤溶酶原主要在肝脏、骨髓、嗜酸性粒细胞和肾脏中合成,可被纤溶酶原激活物水解为纤溶酶。纤溶酶可使纤维蛋白(原)降解为纤维蛋白(原)降解产物,还能水解凝血酶、FⅤ、FⅧ、FⅫ等,参与抗凝作用。纤溶抑制物主要包括纤溶酶原激活物抑制物-1(plasminogen activator inhibitor type-1,PAI-1)、补体C1抑制物、α_2-抗纤溶酶、α_2-巨球蛋白和凝血酶激活的纤溶抑制物(thrombin activatable fibrinolysis inhibitor,TAFI)等。

二、DIC的病因

DIC并不是一种独立的疾病,而是众多疾病复杂病理过程中的中间环节,其主要基础疾病或诱因包括严重感染、恶性肿瘤、妇产科疾病、手术及创伤等,如表3-2-1所示。

表3-2-1 DIC的病因

类型	所占比例/%	主要疾病
严重感染	31～43	革兰氏阴性或阳性菌感染、败血症等,病毒性肝炎、流行性出血热、病毒性心肌炎等
恶性肿瘤	24～34	胰腺癌、结肠癌、食管癌、胆囊癌、肝癌、胃癌、白血病、前列腺癌、肾癌、膀胱癌、绒毛膜上皮癌、卵巢癌、子宫颈癌、恶性葡萄胎等
妇产科疾病	4～12	流产、妊娠中毒症、子痫及先兆子痫、胎盘早期剥离、羊水栓塞、子宫破裂、宫内死胎、腹腔妊娠、剖宫产手术等
手术及创伤	1～5	严重软组织创伤、挤压伤综合征、大面积烧伤,前列腺、肝、脑、肺、胰腺等脏器大手术,器官移植术等

三、DIC的发病机制

(一)组织因子释放,外源性凝血系统激活,启动凝血过程

正常组织(如脑、肺、前列腺、子宫、胎盘、蜕膜等)和恶性肿瘤组织中含有大量组织因子。严重感染、大面积组织损伤(如创伤、烧伤等)、妇产科疾病、外科手术、恶性肿瘤等情况下可以导致组织损伤,大量组织因子释放入血,激活外源性凝血系统,启动凝血过程。同时,FⅦa激活FⅨ和FⅩ产生的凝血酶又可反馈激活FⅨ、FⅩ、FⅪ和FⅫ等,扩大凝血反应,造成凝血物质的消耗,促进DIC的发生。

(二)血管内皮细胞损伤

多种病理过程,如抗原-抗体复合物沉积、严重感染时产生的内毒素、持续性缺氧、再灌注等均可损伤血管内皮细胞。血管内皮细胞损伤通过以下途径导致DIC:损伤的血管

内皮细胞表达及释放组织因子增加,启动外源性凝血系统;血管内皮细胞损伤后,内皮下成分(如胶原)暴露,一方面激活 FⅫ,启动内源性凝血系统,另一方面有利于血小板黏附、聚集,促进血栓形成;血管内皮细胞表达抗凝物质减少,血管壁抗凝能力减弱;血管内皮细胞损伤使内皮素等缩血管因子分泌增加,而局部一氧化氮、前列腺素、ADP 酶等产生减少,缩血管作用增强,扩血管作用减弱,血流阻力增加,有利于血栓形成。

(三)血细胞大量破坏,血小板被激活

1.红细胞大量破坏

临床上,红细胞大量破坏主要见于异型输血、疟疾、阵发性睡眠性血红蛋白尿等情况,尤其是伴有较强免疫反应的急性溶血,可引起红细胞大量破坏。一方面,破坏的红细胞大量释放 ADP 等促凝物质,促进血小板黏附、聚集,导致凝血;另一方面,红细胞膜磷脂可浓缩并局限FⅦ、FⅨ、FⅩ及凝血酶原等,生成大量凝血酶,促进 DIC 的发生。

2.白细胞的破坏或激活

急性早幼粒细胞白血病的患者在放疗及化疗过程中,引起白细胞大量破坏时,可释放组织因子样物质,激活外源性凝血系统,启动凝血,促进 DIC 的发生。内毒素、白介素-1、肿瘤坏死因子 α 等可诱导血液中的单核细胞和中性粒细胞表达组织因子,启动凝血过程。

3.血小板激活

在 DIC 的发生发展中,血小板多起继发性作用;只有在少数情况下,如血栓性血小板减少性紫癜时,血小板才起原发性作用。

扩展阅读

临床上多种原因可引起 DIC 的发生,其中严重感染是最常见的病因,其发生与以下机制有关:①内毒素及严重感染时产生的肿瘤坏死因子 α、白介素-1 等细胞因子作用于血管内皮细胞,使组织因子表达增加,血栓调节蛋白和肝素等抗凝物质表达减少(可减少到正常水平的 50%左右),血管内皮细胞表面由抗凝状态变为促凝状态。②内毒素可损伤血管内皮细胞,暴露胶原,促进血小板黏附、活化、聚集,同时释放 ADP、血栓素 A_2 等,进一步促进血小板的活化、聚集,促进微血栓的形成。内毒素还可通过激活血小板活化因子,促进血小板的活化、聚集。③严重感染时释放的细胞因子可激活白细胞释放蛋白酶和活性氧等炎症介质,损伤血管内皮细胞,使其抗凝功能降低。④细胞因子使血管内皮细胞组织型纤溶酶原激活物产生减少,PAI-1 增多,导致血栓溶解障碍。综上,严重感染时,由于机体凝血功能增强,消耗凝血物质,而抗凝和纤溶功能不足,同时伴有血小板、白细胞激活等,凝血与纤溶平衡被破坏,致使 DIC 发生。

(四)促凝物质入血

急性坏死性胰腺炎时,大量胰蛋白酶入血,可直接激活 FⅩ、凝血酶原和 FⅫ,促进凝血酶生成。某些蛇毒就含促凝物质，如斑蝰蛇毒含有的两种促凝成分可在 Ca^{2+} 参与下激活 FⅩ，加强 FⅤ的活性，促进 DIC 的发生；而锯鳞蝰蛇毒则可直接将凝血酶原变为凝血酶。某些肿瘤细胞也可分泌促凝物质，激活 FⅩ等。羊水中含有丰富的组织因子，所以羊水栓塞时可以启动外源性凝血途径。

四、DIC 的临床分期

根据 DIC 的发展过程，典型的 DIC 可分为高凝期、消耗性低凝期和继发性纤溶亢进期三期。

（1）高凝期。各种病因导致凝血系统激活，凝血酶产生增多，血液凝固性异常增高，微循环中形成大量微血栓。

（2）消耗性低凝期。大量凝血酶的产生和微血栓形成，使凝血因子和血小板被大量消耗，同时可继发性激活纤溶系统，使血液处于消耗性低凝状态。此期患者可有明显的出血症状。

（3）继发性纤溶亢进期。DIC 时产生的大量凝血酶及 FⅫa 等激活了纤溶系统，纤溶亢进导致产生大量纤溶酶，并将纤维蛋白（原）水解成纤维蛋白（原）降解产物。此期患者的出血十分明显。

五、DIC 的临床表现及病理生理基础

（一）出血

出血常为 DIC 患者最初的症状，可有多部位出血，如皮肤瘀斑、紫癜、呕血、黑便、咯血、血尿、牙龈出血、鼻出血及阴道出血等。轻者只有伤口或注射部位渗血不止，严重者可同时多部位大量出血。DIC 引起出血的机制与下列因素有关：

1.凝血物质因大量消耗而减少

在 DIC 发生发展过程中，大量血小板和凝血因子被消耗。虽然肝脏和骨髓可代偿性地增加凝血因子的产生，但若消耗过多、代偿不足，就会使血液中纤维蛋白原、凝血酶原、FⅤ、FⅧ、FⅩ及血小板明显减少，凝血过程发生障碍，导致出血。

2.纤溶系统激活

血液中 FⅫ激活的同时，激肽系统也被激活，产生激肽释放酶，使纤溶酶原变成纤溶酶，激活纤溶系统。有些器官如子宫、前列腺、肺等富含纤溶酶原激活物，当大量微血栓形成，引起这些器官缺血、缺氧、变性、坏死时，可释放大量纤溶酶原激活物，激活纤溶系统。应激时，交感-肾上腺髓质系统兴奋，肾上腺素等分泌增多，可促进血管内皮细胞合成、释放纤溶酶原激活物。缺氧等原因引起血管内皮细胞损伤时，纤溶酶原激活物释放增多，从而激活纤溶系统。

纤溶系统激活可产生大量的纤溶酶，纤溶酶是活性较强的蛋白酶，除可使纤维蛋白降解外，还可水解多种凝血因子，如 FⅤ、FⅧ、凝血酶、FⅫ等，引起凝血功能障碍和出血。

3.纤维蛋白(原)降解产物形成

在凝血过程中,凝血酶使纤维蛋白原转变为纤维蛋白单体,最终形成交联的纤维蛋白多聚体。纤溶系统激活后,纤溶酶分解纤维蛋白原,裂解出纤维肽A(fiber peptide A,FPA)和纤维肽B(fiber peptide B,FPB),余下的为X片段,可继续被分解为D片段和Y片段,Y片段可继续分解为D片段和E片段。如果纤维蛋白原已先经由凝血酶作用转化为纤维蛋白,则纤溶酶可再分解纤维蛋白,使其分解为X′、Y′、D、E′片段,及各种二聚体、多聚体等片段。纤溶酶水解纤维蛋白(原)产生的各种片段统称为纤维蛋白(原)降解产物(fibrinogen degradation products,FgDP或FDP),这些片段有明显的抗凝作用,如X、Y、D片段可妨碍纤维蛋白单体聚合,Y、E片段有抗凝血酶的作用。此外,多数碎片可与血小板膜结合,降低血小板的黏附、聚集、释放等功能。FDP形成是导致DIC出血的非常重要的机制。

FDP片段检查在DIC的诊断中具有重要意义,目前临床上常用的是D-二聚体(D-dimer,DD)检查。D-二聚体是纤溶酶分解纤维蛋白多聚体的产物。原发性纤溶亢进时,因血中没有纤维蛋白多聚体形成,故D-二聚体并不增高。换言之,只有在继发性纤溶亢进时,血液中才会出现D-二聚体。因此,D-二聚体是反映继发性纤溶亢进程度的重要指标。

4.微血管损伤

在DIC的发生发展过程中,各种原发病因和继发性的缺氧、酸中毒、细胞因子和自由基产生增多等可引起微血管损伤,导致微血管壁通透性增高,这也是发生DIC出血的机制之一。

(二)器官功能障碍

DIC时,大量微血栓引起微循环障碍,可导致缺血性器官功能障碍。尸检常可见微血栓,典型的微血栓为纤维蛋白血栓,亦可为血小板血栓。这些微血栓既可在局部形成,亦可来自别处。但有时因血栓尚未形成或继发性纤溶使血栓溶解等原因,患者虽有典型的临床表现,病理检查却未见微血栓。

微血栓主要阻塞局部的微循环,造成器官缺血和局灶性坏死,严重或持续时间较长时可致器官功能衰竭。不同脏器受累可有不同的临床表现,如发生在肾脏可累及入球小动脉或肾毛细血管,严重时可导致双肾皮质坏死及急性肾衰竭,出现少尿、蛋白尿、血尿等症状;肺脏受累可出现呼吸困难、肺出血及呼吸衰竭;肝脏受累可出现黄疸、肝功能衰竭等;胃肠道受累可出现呕吐、腹泻、消化道出血;肾上腺受累可引起肾上腺皮质出血性坏死,导致沃-弗综合征(Waterhouse-Friderichsen syndrome),又称出血性肾上腺综合征;垂体受累发生坏死,可致希恩综合征(Sheehan syndrome);神经系统受累可出现神志模糊、嗜睡、昏迷、惊厥等症状,这可能与微血管阻塞,蛛网膜下腔、脑皮质、脑干等出血有关。

DIC的累及范围、病程及严重程度不同,轻者可影响个别器官的部分功能,重者可累及多个器官,同时或相继出现两种或两种以上的脏器功能障碍,即发生多器官功能衰竭,这也是DIC引起患者死亡的重要原因之一。

（三）休克

急性DIC时常伴有休克。DIC和休克可互为因果，形成恶性循环。DIC导致休克的机制包括：①大量微血栓形成，阻塞微血管，回心血量明显减少；②广泛出血可使血容量减少；③心肌损伤使心排血量减少；④FⅫ的激活可激活激肽系统、补体系统和纤溶系统，产生血管活性物质，如激肽、补体成分（C3a、C5a），C3a、C5a可使嗜碱性粒细胞和肥大细胞释放组胺等，激肽、组胺均可使微血管平滑肌舒张，管壁通透性增强，外周阻力降低，回心血量减少；⑤FDP的某些成分可增强组胺、激肽的作用，促进微血管扩张。这些因素均可导致全身微循环障碍，促进休克的发生发展。

（四）贫血

DIC患者可出现一种特殊类型的贫血，称为"微血管病性溶血性贫血"（microangiopathic hemolytic anemia），常见于慢性及某些亚急性DIC。患者外周血涂片中可见一些特殊形态的红细胞，外形呈盔形、星形、新月形等，统称为裂体细胞（schistocyte）或红细胞碎片，其脆性高，易发生溶血。

裂体细胞的产生机制是：在凝血反应的早期，纤维蛋白丝在微血管腔内形成细网，当血流中的红细胞通过网孔时，被黏着、滞留或挂在纤维蛋白丝上，这些红细胞在血流不断的冲击下发生破裂。当微循环受阻时，红细胞还可通过血管内皮细胞间的裂隙被挤压到血管外，出现扭曲、变形、破碎。除机械作用外，某些DIC的病因（如内毒素等）也可使红细胞的变形能力降低，容易破碎。但是，也有DIC患者的血涂片中见不到裂体细胞。

六、DIC的诊断

在DIC的诊断中，实验室检查和临床表现是不可或缺的两个重要组成部分，单纯依靠一项实验室指标诊断DIC的价值十分有限。DIC患者的疾病状态是呈动态发展的，故DIC的实验室指标也随着DIC的病理生理进展呈动态变化。为便于诊断，临床上使用积分系统来诊断DIC。2017年，中华医学会血液学分会血栓与止血组制定了国内DIC诊断的评分标准，如表3-2-2所示。

表3-2-2 中国弥漫性血管内凝血诊断积分系统（CDSS）

<table>
<tr><th colspan="2">积分项</th><th>分数</th></tr>
<tr><td colspan="2">存在导致DIC的原发病</td><td>2</td></tr>
<tr><td rowspan="3">临床表现</td><td>不能用原发病解释的严重或多发出血倾向</td><td>1</td></tr>
<tr><td>不能用原发病解释的微循环障碍或休克</td><td>1</td></tr>
<tr><td>广泛性皮肤、黏膜栓塞，灶性缺血性坏死、脱落及溃疡形成，不明原因的肺、肾、脑等脏器功能衰竭</td><td>1</td></tr>
</table>

续表

积分项				分数
实验室指标	血小板计数	非恶性血液病	≥100×10^9/L	0
			(80～100)×10^9/L	1
			<80×10^9/L	2
			24 h 内下降不低于 50%	1
		恶性血液病	<50×10^9/L	1
			24 h 内下降不低于 50%	1
	D-二聚体		<5 mg/L	0
			5～9 mg/L	2
			≥9 mg/L	3
	PT 及 APTT 延长		PT 延长小于 3 s 且 APTT 延长小于 10 s	0
			PT 延长不小于 3 s 且 APTT 延长不小于 10 s	1
			PT 延长不小于 6 s	2
	纤维蛋白原		≥1.0 g/L	0
			<1.0 g/L	1

注：非恶性血液病患者每日计分 1 次，不低于 7 分时可诊断为 DIC；恶性血液病患者临床表现第一项不参与评分，每日计分 1 次，不低于 6 分时可诊断为 DIC。PT 为凝血酶原时间，APTT 为部分激活的凝血活酶时间。

七、DIC 的治疗原则

DIC 的治疗原则包括：

(1)积极治疗原发性疾病，预防和迅速去除引起 DIC 的病因是防治 DIC 的根本措施。以严重感染引起的 DIC 为例，及时有效地控制原发感染病灶，对 DIC 的防治起着决定性的作用。

(2)改善微循环，及时纠正微循环障碍，疏通有微血栓阻塞的微循环；保护重要脏器的功能，增加重要脏器和组织微循环的血液灌流量，具体措施包括补充血容量，解除血管痉挛，早期可应用肝素抗凝，防止新的微血栓形成，还可应用抑制血小板黏附和聚集的药物(如阿司匹林等)，以及酌情使用溶栓药物(如尿激酶)等。

(3)重新建立凝血与抗凝血(纤溶)间的动态平衡。DIC 时，由于大量凝血因子及血小板消耗，因此在病情得到控制、使用肝素治疗后或进入恢复期后，可酌情输入新鲜全血、冰冻血浆或纤维蛋白原等，以加快凝血与纤溶间恢复新的平衡。

根据病情所处的不同阶段，可选择性地使用相应的血液制品，阻断病情进展。

扩展阅读:案例分析、疾病进展及处理

案例分析:患者罹患子痫前期,由于细小动脉痉挛,造成血管内皮细胞损伤,激活机体凝血系统,成为之后发生DIC的重要潜在病因。子痫前期,内皮损伤使机体凝血系统缓慢激活;子痫发作后,孕妇短期出现呼吸暂停,机体抽搐,血压上升,这一病理过程导致胎盘早剥。胎盘在剥离过程中,蜕膜基底部血管破裂、出血,同时胎盘自身释放多种内源性凝血活性物质,诱发局部的凝血反应,与已经存在的内皮损伤过程同时诱导机体凝血过程,即高凝期,这一过程没有明显的临床表现。但是,当这一凝血过程持续存在,凝血因子大量消耗,机体的凝血/抗凝平衡被打破,阴道开始大量出血,即第二阶段消耗性低凝期。当诱发凝血的因素一直存在时,凝血过程会一直持续,消耗凝血物质,产生大量纤溶酶,导致纤溶亢进,即第三阶段,纤溶表现为严重的产后出血。临床上,高凝期由于没有明显的临床症状,往往被忽视,而第二阶段和第三阶段由于出血逐步加重,往往没有明确的区分。

处理措施:本例患者出现产后阴道大量出血,立即静脉给予普通肝素100 mg,加入5%的葡萄糖液体中缓慢滴注,同时给予输注大量红细胞、血浆、冷沉淀、纤维蛋白原、血小板。2 h后,患者出血明显减少,实验室检查显示病情缓解,出血减少,凝血机制逐渐恢复。

临床治疗原则的选择分析:①解除病因:通过剖宫产终止妊娠,取出胎盘,解除局部的凝血诱发因素,同时给予肝素抗凝,阻止进一步的凝血产生;②通过输注血浆、冷沉淀,补充凝血因子,改善由于凝血因子缺乏导致的凝血/出血平衡失调;③血小板是机体凝血过程中重要的参与物质,血小板减少会发生严重出血,当出现DIC后,在补充凝血物质的同时应当补充血小板。

(刘媛)

第三节 休 克

休克是指机体由于多种致病因素引起的有效循环血量减少、组织灌注不足导致的一种以急性循环障碍为特征的临床综合征。有效循环血量是指单位时间内通过心血管系统进行体内循环的血量,不包括贮存于肝、脾和淋巴血窦中或停滞在毛细血管中的血量。

休克是临床最常见的急危重症之一,也是导致患者死亡的主要原因之一,患者主要表现为血压降低,脉搏细速,呼吸急促,尿量减少,皮肤湿冷,神志不清甚至昏迷等。休克的特征性表现就是微循环障碍，微循环指微动脉和微静脉之间毛细血管网中的血液循环，是机体进行物质交换的场所。休克时，微循环灌注急剧减少，无法输送细胞代谢必需的物质，造成营养物质缺乏；同时造成代谢产物堆积，细胞受损，出现多器官功能衰竭甚至死亡。

维持机体有效循环血量依赖于充足的血量、有效的心排血量和良好的周围血管张力，这三者任意一方面出现问题就可以导致休克。休克常见的病因有：①各种原因如外伤、胃溃疡或者食管-胃底静脉曲张破裂等导致的大量失血；②由细菌、病毒等各种微生物导致的严重感染；③严重的创伤；④接触过敏原引起严重的超敏反应；⑤急性心肌炎、室壁瘤破裂、严重心律失常等严重的心脏病；⑥心脏压塞、肺栓塞和张力性气胸等影响血液回流的非心脏原因导致的血管阻塞性疾病；⑦剧烈疼痛、脊髓损伤或者高位脊髓麻醉、中枢镇静药过量导致的阻力血管扩张，引起有效循环血容量不足等。依据病因的不同，休克可以分为失血性休克、感染性休克、创伤性休克、过敏性休克、心源性休克、梗阻性休克和神经源性休克。随着对休克认识的深入，根据休克病因和始动环节，临床上更多地从治疗角度出发，将休克分为以下四类：低血容量性休克、分布性休克、心源性休克和梗阻性休克，其中分布性休克包括感染性休克、过敏性休克和神经源性休克三类，而创伤性休克则包含低血容量性休克和分布性休克。

休克一词译自英语“shock”，原意为“震荡”或“打击”。休克不同于单纯的低血压，过去曾一度简单地认为休克就是严重的低血压，治疗时片面强调收缩血管，升高血压，结果疗效往往不佳。休克也不同于晕厥，晕厥只是指脑血流供应不足引起的短暂的意识丧失，平卧、头低位后即可恢复。休克的发生机制目前并没有彻底明确，但是微循环障碍学说和细胞代谢障碍学说得到了大多数学者的赞同。下面以低血容量性休克为例，来说明休克的机制。

一、微循环障碍学说

休克的共同病理生理基础是微循环障碍。微循环是微动脉和微静脉之间毛细血管网中的血液循环，是机体进行物质交换的场所。微循环的结构包括微动脉、后微动脉、毛细血管前括约肌、真毛细血管、直捷通路、动静脉短路和微静脉（见图 3-3-1）。微动脉、后微动脉和毛细血管前括约肌是前阻力血管，前阻力血管决定了微循环的血流量，参与血压调节和血液分配。真毛细血管是血管内外物质交换的主要场所。血液经直捷通路可以迅速回流到静脉，很少进行物质交换。微静脉是后阻力血管，决定了微循环的流出血流量，参与对回心血量的调节。

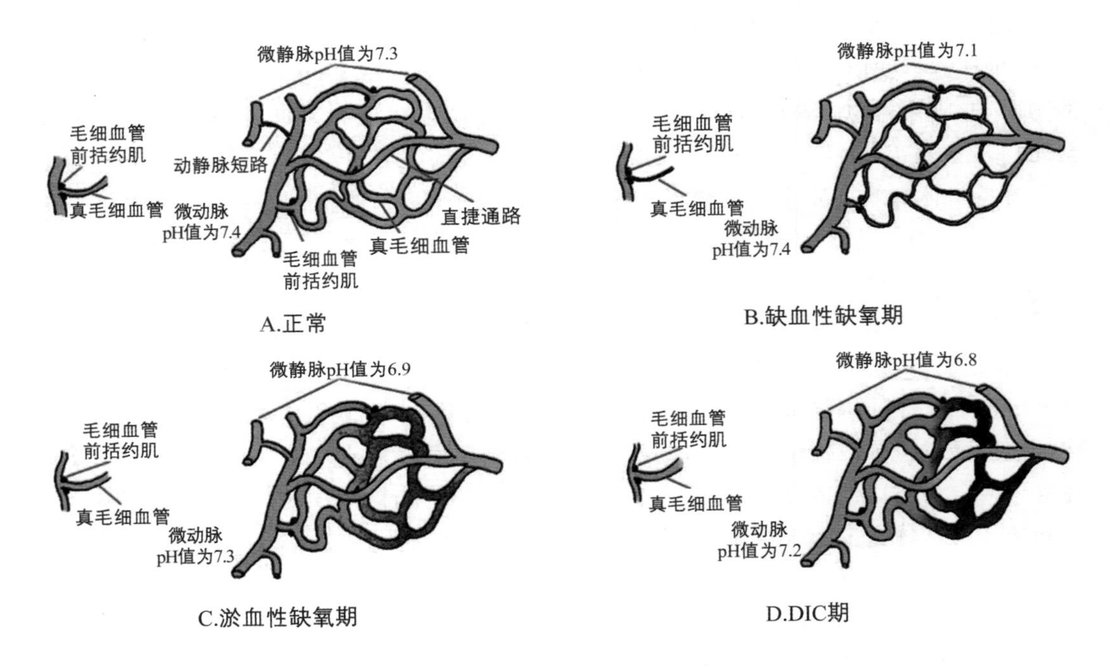

图 3-3-1 休克各期微循环示意图

微循环障碍可分为缺血期、淤血期和衰竭期。

（一）微循环缺血期

微循环缺血期也称为休克早期，临床上属于休克代偿期。在这一时期，微循环血液灌流减少，组织缺氧，也称为缺血性缺氧期（ischemic anoxia stage）。此期患者全身的小血管，包括小动脉、微动脉、后微动脉、毛细血管前括约肌和微静脉、小静脉都发生痉挛收缩，口径变小，毛细血管前阻力血管收缩更明显，前阻力增加，大量真毛细血管网关闭，微循环内血液流速减慢，血液特征性的层流消失，血细胞出现齿轮状运动。由于血液主要通过直捷通路或动-静脉短路回流，导致组织灌注明显减少，所以此期微循环灌流的特点是：少灌少流，灌少于流，组织呈现缺血性缺氧状态。

休克早期微循环变化的主要机制是有效循环血量减少、交感-肾上腺髓质系统强烈兴奋和缩血管物质增多。当血容量急剧减少、疼痛或者内毒素释放等各种导致休克的病因作用于机体时，机体最早的反应即为交感-肾上腺髓质系统兴奋，大量儿茶酚胺释放入血。儿茶酚胺通过激动 α 和 β 受体，一方面引起皮肤、腹腔脏器和肾脏的小血管收缩，外周阻力升高，组织器官血液灌流不足，导致微循环缺血缺氧；另一方面微循环动-静脉短路开放，血液绕过真毛细血管网直接进入微静脉，导致组织灌流减少，组织缺血缺氧，肺循环的动-静脉短路大量开放，可以影响静脉血的氧合，加重组织缺氧。

在休克早期，由于血液的重新分布，心脑灌流量仍可以维持正常，因此休克早期的患者神志一般是清楚的，但常常表现为烦躁焦虑，精神紧张，心率加快，出冷汗，脉搏细数；由于皮肤、内脏血管收缩，患者表现为面色、皮肤苍白，恶心、呕吐，口唇、甲床轻度发绀，呼吸频率增加，血压可下降或正常，脉压减小，尿量减少。

（二）微循环淤血期

如果休克的病因不能及时消除，组织缺血缺氧持续存在，休克将继续发展进入微循环淤血期（microcirculation congestion phase）。微循环淤血期也称为休克进展期，临床上属于休克失代偿期。这一期微循环血流速度显著减慢，红细胞和血小板聚集，白细胞滚动、贴壁、嵌塞，血黏度增大，血液瘀滞，组织灌流量进一步减少，缺氧更为严重，也被称为淤血性缺氧期。此期微动脉、后微动脉、毛细血管前括约肌收缩性减弱甚至扩张，大量血液涌入真毛细血管网；微静脉也表现为扩张，但血流缓慢，细胞嵌塞，微循环流出道阻力增加，毛细血管后阻力大于前阻力而导致血液瘀滞于微循环中。此期微循环灌流的特点是：灌而少流，灌大于流，组织呈现淤血性缺氧状态。

休克进展期微循环变化的主要机制是组织细胞长时间缺氧，导致酸中毒、扩血管物质生成增多和白细胞黏附。进入微循环淤血期后，尽管交感-肾上腺素髓质系统持续兴奋，血浆儿茶酚胺浓度进一步增高，但微血管表现为扩张，这是因为局部产生了过多的扩血管物质，如因为长期缺血缺氧、酸中毒可刺激肥大细胞释放组胺；ATP 分解代谢增加，代谢产物腺苷在局部堆积；细胞分解破坏后释放大量的 K^+；激肽系统过度激活，缓激肽生成增多。同时由于酸中毒，血管对缩血管物质儿茶酚胺的反应性下降。酸中毒和扩血管物质相互作用，使微血管扩张，血压进行性下降，心、脑等重要脏器的血液供应不能维持，休克早期代偿机制逐渐消失，全身各脏器缺血缺氧的程度加重。

在休克失代偿期，患者的临床表现与微循环变化密切相关，主要表现为烦躁不安，神志模糊，四肢温度下降，心音低钝，脉细数而弱，血压进行性降低，皮肤湿冷，可呈“花斑”样改变，少尿或无尿。

（三）微循环衰竭期

微循环衰竭期也称为休克晚期，临床上属于休克难治期、DIC 期。很多学者认为，休克进入这一期后病情不可逆。此期微循环微血管麻痹性扩张，毛细血管大量开放，微循环中可有微血栓形成，血流停止，不灌不流，组织几乎不能进行物质交换，得不到氧气和营养物质供应，甚至可出现毛细血管无复流现象。

休克晚期，由于严重的酸中毒、大量一氧化氮和局部代谢产物的释放，以及血管内皮细胞和血管平滑肌的损伤，可使微循环衰竭，导致微血管麻痹性扩张或者 DIC 形成。微循环的无复流现象及微血栓形成导致全身器官的持续低灌流，内环境受到严重破坏，特别是溶酶体酶的释放以及细胞因子、活性氧等大量产生，造成组织器官和细胞功能损伤，严重时可导致多器官功能障碍、衰竭甚至死亡。

休克晚期患者病情危重，濒临死亡，常常表现为昏迷，收缩压可低于 60 mmHg 甚至测不出，皮肤发绀或广泛出血。此时患者可出现呼吸、心、肾功能衰竭和 DIC，最终可因多脏器功能障碍综合征（multiorgan dysfunction syndrome，MODS）而死亡。

二、细胞代谢障碍学说

虽然微循环障碍学说已经深入人心，但仍存在很多问题。近年来，随着细胞水平以及亚细胞水平的研究，细胞代谢障碍学说逐步为众多专家学者所接受，其中细胞损伤、炎症细胞活化及炎症介质表达增加在细胞代谢障碍中占有重要地位。细胞损伤是休克时各器官功能障碍的共同基础，首先发生在生物膜，包括细胞膜、线粒体膜和溶酶体膜，生物膜变化导致细胞损伤严重，最终引起细胞凋亡或者死亡。休克的原发性致病因素或者休克发展过程中所出现的内环境和血流动力学改变，都可刺激炎症细胞活化，使其产生大量炎症介质，引起全身炎症反应综合征（systemic inflammatory response syndrome, SIRS），从而加速休克的发生发展。各种休克都可引起 SIRS，以感染性休克和创伤性休克更为明显。

三、休克的治疗原则

休克的治疗应在治疗病因的前提下，以改善组织器官灌注、保护重要脏器功能为目的，开展综合性治疗。休克的治疗原则有以下几项：

（1）病因治疗。病因治疗为休克治疗的先决条件，应根据休克的病因，采取不同的治疗方式：失血性休克患者需积极控制出血；过敏性休克患者需先去除过敏原，同时予以激素抗过敏等治疗。对于严重威胁生命但又急需外科手术干预的疾患，如消化道溃疡穿孔、空腔脏器破裂、肝脾破裂出血、宫外孕破裂等，应在积极抗休克的同时进行术前准备，在条件允许时尽早开展手术治疗。

（2）液体复苏。无论何种休克，均存在有效循环血量绝对或相对不足，液体复苏为改善组织器官灌注、纠正休克的基本措施。补液种类可分为晶体液和胶体液两种，晶体液主要包括生理盐水、林格液等，胶体液主要包括明胶类、羟乙基淀粉类、右旋糖酐、白蛋白、血浆和各种血液制品。液体复苏的初期目标为保证足够的组织灌注，原则上需要多少补多少。感染性休克患者按照脓毒症早期目标指导性治疗（early goal-directed therapy, EGDT）策略进行治疗。

（3）血管活性药物的应用。使用血管活性药物可通过调节血管张力改善循环，但血管活性药物并非治疗休克的必需药物。原则上，血管活性药物应在充分补液后休克仍未能纠正的患者中选用。

（4）胆碱能受体阻滞剂。临床上常用的此类药物有阿托品、山莨菪碱。山莨菪碱因有明显的保护细胞膜作用，且不良反应较阿托品小，故临床上常作为首选用药。

（5）肾上腺皮质激素。肾上腺皮质激素多用于治疗过敏性休克、感染性休克，其在休克治疗中的应用尚有争议，并非为常规用药。常用的此类药物为氢化可的松，每日200～300 mg。

（6）综合治疗。综合治疗包括纠正水/电解质紊乱、酸碱失衡，稳定内环境，保护脏器功能，防止出现 MODS。

扩展阅读

休克的英文“shock”源于希腊文，原意为打击、震荡。1743年，英国医师克莱尔(E. Clare)第一次将“shock”一词用于医学，描述患者因创伤而引起的临床危重状态。之后，人们对休克的认识大致可分为四个发展阶段。

第一阶段是1895年沃伦(J. C. Warren)提出了休克的经典表现，即面色苍白或发绀，四肢湿冷，脉搏速，尿少，神志淡漠；克赖尔(G. W. Crile)提出了“血管运动中枢麻痹引起休克”的理论，进一步阐述了休克的重要体征低血压，这一观点一直影响到现在。

第二阶段是两次世界大战期间，人们发现单纯应用去甲肾上腺素之类的缩血管药挽救了部分休克患者，但也有很大一部分人病情非但没有逆转，反而恶化甚至死亡，其死因多为急性肾衰。部分学者由此提出了“休克肾学说”，他们认为休克发生的基本机制是外周循环衰竭，并进一步提出了“毒血症学说”和“急性循环紊乱学说”。

第三阶段始于20世纪60年代，人们认识到休克发生的关键不是外周循环衰竭，而是微循环的改变，休克的基本机制是多种原因导致的有效循环血量减少和微循环灌流不足，这就是休克发生的“微循环学说”。我国许多学者也观察到感染性休克患者的眼底、甲皱等处的小血管强烈痉挛，在扩容的基础上使用大量阿托品等扩张血管的药物，可使中毒性痢疾、暴发性流脑引起的休克患者的死亡率显著下降。

第四阶段是自20世纪80年代至今，随着细胞学及分子生物学技术的不断发展，休克时的细胞机制及体液因子的变化受到了普遍重视，人们发现休克的发生发展与许多具有促炎或抗炎作用的体液因子有关，于是开始从细胞、亚细胞和分子水平研究休克。在这一阶段，大量中国学者也参与其中，并提出了很多独到的休克分子机制及治疗方法。

四、低血容量性休克

低血容量性休克是休克的主要类型之一，是指由于循环血量丢失(包括各种显性或不显性丢失)导致有效循环血量减少，回心血量不足，心排血量和动脉血压降低，组织器官灌注不足，细胞代谢紊乱，器官功能受损、出现功能障碍甚至衰竭。

(一)病因及发病机制

1.病因

低血容量性休克的病因主要有失血和失液。

(1)失血。失血的病因包括骨折、挤压伤、消化道大出血、动脉瘤破裂等，以及妇产科疾病如异位妊娠破裂等。

(2)失液。失液的病因包括中暑、糖尿病酮症酸中毒、严重吐泻、肠梗阻、胃肠道瘘、重症急性胰腺炎、腹膜炎等。

此外,大面积烧伤、严重创伤、大手术等都可引起低血容量性休克。

2.发病机制

低血容量性休克的基本病理生理变化是循环血容量减少,致组织器官灌注减少,其主要特征如下:

(1)微循环改变。微循环改变在不同时期有不同的表现。

①休克早期,有效循环血容量降低,器官灌注减少,此阶段微循环血流特征为"少灌少流,灌少于流"。

②休克进展期,组织缺氧加重,酸性代谢产物堆积致舒血管物质增多,导致毛细血管前括约肌舒张,而毛细血管后括约肌对这些物质反应低下,处于相对收缩状态,加上微血栓形成、血液层流状态改变,同时毛细血管前括约肌对儿茶酚胺反应性下降导致血流涌入微循环,此阶段微循环血流特征为"多灌少流,灌大于流"。

③DIC 期,微循环血管内皮细胞损伤以及组织因子等大量释放,启动内源性和外源性凝血系统,微循环内微血栓广泛形成,此阶段微循环血流特征为"不灌不流"。同时,由于 DIC 早期高凝状态消耗了大量凝血因子和血小板,因此后期常出现继发性出血。

(2)体液及代谢改变。体液及代谢改变主要有以下几种:

①大量儿茶酚胺释放,胰高血糖素生成,血糖升高;机体内无氧酵解生成大量乳酸,发生乳酸性酸中毒;蛋白质分解代谢增加,血中尿素、肌酐及尿酸增加。

②有效循环血量减少以及体内血容量重新分布,导致肾血流量减少,醛固酮及抗利尿激素分泌增加,以保留水分,增加血容量。

③细胞缺氧,细胞膜上的钠泵功能发生障碍,导致线粒体肿胀,溶酶体破裂,甚至细胞死亡。

④ATP 生成减少,代谢性酸中毒导致组织蛋白分解,生成过多具有生物活性的强烈扩张血管物质,微循环障碍更为显著。

3.过度炎症反应和缺血再灌注损伤

休克发生时,炎症反应和缺血再灌注损伤因子如儿茶酚胺、血管紧张素、血栓素 A_2 (TXA_2)等介导血管收缩,组胺、缓激肽、乳酸、前列环素(PGI_2)、一氧化氮等介导血管扩张,血小板活化因子、白三烯、活化补体等则介导血管通透性增高。

(二)救治措施

救治低血容量性休克患者的措施主要有病因治疗、液体复苏和使用血管活性药物。

1.病因治疗

尽快纠正引起容量丢失的病因是治疗低血容量性休克最基本的措施。

2.液体复苏

液体复苏治疗时,可以选择晶体溶液和胶体溶液。由于5%的葡萄糖溶液很快就会分布到细胞间隙,因此不推荐用于液体复苏治疗。常用的复苏液体包括以下几种。

(1)晶体液。常用的晶体液为生理盐水和乳酸林格液。一般情况下,晶体液进入体内会进行血管内外再分布,约有25%存留在血管内,其余75%则分布于血管外间隙。故发生低血容量性休克时,若以大量晶体液进行复苏,可以引起血浆蛋白的稀释,致胶体渗透压下降,出现组织水肿。另外,生理盐水的特点是等渗但含氯高,大量输注可引起高氯性代谢性酸中毒;大量输注乳酸林格液应考虑其对血乳酸水平的影响。

(2)胶体液。临床上,治疗低血容量性休克时应用的胶体液主要有羟乙基淀粉和白蛋白。

(3)输血及血制品。发生失血性休克时,丧失的主要是血液,故输注血制品在治疗低血容量性休克中应用广泛。但输血可以带来一些不良反应,如血源传播疾病、免疫抑制、红细胞脆性增加、残留的白细胞分泌促炎和细胞毒性介质等。

3.使用血管活性药物

休克时不建议常规使用血管活性药物。通常,对于足够的液体复苏之后仍存在低血压或者输液还未开始的严重低血容量性休克患者,可考虑应用血管活性药物。目前常用的药物是去甲肾上腺素,其他还有肾上腺素、多巴胺和多巴酚丁胺等。

五、分布性休克

分布性休克是指由于血管舒缩功能异常引起的以全身血容量分布不均,组织灌注相对不足和器官功能失调为特征的一类临床综合征,包括感染性休克、过敏性休克、神经源性休克三种类型。这三种类型的休克病理生理机制特点各异,但共同的病理生理改变是全身血管异常舒缩引起循环血量分布不均,导致重要的器官血液灌注不足,但血液循环的绝对总量没有丢失或轻度丢失。

分布性休克患者可表现为肢体乏力、头晕、神志淡漠、烦躁、皮肤苍白、四肢湿冷、脉搏细速甚至无脉、血压下降等症状及体征。感染性休克是分布性休克中最常见的类型。

(一)感染性休克

感染性休克也称脓毒症休克,是指各种感染性原因(细菌感染最常见,近年来病毒和真菌等其他感染也越来越多)导致的器官灌注不足、微循环障碍、组织缺氧,进而导致器官功能障碍甚至衰竭的休克综合征。感染性休克的具体发病率及病死率我国尚无准确的统计数据,据国外报道,每年严重感染及感染性休克影响了世界上数以百万计的患者,其中1/4死亡,且发病率仍呈上升趋势。尽管近年来感染性休克的治疗方法有了很大改进,但感染性休克的病死率依然居高不下,是目前威胁人类生命的主要疾病之一。

1.病因

(1)病原因素。感染性休克的病因按致病微生物分类如表3-3-1所示。

表 3-3-1 感染性休克的病因按致病微生物分类

病因分类	致病微生物
细菌	革兰氏阴性菌：大肠杆菌（腹腔内感染的主要致病菌）、克雷伯菌、假单胞菌属（主要为铜绿假单胞菌，也称绿脓杆菌，是慢性溃疡、烧伤创面的主要致病菌）、不动杆菌属、脑膜炎球菌及类杆菌等 革兰氏阳性菌：葡萄球菌（主要是金黄色葡萄球菌）、链球菌（主要是溶血性链球菌）、肺炎链球菌、梭状芽胞杆菌等
真菌	念珠菌（白色念珠菌最常见）、曲霉菌（强嗜血管性，易致血管栓塞、器官梗死，易侵犯肺）、隐球菌（多感染中枢神经系统，也是 AIDS 常见的并发感染，是导致患者死亡的首要原因）、毛霉菌（强嗜血管性，极其凶险，病死率很高）等，常继发于久病之后、抵抗力下降和（或）应用广谱抗生素时间较长者
病毒	呼吸道病毒如甲型流感病毒，以及近年来出现的 SARS 冠状病毒、禽流感病毒（如 H1N1、H5N1、H7N9）；出血热病毒如汉坦病毒；虫媒病毒如流行性乙型脑炎病毒；肠道病毒如柯萨奇病毒；泌尿系的巨细胞病毒等

（2）宿主因素。除老年人、婴幼儿、分娩妇女、大手术后体力恢复较差者易并发感染性休克外，原有慢性基础疾病，如肝硬化、糖尿病、恶性肿瘤、白血病、烧伤、器官移植等，以及长期接受肾上腺皮质激素等免疫抑制剂、抗代谢药物、细菌毒类药物和放射治疗的患者也是感染性休克的高危人群。

2.发病机制

感染性休克的发病机制极为复杂，尚未完全阐明。目前多认为是各种原因导致的微生物大量繁殖或外源性微生物侵入机体，释放内/外毒素等成分，刺激机体各种免疫细胞释放大量炎症因子及内源性介质，引起炎症级联反应，进而引起全身炎症反应，导致广泛的组织损害。

本病最为典型和常见的是内毒素（LPS）诱导的炎症反应过程。内毒素大量释放入血后，诱导释放大量炎症因子（如 TNF、IL-1、IL-6 等），促进 NO、花生四烯酸、缓激肽和组胺等血管活性物质的产生，导致血管扩张，血管通透性增加，血液外渗，使全身血液重新分布，致使组织、器官缺血缺氧，从而导致休克的发生。

内毒素及炎症因子还可通过直接或间接的作用引起内皮细胞损伤。内毒素及炎症因子可导致主要组织相容性复合体Ⅱ（major histocompatibility complex Ⅱ，MHCⅡ）及黏附分子表达增加，增强与白细胞及血小板的结合，促进白细胞的滚动、游走并穿越血管内皮迁移到炎症病灶，导致血管内皮细胞的损伤；内皮细胞还释放血小板活化因子，活化血小板，促进血小板聚集；释放组织因子影响凝血系统，导致微血栓形成。内毒素还可活化补体系统，生成过敏性毒素，导致内皮细胞与血管内皮细胞相互作用，生成自由基及蛋白酶，从而损伤血管内皮细胞和红细胞，产生促凝作用。

可以看到，以上各因素相互协同作用并互为因果，引起凝血、纤溶及补体系统的激活，从而导致 DIC 的发生，甚至出现器官功能衰竭乃至死亡。

3.救治措施

感染性休克救治的原则是纠正休克与控制感染并重。救治目标是通过早期液体复苏、使用高效广谱抗生素控制感染，稳定血流动力学状态，包括补液，纠正氧债，改善细胞代谢；尽早手术去除感染灶；纠正水、电解质酸碱平衡紊乱；保护重要脏器如肺、肾、心、肝和大脑，防治 MODS。

(二)过敏性休克

过敏性休克(anaphylactic shock)是指由已致敏的机体对抗原物质(如某些药物、异种蛋白、蜂毒、血清等)发生的强烈全身性变态反应综合征。抗原与抗体结合使机体释放一些生物活性物质如组胺、缓激肽、5-羟色胺和血小板活化因子等，导致全身毛细血管扩张和通透性增加，静脉回流量和心排血量急剧减少，血压急剧下降导致休克；此外，还可发生荨麻疹、喉头水肿、支气管痉挛和呼吸窘迫。过敏性休克在临床上如果能及时发现并正确处置，则大部分患者的生命可以得到挽救；但如果处置不当，会导致严重的后果。

1.病因

引起过敏性休克常见的抗原性物质如表 3-3-2 所示。

表 3-3-2　引起过敏性休克常见的抗原性物质

<table>
<tr><th>来源</th><th colspan="2">种类</th></tr>
<tr><td rowspan="3">医源性</td><td>药物</td><td>抗生素如青霉素、头孢菌素、两性霉素 B 等；局部麻醉药如普鲁卡因、利多卡因等；解热镇痛消炎药如阿司匹林、吲哚美辛等；维生素如维生素 B_1、叶酸等；还有糜蛋白酶、链激酶、胰蛋白酶等酶类，以及琥珀酸氢化可的松、胰岛素、加压素等激素</td></tr>
<tr><td>血制品或异种蛋白</td><td>同种异体血制品、抗蛇毒血清、抗淋巴细胞 γ 球蛋白、人血白蛋白、各种疫苗、破伤风类毒素、破伤风抗毒素等</td></tr>
<tr><td>造影剂</td><td>各种含碘或不含碘的离子型造影剂</td></tr>
<tr><td rowspan="3">生活来源</td><td>食物</td><td>比较常见，如蛋清、牛奶、海产品(贝类、虾类)、巧克力、硬壳果等</td></tr>
<tr><td>动物毒素</td><td>蜂类(黄蜂、蜜蜂)、毒蛇(眼镜蛇)、膜翅目昆虫等</td></tr>
<tr><td>其他</td><td>动物皮屑、天然橡胶、染料、油漆、乳胶(如福莱导尿管)，较少见的原因还有女性对精液过敏等</td></tr>
</table>

2.发病机制

当前述致敏原进入机体后，出现的变态反应可分为致敏和发敏两个阶段。致敏原刺激机体内的淋巴细胞或浆细胞产生对其具有特异性的 IgE 抗体，抗体的 Fc 片段亲合在嗜碱性粒细胞和肥大细胞的表面上时为致敏期。当机体再次接触到同样的致敏原时，将在这些致敏细胞表面发生抗原-抗体结合反应，进入发敏期，使嗜碱性粒细胞和肥大细胞脱颗粒，释放大量组胺、5-羟色胺、激肽、缓激肽及白三烯等过敏性物质，使血管的舒缩功能发生紊乱，毛细血管扩张，通透性增加，血浆外渗，循环血量减少，系统脏器的循环灌注不足而引起休克等各种临床症状。过敏性休克临床表现的严重程度与致敏期产生的IgE抗体的数量及宿主的敏感性等因素相关。

3.救治措施

过敏性休克的救治措施包括：

(1)立即脱离过敏原,清除引起过敏反应的物质。

(2)切断或干扰过敏反应发生或发展的环节,应用肾上腺素0.5 mg肌内注射。

(3)平卧、监护、吸氧,建立静脉通道进行液体复苏。

(4)解痉平喘,保持呼吸道通畅,必要时可行气管切开或气管插管等。

(5)早期使用糖皮质激素和抗组胺药。

(6)必要时使用血管活性药物。

(7)积极防治肺水肿、脑水肿、电解质酸碱失衡甚至心搏骤停等并发症。

(三)神经源性休克

神经源性休克(neurogenic shock)是指由于严重的脑部或脊髓损伤、麻醉、疼痛等神经刺激引起血管舒缩调节功能失调,导致血液淤滞于扩张的血管内,有效循环血量减少的休克。

1.病因与发病机制

在正常情况下,血管运动中枢不断发放冲动,沿传出的交感缩血管纤维到达全身小血管,使其维持一定的紧张性。当血管运动中枢抑制或传出的交感缩血管纤维被阻断时,小血管因丧失紧张性而扩张,使外周血管阻力降低,大量血液淤积于外周,静脉回心血量减少,心排血量降低,血压下降引起休克。如果脊髓损伤平面在中胸段以下,则损伤水平以上存留的肾上腺素能神经系统被激活,导致心率增快和心肌收缩力增强。如果心脏交感神经输出端受累,则会出现心动过缓。

神经源性休克的病因及发病机制主要包括：

(1)严重脑部或脊髓损伤。血管运动中枢主要位于延髓菱形窝内,分为血管收缩中枢和血管扩张中枢,其中以前者为主。严重脑部或脊髓损伤时,可阻断该部位的血管收缩中枢和(或)交感缩血管纤维,引起血管扩张,血压下降。

(2)药物。许多药物,如神经节阻滞剂、肾上腺素能神经阻滞剂、肾上腺受体拮抗剂以及麻醉药物等,均可阻断自主神经,使周围血管扩张,血液淤积,发生低血压甚至休克。

(3)严重创伤、剧烈疼痛刺激。严重创伤、剧烈疼痛刺激可引起某些血管活性物质如缓激肽、5-羟色胺等释放增加,导致周围血管扩张。

2.救治措施

神经源性休克的救治措施包括：

(1)治疗原发病和病因。去除神经刺激因素,疼痛剧烈者可予以镇痛药物如吗啡,情绪紧张者可给予镇静药物如地西泮;停止静脉注射麻醉药和致休克药物(如巴比妥类、神经节阻滞降压药等)。

(2)补充有效血容量。常用晶体液为乳酸林格液,胶体液为低分子右旋糖酐、中分子量羟乙基淀粉，一般先快速静滴晶体液 500～1000 mL，然后根据血压情况调整。

(3)使用血管活性药物。一般给予去甲肾上腺素或多巴胺，维持患者的收缩压在 80 mmHg以上。

六、心源性休克

心源性休克是指在血容量充足的情况下出现心排血量下降及循环低灌注，进而导致组织低氧血症的状态。心源性休克最常见的原因是急性心肌梗死，故狭义的心源性休克特指急性心肌梗死后的严重泵衰竭阶段。心源性休克发病急骤、病死率高，常达 50%以上。快速准确的病情评估和及时有效的治疗对于心源性休克患者的急救及长期预后的改善有重要意义。

(一)病因与发病机制

急性心肌梗死继发泵衰竭是心源性休克最重要的病因。急性广泛心肌梗死常导致心源性休克，部分已存在心功能异常的患者发生小面积心肌梗死也可出现心源性休克症状。此外，心肌梗死后的机械性并发症，如室壁瘤破裂、乳头肌断裂所致二尖瓣返流、室间隔穿孔、心包填塞等也可导致心源性休克，其主要机制为急性心肌负荷改变引发的失代偿状态。心源性休克的其他病因还包括合并重度瓣膜性心脏病、终末期心肌病、长时间体外循环、瓣膜破裂所致二尖瓣返流、心肌挫伤或手术后、暴发性心肌炎、相关药物应用过量及严重心律失常等。

心源性休克最主要的首发因素是心脏的泵血功能下降，外周循环灌注降低。急性心肌梗死导致心功能下降，心功能下降会进一步加重心肌缺血的情况，形成恶性循环。心排血量的下降令外周循环灌注下降，导致组织的无氧代谢和乳酸酸中毒，进一步损害心肌功能，最终导致不可逆的缺血损伤。此外，随着心功能下降、肾素-血管紧张素-醛固酮系统(RAAS)激活及交感神经兴奋等代偿机制会使心肌需氧量增加和灌注下降，加重心肌缺血，进一步促进心源性休克的进展。

(二)救治措施

治疗心源性休克除采取一般措施外，主要是稳定患者的血流动力学。

1.一般措施

(1)维持气道通畅及氧合。常规给予患者鼻导管或面罩吸氧，必要时进行气管插管及呼吸机辅助通气。应保证动脉血氧饱和度维持在 90%以上；但对于严重低氧血症患者，推荐应用机械通气，主要目的在于提供充分的氧合，扩张肺膨胀不全区域并改善肺的顺应性，减轻呼吸肌的工作量，最终降低前后负荷。

(2)心电、尿量、血流动力学监测。持续心电监测，及时掌握患者的心率及节律变化，及时处理严重心律失常等并发症。通过放置福莱(Foley)导尿管可监测每小时尿量。

2.稳定血流动力学治疗

(1)补充血容量。补充血容量是抢救心源性休克的重要治疗措施。中心静脉压(central venous pressure，CVP)监测有利于指导补充血容量治疗，评价血容量补充是否足够的指标有以下几方面：CVP 在6 cmH_2O以上，动脉收缩压大于100 mmHg或尿量大于30 mL/h。

(2)血管活性药物的应用。心源性休克常常应用多巴胺和间羟胺等药物升高血压。多巴胺是心源性休克时首选的血管活性药，兼有正性肌力作用。

3.病因治疗(冠状动脉再通治疗)

(1)溶栓。静脉溶栓已经被确认有助于降低急性心肌梗死的病死率，但多项研究未能证明溶栓治疗可以降低急性心肌梗死伴心源性休克患者的病死率。目前认为，其可能与心源性休克患者的血流动力学、机械、代谢等因素以及冠脉再灌注率有关。

(2)冠状动脉血运重建。经皮冠状动脉介入治疗(PCI)和冠状动脉旁路移植术(CABG)可改善急性心肌梗死合并心源性休克患者的预后，早期血运重建并联合应用主动脉内球囊反搏泵(intra-aortic balloon pump，IABP)的远期效果优于药物治疗。PCI 通过开通闭塞的血管，可改善局部心肌的血流供应，恢复缺血心肌的功能，明显降低急性心肌梗死导致心源性休克患者的病死率。PCI 后应用血小板糖蛋白Ⅱb/Ⅲa 受体拮抗剂可以改善近期内血管重建术的预后。CABG 同样被多项临床试验提示可使心源性休克患者获益，然而手术耗时较长且易出现各种并发症，令其应用受到了限制。

七、梗阻性休克

梗阻性休克(obstructive shock)是指血液循环的主要通道(心脏和大血管)发生机械性梗阻，造成回心血量或心排血量下降而引起循环灌注不良、组织缺血缺氧。发生梗阻的部位和造成梗阻的原因皆不尽相同，其中以肺动脉栓塞、心包填塞和张力性气胸最为常见。梗阻性休克往往会出现急剧的血流动力学改变，其根本治疗措施是解除梗阻。

(一)病因

梗阻性休克的常见梗阻部位和原因如表 3-3-3 所示。

表 3-3-3　梗阻性休克常见梗阻部位和原因

梗阻部位	梗阻原因
腔静脉	血栓、压迫
心包	缩窄、填塞
心腔	瓣膜狭窄、血栓形成、黏液瘤、梗阻性肥厚型心肌病
肺循环	栓塞、气胸、血胸、胸腔积液、正压通气
主动脉	瓣膜狭窄、主动脉夹层动脉瘤、主动脉缩窄

(二)发病机制

引起流入或流出的梗阻性因素不同，但最终的结果都是导致心排血量降低，进而造成氧输送减少、组织细胞缺血缺氧等一系列休克的病理生理演变过程。可见，梗阻性休克发生和发展的最终原因仍然是心排血量降低，所以也有部分专家学者建议将此类休克归为心源性休克。

(三)救治措施

1.早期救治,维持生命体征

梗阻性休克患者多病情危重、变化迅速,需常规吸氧并保持气道通畅,及时建立液体通道。要密切观察患者的生命体征,严密监测心电、血压、血氧、血气、尿量等,积极评价其灌注状态。如有需要时,可中心静脉置管监测血流动力学变化以指导治疗。治疗梗阻性休克时,首先仍然需要进行积极的输液治疗,并在此基础上应用升压药物维持血压。

2.病因治疗,及时解除梗阻

治疗梗阻性休克的关键是解除梗阻。对于肺动脉栓塞导致的梗阻性休克,需要进行溶栓、抗凝治疗,内科治疗无效者可行肺动脉血栓摘除术或其他外科治疗,并积极寻找、治疗肺栓塞的原发病因;心包填塞时应行心包穿刺排液,迅速降低心包腔内压以缓解症状,并开展针对形成积液的病因的治疗;主动脉夹层并发休克应行介入治疗或外科手术治疗,以去除撕裂口,排空假腔,扩大真腔,如有心包积液应及时处理;张力性气胸引起的休克应行胸腔穿刺抽气或胸腔闭式引流,引流失败者应手术治疗。

(陈良)

第四节 血液系统药物

案例导入:65 岁的李大爷退休后就休闲在家,每天主要的“工作”是跟朋友下棋和钓鱼。一天下午,李大爷跟棋友激战三盘后已是日暮时分。当李大爷刚要起来活动时,突然感觉胸口发闷,心慌气短,还不自觉地咳嗽了两声。当时他以为是自己坐得太久,没特别在意。第二天,李大爷胸闷憋喘的症状并无缓解,走路时脚底像踩了棉花一样。休息几天后仍不见好转且越发觉得活动费劲,此时他发现两条腿已经肿得很厉害,随后被家人送入院就诊。经过检查,诊断为肺动脉栓塞,给予低分子量肝素皮下注射,口服华法林,每隔 4 天查一次凝血系列,10 天后逐渐停低分子量肝素,以口服华法林维持治疗。2 个月后李大爷出院,医生嘱咐他继续口服华法林,定期查血,多锻炼,勿久坐。

正常的止血(hemostasis)是一个精细调节的动态过程,是凝血、抗凝血、纤溶系统之间的动态平衡,它在维持循环系统正常的血液流动、修复损伤的血管、防止失血的同时,又要避免血栓形成,造成血管堵塞。此外,血小板及血管内皮细胞等在维持这一平衡中也具有重要作用,调节失衡就会导致血栓性疾病或者出血性疾病。血液的成分和循环中的有效血容量也是维持机体正常生理功能的重要因素。各类血细胞数量或功能改变可导致贫血、粒细胞减少、再生障碍性贫血等血液系统功能障碍;而由于大量失血等引起的血容量降低会造成机体重要器官的灌注不足,甚至引起休克。针对以上血液及造血器官出现的异常,使用的药物包括抗血栓药(抗凝血药、抗血小板药、纤维蛋白溶解药)、促凝血药、抗贫血药及造血细胞生长因子和血容量扩充药。

血栓是由纤维蛋白、血小板和红细胞构成的,由于血流动力学的不同影响,造成它们在静脉和动脉血栓里的构成比例不同。静脉血栓常被称为“红色血栓”,主要成分为大量纤维蛋白与交织其中的红细胞集合体,以及少量血小板,防治静脉血栓以抗凝为主;而动脉血栓常被称为“白色血栓”,主要成分为由纤维蛋白链“捆扎”在一起形成的血小板聚合体,因为几乎不含红细胞,所以针对动脉血栓的治疗以抗血小板为主。

一、抗凝血药

血液凝固是通过外源性或内源性凝血途径启动的,由一系列凝血因子参与的酶促反应。按“瀑布学说”,血液通过三条途径发生凝固:①内源性凝血途径:是指完全靠血浆内的凝血因子逐步使因子Ⅹ激活的途径。②外源性凝血途径:是指血管损伤后,从血管外组织释放的组织因子(tissue factor,TF)进入血液而启动凝血,到因子Ⅹ被激活的途径。③共同途径:是指从内源性或外源性途径激活的因子Ⅹ进入共同的凝血途径,生成凝血酶并促使可溶性的纤维蛋白原转变为不溶性的纤维蛋白,进而形成血凝块的过程。血液凝固过程中的一些凝血因子可作为临床上药物治疗的靶点。抗凝血药(anticoagulants)是一类通过影响凝血因子,从而阻止血液凝固过程的药物,临床上主要用于血栓栓塞性疾病的预防与治疗。

(一)凝血酶间接抑制药

此类抗凝血药的抗血栓作用是通过与抗凝血酶相互作用所产生的,包括肝素及低分子量肝素等。

肝素

扩展阅读

1916年,在约翰·霍普金斯医院工作的二年级医学生约翰·麦克廉(Jay McLean)在生理学教授豪维尔(W. H. Howell)的指导下,对体内促凝血物质进行了研究。出人意料的是,实验中的肝脏提取物不但没有发挥预期的促凝作用,反而可阻止血液凝固。随后,该课题组从犬肝脏中萃取出了这种物质,并将其命名为“肝素”(heparin)。

【来源和化学】

肝素是一种硫酸化的葡萄糖胺聚糖(glycosaminoglycan,GAGs)混合物,分子量为

5～30 kDa,平均分子量为 12 kDa。药用普通肝素(unfractionated heparin,UFH)多由猪肠黏膜和猪、牛肺脏中提取。因分子中含有大量硫酸根和羧基,故肝素带有大量负电荷并具有强酸性。肝素中有抗凝活性的组分含有特异的戊聚糖序列,此为肝素发挥抗凝作用的主要基团。

肝素是极性很高的大分子物质,不易通过生物膜,口服不吸收,肌内注射易引起局部出血和刺激症状,临床上常静脉注射给药。

【药理作用与机制】

肝素在体内和体外均有强大的抗凝作用。静脉注射后,抗凝作用立即发生,可灭活多种凝血因子,明显延长活化的部分凝血活酶时间(APTT),对凝血酶原时间(PT)影响弱,作用可维持 3～4 h。肝素的抗凝活性与其分子量有关,分子量越大抗凝作用越强。肝素的抗凝机制有以下几方面:

(1) 增强抗凝血酶Ⅲ的活性。肝素的抗凝作用主要依赖于抗凝血酶Ⅲ(antithrombin Ⅲ,AT-Ⅲ)。AT-Ⅲ是血浆中正常存在的蛋白质,是一种丝氨酸蛋白酶抑制剂,可抑制内源性途径和共同途径中活化的凝血因子即Ⅱa(凝血酶)、Ⅸa、Ⅹa、Ⅺa、Ⅻa,因以上凝血因子本质上是丝氨酸蛋白酶。AT-Ⅲ的活性中心精氨酸与这些凝血因子的丝氨酸活性中心结合,形成 AT-Ⅲ-凝血因子复合物而使凝血因子灭活。在缺乏肝素的情况下,该反应比较缓慢,肝素可使此反应速率加快 1000 倍以上(见图 3-4-1)。在肝素存在时,肝素分子的戊聚糖序列与 AT-Ⅲ赖氨酸残基结合形成可逆性复合物,使 AT-Ⅲ构象改变,精氨酸活性部位充分暴露,并迅速与凝血因子Ⅱa、Ⅸa、Ⅹa、Ⅺa、Ⅻa 等的丝氨酸活性中心充分结合,加速凝血因子的灭活。肝素通过 AT-Ⅲ灭活因子Ⅱa 时,必须同时与 AT-Ⅲ和凝血因子结合形成三元复合物;而灭活因子Ⅹa 时,仅须与 AT-Ⅲ结合(见图 3-4-2)。一旦肝素-AT-Ⅲ-凝血酶复合物形成,肝素即从复合物上解离,再与另一分子 AT-Ⅲ结合而反复发挥作用。

(2)高浓度时可激活肝素辅助因子Ⅱ(heparin cofactor Ⅱ,HC Ⅱ)。

(3)促进纤溶系统激活。

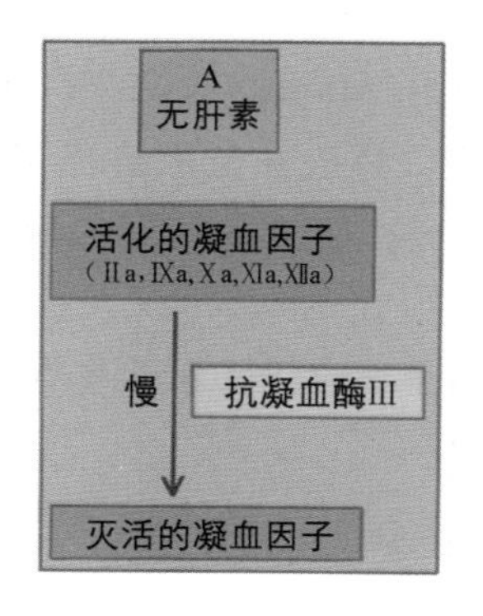

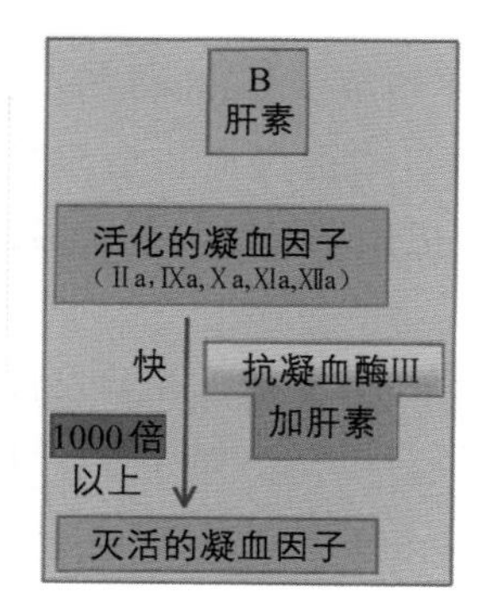

图 3-4-1 肝素增强抗凝血酶Ⅲ的活性

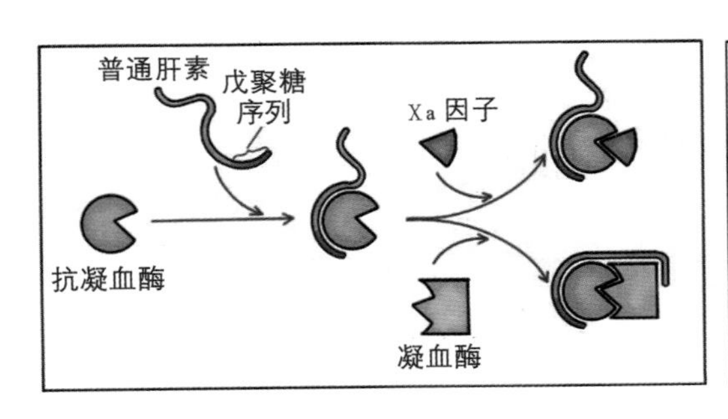

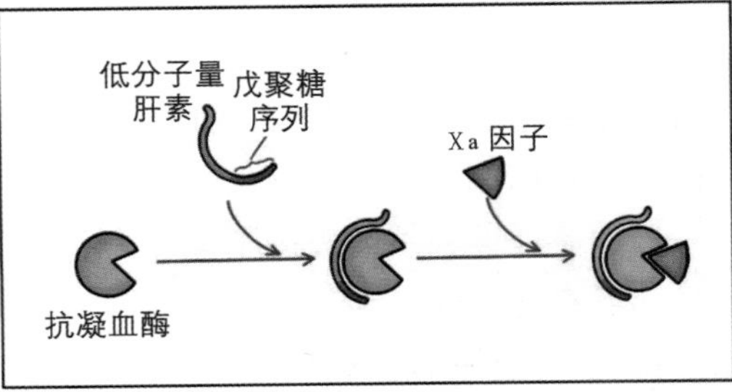

图 3-4-2 肝素、低分子量肝素和 AT-Ⅲ及凝血因子相互作用示意图

【临床应用】

1.治疗血栓栓塞性疾病

肝素主要用于防治血栓形成和扩大，如深静脉血栓、肺栓塞等，也可用于防治心肌梗死、脑梗死、心血管手术等术后血栓形成。

2.治疗 DIC

DIC 时，注意应早期应用肝素，可防止因纤维蛋白和凝血因子的消耗而引起的继发性出血。

3.体外抗凝

如心导管检查、体外循环及血液透析等。

【不良反应与注意事项】

1.出血

出血是肝素的主要不良反应，表现为各种黏膜出血、关节腔积血和伤口出血等。用药期间应密切监测 APTT。肝素轻度过量时停药即可，如严重出血，可缓慢静脉注射硫酸鱼精蛋白(protamine sulfate)解救，后者是强碱性蛋白质，带有正电荷，可与肝素结合形成稳定的复合物而使肝素失活。

2.血小板减少症

肝素诱导的血小板减少症(heparin-induced thrombocytopenia，HIT)一般认为与免疫反应有关，可能因肝素促进血小板因子 4(PF_4)释放并与之结合，形成肝素-PF_4复合物，后者再与特异性抗体形成 PF_4-肝素-IgG 复合物，引起病理反应所致。

3.其他

长期应用肝素可致骨质疏松和自发性骨折，孕妇应用肝素可致早产及死胎。肝素还可加速脱发，并偶有过敏反应，如哮喘、荨麻疹等。

低分子量肝素

低分子量肝素(low molecular weight heparin，LMWH)属于肝素衍生物，是从普通肝素中分离或由普通肝素降解后得到的短链制剂，一般分子量小于 7 kDa。LMWH 具有选择性抗凝血因子Ⅹa活性，而对凝血酶及其他凝血因子影响较小的特点。

与普通肝素相比，LMWH具有以下特点：①抗凝血因子Ⅹa活性/抗凝血因子Ⅱa活性比值明显增加，这是因为LMWH分子链较短，不能与AT-Ⅲ和凝血酶同时结合形成复合物，故主要选择性地对Ⅹa发挥作用。抗凝血因子Ⅹa活性/抗凝血因子Ⅱa活性比值为1.5～4.0，而普通肝素约为1.0，分子量越低，抗凝血因子Ⅹa活性越强，这样保持了肝素的抗血栓作用，而降低了出血的危险。②生物利用度高，作用时间长，皮下注射每日只需1～2次。③抗凝剂量易掌握，个体差异小。④由于分子量小，不易引起血小板释放PF_4，故较少发生严重的血小板减少。⑤一般不需要实验室监测抗凝活性。⑥可用于门诊患者。⑦其他不良反应（如骨质疏松等）的发生率低。⑧动物实验表明，LMWH引起的出血也可用硫酸鱼精蛋白来解救，但分子量较小的肝素与鱼精蛋白的亲和力低，仍会有一部分不被中和。

临床常用的LMWH制剂有依诺肝素（Enoxaparin），这是第一个上市的LMWH，还有达肝素（Dalteparin）、亭扎肝素（Tinzaparin）、替地肝素（Tedelparin）等。

（二）Ⅹa因子间接抑制剂

磺达肝素

磺达肝素（Fondaparinux）也属于肝素衍生物，是一种以抗凝血酶-肝素结合位点的特异性戊糖结构为基础，人工合成的戊糖序列，经抗凝血酶介导，对因子Ⅹa发挥抑制作用。由于其聚合体长度短，因而不抑制凝血酶。与肝素和LMWH相比，磺达肝素发生血小板减少症的风险明显降低，但鱼精蛋白不能有效逆转磺达肝素的作用。

（三）凝血酶直接抑制药

凝血酶直接抑制药（direct thrombin inhibitor，DTI）发挥抗凝作用是通过直接结合凝血酶的活性位点，从而抑制凝血酶的下游效应。其中，水蛭素和比伐卢定（bivalirudin）能够同时与凝血酶的催化位点和阴离子结合位点（又叫底物识别位点）结合；阿加曲班（argatroban）体积很小，只结合凝血酶的催化位点，发挥抑制凝血酶的作用。

水蛭素

水蛭素（hirudin）是水蛭唾液中的抗凝成分，分子量约为7 kDa，其基因重组技术产品为重组水蛭素（lepirudin）。水蛭素口服不吸收，需静脉注射给药。

【药理作用与机制】

水蛭素是特异的、不可逆的强效凝血酶抑制剂，与凝血酶以1∶1的比例结合成复合物，使凝血酶灭活。该药不仅阻断纤维蛋白原转化为纤维蛋白凝块，还可抑制凝血酶诱导的血小板聚集，具有强大而持久的抗血栓作用。

【临床应用】

水蛭素用于预防术后血栓形成、经皮冠状动脉成形术后再狭窄、不稳定型心绞痛、急性心肌梗死后血栓形成、DIC、血液透析及体外循环血栓形成等。

【用药注意事项】

肾衰竭患者慎用，用药期间建议每日监测APTT。目前尚无有效的水蛭素解毒剂。

达比加群酯

达比加群酯(dabigatran etexilate，Pradaxa)是美国FDA批准的第一个口服凝血酶直接抑制剂，是一种新型口服抗凝剂。达比加群酯为前体药，在体内转化为达比加群后竞争性、可逆性地阻断凝血酶的催化位点。2015年，首个达比加群特异性阻断剂——依达赛珠单抗(idarucizumab，Praxbind)获批用于快速逆转达比加群的抗凝作用。

(四)Ⅹa因子直接抑制剂

利伐沙班

利伐沙班(rivaroxaban，Xarelto)是第一种口服凝血因子Ⅹa直接抑制剂，可以固定剂量给药，不需要监测。通过特异性、竞争性地直接抑制凝血因子Ⅹa发挥抗凝作用。重组型凝血因子Ⅹa制剂Andexanet alfa是包括利伐沙班在内的Ⅹa因子抑制剂的特异性解毒药物。

(五)维生素K拮抗药

维生素K拮抗药主要是香豆素(coumarins)类抗凝药，口服吸收后参与体内代谢，发挥抗凝作用，又称口服抗凝药，包括华法林(warfarin，苄丙酮香豆素)、双香豆素(dicoumarol)、醋硝香豆素(acenocoumarol，新抗凝)等，其中以华法林最为常用。

华法林

扩展阅读

1922～1924年，加拿大兽医病理学家弗兰克·斯科菲尔德(Frank Schofield)等人发现，牛吃了发霉的牧草会发生出血，后来美国化学家卡尔·保罗·林克(Karl Paul Link)从腐败的牧草中分离出具有抗凝血作用的物质，并很快确定其结构为双香豆素(Dicoumarin)。在威斯康辛校友研究基金会(Wisconsin Alumni Research Foundation)的资助下，林克等人对双香豆素的结构进行了改造，合成了一种新型杀鼠药，取名为Warfarin(取自“威斯康辛校友研究基金会”的首字母缩写WARF加上香豆素coumarin的后缀arin，音译为“华法林”)。1951年，一名失意的美国士兵吃下华法林鼠药企图自杀，被人发现后，这位士兵被送到医院，经过维生素K治疗以后完全康复了。于是，人们开始了将华法林开发成抗凝药物的研究。1954年，华法林被正式批准用于人体。

华法林(Warfarin)口服吸收完全,生物利用度可达100%。

【药理作用与机制】

华法林无体外抗凝作用,体内抗凝作用缓慢而持久,停药后作用可持续数天。华法林抗凝作用的发挥主要是通过抑制维生素K依赖的凝血因子Ⅱ、Ⅶ、Ⅸ、Ⅹ的合成来实现的。这些凝血因子前体的第10个谷氨酸残基(Glu)在γ-羧化酶的催化下,经羧化过程生成γ-羧基谷氨酸。由于γ-羧基谷氨酸具有很强的螯合Ca^{2+}的能力,从而实现了这些凝血因子由无活性的前体向能够被活化的成熟体的转变。其中,维生素K是γ-羧化酶的辅酶。在羧化反应中,氢醌型维生素K氧化为环氧化型维生素K,后者又在维生素K环氧化物还原酶的作用下,再被还原为氢醌型维生素K,继续参与羧化酶的催化反应。华法林是维生素K拮抗药,可抑制维生素K在肝内由环氧化物向氢醌型转变,从而阻止维生素K的反复利用,使维生素K不能参与凝血因子Ⅱ、Ⅶ、Ⅸ、Ⅹ前体的γ-羧化作用,使这些因子停留于无凝血活性的前体阶段,从而影响凝血过程(见图3-4-3),但对已经γ-羧化的上述因子无抑制作用。因此,华法林在体外无效,在体内也需在原有的凝血因子耗竭后才发挥抗凝作用,其效果依赖于这些凝血因子半衰期的长短,因此起效慢,不适于急用。

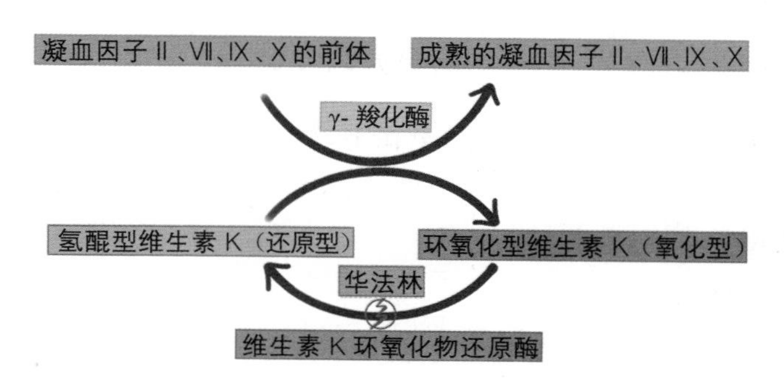

图3-4-3 华法林的作用机制

【临床应用】

(1)防治血栓栓塞性疾病(如心房纤颤和心脏瓣膜病所致的血栓栓塞),此为华法林的常规应用。

(2)用于髋关节手术患者,可降低静脉血栓形成的发病率。

(3)预防复发性血栓栓塞性疾病,如肺栓塞、深部静脉血栓形成患者,其使用肝素或溶栓药后,一般常规用华法林维持3~6个月。

【不良反应】

应用过量的华法林易致自发性出血,最严重者为颅内出血,应密切观察,使用药物期间必须测定PT。如用量过大引起出血时应立即停药,并缓慢静脉注射大量维生素K或输新鲜血液。华法林能通过胎盘屏障,引起胎儿出血性疾病,还可影响胎儿骨骼和血液蛋白质的γ-羧化作用，影响胎儿骨骼的正常发育，导致畸胎（华法林综合征），因此孕妇禁用。罕见皮肤坏死。

（六）新型口服抗凝药

新型口服抗凝药（new oral anticoagulants，NOACs）是治疗血栓栓塞性疾病的新兴替代药物，主要包括因子Ⅱa直接抑制剂达比加群酯与因子Ⅹa直接抑制药利伐沙班等。其主要临床应用为替代华法林，用于非瓣膜病性房颤患者。

二、抗血小板药

胶原、vWF、ADP、肾上腺素、5-HT、TXA_2可结合血小板表面对应的受体，最终导致血小板纤维蛋白原受体GP$Ⅱ_b$/$Ⅲ_a$激活，构象改变，结合纤维蛋白原。当相邻的血小板结合在同一个纤维蛋白原上时，即引起血小板聚集，形成血小板栓子。抗血小板药是指具有抑制血小板黏附、聚集以及释放，阻抑血栓形成等功能的药物。阿司匹林和氯吡格雷在临床上较为常用。

（一）血小板代谢酶抑制药

1.环氧化酶抑制药

阿司匹林

阿司匹林（aspirin）又称乙酰水杨酸，早在18世纪就作为解热镇痛消炎药用于临床。1954年发现其可以延长出血时间，1971年发现其可以抑制PG合成，之后被作为主要抗血小板药物广泛用于临床。

【药理作用与机制】

血小板内存在环氧酶-1（COX-1）和血栓素A_2（TXA_2）合成酶。血小板内的花生四烯酸经过COX-1催化生成PGG_2和PGH_2，进而由TXA_2合成酶催化合成TXA_2。血小板产生的TXA_2是强大的血小板释放及聚集的诱导物，可激活血小板。阿司匹林与血小板COX-1活性中心丝氨酸残基的羟基结合使之乙酰化，不可逆地抑制COX-1的活性，减少PGG_2和PGH_2的生成，从而抑制血小板TXA_2的合成，发挥抗血小板作用。血小板的寿命仅8～11天，且与血管内皮相比无蛋白质合成能力，不能合成新的COX-1，只有待新生的血小板进入血液循环后才有COX-1活性。而血管内皮细胞中的PGG_2和PGH_2主要是由COX-2催化合成的，进一步再经过前列环素（PGI_2）合成酶催化生成PGI_2，PGI_2与TXA_2作用相反，具有抗血小板作用。

阿司匹林为非选择性的COX抑制剂，由于血小板内的COX-1对阿司匹林较血管内皮细胞内的COX-2更加敏感，故小剂量（每天75～150 mg）的阿司匹林主要抑制TXA_2的合成，抑制血小板激活。而内皮细胞有细胞核，能不断产生新的COX-2，因此阿司匹林对血管内皮COX-2的抑制作用是可逆的，故对PGI_2的合成无明显影响。在较大剂量（约300 mg）时，阿司匹林也抑制血管内皮COX-2的活性，减少PGI_2的合成，抵消部分抗血小板作用。

【临床应用】

阿司匹林是临床上应用广泛的抗血小板药。小剂量可用于治疗冠状动脉硬化性疾病、心肌梗死、脑梗死、深静脉血栓形成和肺梗死等，作为溶栓疗法的辅助抗栓治疗药物，能减少缺血性心脏病发作和复发的危险，也可使一过性脑缺血发作患者的脑卒中发生率和病死率降低。

2.TXA_2合成酶抑制药

利多格雷

利多格雷(Ridogrel)为强大的 TXA_2 合成酶抑制药，并具有中度的 TXA_2 受体阻断作用，可直接干扰 TXA_2 的合成，拮抗 TXA_2 的作用。临床报道，利多格雷对血小板血栓和冠状动脉血栓的作用较水蛭素及阿司匹林更有效。对急性心肌梗死、心绞痛及缺血性脑卒中，在发生率和再栓塞率方面，利多格雷均较阿司匹林明显降低，预防新发缺血性病变的效果更好。

3.前列腺素类

依前列醇

依前列醇(Epoprostenol)为人工合成的 PGI_2。内源性 PGI_2 由血管内皮细胞合成。依前列醇是迄今为止发现的活性最强的血小板聚集内源性抑制药，其作用机制是通过兴奋血小板中的腺苷酸环化酶，使细胞内 cAMP 水平升高，促进胞浆内 Ca^{2+} 再摄取进入 Ca^{2+} 库，使胞浆内游离 Ca^{2+} 浓度降低，抑制血小板聚集。依前列醇对各种刺激物均不起反应，其性质不稳定，作用短暂，临床应用受限。依前列醇主要用于体外循环，防止血小板减少、微血栓形成和出血倾向。

4.磷酸二酯酶抑制药

磷酸二酯酶抑制药包括双嘧达莫(dipyridamole)和西洛他唑(cilostazol)等，主要抑制磷酸二酯酶(phosphodiesterase，PDE)活性，减少 cAMP 降解为 5′-AMP，增加血小板内 cAMP 含量，发挥抗血小板作用。

(二)血小板活化抑制药——P2Y12 受体阻断药

人类血小板上包括三种不同的 ADP 受体：P2Y1、P2Y12、P2X1，其中 P2Y12 在血小板激活过程中起着中心作用。P2Y12 受体是目前最成功的抗血小板药物靶点，其药物包括噻氯吡啶(ticlopidine)、氯吡格雷(clopidogrel，波立维)、普拉格雷(prasugrel)、替格瑞洛(ticagrelor)和坎格雷洛(cangrelor)。除噻氯吡啶因不良反应大已退出市场外，其余四种，尤其是三种口服的 P2Y12 受体阻断剂氯吡格雷、普拉格雷和坎格雷洛已在临床广泛使用。它们可以不可逆地阻断 ADP 和 P2Y12 受体结合，抑制 ADP 诱导的血小板激活，所以该类抗血小板药物的作用是不可逆的、长久的，直到新的血小板生成为止。在使用阿司匹林的基础上加用 P2Y12 受体阻断药已被证实对于接受冠状动脉介入治疗术

(PCI)的患者有明确疗效，这被称为双联抗血小板治疗(dual antiplatelet therapy, DAPT)。

(三)血小板膜糖蛋白Ⅱ$_b$/Ⅲ$_a$受体阻断药

ADP、凝血酶、TXA_2等血小板聚集诱导剂引起血小板聚集最终的共同途径都是暴露血小板膜表面的糖蛋白Ⅱ$_b$/Ⅲ$_a$(GPⅡ$_b$/Ⅲ$_a$)受体。当血小板激活时，其GPⅡ$_b$/Ⅲ$_a$受体就增加并转变为高亲和力状态，暴露出新的配体结合位点。GPⅡ$_b$/Ⅲ$_a$受体的配体有纤维蛋白原、血管性血友病因子及内皮诱导因子，血小板之间借助于这些配体联结在一起而聚集。GPⅡ$_b$/Ⅲ$_a$受体阻断药可阻碍血小板同上述配体结合，抑制血小板聚集。

阿昔单抗(abciximab)是较早的血小板GPⅡ$_b$/Ⅲ$_a$受体单克隆抗体，可竞争性、特异性地阻断纤维蛋白原与GPⅡ$_b$/Ⅲ$_a$结合，产生抗血小板聚集作用。以后相继开发出了非肽类GPⅡ$_b$/Ⅲ$_a$阻断药拉米非班(lamifiban)、替罗非班(tirofiban)等。

血小板的代谢过程及抗血小板药物的作用位点如图3-4-4所示。

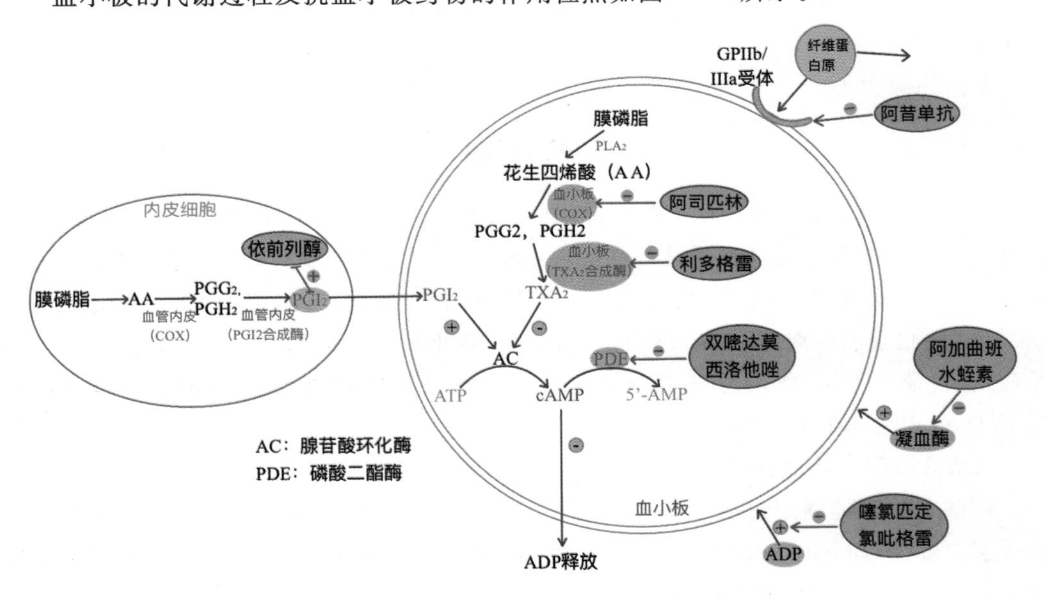

图3-4-4 血小板的代谢过程及药物作用位点

三、纤维蛋白溶解药

纤维蛋白溶解药(fibrinolytics)可使纤维蛋白溶酶原(plasminogen，又称纤溶酶原)转变为纤维蛋白溶酶(plasmin，又称纤溶酶)，纤溶酶通过降解纤维蛋白和纤维蛋白原而限制血栓增大和溶解血栓(见图3-4-5)，故纤维蛋白溶解药又称血栓溶解药(thrombolytics)。

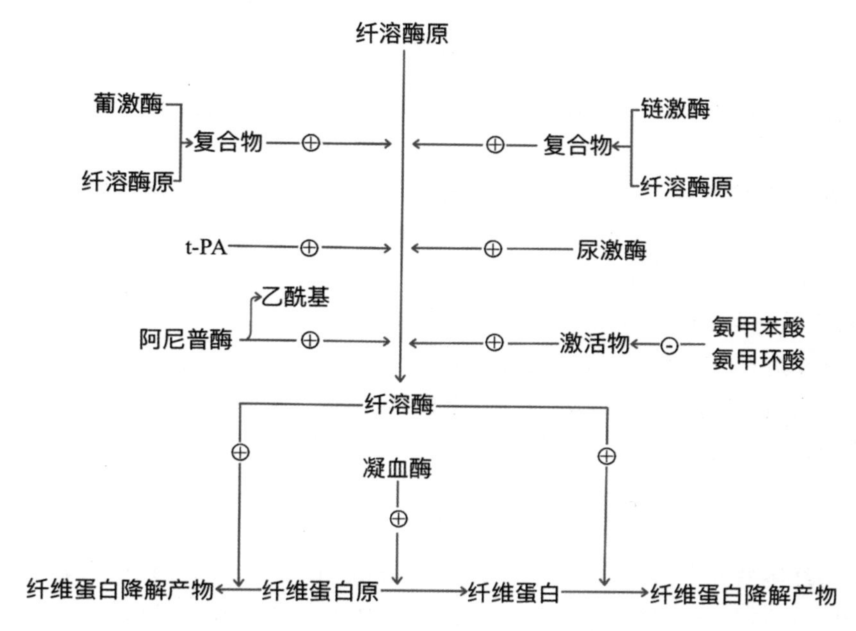

图 3-4-5 纤维蛋白溶解系统及纤维蛋白溶解药、抑制药的作用机制

链激酶

链激酶(Streptokinase,SK)为第一代天然溶栓药,是从C族β-溶血性链球菌培养液中提取的一种非酶性蛋白质,现已用基因工程技术制成重组链激酶(recombinant streptokinase,rSK)。链激酶对纤溶酶原的激活作用是间接的,即先与内源性纤溶酶原形成链激酶-纤溶酶原复合物,使其中的纤溶酶原构象发生变化,转变为链激酶-纤溶酶复合物,后者激活结合或游离于纤维蛋白表面的纤溶酶原为纤溶酶,导致血栓溶解。链激酶主要用于治疗血栓栓塞性疾病,不良反应为引起出血,严重者可注射抗纤溶药如氨甲苯酸。本品具有抗原性,可引起过敏反应。

尿激酶

尿激酶(Urokinase,UK)是从人尿中分离或从肾细胞组织培养液中提取的第一代天然溶栓药。尿激酶可直接激活纤溶酶原使之转变为纤溶酶,发挥溶栓作用。纤溶酶可裂解凝血块表面上的纤维蛋白,也可裂解血液中游离的纤维蛋白原,故本品对纤维蛋白无选择性。进入血液中的尿激酶可被循环中纤溶酶原激活剂的抑制物(plasminogen activator inhibitor,PAI)所中和,但连续用药后PAI很快耗竭。尿激酶产生的纤溶酶可被血液中的α-抗纤溶酶(α_2-antiplasmin, α_2-AP)灭活,故治疗效果不佳,需大量尿激酶使PAI和α_2-AP耗竭才能发挥溶栓作用。尿激酶无抗原性,不引起过敏反应。

阿尼普酶

阿尼普酶(Anistreplase)又称茴香酰化纤溶酶原-链激酶激活剂复合物(anisoylated plasminogen-streptokinase activator complex,APSAC),为第二代溶栓药。本品为链激酶与赖氨酸-纤溶酶原以 1∶1 的比例形成的复合物。纤溶酶原的活性中心可被茴香酰基所封闭。阿尼普酶进入血液后弥散到血栓纤维蛋白表面,通过赖氨酸-纤溶酶原活性中心与纤维蛋白结合,缓慢脱掉乙酰基后,激活血凝块上纤维蛋白表面的纤溶酶原为纤溶酶,溶解血栓。与链激酶相比,阿尼普酶的优点有:①在体内缓慢去乙酰基(缓慢活化),可静脉注射;②因茴香酰基团的存在,在血中不受 α_2-AP 的抑制;③为赖氨酸-纤溶酶原的复合物,较易进入血凝块处与纤维蛋白结合,因此有溶栓选择性,很少引起全身性纤溶活性增强,故出血少。本品也具有抗原性,可致过敏反应。

阿替普酶

组织型纤溶酶原激活剂(tissue-type plasminogen activator, t-PA)为人体内的生理性纤溶酶原激活剂,现已用基因工程方法生产人重组 t-PA(recombinant t-PA,rt-PA),即阿替普酶(Alteplase),其溶栓机制是激活内源性纤溶酶原转变为纤溶酶。t-PA 在靠近纤维蛋白-纤维蛋白溶酶原相结合的部位,通过其赖氨酸残基与纤维蛋白结合,并激活与纤维蛋白结合的纤维蛋白溶酶原转变为纤溶酶,这种作用比激活循环中的游离型纤溶酶快数百倍。t-PA 的溶栓作用较强,对血栓具有选择性,作用快,再灌注率比 SK 高,出血不良反应小,是较好的第二代溶栓药。

瑞替普酶

瑞替普酶(Reteplase)为第三代溶栓药,是通过基因重组技术改良天然溶栓药的结构而成,提高了选择性溶栓效果,延长了半衰期,减少了用药剂量和不良反应。瑞替普酶具有以下优点:①溶栓选择性高,起效快,疗效好;②生产成本低,给药方法简便,不需要按体重调整给药剂量;③耐受性好,不良反应少。

四、促凝血药

维生素 K

维生素 K 广泛存在于自然界中,基本结构为甲萘醌。维生素 K_1 存在于绿色植物中,维生素 K_2 是人体肠道细菌的代谢产物,以上二者均为脂溶性,需胆汁协助吸收。维生素 K_3、维生素 K_4 均为人工合成的产物,为水溶性,可直接被吸收。

扩展阅读

维生素K又叫凝血维生素，属于维生素的一种，具有叶绿醌生物活性，具有防止新生儿出血性疾病，预防内出血及痔疮，减少生理期大量出血以及促进血液正常凝固等生理作用。1935年，达姆(H. Dam)宣布发现了一种新的维生素，并称它为"凝血维生素"，即维生素K，K是斯堪的那维亚文和德文中"Koagulation"(凝固)一词的第一个字母。维生素K是脂溶性的。1938年，达姆发现阻塞性黄疸患者有出血倾向也是维生素K缺乏所致；1940年，多伊西(E. Doisy)首先合成了维生素K，并且确定了它的化学式。为此，达姆与多伊西共同获得了1943年的诺贝尔生理学或医学奖。

【药理作用】

维生素K是γ-羧化酶的辅酶，参与凝血因子Ⅱ、Ⅶ、Ⅸ、Ⅹ前体的活化过程，促进这些凝血因子前体蛋白分子氨基末端第10个谷氨酸残基的γ-羧化作用，使这些因子具有与Ca^{2+}结合的活性，从而实现由无活性的前体向能够被活化的成熟体转变，产生凝血作用。羧化酶的活化需要还原的氢醌型维生素K氧化为维生素K环氧化物以及环氧化型维生素K的再还原，才能完成上述羧化反应。

【临床应用】

维生素K的临床应用主要见于以下几种情况：①用于阻塞性黄疸、慢性腹泻和广泛胃肠切除导致凝血酶原过低而引起的出血者；②治疗新生儿出血(缺乏合成维生素K的细菌)和预防长期应用广谱抗生素继发的维生素K缺乏症(细菌合成维生素K减少)；③口服过量华法林、香豆素类抗凝药、水杨酸等所致的出血。

凝血因子制剂

凝血因子制剂是从健康人体或动物血液中提取，经分离提纯、冻干后制备的制剂，主要用于凝血因子缺乏时的补充治疗，包括：①凝血酶原复合物(prothrombin complex concentrate，人因子Ⅸ复合物)，为含有凝血因子Ⅱ、Ⅶ、Ⅸ、Ⅹ的混合制剂；②抗血友病球蛋白(antihemophilic globulin，抗甲型血友病因子)，其中含凝血因子Ⅷ及少量纤维蛋白原。此外，还有纤维蛋白原和凝血酶等。

纤维蛋白溶解抑制剂

氨甲环酸(tranexamic acid，AMCHA)及氨甲苯酸(aminomethylbenzoic acid，PAMBA)为纤维蛋白溶解抑制剂。低剂量时，它们能竞争性抑制纤溶酶原激活因子，使纤溶酶原不能转变为纤溶酶；高剂量时，它们还能直接抑制纤溶酶的活性，从而抑制纤维蛋白溶解，引起凝血作用。该药主要用于治疗纤溶系统亢进引起的各种出血，如前列腺、尿道、肺、肝、胰、脑、子宫、肾上腺、甲状腺等富含纤溶酶原激活物的脏器外伤或手术后出血，对一般慢性渗血效果较好。

五、抗贫血药及造血细胞生长因子

(一)抗贫血药

贫血是指循环血液中红细胞数量或血红蛋白含量低于正常。根据病因及发病机制，贫血可分为缺铁性贫血(由铁缺乏引起，可补充铁剂)、巨幼红细胞性贫血(由叶酸或维生素 B_{12} 缺乏所致，可补充叶酸或维生素 B_{12})和再生障碍性贫血(由骨髓造血功能低下所致，可使用造血细胞生长因子)。

铁剂

铁(iron)是构成血红蛋白和肌红蛋白等的重要组成部分。人体所需的铁有两个来源：一是从食物中获得的外源性铁，二是由红细胞破坏后释放出来的内源性铁。当机体缺乏铁时，可影响血红蛋白的合成而引起贫血，应及时补充铁剂。临床上常用的铁剂有硫酸亚铁(ferrous sulfate)、枸橼酸铁铵(ferric ammonium citrate)、富马酸亚铁(ferrous fumarate)、山梨醇铁(iron sorbitex)和右旋糖酐铁(iron dextran)等。

【体内过程】

食物中的铁以 Fe^{2+} 形式吸收。Fe^{3+} 难吸收，只有经胃酸、维生素 C 或食物中还原物质(果糖、半胱氨酸等)的作用，转变为还原型 Fe^{2+}，才能在十二指肠和空肠上段吸收。吸收入肠黏膜细胞中的铁根据机体需要，可直接进入骨髓供造血使用，或者与肠黏膜去铁蛋白结合，以铁蛋白(ferritin)的形式储存。体内铁的转运需要转铁蛋白(transferrin)参与，转铁蛋白有两个铁结合位点。胞质膜上有转铁蛋白受体，铁-转铁蛋白复合物与受体结合，通过受体调节的胞饮作用进入细胞。铁分离后，去铁的转铁蛋白被释放出细胞外，循环使用。

【药理作用】

铁是红细胞成熟阶段合成血红素必不可少的物质。吸收到骨髓中的铁吸附在有核红细胞膜上并进入细胞内的线粒体，与原卟啉结合后形成血红素，后者再与珠蛋白结合形成血红蛋白。

【临床应用】

铁剂用于治疗缺铁性贫血，如慢性失血性贫血，营养不良、妊娠、儿童生长发育期引起的缺铁性贫血，疗效甚佳。

【不良反应】

铁剂最常见的不良反应是胃肠道刺激症状，如恶心、呕吐、上腹痛、腹泻等，Fe^{3+} 比 Fe^{2+} 多见。此外，铁与肠腔中的硫化氢反应，可减少硫化氢对肠蠕动的生理性刺激作用，引起便秘、黑便。小儿误服 1 g 以上铁剂可引起急性中毒，表现为坏死性胃肠炎症状，可出现恶心、呕吐、腹痛、血性腹泻，甚至休克、呼吸困难、死亡。急救措施为用碳酸氢钠洗胃，并以特殊解毒剂去铁胺(deferoxamine)灌胃以结合残存的铁。

叶酸

叶酸(folic acid)是人体必需的水溶性维生素，广泛存在于动物性及植物性食品中。人体所需的叶酸只能直接从食物中摄取。

【药理作用】

叶酸进入人体后，在二氢叶酸还原酶的作用下转化为四氢叶酸，后者能与一碳单位结合，作为传递一碳单位的载体，参与机体内多种物质的合成，如嘌呤、胸腺嘧啶核苷酸等(见图 3-4-6)。当叶酸缺乏时，可导致 DNA 合成障碍，骨髓幼红细胞内 DNA 合成减少，细胞分裂速度减慢；但由于叶酸缺乏对 RNA 和蛋白质合成影响小，故可出现巨幼红细胞性贫血。

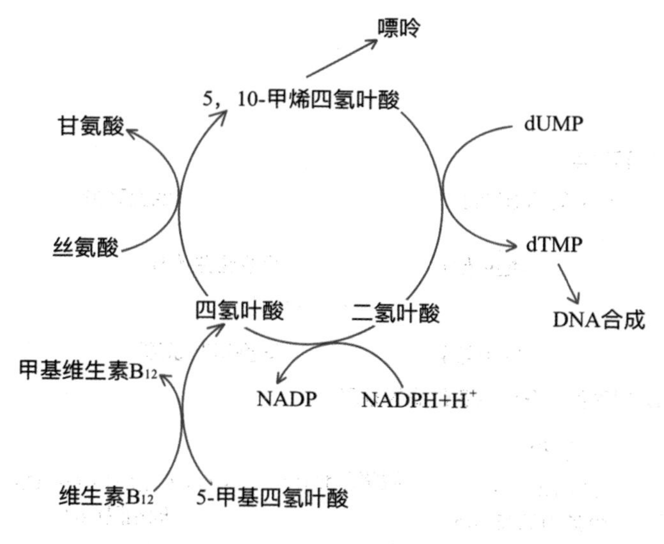

图 3-4-6　叶酸的作用示意图

【临床应用】

叶酸用于治疗各种巨幼红细胞性贫血，包括：①由于妊娠期、婴儿期对叶酸的需求量增加所致的营养性巨幼红细胞性贫血，治疗时以叶酸为主，辅以维生素 B_{12}；②二氢叶酸还原酶抑制剂(如甲氨蝶呤、乙氨嘧啶、甲氧苄啶等)所致的巨幼红细胞性贫血，因四氢叶酸生成障碍，必须用甲酰四氢叶酸钙治疗；③对缺乏维生素 B_{12} 所致的恶性贫血，叶酸仅能纠正血象，但不能改善神经损害症状。

维生素 B_{12}

维生素 B_{12}(Vitamin B_{12}，钴胺素)为含钴水溶性维生素。人体仅能从饮食中摄取维

生素 B_{12}，主要来源于动物性食物，尤其是肉类和动物内脏。由于钴原子所带基团不同，因此维生素 B_{12} 分为甲钴胺、腺苷钴胺、羟钴胺和氰钴胺四种常见形式。其中，甲钴胺和腺苷钴胺是维生素 B_{12} 的活性辅酶形式，其他两种需在体内转化为甲钴胺和腺苷钴胺后起效。口服维生素 B_{12} 必须与胃黏膜分泌的糖蛋白即“内因子”结合，进入空肠吸收。胃黏膜萎缩所致内因子缺乏可影响维生素 B_{12} 的吸收，引起恶性贫血。

【药理作用】

维生素 B_{12} 是细胞分裂和维持神经髓鞘完整所必需的。维生素 B_{12} 是甲基转移酶的辅酶，而甲基转移酶是同型半胱氨酸甲基化生成甲硫氨酸以及5-甲基四氢叶酸转化为四氢叶酸反应中所必需的，同时可使四氢叶酸循环利用（见图 3-4-7A）。当维生素 B_{12} 缺乏时，一方面可使叶酸代谢循环受阻，出现叶酸缺乏症；另一方面可导致同型半胱氨酸堆积，产生高同型半胱氨酸血症。

维生素 B_{12} 还是甲基丙二酰 CoA 变位酶的辅酶，可促使甲基丙二酰 CoA 转变为琥珀酰 CoA 而进入三羧酸循环（见图 3-4-7B）。当维生素 B_{12} 缺乏时，甲基丙二酰 CoA 蓄积，后者与脂肪酸合成的中间产物丙二酰 CoA 结构相似，导致异常脂肪酸合成，神经髓鞘完整性受损，出现神经损害。

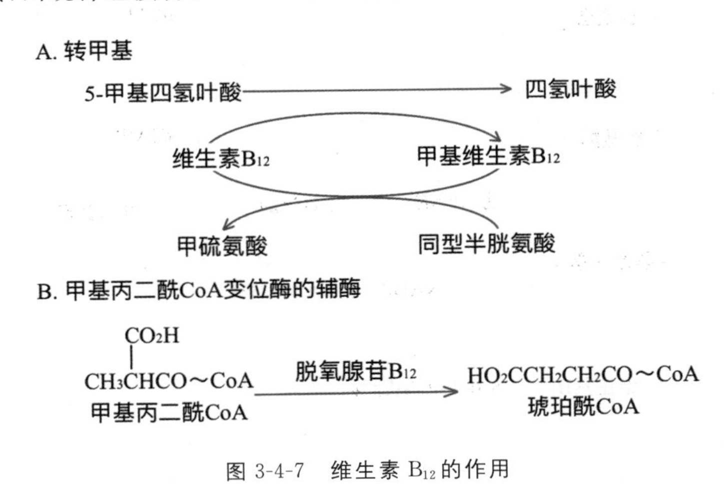

图 3-4-7 维生素 B_{12} 的作用

【临床应用】

维生素 B_{12} 主要用于治疗恶性贫血、巨幼红细胞性贫血和神经系统疾病（如神经炎、神经萎缩等），也可用于治疗高同型半胱氨酸血症。

（二）造血细胞生长因子

血细胞是由多功能造血干细胞衍生而来，多功能造血干细胞既能自身分裂，又能在生长因子（growth factors）和细胞因子（cytokine）的作用下分化产生各种血细胞及其祖细胞。目前某些造血细胞生长因子可用基因重组技术合成供临床使用。

促红细胞生成素

促红细胞生成素(促红素,erythropoietin,EPO)是由肾皮质近曲小管管周间质细胞生成的一种糖蛋白,现临床应用的为基因重组的产物,称重组人促红素(recombinant human erythropoietin, r-HuEPO)。EPO可与红系干细胞表面上的EPO受体结合,促使红系干细胞增殖和成熟,并促使网织红细胞从骨髓中释放入血。贫血、缺氧时可促进肾脏合成和分泌EPO,以加速红细胞生成。

促白细胞增生药

促白细胞增生药包括重组人粒细胞集落刺激因子(granulocyte colony-stimulating factor, G-CSF),如非格司亭(filgrastim)等;重组人粒细胞-巨噬细胞集落刺激因子(granulocyte-macrophage colony-stimulating factor, GM-CSF),如沙格司亭(sargramostim)、莫拉司亭(molgramostim)等。

六、血容量扩充药

右旋糖酐

根据分子量的不同,临床常用的右旋糖酐(dextran)制剂包括右旋糖酐70(中分子量,平均为70 kD)、右旋糖酐40(低分子量,平均为40 kD)、右旋糖酐10(小分子量,平均为10 kD)等。

【药理作用】

右旋糖酐的药理作用包括:

1.扩充血容量

右旋糖酐静注后可提高血浆的胶体渗透压,扩充血容量,其作用强度与持续时间依中分子、低分子、小分子右旋糖酐的梯度而逐渐降低。

2.抗血栓和改善微循环

右旋糖酐通过稀释血液,以及覆盖在红细胞、血小板和胶原纤维周围,来减少血小板的黏附和聚集,降低血液的黏滞性;并抑制凝血因子Ⅱ,从而发挥抗血栓和改善微循环的作用。

3.渗透性利尿作用

小分子右旋糖酐可由肾脏排出,产生强大的渗透性利尿作用。

【临床应用】

右旋糖酐主要用于治疗低血容量性休克,包括急性失血、创伤等。

(孙玉)

第四章　炎症与药物干预

第一节　炎症概述

机体的生存需要清除各种外源性和内源性损伤因子，如病原微生物和坏死的组织等。机体的这种功能由炎症介导，炎症是具有血管系统的活体组织对各种损伤因子的刺激所发生的，以防御反应为主的基本病理过程。单细胞生物和低等多细胞生物对损伤因子发生的反应(例如吞噬损伤因子，中和有害刺激物等)不能称为炎症。只有当生物进化到有血管时，才能发生以血管反应为主要特征，同时又保留了上述吞噬和清除等反应的复杂而完善的炎症现象。因此，血管反应是炎症的中心环节。炎症是损伤、抗损伤和修复的动态过程，由白细胞、血管、蛋白和其他能清除细胞损伤的介质共同参与。炎症通过稀释、破坏或者中和有害物质(例如微生物、毒素等)来完成对机体的保护。如果没有炎症反应，感染将无法控制，伤口将无法愈合。炎症也被认为是固有免疫的组成部分。

炎症反应包括如下步骤：①各种损伤因子对机体的组织和细胞造成损伤；②损伤周围组织中的前哨细胞(如巨噬细胞)，识别感染或损伤的组织，产生炎症介质；③炎症介质激活宿主的血管反应和募集白细胞；④炎症反应的消退与终止；⑤实质细胞和间质细胞增生，修复受损伤的组织。

一、炎症的原因

凡是能引起组织和细胞损伤的因子都能引起炎症，这些因子统称为“致炎因子”。致炎因子种类繁多，可归纳为以下几类：

(1)物理性因子，如高温、低温、机械性创伤、紫外线和放射线等。

(2)化学性因子，包括外源性化学物质和内源性化学物质。外源性化学物质有强酸、强碱、强氧化剂和毒物等，内源性化学物质有坏死组织的分解产物以及病理条件下堆积在体内的代谢产物(如尿素)等。

(3)生物性因子。生物性因子是炎症最常见的原因，包括病毒、细菌、立克次体、螺旋体、真菌、原虫和寄生虫等。由生物因子引起的炎症又称感染(infection)。

(4)组织坏死。任何原因引起的组织坏死都可能引起炎症,在新鲜梗死灶的边缘所出现的出血充血带和炎细胞浸润都是炎症的表现。

(5)变态反应。当机体的免疫反应状态异常时,可引起不适当或过度的免疫反应,造成组织损伤,形成炎症,例如过敏性鼻炎和肾小球肾炎。

(6)异物。手术缝线、假体、虫卵、各种物质碎片等在机体组织内可导致炎症。

二、炎症的基本病理变化

在炎症过程中,可见变质(alteration)、渗出(exudation)和增生(proliferation)等病理变化。一般来说,炎症病变的早期以变质和(或)渗出为主,病变的后期以增生为主,但变质、渗出和增生是相互联系的。总的来说,变质是损伤过程,渗出和增生是抗损伤和修复过程。

(一)变质

炎症局部组织发生的变性和坏死统称为变质。变质可以发生于实质细胞,也可以发生于间质细胞。实质细胞常出现的变质性变化包括细胞水肿、脂肪变性、细胞凝固性坏死和液化性坏死等,间质细胞常出现的变质性变化包括黏液变性和纤维素性坏死等。变质由致病因子直接作用导致,或由血液循环障碍和炎症反应产物的间接作用引起。变质反应的轻重一方面取决于致病因子的性质和强度,另一方面也取决于机体的反应。

(二)渗出

炎症局部组织血管内的液体成分、纤维素等蛋白质和各种炎症细胞通过血管壁进入组织、体腔、体表和黏膜表面的过程叫渗出,所渗出的液体和细胞成分总称为渗出物或渗出液(exudate)。渗出液的产生是由于血管通透性增高和白细胞主动游出血管所致。炎症渗出所形成的渗出液与单纯血液循环障碍引起的漏出液(transudate)的区别在于前者蛋白质含量较高,含有较多的细胞和细胞碎片,比重高于1.018,外观常混浊;相比之下,漏出液蛋白质含量低,所含的细胞和细胞碎片少,比重低于1.018,外观清亮。漏出液的产生是血浆超滤的结果,血管壁通透性并无明显增加。这两者均可引起水肿或浆膜腔积液。

(三)增生

在致炎因子的作用下,炎症局部的实质细胞和间质细胞可发生增生。增生是炎症的修复过程。实质细胞增生的典型例子有鼻黏膜慢性炎症时上皮细胞和腺体的增生及慢性肝炎中肝细胞的增生。间质细胞的增生包括巨噬细胞、内皮细胞和成纤维细胞的增生。炎症性增生具有限制炎症扩散和修复损伤组织的功能。

三、炎症的局部表现和全身反应

(一)炎症的局部表现

炎症的局部表现包括红、肿、热、痛和功能障碍。炎症局部发红和发热是由于局部血管扩张、充血所致，局部肿胀与局部炎症性充血、液体和细胞成分渗出有关，发热是由于动脉血管充血、血流加快、代谢旺盛所致，渗出物的压迫和炎症介质作用于感觉神经末梢可引起疼痛。在此基础上，可进一步引起局部组织、器官的功能障碍，如关节炎可引起关节活动不灵活，肺泡性和间质性肺炎均可影响换气功能。

（二）炎症的全身反应

与急性炎症相关的全身反应统称为急性期反应，是机体对细胞因子的反应。炎症的急性期反应包括发热、末梢血白细胞数目改变、心率加快、血压升高、寒战、厌食等。

发热是外源性和内源性致热原共同作用的结果。细菌产物等外源性致热原可以刺激白细胞释放内源性致热原，例如白介素-1（IL-1）和肿瘤坏死因子（TNF）。内源性致热原作用于下丘脑的体温调节中枢，引起发热。

末梢血白细胞计数增加是炎症反应的常见表现，特别是细菌感染所引起的炎症。末梢血白细胞计数增加主要是由于 IL-1 和 TNF 促进了白细胞从骨髓库释放。多数细菌感染可引起中性粒细胞增加，寄生虫感染和过敏反应可引起嗜酸性粒细胞增加；一些病毒可选择性地引起单核-吞噬细胞或淋巴细胞比例增加，如腮腺炎病毒和风疹病毒等，但多数病毒、立克次体、原虫和部分细菌（如伤寒杆菌）感染会引起末梢血白细胞计数减少。

第二节　急性炎症

急性炎症是机体对损伤或感染的快速反应，属于固有免疫的一部分。机体在发生急性炎症的过程中，主要发生血管反应和白细胞反应，目的是把白细胞和血浆蛋白（如抗体、补体、纤维素）运送到炎症病灶，杀伤和清除致炎因子。急性炎症在正常机体内持续时间短，通常为几天至一个月，以渗出性病变为主，浸润的炎细胞主要为中性粒细胞。

一、急性炎症过程中的血管反应

在急性炎症过程中，血管发生如下反应：①血流动力学改变，引起血流量增加；②血管通透性增加，渗出到血管外或体腔的渗出液增多。

（一）血流动力学改变

急性炎症过程中，组织发生损伤后，很快发生血流动力学的改变，即血流量和血管直径发生改变，具体表现为细动脉短暂收缩、血管扩张和血流加速、血流速度减慢。

1.细动脉短暂收缩

细动脉短暂收缩由神经调节和化学介质引起，损伤发生后立即出现，仅持续几秒钟。

2.血管扩张和血流加速

首先细动脉扩张，然后毛细血管床开放，使局部血流加快，血流量增加（充血），能量代谢增强，这是炎症局部组织发红和发热的原因。血管扩张的发生机制与神经和体液因素有关,神经因素即轴突反射,体液因素包括组胺、一氧化氮(NO)、缓激肽和前列腺素等化学介质作用于血管平滑肌,引起血管扩张。

3.血流速度减慢

血管通透性升高导致血管内液体流失,小血管内红细胞浓集,进而导致血液黏稠度增加,血流阻力增大,血流速度减慢甚至血流瘀滞(stasis)。血流瘀滞有利于白细胞黏附于血管内皮并渗出到血管外。

(二)血管通透性增加

血管通透性增加是导致炎症局部液体渗出的重要原因。在炎症过程中,下列机制可引起血管通透性增加:

1.内皮细胞收缩

在组胺、缓激肽、白三烯和P物质等炎症介质的刺激下,内皮细胞迅速收缩,内皮细胞间出现 0.5~1.0 μm 的缝隙,导致血管通透性增加。该过程持续时间较短,通常发生于毛细血管后小静脉。

2.内皮细胞损伤

烧伤和化脓菌感染等严重损伤刺激可直接损伤内皮细胞,使之坏死脱落,血管通透性增加,可持续数小时到数天,直至损伤的血管形成血栓或内皮细胞再生修复为止。白细胞黏附于内皮细胞时,也可造成内皮细胞的损伤和脱落。

3.内皮细胞穿胞作用增强

在内皮细胞连接处的胞质内,存在着由相互连接的囊泡所构成的囊泡体,这些囊泡体形成了穿胞通道。富含蛋白质的液体通过穿胞通道穿越内皮细胞的现象称为穿胞作用(transcytosis),这是血管通透性增加的另一机制。血管内皮生长因子(VEGF)可引起内皮细胞穿胞通道数量增多及直径增大。

4.新生毛细血管的高通透性

在炎症修复过程中,有许多新生的毛细血管以出芽的方式形成。由于血管发育不完全,内皮细胞连接不紧密,基底膜尚未完全形成,加上 VEGF 等因子的作用,因此具有高通透性。

二、急性炎症过程中的白细胞反应

急性炎症过程中,白细胞参与了一系列复杂的连续过程,主要包括:①白细胞渗出血管并聚集到感染和损伤的部位;②白细胞激活,发挥吞噬作用和免疫作用;③白细胞介导的组织损伤作用。

(一)白细胞渗出

白细胞经血管壁游出到血管外的过程称为白细胞渗出,是炎症反应最重要的特征。白细胞渗出是一个复杂的连续过程,包括白细胞边集和滚动、黏附和游出、在组织中游走等阶段,最后在趋化因子的作用下到达炎症灶,在局部发挥重要的防御作用。

1.白细胞边集和滚动

随着血流缓慢和液体渗出的发生，毛细血管后静脉中的白细胞离开血管的中心部（轴流），到达血管的周边部（边流），称为白细胞边集（leukocyte margination）。随后白细胞在内皮细胞表面翻滚，并不时地黏附于内皮细胞，称为白细胞滚动（leukocyte rolling）。介导白细胞滚动的黏附分子是选择素（selectin），这是细胞表面的一种受体。已知的选择素有三种：E 选择素，表达于内皮细胞；P 选择素，表达于内皮细胞和血小板；L 选择素，表达于白细胞。P 选择素和 E 选择素通过它们的凝集结构域与糖蛋白的唾液酸化路易斯抗原（Lewis X）结合，介导中性粒细胞、单核细胞、T 淋巴细胞在内皮细胞表面的滚动。正常情况下，内皮细胞不表达或表达少量选择素，炎症损伤刺激可使内皮细胞选择素表达水平增高。

2.白细胞黏附

白细胞黏附于内皮细胞是由内皮细胞黏附分子（免疫球蛋白超家族分子）和白细胞表面的黏附分子整合素（integrin）介导的。整合素分子是由 α 和 β 亚单位组成的异二聚体，不仅介导白细胞与内皮细胞的黏附，而且介导白细胞与细胞外基质的黏附。在炎症损伤部位，内皮细胞、巨噬细胞和成纤维细胞等释放的化学趋化因子激活附着于内皮细胞的白细胞，白细胞表面的整合素发生构象改变，由低亲和力的形式转变为高亲和力的形式。中性粒细胞、嗜酸性粒细胞、单核细胞和各种淋巴细胞通过某些共同和各自不同的黏附分子，黏附于血管内皮细胞。内皮细胞和白细胞的选择素与整合素分布情况如表 4-2-1所示。

表 4-2-1 内皮细胞和白细胞的选择素与整合素分布

内皮细胞表达的黏附分子	白细胞表达的黏附分子	主要作用
P 选择素	唾液酸化 Lewis X	滚动（中性粒细胞、单核细胞、T 淋巴细胞）
E 选择素	唾液酸化 Lewis X	滚动和黏附（中性粒细胞、单核细胞、T 淋巴细胞）
含糖细胞黏附分子（GlyCAM-1）、CD34	L 选择素	滚动（中性粒细胞、单核细胞）
细胞间黏附分子 1（ICAM-1）	LFA-1 和 MAC-1 整合素	黏附、俘获、游出（中性粒细胞、单核细胞、淋巴细胞）
血管细胞黏附分子 1（VCAM-1）	VLA-4 整合素	黏附（嗜酸性粒细胞、单核细胞、淋巴细胞）

3.白细胞游出

白细胞穿过血管壁进入周围组织的过程称为白细胞游出（transmigration），主要发生在毛细血管后小静脉。在此过程中，化学因子作用于黏附的白细胞，刺激白细胞以阿米巴运动的方式从内皮细胞连接处逸出。除白细胞-血管内皮的细胞间黏附分子在白细胞游出中起重要作用外，血管的内皮细胞间黏附分子，如血小板内皮黏附分子(platelet endothelial cell adhesion molecule，PECAM-1)通过介导白细胞和内皮细胞的结合而促使白细胞游出血管内皮。穿过内皮细胞的白细胞可分泌胶原酶降解血管基底膜，并进入周围组织中。炎症的不同阶段游出的白细胞种类有所不同。在急性炎症的早期(24 h内)，中性粒细胞迅速对细胞因子发生反应，并与黏附分子结合，所以最先游出；24～48 h则以单核细胞浸润为主。

4.趋化作用

趋化作用是指白细胞沿化学浓度梯度向着化学刺激物作定向移动，具有吸引白细胞定向移动作用的化学刺激物称为趋化因子(chemotactic factors)。趋化因子具有特异性，有些只吸引中性粒细胞，另一些则吸引单核细胞或嗜酸性粒细胞。不同的炎症细胞对趋化因子的反应也不同，如粒细胞和单核细胞对趋化因子的反应较明显，而淋巴细胞对趋化因子的反应则较弱。趋化因子可以是外源性的，也可以是内源性的。最常见的外源性趋化因子是细菌产物，特别是含有N-甲酰基蛋氨酸末端氨基酸的多肽；内源性趋化因子包括补体成分(特别是C5a)、白细胞三烯(主要是LTB4)和细胞因子(特别是IL-8等)。

(二)白细胞激活

白细胞聚集到组织损伤部位后，通过多种受体来识别感染的微生物和坏死组织，然后被激活，发挥杀伤和清除作用。白细胞识别感染微生物的受体包括：①Toll样受体(toll-like receptors，TLRs)：该受体可以识别细胞外和吞入细胞内的微生物产物。②G蛋白偶联受体：该受体主要识别含有N-甲酰甲硫氨酸的细菌短肽。③调理素受体：调理素(opsonins)是指一类通过包裹微生物而增强吞噬细胞吞噬功能的蛋白质，包括抗体IgG的Fc段、补体C3b和凝集素(lectins)。调理素包裹微生物而提高吞噬效应的过程称为调理素化(opsonization)，调理素化的微生物可明显提高白细胞的吞噬作用。④细胞因子受体：感染微生物后，机体可产生多种细胞因子，如干扰素-γ(IFN-γ)。这些细胞因子通过与白细胞表面的受体结合而激活白细胞。

白细胞被激活后，发挥杀伤微生物和清除致炎物质的作用。在该过程中，吞噬作用和免疫作用发挥了重要功能。

1.吞噬作用

吞噬作用(phagocytosis)是指白细胞吞噬病原体、组织碎片和异物的过程。具有吞噬作用的细胞主要为中性粒细胞和巨噬细胞。中性粒细胞常出现于炎症早期、急性炎症和化脓性炎症。中性粒细胞吞噬能力较强，其胞质颗粒中的髓过氧化物酶(MPO)、溶酶体酶等在杀伤、降解微生物的过程中起了重要作用。巨噬细胞常见于炎症晚期、慢性炎症和非化脓性炎症。炎症中的巨噬细胞来自血液中的单核细胞和局部的组织细胞，巨噬细胞受到外界刺激被激活后，细胞体积增大，细胞表面皱襞增多，线粒体和溶酶体增多，功能增强。

吞噬过程包括识别和附着、吞入、杀伤和降解三个阶段。

(1)识别和附着(recognition and attachment)：吞噬细胞表面的甘露糖受体、清道夫受体和各种调理素受体都有识别、结合和摄入微生物的功能。

(2)吞入(engulfment):吞噬细胞在附着调理素化的细菌等颗粒状物体后,便伸出伪足。随着伪足的延伸和相互融合,由吞噬细胞的细胞膜包围吞噬物形成泡状小体,即吞噬体(phagosome)。

(3)杀伤和降解(killing and degradation):吞噬体可与溶酶体结合,形成吞噬溶酶体。进入吞噬溶酶体的细菌可被依赖氧的机制和不依赖氧的机制杀伤和降解。依赖氧的机制主要是通过活性氧和活性氮杀伤微生物,不依赖氧的机制可以通过溶酶体内的细菌通透性增加蛋白、溶菌酶、嗜酸性粒细胞的主要碱性蛋白和防御素(defensins)来杀伤微生物。微生物被杀死后,在吞噬溶酶体内被酸性水解酶降解。

2.免疫作用

发挥免疫作用的细胞主要是单核细胞、淋巴细胞和浆细胞。抗原进入机体后,巨噬细胞将其吞噬处理,再把抗原呈递给 T 细胞和 B 细胞。免疫活化的淋巴细胞分别产生淋巴因子或抗体,发挥杀伤病原微生物的作用。

(三)白细胞介导的组织损伤作用

白细胞在化学趋化、激活和吞噬过程中,可以脱颗粒的形式向细胞外间质释放溶酶体酶、活性氧自由基、前列腺素及花生四烯酸代谢产物等物质,损伤正常细胞和组织,加重原始致炎因子的损伤作用。白细胞介导的组织损伤见于多种疾病,如肾小球肾炎、哮喘、移植排斥反应、肺纤维化等。

(四)白细胞功能缺陷

任何影响白细胞黏附、化学趋化、吞入、杀伤和降解的先天性或后天性缺陷均可导致白细胞功能障碍,引起患者严重、反复的感染。白细胞功能缺陷主要包括:①黏附缺陷,可引起患者反复发生细菌感染;②吞噬溶酶体形成障碍,可引起严重的免疫缺陷和反复的细菌感染;③杀菌活性障碍,可引起慢性肉芽肿性疾病;④骨髓白细胞生成障碍,可造成白细胞数目下降,主要由再生障碍性贫血、肿瘤化疗和肿瘤广泛骨转移所致。

三、炎症介质在炎症过程中的作用

炎症的血管反应和白细胞反应都是通过一系列化学因子的作用而实现的。参与和介导炎症反应的化学因子称为化学介质或炎症介质(inflammation mediator)。炎症介质可来自血浆和细胞,多数炎症介质通过与靶细胞表面的受体结合,发挥其生物活性作用。某些炎症介质直接具有酶活性或者可介导氧化损伤。

(一)细胞释放的炎症介质

1.血管活性胺

血管活性胺包括组胺(histamine)和 5-羟色胺(serotonin,5-HT),储存在细胞的分泌颗粒中,在急性炎症反应时最先释放。

2.花生四烯酸代谢产物

花生四烯酸代谢产物包括前列腺素(prostaglandins,PG)、白细胞三烯(leukotriene,LT)和脂质素(lipoxins,LX),参与炎症和凝血反应。

3.血小板激活因子(platelet activating factor,PAF)

PAF是磷脂类炎症介质,具有激活血小板、增加血管通透性以及引起支气管收缩等作用。人工合成的PAF受体拮抗剂可以抑制炎症反应。

4.细胞因子

细胞因子是由多种细胞产生的多肽类物质,主要由激活的淋巴细胞和巨噬细胞产生,参与免疫反应和炎症反应。

5.活性氧

中性粒细胞和巨噬细胞受到微生物等炎症因子刺激后,合成和释放活性氧,杀死和降解吞噬的微生物及坏死细胞。活性氧的少量释放可增强和放大炎症反应,但活性氧的大量释放可引发组织损伤。

6.白细胞溶酶体酶

存在于中性粒细胞和单核细胞溶酶体颗粒内的酶可以杀伤和降解吞噬的微生物,并引起组织损伤。

7.神经肽

神经肽(例如P物质)是小分子蛋白,可传导疼痛,引起血管扩张和血管通透性增加。肺和胃肠道的神经纤维分泌的神经肽较多。

(二)血浆中的炎症介质

血浆中存在着三种相互关联的系统:激肽系统、补体系统和凝血系统/纤维蛋白溶解系统,它们都是重要的炎症介质。

1.激肽系统

血浆中的激肽原(kininogen)在激肽原酶(kallikrein)的作用下,最终裂解为具有生物活性的缓激肽(bradykinin),后者使细动脉扩张,血管通透性增加,血管以外的平滑肌细胞收缩,并可引起疼痛。

2.补体系统

补体系统由20多种血浆蛋白组成,是存在于血浆和组织液中的一系列具有酶活性的蛋白质,具有增加血管通透性、化学趋化和调理素化的作用。

3.凝血系统/纤维蛋白溶解系统

因子Ⅻ激活后,启动凝血系统,激活凝血酶、纤维蛋白多肽和凝血因子Ⅹ等。凝血酶可以激活血管内皮细胞,促进白细胞黏附。纤维蛋白多肽可以提高血管的通透性,并且是白细胞的趋化因子。凝血因子Ⅹa可以提高血管的通透性,并促进白细胞游出。

四、急性炎症的病理学类型

在急性炎症过程中,通常渗出性病变表现明显。根据渗出物的主要成分和病变特点,急性炎症分为浆液性炎(serous inflammation)、纤维素性炎(fibrinous inflammation)、化脓性炎(suppurative or purulent inflammation)和出血性炎(hemorrhagic inflammation)。

浆液性炎以浆液渗出为主要特征,渗出的液体主要来自血浆,也可由浆膜的间皮细胞分泌，含有3%～5%的蛋白质（主要为白蛋白），同时混有少量中性粒细胞和纤维素。浆液性炎常发生于黏膜、浆膜、滑膜、皮肤、肺组织和疏松结缔组织等。纤维素性炎以纤维蛋白原渗出为主，继而形成纤维蛋白，即纤维素。化脓性炎以中性粒细胞渗出为主，并伴有以不同程度的组织坏死和脓液形成为特征的炎症。根据病因和发生部位的不同，把化脓性炎分为表面化脓和积脓、蜂窝织炎和脓肿等类型。出血性炎是指炎症病灶的血管损伤严重，渗出物中含有大量红细胞，常见于流行性出血热、钩端螺旋体病和鼠疫等。

第三节　慢性炎症

慢性炎症是指持续数周甚至数年的炎症，其中连续不断的炎症反应、组织损伤和修复反应相伴发生。慢性炎症多由急性炎症迁延而来，也可隐匿发生而无急性炎症过程，或者在急性炎症反复发作的间期存在。根据慢性炎症的形态学特点，可将其分为两大类：一般慢性炎症（又称非特异性慢性炎）和慢性肉芽肿性炎（chronic granulomatous inflammation，又称特异性慢性炎）。

一、一般慢性炎症

一般慢性炎症的主要特点是：①炎症灶内的浸润细胞主要为单核细胞、淋巴细胞和浆细胞，反映了机体对损伤的持续反应；②组织破坏：主要由炎症细胞的产物引起；③修复反应：常伴有较明显的成纤维细胞和血管内皮细胞的增生，以及被覆上皮和腺上皮等实质细胞的增生，以替代和修复损伤的组织，如胃幽门部溃疡形成大量瘢痕，可引起幽门狭窄。

单核-吞噬细胞系统的激活是慢性炎症的一个重要特征。单核细胞在血液中的生命期仅为一天，大量的单核细胞离开血液并聚集到炎症灶，即为巨噬细胞，如肝脏的库普弗细胞（Kupffer cell）、脾脏和淋巴结的窦组织细胞、肺泡的巨噬细胞、中枢神经系统的小胶质细胞等。与单核细胞相比，组织中的巨噬细胞体积增大，生命期长，吞噬能力增强。淋巴细胞是慢性炎症中浸润的另一种炎症细胞。淋巴细胞在黏附分子和化学趋化因子的介导下，从血液中渗出并迁移到炎症病灶处。肥大细胞在结缔组织中广泛分布，其表面存在免疫球蛋白IgE的Fc受体，在对昆虫叮咬、食物和药物过敏反应以及对寄生虫的炎症反应中起重要作用。嗜酸性粒细胞浸润主要见于寄生虫感染以及IgE介导的炎症反应（尤其是过敏反应），其胞质内嗜酸性颗粒中含有的主要嗜碱性蛋白是一种阳离子蛋白，对寄生虫有独特的毒性，也能引起哺乳类动物上皮细胞的坏死。

二、慢性肉芽肿性炎

慢性肉芽肿性炎是以肉芽肿形成为特点的特殊慢性炎症。肉芽肿是由巨噬细胞及其衍生细胞局部增生构成的境界清楚的结节状病灶，直径一般在 0.5～2 mm，其衍生细胞主要包括上皮样细胞和多核巨细胞，具有诊断意义。

慢性肉芽肿性炎包括：①感染性肉芽肿，如结核分枝杆菌感染引起结核肉芽肿，梅毒螺旋体感染引起梅毒肉芽肿等；②异物肉芽肿，是指由手术缝线、粉尘等异物引起的肉芽肿；③原因不明的肉芽肿，如结节病肉芽肿。

第四节　几种常见的炎症类型

一、呼吸系统常见炎症——肺炎

呼吸系统是人体与外界交通，进行通气、换气的门户，而肺脏是其中最重要的器官，是进行气体交换的场所。包括细菌、病毒在内的病原微生物以及有害气体均可通过呼吸道吸入人体，引起呼吸系统炎症性疾病。呼吸系统具有黏液-纤毛排送系统，可将吸入气管和支气管内的粉尘或病原微生物黏附在气管、支气管黏膜表面的黏液层，通过纤毛摆动运送至喉咽部，以痰液的形式排出体外；若吸入肺泡，则这些物质会被肺泡内的巨噬细胞吞噬，巨噬细胞可分泌蛋白酶、溶菌酶、过氧化氢酶、γ-干扰素以及 TNF-α 等，消化降解吞噬的物质；被吞噬细胞摄入的微生物可以到达引流淋巴结，引发免疫反应；呼吸道浆细胞能产生分泌型 IgA、IgM 和 IgG 等抗体，分泌型 IgA 可阻断微生物与上呼吸道上皮的附着，IgM 和 IgG 能通过经典途径更有效地激活补体。当这些局部防御机制受损或宿主的全身抵抗力降低时，就会导致肺炎。影响抵抗力的因素一般包括慢性病、免疫缺陷、接受免疫抑制剂治疗和白细胞减少症。

肺炎(pneumonia)通常指肺的急性渗出性炎症。临床上通常根据炎症累及部位的不同，将肺炎分为大叶性肺炎、小叶性肺炎和病毒性肺炎。

（一）大叶性肺炎

大叶性肺炎(lobar pneumonia)是以肺泡腔内弥漫性和纤维素渗出为主的炎症，病变一般累及肺的一个大叶或多个大叶。大叶性肺炎多发生于原来身体健康的青壮年，临床上表现为高热、寒战、咳嗽、咳痰(铁锈色痰为其特点)、胸痛以及呼吸困难，有肺实变的体征和影像学表现，外周血白细胞升高，病程一般为 7～10 天。

1.病因与发病机制

90%以上的大叶性肺炎由肺炎链球菌感染引起，其他致病菌包括肺炎杆菌、金黄色葡萄球菌、流感嗜血杆菌、溶血性链球菌等。肺炎链球菌是一种双球菌，直径约 1 μm，菌体似矛头状，成双排列，菌体外是含有多糖的荚膜，无鞭毛，不形成芽胞。菌体衰老时，细菌被自身产生的自溶酶裂解后，可呈现革兰氏染色阴性。荚膜中多糖抗原各异，但都具有抗原性，是主要致病物质。研究显示，无荚膜的菌株无毒性，有荚膜的菌株可以抵抗巨噬细胞的吞噬，有利于在宿主体内繁殖。

肺炎链球菌存在于正常人的上呼吸道中，当淋雨、受寒、疲劳、醉酒以及免疫功能降低时，呼吸道防御功能减弱，机体抵抗力降低，肺炎链球菌可引起感染。细菌首先下行至肺泡并迅速生长繁殖，引起变态反应。这时，肺泡间隔毛细血管显著扩张，通透性增加，最初浆液、纤维蛋白原大量渗出，并通过肺泡间孔迅速蔓延至整个肺的大叶；继而肺泡腔内红细胞和白细胞渗出，最终导致受累肺大叶实变。患者发病后 5～6 天，体内逐渐产生荚膜多糖特异性抗体，抗体与荚膜结合后导致细菌容易被吞噬细胞吞噬并杀灭。补体则发挥调理作用，在抗原-抗体复合物与其结合后，可增强吞噬细胞对病原菌的吞噬功能。

2.病理变化及临床特点

大叶性肺炎的病理变化以肺泡腔内纤维性渗出为特点，典型的自然病程大致可以分为四期，即充血水肿期、红色肝样变期、灰色肝样变期、溶解消散期。

（1）发病的第 1～2 天称为充血水肿期。此期肺泡间隔毛细血管弥漫性扩张、充血，通透性增加，肺泡腔内大量浆液渗出，混有少量红细胞、中性粒细胞和巨噬细胞，受累肺叶肿胀，呈暗红色。此期患者常因毒血症出现寒战、高热以及外周血白细胞计数升高，咳粉红色浆液性痰，痰培养见肺炎链球菌呈阳性。胸部 X 线片检查显示肺内片状分布的模糊阴影。

（2）发病的第 3～4 天称为红色肝样变期。此期毛细血管扩张、充血更为显著，通透性进一步增加，肺泡腔内充满渗出的纤维素和大量红细胞，夹杂少量中性粒细胞和单核细胞，因此肺叶肿胀，仍呈暗红色，质地变实，切面灰红，像肝脏的外观，故称为红色肝样变期。此期患者以咳铁锈色痰为特点，痰液中仍然能检出较多肺炎链球菌，X 线片检查可见大片致密阴影。病变范围较广时，由于肺泡通气和换气功能显著降低，患者可出现发绀和呼吸困难，病变累及胸膜时可引起胸痛。

（3）发病第 5～6 天，肺泡腔内的渗出以纤维素为主，纤维素网中有大量中性粒细胞和少量单核细胞，很少见到红细胞，肺泡壁毛细血管受压，肺泡壁变薄。肉眼观肺叶仍然肿胀，由于充血减退，颜色变为红白，故此期称为灰色肝样变期（见图 4-4-1）。渗出物中的致病菌被中性粒细胞吞噬杀灭，机体内特异性的抗体也已形成，因此不易检出细菌；X 线片检查仍然表现为大片致密阴影，痰液逐渐转变为脓性黏液痰。

（4）发病 1 周后进入溶解消散期。此期肺泡腔内中性粒细胞变性坏死，释放出大量蛋白水解酶，溶解肺泡腔内的纤维素，然后由淋巴管吸收或通过气道咳出。该期机体的防御功能已经恢复，细菌消灭殆尽，患者体温下降，临床症状和体征逐渐减轻、消失，X 线片检查显示由云絮状逐渐恢复至正常。

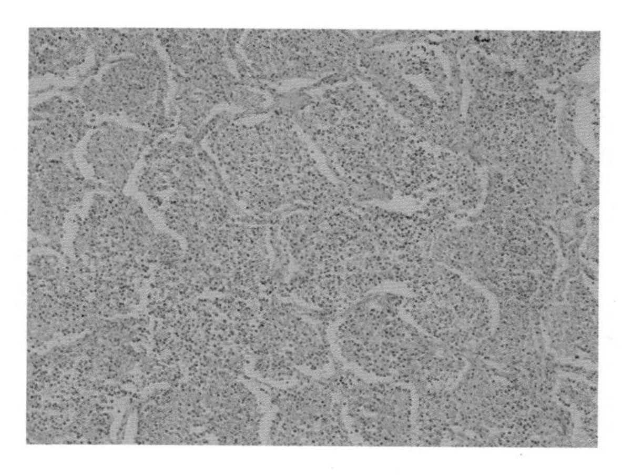

图 4-4-1　大叶性肺炎(灰色肝样变期)
可见肺泡壁毛细血管受压,肺泡腔内渗出以纤维素为主,伴有大量中性粒细胞和少量单核细胞(×100)

大叶性肺炎若未及时治疗,可发生机化性肺炎、胸膜增厚、肺脓肿、脓胸、败血症、脓毒血症等并发症,严重者可出现感染性休克。大叶性肺炎的并发症现在已经很少见。

(二)小叶性肺炎

小叶性肺炎(lobular pneumonia)是一种以细支气管为中心,以小叶为单位的急性化脓性炎症,好发于原来有基础疾病(如糖尿病、血液病、艾滋病、肝病)或原有支气管肺疾病的人群、儿童以及长期卧床者,因此小叶性肺炎多为其他疾病的并发症。

1.病因与发病机制

小叶性肺炎通常为细菌感染所致,常见的致病菌有葡萄球菌、肺炎球菌、流感嗜血杆菌、肺炎克雷伯杆菌、大肠杆菌以及链球菌等,上述细菌中致病力较弱的菌群与小叶性肺炎的发病关系密切。这些细菌是上呼吸道的常驻菌群,当患者营养不良、昏迷、麻醉或手术后,由于机体抵抗力下降,呼吸系统防御功能受损,这些细菌就会下行至细支气管及末梢肺组织并生长繁殖,引起化脓性炎。以葡萄球菌为例,其致病物质主要是毒素与酶,如溶血毒素、杀白细胞素、肠毒素等,具有溶血、坏死、杀白细胞及血管收缩等作用;金黄色葡萄球菌凝固酶为阳性,是化脓性感染的主要原因,但其他凝固酶为阴性的葡萄球菌亦可引起感染。

2.病理改变与临床特点

肉眼观,可见双肺表面和切面散在分布的灰黄病灶,病灶尽管大小不一,但直径大多为 1 cm 左右,相当于一个肺小叶的范围,病灶中央常常见到细支气管。镜下见到以细支气管为中心、以小叶为单位的急性化脓性炎症为其特点(见图 4-4-2),表现为细支气管管腔及周围肺组织内大量浆液和中性粒细胞渗出,伴有组织变性、坏死和脱落。

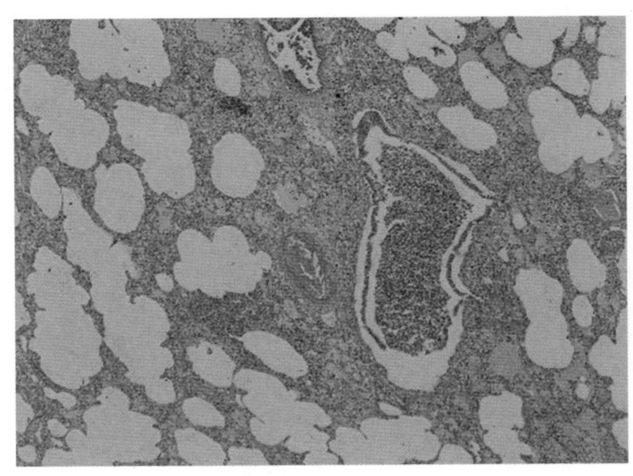

图 4-4-2　小叶性肺炎

病灶以细支气管为中心，以小叶为单位，细支气管腔内充满脓液，周围肺组织内充满以中性粒细胞为主的炎性渗出物(×40)

患者起病多急骤，出现寒战、高热、胸痛、咳嗽，咳脓性痰，毒血症状明显，全身肌肉、关节酸痛，精神萎靡，病情严重者可早期出现周围循环衰竭。肺实变症状不明显，X 线片表现为小片状模糊阴影。小叶性肺炎的并发症较大叶性肺炎多，可出现呼吸功能不全、心力衰竭、肺脓肿、脓胸等，如果治疗不及时或不得当，病死率较高。

(三)病毒性肺炎

病毒性肺炎(viral pneumonia)是由上呼吸道病毒向下蔓延，损伤呼吸道上皮及肺泡上皮细胞引起的炎症，主要表现为间质性肺炎。病毒性肺炎大多发生于冬春季节，呈暴发或散发流行，大多可自愈。近年来，新的变异病毒(如 SARS 冠状病毒、H5N1、H1N1、H7N9、新型冠状病毒等)不断出现，产生了多次暴发流行，使其成为公共卫生防御的重要疾病之一。

1.病因与发病机制

病毒性肺炎常见的致病病毒有流感病毒、呼吸道合胞病毒、腺病毒、副流感病毒、麻疹病毒、单纯疱疹病毒、巨细胞病毒等。病毒性肺炎的发生与病毒的毒力、感染途径以及宿主的年龄、免疫功能状态等有关。病毒性肺炎通常只会引起上呼吸道感染，即普通感冒；在免疫力低下时，可由上呼吸道病毒感染向下蔓延致病，因此常伴有气管-支气管炎。病毒性肺炎主要通过人与人之间的飞沫传播，这些病毒具有趋向性，能够附着呼吸道表面上皮细胞，诱导宿主细胞内吞，病毒进入细胞并复制和表达基因，导致细胞损伤。由此造成局部肺组织防御系统的损害(如黏液纤毛清除系统的损伤)，容易在此基础上继发更为严重的细菌感染。

2.病理改变与临床特点

病毒感染导致的肺炎病理改变相似，病变可为灶性，也可累及单侧或双侧肺脏的整个大叶。肉眼观见肺脏充血、肿胀；镜下表现为间质性肺炎，肺泡间隔增宽，毛细血管扩张，淋巴细胞、单核细胞浸润。与细菌性肺炎出现大量肺泡腔内渗出不同，病毒性肺炎的肺泡腔内无渗出或仅有少量渗出液（见图 4-4-3），因此又称为非典型肺炎。病变严重时，肺泡腔内可出现渗出的浆液、纤维素、红细胞以及炎细胞，肺泡上皮可发生坏死、脱落。肺泡腔内的渗出液和坏死物质浓缩后形成薄层红染的透明膜，使肺泡弥散距离增加。部分肺泡细胞及巨噬细胞的细胞核或细胞质内可见病毒包涵体。

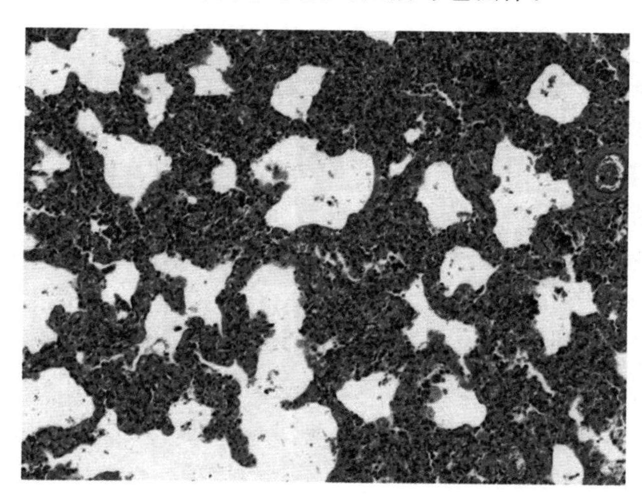

图 4-4-3 病毒性肺炎

镜下可见肺泡壁增宽，毛细血管扩张、充血，大量淋巴细胞、单核细胞浸润（×100）

病毒性肺炎好发于病毒性疾病流行季节，症状通常较轻，但起病较急，患者可出现发热、头痛、全身酸痛、乏力等症状，常在急性流感症状尚未消退时即出现咳嗽、少痰或咳白色黏液痰、咽痛等呼吸道症状。小儿或老年人易发生重症肺炎，表现为呼吸困难、发绀、嗜睡、精神萎靡，甚至发生休克、心力衰竭、呼吸衰竭或急性呼吸窘迫综合征（acute respiratory distress syndrome，ARDS）等并发症。诊断依据为临床症状及 X 线片或 CT 影像改变，并排除由其他病原体引起的肺炎。确诊则有赖于病原学检查，包括病毒分离、血清学检查以及对病毒抗原的检测。大多数患者症状轻，预后良好，重症患者可死亡。

3.严重急性呼吸综合征

严重急性呼吸综合征（severe acute respiratory syndrome，SARS）是由 SARS 冠状病毒（SARS associated coronavirus，SARS-CoV）引起的一种具有很强传染性，以呼吸道传播为主，可累及多个器官系统，病死率很高的病毒性肺炎。该病自 2002 年首次暴发流行，国内又称为“非典型肺炎”。SARS 临床起病急，表现为高热、干咳、缺氧、发绀、呼吸困难，X 线片改变程度不同。人群普遍易感，多见于青壮年，儿童感染率较低。

SARS-CoV 是一种全新的冠状病毒，其基因组与其他已知的冠状病毒基因组不同，在环境中较其他人类冠状病毒更稳定。该病毒以近距离空气飞沫传播为主，直接接触患者的粪便、体液也会导致感染，因此有医务人员以及家庭和医院聚集感染的现象。SARS的发病机制尚未阐明。SARS-CoV 是单股正链 RNA 病毒，呈球形，直径约为 100 nm，有包膜。与其他的冠状病毒一样，SARS-CoV 包膜上也有冠状排列、形如日冕的刺突蛋白。SARS-CoV 的结构蛋白（S 蛋白、E 蛋白、N 蛋白和 M 蛋白）和 5 个未知的蛋白刺激机体产生免疫超敏反应，引起强烈的肺组织损伤。S 蛋白是该病毒的主要抗原成分，同时也是病毒与受体结合的部位，并与病毒引起的细胞融合有关。M 蛋白是一种膜糖蛋白，参与病毒的出芽和包膜的形成（见图 4-4-4）。推测 SARS-CoV 通过其表面蛋白与肺泡上皮等细胞上的相应受体结合，导致肺炎的发生。目前发现，SARS 患者外周血 $CD4^+$ 和 $CD8^+$ 淋巴细胞数量显著减少，表明患者的 T 细胞免疫功能受损。

SARS 的病理改变以弥漫性肺泡损伤和充血、水肿、炎细胞浸润为主。肺泡显示弥漫性损伤，肺泡间隔显著充血、出血和水肿，淋巴细胞、单核细胞和浆细胞浸润，肺泡腔内充满大量脱落的肺泡上皮和渗出的淋巴细胞、单核细胞。同时，肺泡上皮细胞增生，部分肺泡上皮增生显著，可形成多核巨细胞。部分肺泡上皮胞质或胞核内可见病毒包涵体，其本质为病毒颗粒。肺泡壁可出现纤维素样坏死，同坏死脱落的肺泡上皮、渗出的炎细胞浓缩后形成红染的薄膜，即透明膜形成；后期可见肺泡腔内渗出物出现机化，肺泡间隔的成纤维细胞增生；心、肝、脾、肾等器官均有不同程度的变性、坏死、小血管炎症性病变和出血。

扩展阅读:SARS

SARS 是一次全球性的传染病疫情。2002 年，SARS 在中国广东顺德首发，并扩散至东南亚乃至全球，直至 2003 年中期，疫情才被逐渐消灭。2003 年 3 月 15 日，世界卫生组织正式将该病命名为 SARS。2003 年 4 月 16 日，世界卫生组织根据包括中国、加拿大、美国在内的 11 个国家的 13 个实验室通力合作的研究结果，正式宣布 SARS 的致病原为一种新的冠状病毒，并将其命名为 SARS-CoV。该病毒很可能来源于动物，跨越种系传染给人类，并实现了人与人之间的传播。2003 年 4 月 30 日，北京小汤山医院启用，北京市 SARS 患者都进入该医院治疗。2003 年 5 月 23 日，北京市 747 名密切接触者全部解除隔离，SARS 传播链完全切断。2003 年 7 月 13 日，全球 SARS 患者人数、疑似病例人数均不再增长，本次 SARS 疫情过程基本结束。截至 2003 年 8 月 16 日，中国内地累计报告 SARS 临床诊断病例 5327 例，治愈出院 4959 例，死亡 349 例。

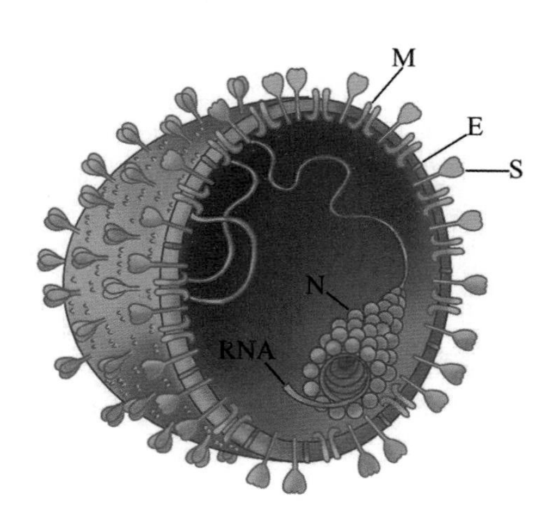

图 4-4-4　SARS 病毒颗粒

4.新型冠状病毒肺炎

新型冠状病毒肺炎简称“新冠肺炎”，是指 2019 新型冠状病毒（SARS-CoV-2）感染导致的肺炎，世界卫生组织将其命名为“2019 冠状病毒病”（corona virus disease 2019，COVID-19）。该病患者以发热、干咳、乏力等为主要表现，少数患者伴有鼻塞、流涕、腹泻等上呼吸道和消化道症状，重症病例多在 1 周后出现呼吸困难，严重者快速进展为急性呼吸窘迫综合征、脓毒血症、感染性休克、难以纠正的代谢性酸中毒、促凝血功能障碍及多器官功能衰竭等。多数患者预后良好，少数患者病情危重，老年人和有慢性基础疾病者预后较差。

SARS-CoV-2 是一种先前未在人类中发现的新型病毒，潜伏期 1～14 天，多为 3～7 天，潜伏期内具有传染性，人群普遍易感，经呼吸道飞沫和密切接触传播是主要的传播途径。

COVID-19 的病理特征与 SARS 感染的改变相似，主要表现为深部气道和弥漫性肺泡损伤、渗出和炎症反应，小气道大量黏稠的黏液渗出，堵塞气道。电子显微镜下，在气管和支气管黏膜上皮细胞和肺泡Ⅱ型细胞的细胞质中可观察到冠状病毒颗粒。此外，SARS-CoV-2 感染还可导致心脏、肝脏、脾脏等多个器官的急性损伤。

二、消化系统常见炎症——病毒性肝炎

病毒性肝炎（viral hepatitis）是指由肝炎病毒引起的一组以肝细胞变性、坏死为主要病变特征的感染性疾病。病毒性肝炎在我国发病率较高，流行地区广，临床表现差异很大，严重威胁着人们的健康。

（一）病因与发病机制

目前已经证实致病的肝炎病毒有甲型（HAV）、乙型（HBV）、丙型（HCV）、丁型（HDV）、戊型（HEV）以及庚型（HGV）六种。病毒性肝炎的发病机制较复杂，至今尚未

完全阐明。

HAV为RNA病毒，通过粪-口途径传播，潜伏期2～6周，以儿童和青年多见。病毒经肠道入血，然后经门静脉系统到达肝脏，在肝脏内复制，分泌入胆汁。HAV不直接损伤肝细胞，但可能通过细胞免疫机制损伤肝细胞，患者通常呈急性起病，大多数可以痊愈，极少数会发生急性重型肝炎。

HBV为分子量较小的DNA病毒，主要经血、母婴及性接触等途径传播，潜伏期1～6个月，各组人群均可发病。HBV是我国感染携带率最高的肝炎病毒，电镜下，完整的HBV颗粒呈球形，由包膜和核衣壳组成。包膜含表面抗原(HBsAg)、糖蛋白和脂质，包膜内部为核心颗粒，由HBV核心抗原(HBcAg)组成。在核衣壳内部，包裹着病毒的环状双股HBV-DNA和HBV-DNA多聚酶。HBV-DNA为环状非闭合的双链DNA分子，负链全长3.2 kb，呈闭合环状DNA，具有四个部分重叠的开放读框区(S、C、P和X基因区)，分别编码HBsAg、HBcAg/HBeAg、DNA聚合酶和HBx蛋白。该病毒在感染者的血清中以三种形式存在：直径约42 nm的大球形颗粒、直径约22 nm的小球形颗粒以及管型颗粒。大球形颗粒又称丹氏(Dane)颗粒，为完整的病毒颗粒，具有感染性，在感染的肝细胞表面可以分泌大量HBsAg，机体免疫系统尤其是$CD8^{+}$ T细胞可以识别并杀死被感染的细胞。当机体免疫机制低下或抑制时，表现为携带状态。HBcAg在感染的肝细胞内表达，HBeAg则分泌到血液中。

大多数免疫功能正常的成年人感染HBV后可通过天然免疫及适应性免疫应答的协调作用清除病毒，并产生HBV抗体；若不能有效清除病毒(如免疫功能低下或受到抑制)，则会导致病毒持续感染及在肝细胞内复制，形成慢性感染。HBV感染后，通过抗体介导的免疫应答和细胞免疫损伤肝细胞。HBV感染人体后也可抑制机体的免疫功能，免疫功能低下者不能有效清除病毒，使感染迁延不愈，继而慢性化。

HBV感染肝细胞的过程如下：①HBV颗粒附着至肝细胞表面，脱去包膜后将核心颗粒释放至细胞质，在细胞质中，病毒褪去核衣壳，释放rcDNA；在细胞核内，rcDNA由松弛状态转变为具有超螺旋结构的、可以作为复制模板的cccDNA(共价闭合环状DNA)。②在DNA聚合酶的作用下，以cccDNA为模板转录生成前基因组RNA(pgRNA)和亚基因组RNA。③pgRNA与P蛋白结合，并由核衣壳包裹；在核衣壳中，pgRNA反转录形成rcDNA，新合成的rcDNA可以进入细胞核进行新一轮的结构转变和复制转录，或被病毒外膜包裹形成完整的子代病毒颗粒，释放至血液中(见图4-4-5)。

HCV为单链RNA病毒，主要经血液传播，性接触和母婴途径有较高的感染风险。HCV潜伏期1～6个月，易变异，是慢性化最高的肝炎病毒。当HCV在肝细胞内复制引起肝细胞结构和功能的改变，或干扰肝细胞蛋白合成时，可造成肝细胞变性坏死，表明HCV可直接损害肝脏导致发病，但多数学者认为细胞免疫也发挥了重要作用，其组织浸润淋巴细胞以$CD3^{+}$为主，细胞毒性T细胞特异性攻击HCV感染的靶细胞，引起肝细胞损伤。

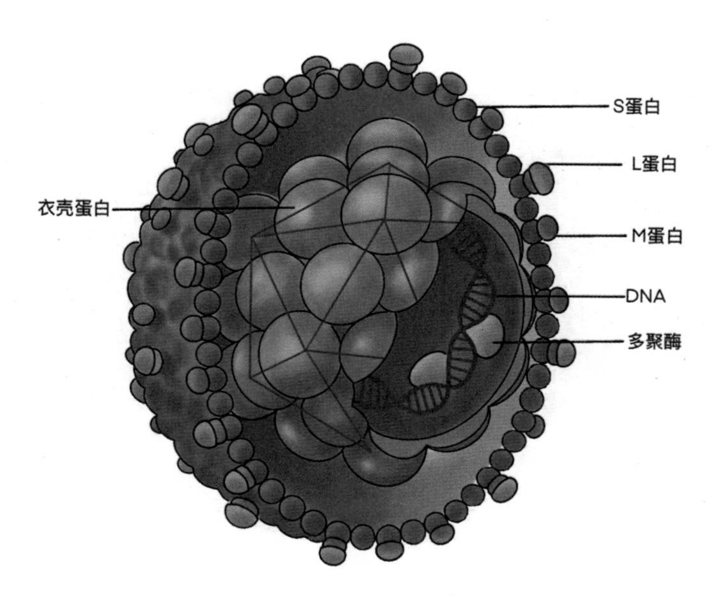

图 4-4-5 乙型肝炎病毒的结构

HDV 为 RNA 病毒，分子量较小，有缺陷，不能单独感染致病，必须在 HBV-DNA 病毒的辅助下才能复制增殖，即 HDV 的感染需同时或先有 HBV-DNA 病毒感染的基础。HDV 主要通过血源传播。

HEV 也为单股正链 RNA 病毒，主要经粪-口途径，由不洁食物、饮水等传播，潜伏期 2～8 周，儿童和成人易感。

HGV 为单股正链有包膜的 RNA 病毒，其感染主要见于透析的患者，通过血液或血制品传播，也可经性接触传播。HGV 单独感染时临床症状不明显，一般不损害肝脏。目前认为 HGV 只能在单核细胞中复制，其致病性尚需进一步的研究。

(二)基本病理改变

各种病毒性肝炎的基本病理变化是相同的，其特点包括：

(1)肝细胞变性：炎症轻者可出现肝细胞水肿、嗜酸性变以及脂肪变性。

(2)坏死与凋亡：严重损伤的肝细胞发生溶解性坏死，根据坏死的范围和分布分为：①点状坏死(spotty necrosis)，常见于急性普通型肝炎(见图 4-4-6)；②碎片状坏死(piecemeal necrosis)，常见于慢性肝炎(见图 4-4-7)；③桥接坏死(bridging necrosis)，见于较重的慢性肝炎；④亚大块坏死(submassive necrosis)和大块坏死(massive necrosis)，见于重型肝炎。严重嗜酸性变可发展至凋亡。

(3)肝细胞再生：坏死的肝细胞由周围肝细胞通过再生进行修复，再生的肝细胞可沿原有的网状支架排列；如坏死严重，网状支架塌陷，再生的肝细胞则呈结节状。

(4)间质和汇管区炎细胞浸润、纤维化及小胆管增生：坏死区和汇管区淋巴细胞和单核细胞浸润、聚集，Kupffer 细胞增生，病变较重者汇管区小胆管增生，慢性化时出现不同程度的纤维组织增生、肝纤维化。随着纤维化程度的不断进展，肝脏被分割成由纤维包绕的结节，最终形成肝硬化。纤维化和肝硬化是慢性肝病的共同病理改变。

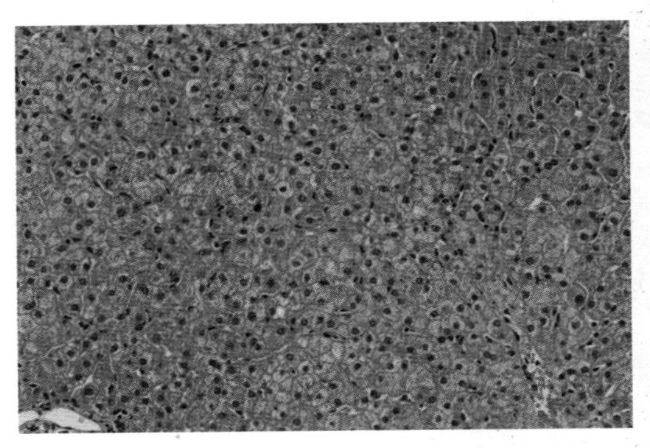

图 4-4-6　急性普通型肝炎
肝细胞呈水样变性，部分细胞胞质显著疏松化（气球样变），可见散在点状坏死（×100）

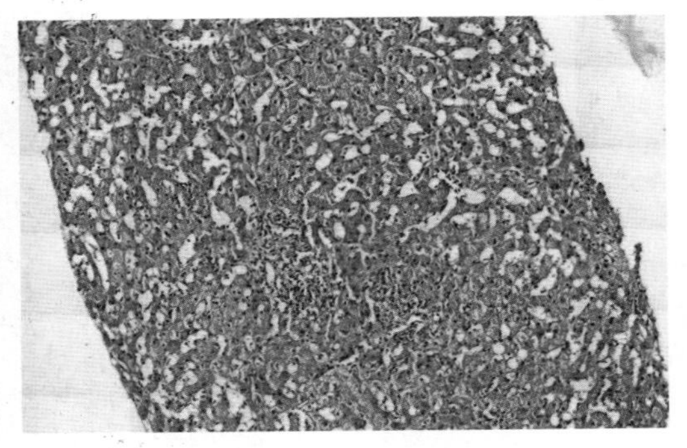

图 4-4-7　慢性肝炎
肝细胞呈嗜酸性变，可见碎片状坏死；肝窦扩张充血，坏死灶有炎细胞浸润（×100）

急性普通型肝炎主要为甲型和乙型病毒性肝炎。肉眼观可见肝脏肿大，包膜紧张，镜下见肝细胞广泛水肿，肝窦受压变窄，可见点状坏死和嗜酸性小体，肝小叶内和汇管区见少量炎细胞浸润。患者可有肝区疼痛，血清谷丙转氨酶升高，严重者出现黄疸；甲型病毒性肝炎多数可在 6 个月内治愈。

病毒性肝炎持续半年以上者为慢性（普通型）肝炎，慢性肝炎的演变和预后主要取决于感染病毒的类型。病变轻者肝小叶结构保存，可见点状坏死，小叶内和汇管区炎细胞浸润；严重者可出现碎片状坏死或桥接坏死，坏死区和汇管区纤维化，随着病变进展，晚期转变为肝硬化。慢性肝炎患者临床表现多样，部分患者可出现乏力、厌食、黄疸、肝区不适、转氨酶和肝功能异常等。

重型肝炎是最严重的一类病毒性肝炎，较少见。根据病程缓急和病变程度，可分为急性重型肝炎和亚急性重型肝炎两种。前者起病急骤，大多 10 天左右即可发病，病变严重，以肝细胞出现大块坏死为特征，大多数患者因肝衰竭、消化道大出血、肾衰竭等原因在短期内死亡；后者起病稍慢，病程为数周到数月，多由急性重型肝炎迁延而来，病理特点为既有亚大块坏死，又有肝细胞结节状再生，如治疗及时、恰当，有治愈的可能。

三、泌尿系统常见炎症——肾小球肾炎

自身免疫性疾病是指由机体自身产生的抗体或致敏淋巴细胞破坏自身组织和细胞，导致组织和器官功能障碍的疾病。这些免疫损伤有些是抗体（自身抗体）导致，有些是自身反应性 T 细胞介导的细胞毒反应导致。

免疫耐受、遗传、感染和损伤等多种因素参与了自身免疫性疾病的发病。免疫耐受是指机体对某种特定的抗原不产生免疫应答，自身免疫耐受是指机体对自身组织抗原不产生免疫应答，自身免疫耐受丧失是自身免疫性疾病发生的根本机制。自身免疫耐受丧失的机制非常复杂，可能与 T 细胞免疫不应答功能丧失、Tr 细胞和 Th 细胞功能失衡、

共同抗原诱发交叉反应以及隐蔽抗原的释放有关。自身免疫性疾病与遗传关系密切，一些自身免疫性疾病患者具有家族史，有些患者携带自身免疫性疾病相关基因。下面以肾小球肾炎为例介绍自身免疫性疾病。

肾小球肾炎(glomerulonephritis)分为继发性肾小球肾炎和原发性肾小球肾炎。继发性肾小球肾炎是由其他疾病(如糖尿病、高血压病、系统性红斑狼疮、过敏性紫癜、血管炎等)引起的肾小球病变，是全身性疾病的一部分；原发性肾小球肾炎是一组疾病，病因各有不同，尚未阐明，一般来说可能和遗传、感染、免疫、代谢、肿瘤等因素有关。目前已经明确，原发性肾小球肾炎以及许多继发性肾小球肾炎由免疫损伤引起，抗原-抗体结合引起的变态反应是肾小球损伤和病变的最主要的发病原因和机制。

大部分肾小球肾炎是Ⅲ型变态反应或免疫复合物沉积引起的。抗原分为内源性和外源性两大类。内源性抗原包括肾小球本身的成分(肾小球基底膜的成分如层连蛋白、足细胞、肾小球毛细血管上皮细胞和系膜细胞的细胞膜抗原)和非肾小球抗原(如核抗原、DNA、免疫球蛋白、免疫复合物、肿瘤抗原、甲状腺球蛋白抗原等)。外源性抗原包括感染的产物(如细菌、病毒、真菌、寄生虫等)、药物(如青霉胺、金和汞制剂等)、异种血清、类毒素等。

(一)发病机制

免疫复合物引起肾小球肾炎基本上通过以下两种机制进行：

1.循环免疫复合物沉积

免疫复合物在血液循环中形成，抗原可以是内源性非肾小球性，也可以是外源性。免疫复合物随血液循环流经肾脏时，在肾小球内沉积下来，引起肾小球损伤。人体血液循环中的各种免疫复合物是否能在肾小球内沉积并引起肾小球损伤，取决于免疫复合物的大小、溶解度和携带电荷的种类等。通常认为，抗体明显多于抗原时，常形成大分子不溶性免疫复合物，这些免疫复合物多被巨噬细胞清除，不引起肾小球损伤；相反，抗原明显多于抗体时，形成小分子可溶性免疫复合物，这些免疫复合物不能结合补体，且易通过肾小球滤出，也不引起肾小球损伤；只有当抗原稍多于抗体或抗原与抗体等量时，所形成的免疫复合物才能在血液中保存较长时间，随血液循环流经肾小球时沉积下来，引起肾小球损伤。

抗原、抗体和免疫复合物可以沉积在肾小球系膜区、内皮下和上皮下(见图 4-4-8)，其在肾小球内沉积的部位与免疫复合物的大小，抗原、抗体和免疫复合物的电荷有关。

(1)免疫复合物沉积在肾小球上皮细胞下：上皮细胞受损，表面的 C3b 受体会进一步诱使大量免疫复合物沉积至上皮下，导致膜性肾病。如果光镜下仅见肾小球上皮细胞肿胀，电镜下可见上皮细胞足突广泛融合，则为微小病变性肾小球肾炎。

(2)免疫复合物沉积在肾小球系膜区(见图 4-4-8)：大量免疫复合物沉积在肾小球系膜区，产生炎症反应，导致系膜细胞损伤，使系膜细胞增殖、收缩。如果以系膜细胞增生、系膜基质增多为主要表现，即为系膜增生性肾小球肾炎；如果同时合并内皮细胞增生，则为毛细血管内增生性肾小球肾炎。随着细胞分泌的介质、基质增多，毛细血管管腔狭窄，造成缺血缺氧，同时系膜细胞在炎性介质与基质的作用下转化为肌成纤维细胞，产生大量细胞外基质，肾小球开始出现纤维化和硬化。系膜细胞收缩导致滤过面积减少，滤过分数降低；基底膜受到损伤导致通透性增加，有用物质漏出；此外，系膜细胞的吞噬功能下降，使得免疫功能下降，大分子物质不能被吞噬并大量堆积，最终使系膜细胞转化为肌成纤维细胞，分泌基底膜样物质，正常的肾脏结构逐步丧失。总之，受损的系膜细胞在肾脏纤维化中发挥了核心作用。随着损伤细胞范围的扩大和蔓延，健康肾单位愈来愈少，肾脏纤维化逐步进展。

（3）免疫复合物沉积在肾小球内皮细胞下（见图4-4-8）：受到损伤的内皮细胞抗凝活性下降，促进血小板的黏附与聚集，导致肾小球毛细血管微血栓形成，局部缺血缺氧；NO（一氧化氮）、PGI_2（前列环素）等血管扩张因子分泌减少，血管紧张素分泌增加，导致血管收缩，产生肾内高压；此外，受损后电荷滤过屏障功能发生障碍，基底膜受损，通透性增加。上述改变进一步导致肾脏局部微循环障碍，部分肾小球硬化，并出现血尿、蛋白尿。

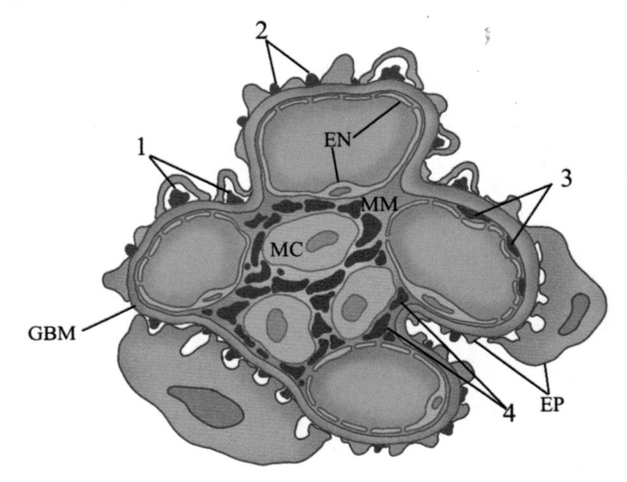

1.上皮下大块免疫复合物沉积；2.上皮下小块免疫复合物沉积；3.内皮下免疫复合物沉积；4.系膜区免疫复合物沉积；EN为上皮细胞(endothelium)；EP为内皮细胞(epithelium)；GBM为肾小球基底膜(glomerular basement membrane)；MC为肾小球系膜细胞；MM为间质

图4-4-8 循环免疫复合物沉积部位

2.原位免疫复合物形成

抗体直接与肾小球本身的固有抗原成分或经血液循环沉积在肾小球的抗原结合，形成的免疫复合物称原位免疫复合物(in situ immune complex)。目前已知的可作为靶抗原的肾小球固有成分有如下几种：①肾小球基底膜抗原，包括层粘连蛋白、胶原的α链和Ⅳ型胶原α_3链的非胶原区（NCI）、蛋白聚糖、巢蛋白等；②β_1整合素等上皮细胞抗原成分；③系膜抗原，有系膜基质抗原、细胞表面抗原Thy1.1，可诱发系膜增生性肾小球肾炎；④抗内皮细胞抗原，有血管紧张素转化酶抗原等。非肾小球抗原进入机体后，首先与肾小球某一固有成分结合，形成植入抗原，刺激机体产生相应抗体，抗原-抗体在肾小球内原位结合形成免疫复合物引起损伤，进而引起肾小球肾炎。可引起肾小球肾炎的植入性抗原有免疫球蛋白、细菌、病毒和寄生虫等感染的产物和某些药物等。

膜性肾病是由原位免疫复合物形成引起肾小球损伤的典型例子。在抗 GBM 抗体诱导的肾小球肾炎中，抗体与固有抗原结合，均匀分布在 GBM 上，免疫荧光检查显示特征性连续的线性荧光。不同于循环免疫复合物沉积导致的膜性肾病呈现不连续颗粒状免疫荧光染色模式，抗 GBM 抗体常与其他基底膜存在交叉反应，尤其是肺泡的基底膜，导致肺和肾同时受损。GBM 抗原是Ⅳ型胶原 α_3 链非胶原结构域(NC1)的一个重要组成部分。抗 GBM 抗体引起的肾小球肾炎虽然在人类肾小球肾炎中所占比例不到 5%，但会引起严重的坏死和新月体肾小球肾炎。海曼(Heymann)肾炎是研究人类原发性肾小球肾炎的一种经典动物疾病模型。该模型用存在于大鼠上皮细胞足突中的一种抗原免疫大鼠，这种抗原现在被称为巨蛋白(megalin)，大鼠产生对抗这种抗原的抗体。抗体与位于脏层上皮细胞基底侧含巨蛋白的复合物结合形成免疫复合物，导致肾脏损伤。

M 型磷脂酶 A_2 受体(PLA_2R)存在于大多数人类膜性肾病中，对于 PLA_2R 的鉴定和认识是人们对肾小球肾炎认识的一个重大进展。抗体与肾小球上皮细胞膜上的 PLA_2R 结合后激活补体，然后免疫复合物从细胞表面脱落，沿基底膜上皮下形成典型的免疫复合物沉积。电镜下可见上皮下存在大量小块状电子致密物沉积(主要由免疫反应物组成)，免疫荧光显示免疫复合物呈颗粒状而非线性沉积，导致肾小球基底膜增厚。

免疫复合物的不同沉积模式如图 4-4-9 所示。

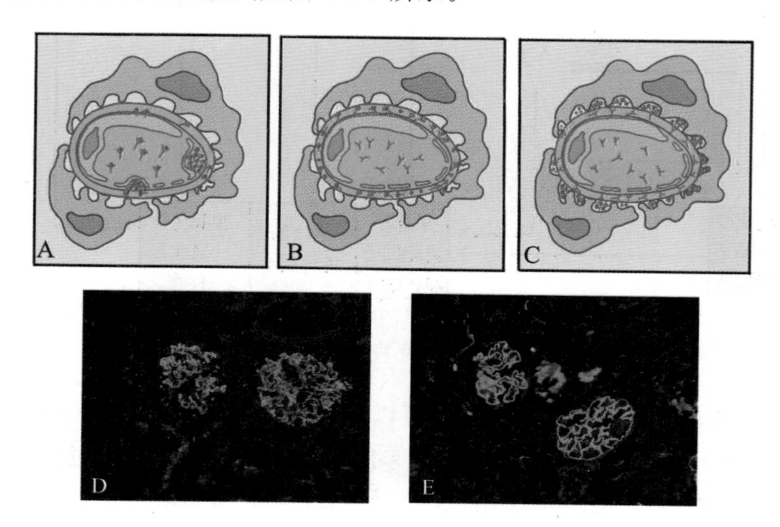

A.循环免疫复合物沉积于内皮下；B.原位免疫复合物沉积于基底膜(抗基底膜病)；C.原位免疫复合物沉积于上皮下(Heymann 肾炎)；D.颗粒状沉积；E.线性沉积

图 4-4-9 免疫复合物沉积模式(• 为抗原，≻为抗体)

3.细胞免疫在肾小球肾炎发生中的作用

多数类型的肾小球肾炎是抗体介导的免疫损伤引起的，但也有研究表明，某些肾小球肾炎的发生和进展与细胞免疫密切相关。在人类和实验动物的肾小球肾炎中，均可见一些肾小球内存在激活的巨噬细胞、T 细胞，这些细胞的产物在疾病的发生和进展中发挥作用。体内和体外实验表明，在引起肾小球肾炎的抗原的刺激下，淋巴细胞均可被激活；将淋巴细胞人为地去除后，肾小球的损伤可减轻或消退；将实验性肾小球肾炎模型动物个体的 T 细胞移植给另一个体，可引起受体的肾小球发生与供体相同的组织学改变。在实验性新月体性肾小球肾炎中，抗肾小球基底膜抗体可通过激活淋巴细胞亚型启动或促进肾小球损伤。在肾小球硬化过程中，淋巴细胞和巨噬细胞释放的淋巴因子和细胞因子刺激系膜细胞增生，使系膜基质增加，引起肾小球硬化。

(二)肾小球肾炎发生中的炎症介质

肾小球内免疫复合物形成或沉积仅是引起肾小球肾炎的致炎因子，真正的炎症形成尚需炎症介质参与(见图 4-4-10)。参与肾小球肾炎形成的重要炎症介质有：

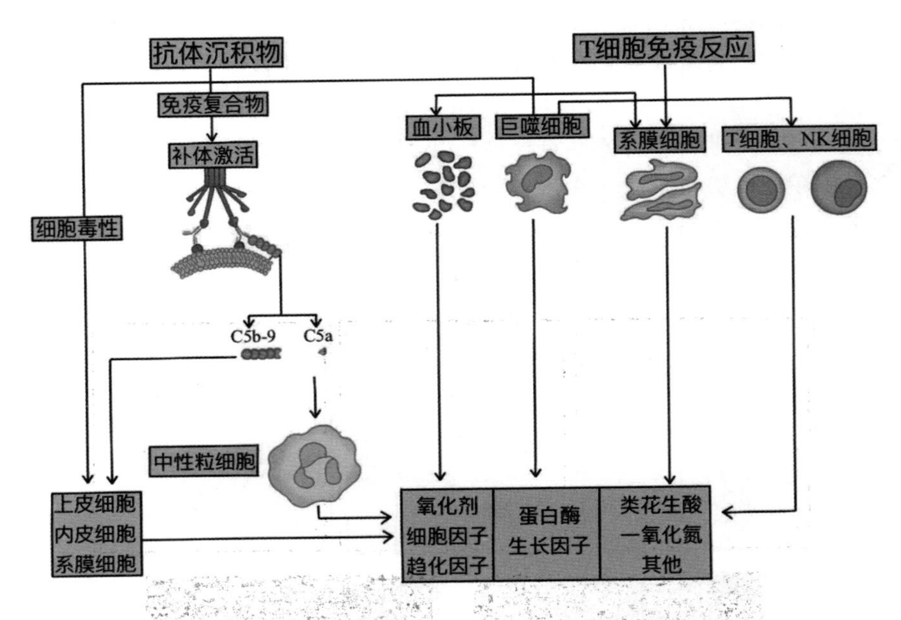

图 4-4-10 肾小球免疫损伤中的致炎因子

(1)补体的激活。沉积的免疫复合物可以激活补体，激活的补体有多种生物学活性，主要为：①C5b～9 形成的膜攻击复合物可使细胞溶解破坏；②在激活过程中产生多种蛋白水解片段和生物活性物质，引起炎症反应，如 C3a、C4a 和 C5a 可激发细胞释放组胺等血管活性物质，使毛细血管通透性增加；③C5a 作为趋化物质，可吸引中性粒细胞和单核细胞浸润。

(2)炎细胞及其产物。中性粒细胞、巨噬细胞、淋巴细胞、自然杀伤细胞和血小板等可产生多种蛋白溶解酶和生物活性物质，参与变质、渗出和增殖等炎症过程。

(3)肾小球固有细胞及其产物。肾小球固有细胞(系膜细胞、内皮细胞和上皮细胞)受刺激和活化后，可分泌多种介质，如多肽细胞因子(IL-1、IL-6、IL-8、上皮细胞生长因子、转化生长因子、血小板衍生生长因子、胰岛素样生长因子、集落刺激因子、肿瘤坏死因子等)、生物活性酯、蛋白酶、胶原酶、凝血及纤溶因子、活性氧等，并可产生黏附糖蛋白和基质成分，促进肾小球增生和硬化。

（三）基本病理变化与临床特点

肾单位（nephron）是肾脏的基本结构和功能单位，人体每侧肾脏约有100万个肾单位。肾单位由肾小体和与之相连的肾小管两部分构成。肾小体包括血管球（又称肾小球，glomerulus）和肾小囊两部分。肾小球是一团毛细血管网，其两端分别和出/入球小动脉相连。肾球囊又称鲍曼囊（Bowman capsule），是肾小管盲端的凹陷部分，由单层扁平上皮构成，外层是壁层上皮细胞，内层是脏层上皮细胞，脏层上皮细胞为高度特化的足细胞（podopcyte）。毛细血管间为肾小球系膜（mesangium），系膜由系膜细胞和系膜基质构成（见图4-4-11）。肾小球滤过膜由肾小球毛细血管内皮细胞、基底膜和脏层上皮细胞构成。

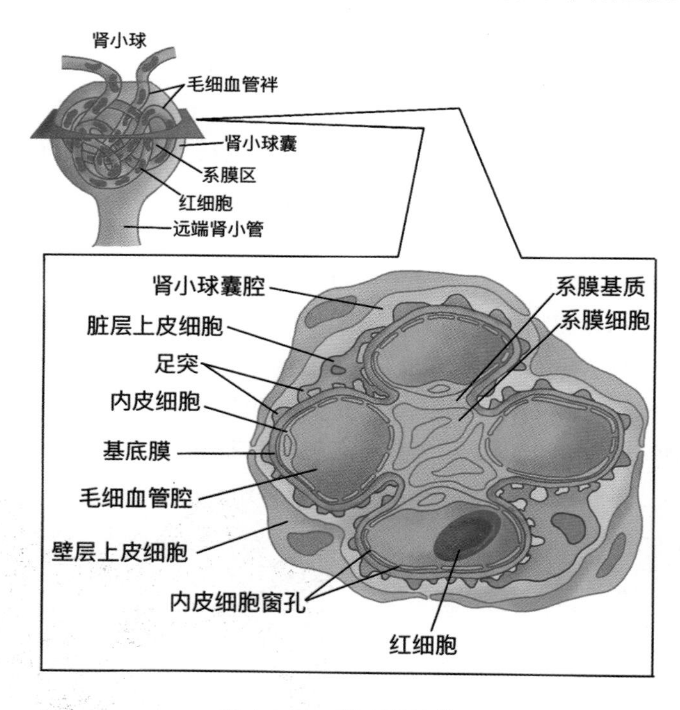

图4-4-11　肾小球结构

肾小球肾炎的基本病理变化相似，包括：①肾小球细胞增多：如系膜细胞、内皮细胞和上皮细胞增生，并有中性粒细胞、单核细胞以及淋巴细胞浸润，导致肾小球体积增大，细胞增多。②基底膜增厚和系膜基质增多：既可以是基底膜本身物质的增多，也可以是免疫复合物沉积在内皮下、上皮下或基底膜所致。③炎性渗出和坏死：肾小球内可有中性粒细胞浸润，并发生纤维素样坏死，毛细血管壁也可发生纤维素样坏死并形成微血栓。④玻璃样变和硬化：血浆蛋白、基底膜样物质、系膜基质沉积在肾小球上，可导致肾小球内红染的无定形物质增多，发生玻璃样变，随着玻璃样物质的增多或毛细血管袢塌陷，纤维增生，胶原纤维逐渐增多，最终发生硬化。⑤肾小管和间质：肾小管上皮细胞变性，管腔内出现蛋白、红细胞或白细胞管型，间质充血、水肿，炎细胞浸润。

肾小球肾炎的临床常见症状包括水肿、蛋白尿、血尿、少尿、多尿和高血压等。肾小球肾炎有赖于肾穿刺活检进行病理学诊断，穿刺活检组织需要进行常规病理、特殊染色、免疫荧光染色和透射电镜检查。根据肾脏病变的性质、部位以及范围不同，分为不同的病理类型，如微小病变性肾小球肾炎、膜性肾小球肾炎、新月体性肾小球肾炎、系膜增生性肾小球肾炎、膜增生性肾小球肾炎、IgA 肾病等。

1.急性弥漫增生性肾小球肾炎

急性弥漫增生性肾小球肾炎(acute diffuse proliferative glomerulonephritis)又称毛细血管内增生性肾小球肾炎(endocapillary proliferative glomerulonephritis)，其发病与A族乙型溶血性链球菌感染有关，因此又称感染后性肾小球肾炎(post-infectious glomerulonephritis)。患者发病前常有扁桃体炎、咽峡炎等链球菌感染病史，肾炎发生于1～4周之后，这一间隔时间与抗体和免疫复合物形成所需的时间一致。大部分患者血清抗链球菌溶血素O和其他抗链球菌抗体滴度升高。针对链球菌致病抗原(如蛋白酶外毒素B等)的抗体可能与肾小球内成分发生交叉反应、循环或原位免疫复合物沉积诱发补体异常活化等均可能参与致病，导致肾小球内炎细胞浸润。

病理改变表现为肾脏体积弥漫性增大，累及双侧肾脏大多数肾小球。镜下见肾小球毛细血管内皮细胞和系膜细胞增生、肿胀，中性粒细胞和少量单核细胞浸润，使肾小球内细胞数目增多，肾小球体积增大；肾小球毛细血管受压，引起肾小球缺血；肾小管上皮细胞肿胀，管腔内见各种管型；肾间质充血、水肿，少量炎细胞浸润。免疫荧光检查显示肾小球内IgG、IgM和C3呈颗粒状沉积。电镜下，可见电子致密物在脏层上皮细胞和肾小球基底膜间呈驼峰状沉积，也可位于内皮下、基底膜或系膜区(见图4-4-12)。

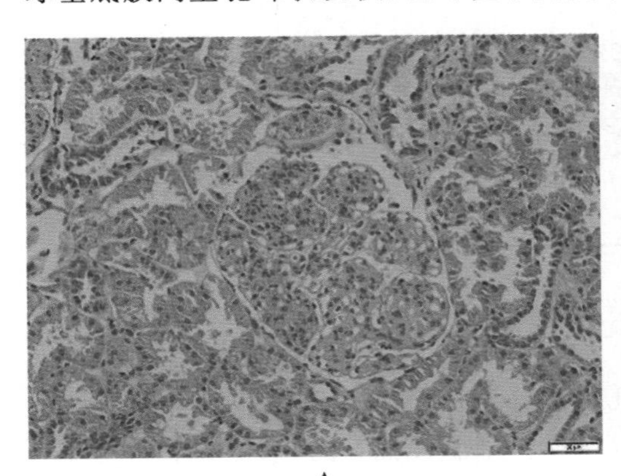

A

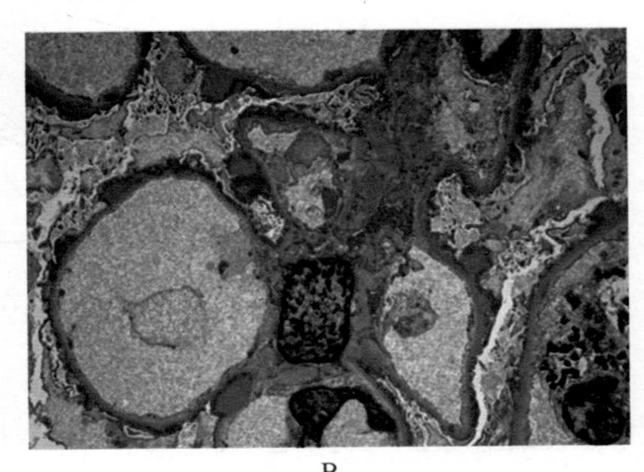

B

A.肾小球体积增大，细胞数目增多，毛细血管腔狭窄(HE，×200)；

B.电镜下见驼峰状电子致密物沉积在基底膜上皮侧

图4-4-12 毛细血管内肾小球肾炎

本病多见于儿童，临床特点为急性起病，表现为少尿、血尿、轻至中度蛋白尿、水肿和高血压，可伴有一过性肾功能不全。

2.新月体性肾小球肾炎

新月体性肾小球肾炎(crescent glomerulonephritis)也称急进性肾小球肾炎或快速进行性肾小球肾炎(rapidly progressive glomerulonephritis,RPGN),该病以肾小球壁层上皮细胞增生形成新月体(crescent),临床上起病急骤,快速进展至肾衰竭为特点。

肉眼观察,可见肾脏体积常增大,颜色苍白,表面可有点状出血。光镜下多数(50%以上)肾小球内有新月体形成,新月体主要由增生的脏层上皮细胞和渗出的单核细胞构成,可有中性粒细胞和淋巴细胞,病变早期为细胞性新月体,后期为纤维性新月体(见图4-4-13)。新月体使肾小球囊狭窄或闭塞,压迫毛细血管袢。另外,Ⅱ型常伴有肾小球毛细血管内皮细胞和系膜细胞增生,Ⅰ型和Ⅲ型可见肾小球节段性纤维素样坏死。免疫荧光检查是分型的主要依据:Ⅰ型为IgG及C3呈线状沿肾小球毛细血管壁分布,Ⅱ型为IgG及C3呈颗粒状或团块状沉积于系膜区及毛细血管壁,Ⅲ型肾小球内无或仅有微量免疫沉积物。电镜下Ⅱ型可见电子致密物在系膜区和内皮下沉积,Ⅰ型和Ⅲ型无电子致密物。

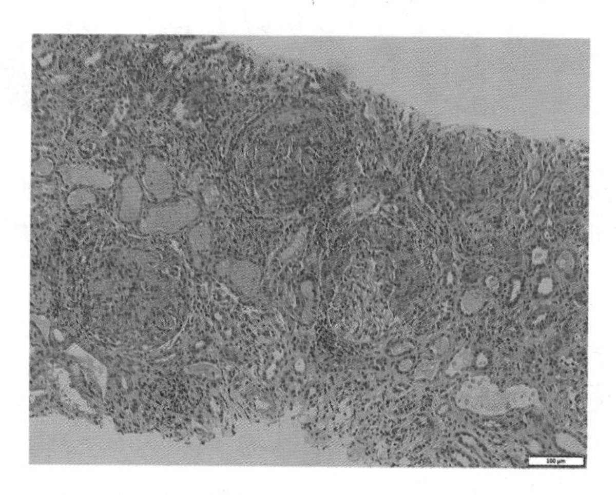

图4-4-13 新月体性肾小球肾炎的新月体(×100)

本病多数患者起病急,病情可急骤进展,由蛋白尿、血尿快速进展至少尿和无尿,肾衰竭快速进展乃至出现尿毒症。

3.膜性肾小球肾炎

膜性肾小球肾炎由于肾小球炎性改变不明显,故又称为膜性肾病(membranous nephropathy)。本病好发于中老年人,是引起成年人肾病综合征最常见的原因,病变特征为肾小球毛细血管壁弥漫性增厚,肾小球基底膜上皮侧免疫球蛋白沉积。

膜性肾病为免疫复合物介导的疾病,原发性肾小球病可能为由抗肾脏自身抗原的抗体引起的自身免疫性疾病。例如,人膜性肾病与大鼠的海曼肾炎的易感性均与MHC位点有关,大多与抗磷脂酶 A_2 受体抗体相关。抗磷脂酶 A_2 受体抗体与足细胞上的相应抗原结合,形成原位免疫复合物,继而通过旁路途径激活补体,形成C5b-9膜攻击复合物，损伤足细胞，破坏肾小球滤过屏障，产生蛋白尿。继发性膜性肾病继发于很多系统性疾病，如系统性红斑狼疮、类风湿性关节炎、乙肝病毒感染，以及药物、毒物、肿瘤或环境因素等。引起继发性膜性肾病的药物主要是一些金制剂、汞制剂、青霉胺、布洛芬、双氯芬酸等。

本病肉眼观主要表现为双侧肾脏肿大，颜色苍白。光镜下可见肾小球弥漫性病变，早期仅于肾小球基底膜上皮侧见散在少量分布的嗜复红小颗粒（马松染色）；进而有钉突形成（嗜银染色），基底膜逐渐增厚。免疫荧光检查可见 IgG 和 C3 沿肾小球毛细血管壁呈细颗粒状沉积。电镜下可见肾小球基底膜上皮侧有大量电子致密物，常伴有广泛的足突融合（见图 4-4-14）。

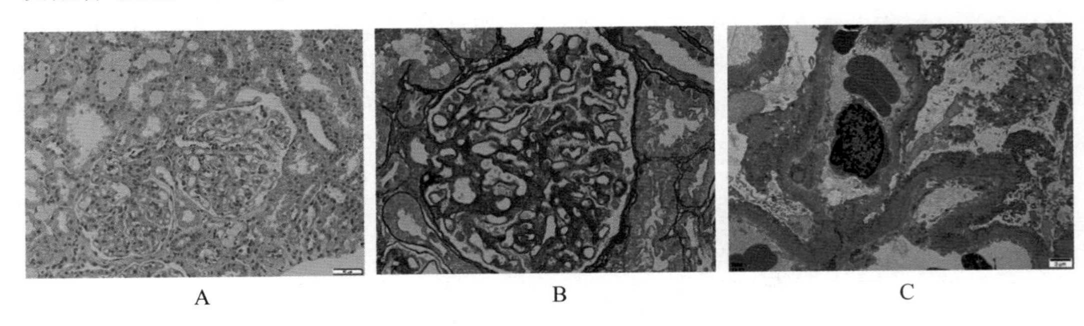

A.肾小球毛细血管壁增厚（×400）；B.六胺银染色可见毛细血管基底膜钉突（×400）；C.电镜下可见肾小球毛细血管基底膜与足细胞间电子致密物沉积

图 4-4-14　膜性肾病

4.慢性肾小球肾炎

慢性肾小球肾炎（chronic glomerulonephritis）简称慢性肾炎，是各型肾炎的终末阶段，起病方式各有不同，病情迁延并呈缓慢进展。

本病肉眼观可见两肾呈对称性缩小，色苍白，质硬，表面呈细颗粒状，称为颗粒性固缩肾。镜下可见大量的肾小球纤维化、玻璃样变，所属的肾小管萎缩、消失；残存的肾单位代偿性肥大，表现为肾小球体积增大，肾小管扩张；间质纤维组织增生，大量淋巴细胞浸润。

临床上，患者早期可有蛋白尿、水肿、食欲缺乏、贫血、乏力和疲倦等症状，以后逐渐出现高血压、多尿、夜尿、低比重尿、氮质血症和尿毒症。

（刘甜甜　李丽）

第五节　甾体类抗炎药

案例导入：患儿男性，5岁，因近一周来晨起后眼睛睁不开(双眼睑水肿)，双下肢出现凹陷性水肿到医院就诊，实验室检查发现血白蛋白水平降低，尿蛋白(+++)，诊断为肾病综合征，给予泼尼松及其他药物治疗。

甾体类抗炎药(steroidal anti-inflammatory drugs)通常指糖皮质激素(glucocorticoids,GC)类药物，因其基本结构属甾体类化合物而得名，是一类具有强大抗炎作用的药物。糖皮质激素属于肾上腺皮质激素(adrenocortical hormones)，由肾上腺皮质分泌。

肾上腺是人体中重要的内分泌器官，左右各一，位于两侧肾脏的上方。肾上腺包括周围部的皮质和中央部的髓质，分别由两种各自独立的内分泌腺组成。肾上腺皮质由外向内依次分为球状带、束状带及网状带三层。球状带主要分泌盐皮质激素(mineralocorticoids)，如醛固酮(aldosterone)、去氧皮质酮(desoxycorticosterone)等；束状带主要分泌糖皮质激素，如可的松(cortisone)、氢化可的松(hydrocortisone)等；网状带主要分泌性激素(sex hormones)。肾上腺皮质激素(adrenocortical hormones)是肾上腺皮质所分泌的激素的总称，但通常不包括性激素。临床常用的肾上腺皮质激素主要是指糖皮质激素。

肾上腺皮质激素的分泌受下丘脑-垂体-肾上腺轴的调节，下丘脑分泌促皮质激素释放激素(corticotropin-releasing hormone,CRH)，促进垂体前叶分泌促肾上腺皮质激素(adrenocorticotropic hormones,ACTH)，ACTH可促进肾上腺皮质合成、释放肾上腺皮质激素。血中肾上腺皮质激素浓度过高时，又可对下丘脑及垂体前叶产生负反馈抑制作用。由于ACTH的分泌受昼夜节律的影响，因此肾上腺皮质激素的生成和分泌也表现出昼夜节律性。

一、化学结构与构效关系

肾上腺皮质激素类药物的基本结构为甾核，其共同的结构特点为甾核A环的C_4、C_5之间为一双键，C_3上有酮基，C_{20}上有一个羰基，系保持其生理功能所必需。糖皮质激素的结构特征是在甾核D环的C_{17}上有α羟基，而在C环的C_{11}上有氧(如可的松)或羟基(如氢化可的松)，这类皮质激素对糖代谢的影响及抗炎等作用较强，而对水、盐代谢的作用较弱，故称糖皮质激素。盐皮质激素的结构特征是在甾核D环的C_{17}上无α-羟基及C环的C_{11}上无氧(如去氧皮质酮)，或虽有氧但与C_{18}结合(如醛固酮)，因其对水、盐代谢有较强的作用，而对糖代谢的作用很弱，故称为盐皮质激素。为了提高临床疗效，降低不良反应，人们曾对该类药物的结构进行改造，合成了一系列皮质激素类药物(见图4-5-1)，该类药物的构效关系如下。

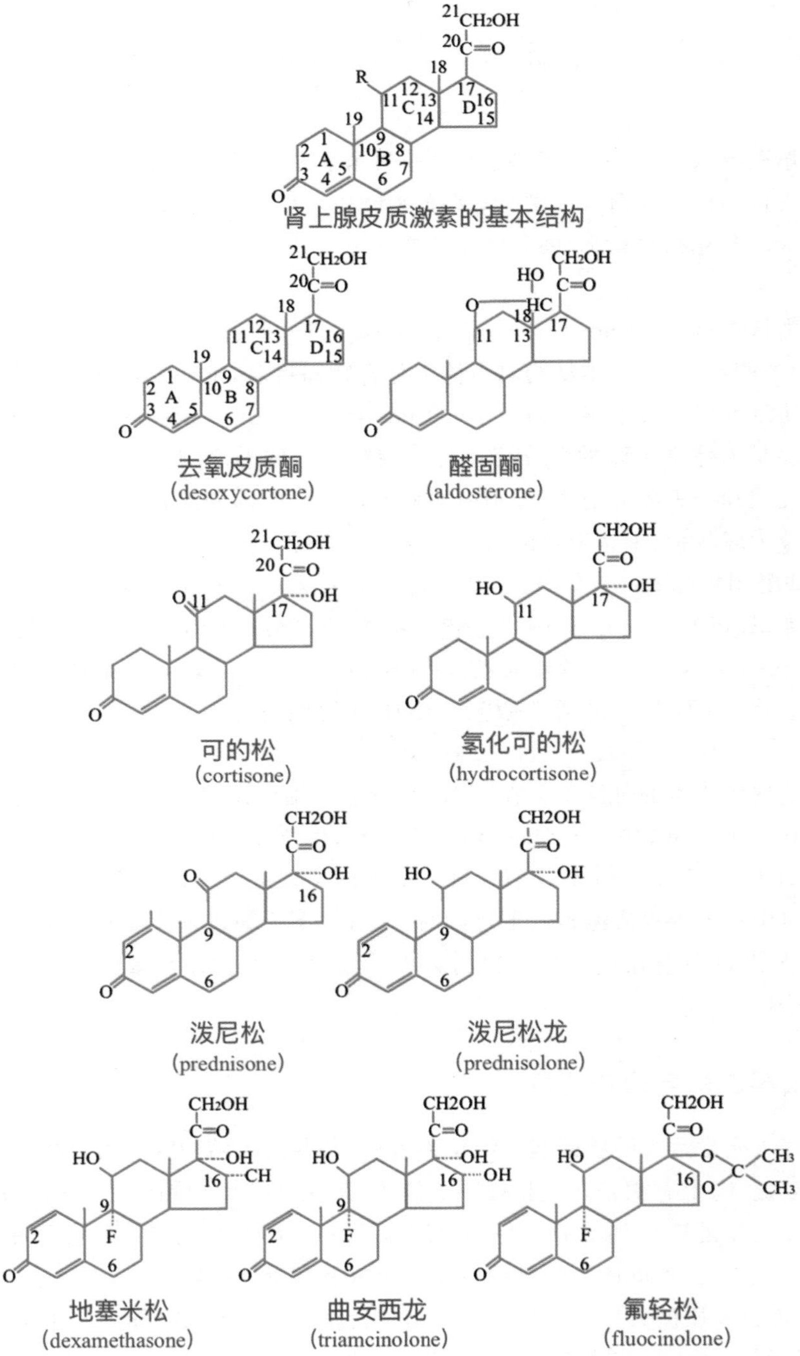

肾上腺皮质激素的基本结构

去氧皮质酮
(desoxycortone)

醛固酮
(aldosterone)

可的松
(cortisone)

氢化可的松
(hydrocortisone)

泼尼松
(prednisone)

泼尼松龙
(prednisolone)

地塞米松
(dexamethasone)

曲安西龙
(triamcinolone)

氟轻松
(fluocinolone)

图 4-5-1　肾上腺皮质激素类药物的化学结构

（一）双键的引入

如将 1 位和 2 位碳之间改成不饱和的双键，则可的松成为泼尼松（prednisone，强的松），而氢化可的松成为泼尼松龙（prednisolone，强的松龙），其抗炎作用和对糖代谢的影响可增加 4～5 倍，而对电解质代谢的影响减小。

（二）氟的引入

若在氢化可的松的 9α 位上引入氟，即成为氟氢可的松（fludrocortisone），其抗炎作用较前者约提高 10 倍，而水钠潴留的作用也增强；若在 6α 和 9α 位上都引入氟（如氟轻松），其抗炎作用与水钠潴留作用也显著增加。

（三）甲基的引入

若在 6α 位引入一甲基，则抗炎作用增强，体内分解延缓，如泼尼松龙在 6α 位引入一甲基形成抗炎作用更强的甲基泼尼松龙（methylprednisolone）。在氟氢可的松的 16β 位引入甲基，即成为倍他米松；在其 16α 位引入甲基，则变成地塞米松；这二者的抗炎作用显著增强，作用持续时间延长，但对水钠潴留几乎无影响。6α-氟-16α-甲基泼尼松即帕拉米松（paramethasone）也具有上述特性。

（四）羟基的引入

若在 16α 位引入羟基，如 9α-氟-16α-羟泼尼松即曲安西龙（triamcinolone，去炎松），其抗炎作用可加强，而水钠潴留作用无变化。

二、糖皮质激素

扩展阅读

1855 年，托马斯·安德森（Thomas Addison）等报道了安德森氏病，这是一种肾上腺皮质功能低下的疾病，但直到 20 世纪 20 年代，人们才认识到肾上腺皮质对于维持人体功能的重要性。1936 年，自肾上腺皮质提取物中制备了多种固醇（steroids，类固醇）化合物结晶；1948 年，人工制备了可的松并开始临床研究；1950 年，发现可的松本身并无生物活性，而是其代谢产物氢化可的松具有治疗作用。几乎在同一时间，ACTH 也作为药物开始应用于临床。1958 年，人们又发现了抗炎活性和稳定性更好、钠潴留更低的地塞米松（dexamethasone）。此后，人们又向甾体母环引入甲基、卤素等结构，陆续开发出倍他米松（betamethasone）、倍氯米松（beclomethasone）、丙酮化氟新龙（fluocinolone）等固醇类药物供临床应用。目前临床应用的皮质激素制剂大都是以薯蓣属（dioscorea）植物提取的薯蓣皂苷元（diosgenin）为原料进行半合成制取的。人工合成的糖皮质激素类药具有比天然激素抗炎作用更强、对水盐代谢影响更小等优点，因而应用更为广泛。

糖皮质激素类药物作用广泛而复杂，且随剂量的不同而变化。生理情况下所分泌的糖皮质激素主要影响正常物质代谢过程，缺乏时将引起代谢失调甚至死亡；当处于应激状态时，机体会分泌大量的糖皮质激素，通过允许作用等使机体能适应内外环境变化所产生的强烈刺激；超生理剂量(药理剂量)时，糖皮质激素除影响物质代谢外，还有抗炎、免疫抑制、抗休克、抗毒素等多种药理作用，其临床应用非常广泛，但不适当地使用或长期大剂量使用可导致多种不良反应和并发症，甚至危及生命。

(一)体内过程

糖皮质激素类药物口服、注射均可吸收。氢化可的松进入血液后约90%与血浆蛋白结合，其中约80%与皮质激素运载蛋白(transcortin，corticosteroid binding globulin，CBG)结合，10%与白蛋白结合；游离型约占10%。CBG在肝中合成，雌激素对其有明显的促进作用。糖皮质激素类药物主要在肝脏中代谢转化，代谢产物由尿中排出。可的松与泼尼松等C_{11}上的氧在肝中转化为羟基，生成氢化可的松和泼尼松龙后方能发挥作用，故严重肝功能不全的患者宜应用氢化可的松或泼尼松龙。常用糖皮质激素类药物的比较如表4-5-1所示。

表4-5-1 常用糖皮质激素类药物的比较

药物		半衰期/h	药理活性			抗炎等效剂量/mg
			抗炎作用(比值)	糖代谢(比值)	水盐代谢(比值)	
短效类	氢化可的松	8～12	1.0	1.0	1.0	20
	可的松	8～12	0.8	0.8	0.8	25
中效类	泼尼松	12～36	4	3.5	0.3	5
	泼尼松龙	12～36	5	4.0	0.3	5
	甲泼尼松龙	12～36	5	5.0	0	4
	甲泼尼龙	12～36	5	—	0	4
	曲安西龙	12～36	5	5.0	0	4
	帕拉米松	—	10	—	0	2
	氟泼尼松龙	—	15	—	0	1.5
长效类	倍他米松	36～54	25～40	30～35	0	0.6
	地塞米松	36～54	30	30	0	0.75

(二)药理作用与机制

糖皮质激素的靶细胞分布于肝、肺、骨、脑、胃肠平滑肌、骨骼肌、成纤维细胞、淋巴组织、胸腺等处，因此其作用广泛而复杂，且随剂量的不同而异。

1.对代谢的影响

(1)糖代谢。糖皮质激素在维持血糖的正常水平和肝脏与肌肉的糖原含量方面有重要作用。它能增加肝、肌糖原含量，并且升高血糖，其机制为：①促进糖原异生(gluconeogenesis)，特别是利用肌肉蛋白质代谢中的一些氨基酸及其中间代谢物作为原料合成糖原；②减慢葡萄糖分解为CO_2的氧化过程，有利于中间代谢产物(如丙酮酸和乳酸等)在肝脏和肾脏再合成葡萄糖，增加血糖的来源；③减少机体组织对葡萄糖的利用。

(2)蛋白质代谢。糖皮质激素能加速胸腺、淋巴结、肌肉、皮肤、骨等组织的蛋白质分解代谢，增高血清氨基酸和尿中氮的排泄量，造成负氮平衡；大剂量糖皮质激素还能抑制蛋白质合成，因此久用可致淋巴结、胸腺萎缩，生长减慢，肌肉萎缩，皮肤变薄，骨质疏松和伤口愈合延缓等。故在用药期间，应多进食高蛋白食物和少进食糖类，对严重损失蛋白质的肾病患者及多种影响蛋白质代谢的疾病患者，采用此类激素治疗(尤其是长期治疗)时，必须合用蛋白质同化类激素。

(3)脂质代谢。短期应用糖皮质激素对脂质代谢无明显影响。大剂量长期应用可增高血浆胆固醇，激活四肢皮下的酯酶，促使皮下脂肪分解而重新分布在面部、上胸部、颈背部、腹部和臀部，形成向心性肥胖，表现为“满月脸”和“水牛背”，形成面圆、背厚及躯干部发胖而四肢消瘦的特殊体型。

(4)核酸代谢。糖皮质激素对各种代谢的影响，主要是通过影响敏感组织中的核酸代谢来实现的。在淋巴细胞实验中发现，氢化可的松可诱导合成某种特殊的mRNA，表达一种抑制细胞膜转运功能的蛋白质，从而抑制细胞对葡萄糖、氨基酸等能源物质的摄取，以致细胞合成代谢(包括RNA合成)受到抑制，而分解代谢增强。同时，皮质激素又能促进肝细胞中其他多种RNA及某些酶蛋白的合成，进而影响多种物质代谢。

(5)水和电解质代谢。糖皮质激素也有较弱的盐皮质激素样保钠排钾作用，长期大量应用时作用较明显。此外，糖皮质激素对水的平衡也有重要作用，能增加肾小球滤过率和拮抗抗利尿激素的作用，减少肾小管对水的重吸收，故有利尿作用。糖皮质激素过多时，还可引起低血钙；而肾上腺皮质功能不全时，则常伴有高血钙，这可能与其减少小肠对钙的吸收和抑制肾小管对钙的重吸收，从而促进尿钙排泄有关。长期用药将造成骨质脱钙。

2.允许作用

糖皮质激素对某些组织细胞虽无直接作用，但可给其他激素发挥作用创造有利条件，这称为允许作用(permissive action)。例如，糖皮质激素可增强儿茶酚胺的收缩血管作用和胰高血糖素的升高血糖作用等。

3.抗炎作用

糖皮质激素具有强大的抗炎作用，能抑制多种原因造成的炎症反应，包括物理性(烧伤、创伤等)、化学性(酸、碱等)、感染性(细菌、病毒等)、免疫性(各型变态反应)及无菌性(缺血性组织损伤)炎症等。在炎症早期，糖皮质激素能增高血管的紧张性，减轻充血，降低毛细血管的通透性，从而减轻渗出和水肿，同时抑制白细胞浸润及吞噬反应，减少各种炎症因子的释放，因此能改善红、肿、热、痛等症状。在炎症后期，糖皮质激素通过抑制毛细血管和纤维母细胞的增生，延缓胶原蛋白、黏多糖的合成及肉芽组织增生，防止粘连及瘢痕形成，减轻后遗症。但必须注意，炎症反应是机体的一种防御性反应，炎症后期的反应更是组织修复的重要过程。因此，糖皮质激素在抑制炎症、减轻症状的同时，也在一定程度上降低了机体的防御功能，若使用不当可致感染扩散，阻碍创面愈合。

糖皮质激素抗炎作用的基本机制是基因效应（又称“基因组机制”）。糖皮质激素作为脂溶性分子，易于通过细胞膜进入细胞，与胞浆内广泛存在的糖皮质激素受体（glucocorticoid receptor，GR）结合。GR 由约 800 个氨基酸构成，存在 GRα 和 GRβ 两种亚型。GRα 活化后产生经典的激素效应，GRβ 则不具备与糖皮质激素结合的能力，而是作为 GRα 的拮抗体起作用。未活化的 GRα 在胞浆内与热休克蛋白（heat shock proteins，HSPs）等结合形成一种大的复合体，防止 GRα 对 DNA 产生作用。这种复合体与激素（配基）结合后，结构发生变化，HSPs 与 GRα 分离，随之类固醇-受体复合体易位进入细胞核，与特异性 DNA 位点即靶基因启动子序列的糖皮质激素反应成分（glucocorticoid response element，GRE）或负性糖皮质激素反应成分（negative glucocorticoid response element，nGRE）相结合，影响基因转录，相应地引起转录增加或减少，改变介质相关蛋白的水平，进而对炎症反应所必需的细胞和分子产生影响而发挥抗炎作用。此外，糖皮质激素通过抑制转录因子 NF-κB（nuclear factor-kappa B）、AP-1（activator protein-1）等，降低它们对多种炎症因子转录的上调作用，进而减少促炎症因子的合成，其具体表现为：

（1）对炎症抑制蛋白及某些靶酶的影响。糖皮质激素能增加炎症抑制蛋白脂皮素 1（lipocortin 1）的生成，继而抑制磷脂酶 A_2，影响花生四烯酸代谢的连锁反应，使具有扩血管作用的前列腺素（PGE_2、PGI_2 等）和有趋化作用的白三烯类（LTA_4、LTB_4、LTC_4 和 LTD_4）等炎症介质减少；抑制 NO 合酶和环氧酶-2（cyclooxygenase-2，COX-2）等的表达，从而阻断 NO、PGE_2 等相关介质的产生；诱导血管紧张素转化酶（angiotension-convertion enzyme，ACE）的生成，以降解可引起血管舒张和致痛作用的缓激肽，从而产生抗炎作用。

（2）对细胞因子及黏附分子的影响。糖皮质激素不仅能抑制多种炎性细胞因子（如 TNF-α、IL-1、IL-2、IL-5、IL-6、IL-8 等）的产生，而且可在转录水平上直接抑制黏附分子如 E-选择素及细胞间黏附分子-1（intercellular adhesion molecule 1，ICAM-1）的表达；此外，还会影响细胞因子及黏附分子生物学效应的发挥。糖皮质激素还可增加多种抗炎介质，如 NF-κB 抑制蛋白 1（inhibitory kappa B1，IκB1）、IL-10、IL-12、IL-1RA（interleukin-1 receptor antagonist）的表达。

（3）对炎细胞凋亡的影响。在多种细胞系中，糖皮质激素可引起 *c-myc*、*c-myb* 等细胞增殖相关基因的表达下调，特异性核酸内切酶表达增加，随后发生细胞凋亡。糖皮质激素诱导的炎细胞凋亡首先由 GR 介导基因转录，激活 caspase 和特异性核酸内切酶所致，这一作用是 GR 依赖性的。

近年来发现，非基因快速效应是糖皮质激素发挥作用的另一重要机制，主要包括非基因的受体介导效应和生化效应两类，主要特点为起效迅速，对转录和蛋白质合成抑制剂不敏感。初步研究表明：①除了类固醇核受体外，尚存在细胞膜类固醇受体，而类固醇的快速非基因效应与细胞膜类固醇受体相关(非基因的受体介导效应),目前这一受体的主要结构已基本清楚,并已成功克隆。②非基因的生化效应。近年来证实了糖皮质激素对细胞能量代谢的直接影响,如甲基泼尼松龙溶解于细胞膜,并影响细胞膜的生化特性,其对线粒体内膜的直接影响将导致离子通透性增加,并继而导致氧化磷酸化偶联的解离。此外,糖皮质激素还可以直接抑制阳离子循环,而此效应与细胞内 ATP 的产生情况无关。

4.免疫抑制与抗过敏作用

糖皮质激素能解除许多过敏性疾病的症状,抑制因过敏反应而产生的病理变化,并能抑制组织器官的移植排异反应,对于自身免疫性疾病也能发挥一定的近期疗效。

(1)对免疫系统的抑制作用。糖皮质激素对免疫过程的许多环节均有抑制作用。小剂量糖皮质激素主要抑制细胞免疫;大剂量糖皮质激素则能抑制由 B 细胞转化成浆细胞的过程,使抗体生成减少,干扰体液免疫。糖皮质激素对免疫的抑制作用随动物种属的不同而有很大差异:小鼠、大鼠、家兔等对糖皮质激素较敏感,糖皮质激素能使这些动物的胸腺缩小,脾脏淋巴结减少,血中淋巴细胞溶解;而豚鼠、猴和人对糖皮质激素的敏感性则较差,如糖皮质激素不能使正常人的淋巴细胞溶解,也不能使免疫球蛋白合成或补体代谢明显下降,更不能抑制特异性抗体的合成。但糖皮质激素能干扰淋巴组织在抗原作用下的分裂和增殖,阻断致敏 T 淋巴细胞所诱发的单核细胞和巨噬细胞的募集等,从而抑制组织器官的移植排斥反应和皮肤迟发性过敏反应,对自身免疫性疾病也能发挥一定的近期疗效。

目前认为,糖皮质激素抑制免疫的机理与下列因素有关:①诱导淋巴细胞中 DNA 降解。这种由甾体激素诱导的核 DNA 降解现象只发生于淋巴组织中,并具有糖皮质激素特异性。②影响淋巴细胞的物质代谢,减少葡萄糖、氨基酸以及核苷的跨膜转运,抑制淋巴细胞中 DNA、RNA 和蛋白质的生物合成,降低淋巴细胞中 RNA 聚合酶的活性,并减少 ATP 的生成。③诱导淋巴细胞凋亡。体内和体外实验均证实,糖皮质激素能够使胸腺细胞皱缩、膜起泡,染色体凝缩、核碎裂,形成凋亡小体,受影响的主要是 CD4/CD8 双阳性的未成熟淋巴细胞,还能诱导 B 淋巴细胞凋亡。④抑制核转录因子 NF-κB 的活性。NF-κB是一种重要的转录调节因子,它在胞浆内与 NF-κB 抑制蛋白 IκB 结合呈非活性状态,一旦被激活便与 IκB 解离而转入核内,与特异的启动子结合,从而调控基因的表达。NF-κB过度激活可导致多种炎性细胞因子的生成,与移植物排斥反应、炎症等疾病的发病有关。糖皮质激素一方面通过其受体直接与 RelA(NF-κB 异源二聚体的 p65 亚基)相互作用,抑制 NF-κB 与 DNA 结合,阻断其调控作用;另一方面能增加 NF-κB 抑制蛋白 IκBα 的合成,IκBα 在胞核内与激活的 NF-κB 结合,使 NF-κB 脱离靶基因的 κB 位点回到胞浆中,进而在胞浆内重新配置,从而发挥免疫抑制作用。

(2)抗过敏作用。在免疫过程中,由于抗原-抗体反应引起肥大细胞脱颗粒而释放组胺、5-羟色胺、过敏性慢反应物质、缓激肽等,从而可引起一系列过敏性反应症状。糖皮质激素被认为能减少前述过敏介质的产生,抑制因过敏反应而产生的病理变化,如过敏性充血、水肿、渗出、皮疹、平滑肌痉挛及细胞损害等,从而能解除或减轻许多过敏性疾病的症状。

5.抗休克作用

大剂量的糖皮质激素类药物已广泛应用于各种严重休克,特别是中毒性休克的治疗。动物实验显示,糖皮质激素对内毒素和出血性休克具有保护作用,但对其临床评价尚未得出定论。一般认为,大剂量糖皮质激素抗休克的作用与下列因素有关:①抑制某些炎症因子的产生,减轻全身炎症反应综合征及组织损伤;②提高机体对细菌内毒素的耐受力,研究发现糖皮质激素可使动物耐受脑膜炎双球菌、大肠杆菌等内毒素的能力提高数倍至数十倍,但对外毒素则无防御作用;③扩张痉挛收缩的血管和兴奋心脏,加强心肌收缩力;④降低血管对某些缩血管活性物质的敏感性,使微循环血流动力学恢复正常,改善休克状态;⑤稳定溶酶体膜,减少心肌抑制因子(myocardial depressant factor, MDF)的形成。

6.抗毒素作用

糖皮质激素可减少内源性致热原的释放,提高机体对细菌内毒素的耐受力,有较好的退热作用,能够明显改善中毒症状。糖皮质激素对细菌外毒素无作用。

7.其他作用

(1)对血液与造血系统的影响。糖皮质激素能刺激骨髓造血机能,使红细胞和血红蛋白含量增加。大剂量的糖皮质激素可使血小板和纤维蛋白原增加,缩短凝血酶原时间;刺激骨髓的中性粒细胞释放入血而使中性粒细胞数增多,但却降低其游走、吞噬、消化及糖酵解等功能,因而减弱对炎症区的浸润与吞噬活动。临床上可见肾上腺皮质功能减退者淋巴组织增生,淋巴细胞增多;而肾上腺皮质功能亢进者淋巴组织萎缩,淋巴细胞减少。

(2)对中枢神经系统的影响。糖皮质激素能提高中枢神经系统的兴奋性,长期大量应用糖皮质激素可引起欣快、激动、失眠等,偶可诱发精神失常;大剂量的糖皮质激素可致儿童惊厥;此外,糖皮质激素能降低大脑的电兴奋阈,诱发癫痫,故精神病患者和癫痫患者应慎用。

(3)对消化系统的影响。糖皮质激素能使胃蛋白酶和胃酸分泌增多,增加食欲,促进消化,但大剂量应用可诱发或加重胃及十二指肠溃疡。

(4)对骨骼的影响。长期大量应用糖皮质激素类药物时可出现骨质疏松,其机制可能是糖皮质激素抑制成骨细胞的活力,减少骨中胶原的合成,促进胶原和骨基质的分解,使骨质形成发生障碍。

(5)退热作用。糖皮质激素可用于治疗严重的中毒性感染,常具有迅速而良好的退热作用,这可能与糖皮质激素能抑制体温中枢对致热原的反应,稳定溶酶体膜,减少内源性致热原的释放有关,但是在发热诊断未明前不可滥用,以免掩盖症状导致误诊。

(6)增强应激能力。在应激状态下,机体对皮质激素的需要量大增,而其分泌量往往不能满足需要,故应及时、适当地使用糖皮质激素。肾上腺皮质受到损害(如艾迪生病)的患者抗感染和耐强烈刺激的能力会下降。糖皮质激素增强应激能力的机制尚不清楚,可能与氢化可的松维持心血管对儿茶酚胺的反应性及其抗炎、抗过敏作用以及允许作用有关。

(7)对结缔组织与皮肤的影响。糖皮质激素可抑制结缔组织中成纤维细胞的增生，抑制胶原的合成，故可用于治疗以增生为主的慢性炎症，防止粘连及瘢痕形成。另外，糖皮质激素也能影响创口愈合。糖皮质激素可使皮肤变薄，细胞小于正常，这可能与其降低 DNA 合成速率、抑制 RNA 的转录及有丝分裂而降低细胞分裂速度有关。糖皮质激素的这种抗增生作用可用来降低增生性皮肤病(如银屑病)的细胞增殖和角质鳞屑的形成，含氟的皮质激素类作用较强。

(8)对心血管系统的影响。糖皮质激素可增强血管对其他活性物质的反应性。在糖皮质激素分泌过多的库欣(Cushing)综合征和一小部分应用合成的糖皮质激素的患者中，可出现高血压。

(三)临床应用

糖皮质激素在临床上可用于治疗下列疾病：

1.严重感染或炎症

(1)严重急性感染。主要用于中毒性感染或同时伴有休克者，在应用有效抗菌药物治疗感染的同时，可用糖皮质激素作辅助治疗，因其能增加机体对有害刺激的耐受性，减轻中毒症状，有利于争取时间进行抢救。目前缺乏有效的抗病毒药物，因此病毒感染一般不用激素，以免用后机体防御能力降低使感染扩散而加剧病情进展。但对一些重症感染，糖皮质激素也有缓解症状的作用。

(2)抗炎治疗及防治某些炎症的后遗症。如果炎症发生在人体重要器官(如脑、心、关节、睾丸、眼等)，由于炎症损害或恢复时产生粘连和瘢痕，将引起严重功能障碍。用糖皮质激素可以减少炎性渗出，防止组织过度破坏，抑制粘连及瘢痕的形成。早期应用糖皮质激素可防止后遗症的发生。

扩展阅读

在 SARS 爆发流行期间，糖皮质激素的恰当应用起到了缓解中毒症状，减轻肺组织的渗出和损伤，以及防止或减轻后期肺纤维化的作用。在此应用中，糖皮质激素治疗的“目标”不是病毒，而是全身炎症反应以及肺渗出和损伤的过程，对不少患者起到了“起死回生”的作用；但由于大剂量应用激素，后期也有一些患者出现了严重的并发症和不良反应。

2.免疫相关疾病

(1)自身免疫性疾病。对于多发性皮肌炎、全身性红斑狼疮、严重风湿热、风湿性心肌炎、结节性动脉周围炎、风湿性及类风湿性关节炎、自身免疫性贫血和肾病综合征等患者，应用糖皮质激素后可缓解症状。原发性和某些继发性肾小球疾病的病因和发病机制涉及甚多免疫学范畴，目前在治疗上仍以糖皮质激素为主；对于原发性急进性肾小球肾炎，目前常选用大剂量甲泼尼龙冲击疗法治疗。

(2)器官移植排斥反应。异体器官移植手术后所产生的免疫排斥反应也可使用糖皮质激素，常与其他免疫抑制剂合用。

(3)过敏性疾病。治疗荨麻疹、血清热、枯草热(花粉症)、血管神经性水肿、过敏性鼻炎、支气管哮喘和过敏性休克等过敏性疾病时，主要应用抗组胺药物和肾上腺素受体激动药。对严重病例或其他药物无效时，可应用糖皮质激素作辅助治疗，目的是抑制抗原-抗体反应所引起的组织损害和炎症过程。吸入型糖皮质激素防治哮喘效果较好且安全可靠，极少有不良反应，近年来吸入型糖皮质激素已作为防治哮喘的一线用药，与长效吸入型 β_2 受体激动剂合用是较合理的用药方案。国外目前临床常用的吸入型糖皮质激素有倍氯米松(beclomethasone)、布地奈德(budesonide)等。

3.抗休克治疗

对感染中毒性休克，在有效的抗菌药物治疗下，可及早、短时间内突击使用大剂量糖皮质激素；对过敏性休克，糖皮质激素为次选药，可与首选药肾上腺素合用；对低血容量性休克，在补液、补电解质或输血后效果不佳者，可合用超大剂量的糖皮质激素。

4.血液病

糖皮质激素多用于治疗儿童急性淋巴细胞性白血病，目前采用与抗肿瘤药物联合的多药并用方案，但对急性非淋巴细胞性白血病的疗效较差。此外，糖皮质激素还可用于粒细胞减少症、再生障碍性贫血、血小板减少症和过敏性紫癜等的治疗，但停药后易复发。

5.局部应用

糖皮质激素对常见皮肤病，如湿疹、接触性皮炎、银屑病等均有效，宜用氢化可的松、氢化泼尼松或氟氢松等软膏、霜剂或洗剂局部用药。当肌肉韧带或关节劳损时，可将醋酸氢化可的松或醋酸氢化泼尼松混悬液加入 1%的普鲁卡因注射液，肌内注射，也可注入韧带压痛点或关节腔内用以消炎止痛。鼻腔局部应用糖皮质激素可治疗变态反应性鼻炎、鼻息肉以及伴发鼻腔内息肉的鼻窦炎，疗效优于抗组胺药，且不良反应轻微。对天疱疮及剥脱性皮炎等严重病例，仍需全身用药。

6.替代疗法(replacement therapy)

糖皮质激素可用于原发性肾上腺皮质功能减退症或继发性肾上腺皮质功能减退症(脑垂体前叶功能减退及肾上腺次全切除术后)的替代疗法。

7.恶性肿瘤

糖皮质激素是控制晚期和转移性乳腺癌的重要药物，对骨转移引起的严重疼痛、胸膜和肺转移引起的呼吸困难、肝转移引起的疼痛、脑转移引起的颅内压迫症状均有一定疗效。前列腺癌术后患者当雌激素疗效不佳，不能控制癌症的发展时，用泼尼松 10～20 mg/d可使症状明显改善。

(四)不良反应与注意事项

糖皮质激素的不良反应与注意事项如下：

1.长期大剂量应用引起的不良反应

(1)医源性肾上腺皮质功能亢进。医源性肾上腺皮质功能亢进又称类肾上腺皮质功能亢进综合征或库欣综合征,是过量激素引起脂代谢和水盐代谢紊乱的结果。患者表现为满月脸、水牛背、向心性肥胖、皮肤变薄、肌肉萎缩(长期负氮平衡造成,多发生于四肢的大肌肉群)、低血钾(可与肌肉萎缩合并造成肌无力)、水肿、骨质疏松、多毛、痤疮、高血压、高血脂、糖尿病等,停药后症状可自行消退。必要时可加用抗糖尿病药物、抗高血压药物治疗,并采用低糖、低盐、高蛋白饮食及加用氯化钾等措施。

(2)诱发或加重感染。此系糖皮质激素抑制机体防御功能所致,长期应用糖皮质激素可诱发感染,或使体内潜在的病灶扩散,特别是当原有疾病已使机体抵抗力降低时,如白血病、再生障碍性贫血、肾病综合征等疾病的患者更易发生;还可使原来静止的结核病灶扩散、恶化,故肺结核、脑膜结核、淋巴结核、腹膜结核等患者应合用抗结核病药。

(3)心血管系统并发症。长期应用糖皮质激素,由于水钠潴留和血脂升高可引起高血压和动脉粥样硬化,还可引起脑卒中、高血压性心脏病、血管脆性增加等。

(4)消化系统并发症。因糖皮质激素可刺激胃酸、胃蛋白酶的分泌并抑制胃黏液分泌,降低胃肠黏膜的抵抗力,增强迷走神经的兴奋性,故可诱发或加剧胃/十二指肠溃疡,甚至造成消化道出血或穿孔。对少数患者可诱发脂肪肝或胰腺炎。

(5)骨质疏松、肌肉萎缩、伤口愈合迟缓,这些与糖皮质激素促进蛋白质分解、抑制蛋白质合成及成骨细胞活性,增加钙、磷排泄等有关。骨质疏松多见于儿童、绝经期妇女和老人,严重者可发生自发性骨折。由于糖皮质激素可抑制生长激素的分泌和造成负氮平衡,还可影响儿童的生长发育,故使用时需十分慎重,常采用短效或中效制剂,避免长效制剂。孕妇应用偶可引起胎儿畸形,哺乳期妇女接受大剂量糖皮质激素治疗时应停止哺乳。

(6)糖尿病。糖皮质激素可促进糖原异生,降低组织对葡萄糖的利用,抑制肾小管对葡萄糖的重吸收作用,因而长期应用超生理剂量糖皮质激素者,将引起糖代谢的紊乱,约半数患者会出现糖耐量受损或糖尿病(类固醇性糖尿病)。这类糖尿病对降糖药物敏感性较差,所以应在控制原发病的基础上,尽量减少糖皮质激素的用量,最好停药;如不能停药,应酌情给予口服降糖药或注射胰岛素治疗。

(7)其他。有报道称,长期持续应用糖皮质激素的患者中,约40%发生了青光眼(糖皮质激素性青光眼,glucocorticoid induced glaucoma,GIG),对此应予注意。因糖皮质激素可提高中枢神经系统的兴奋性,故有癫痫或精神病史者禁用或慎用。

2.停药反应

(1)医源性肾上腺皮质功能不全。长期应用糖皮质激素,尤其是每天给药的患者,减量过快或突然停药,特别是当遇到感染、创伤、手术等严重应激情况时,可发生肾上腺皮质功能不全或危象,表现为恶心、呕吐、乏力、低血压和休克等,需及时抢救。这是由于长期大剂量使用糖皮质激素,反馈性地抑制垂体-肾上腺皮质轴,致肾上腺皮质萎缩所致。肾上腺皮质功能的恢复时间与剂量、用药时间长短和个体差异等有关。停用激素后,垂体分泌 ACTH 的功能一般需经 3～5 个月才恢复；肾上腺皮质对 ACTH 起反应功能的恢复需要 6～9 个月，甚至 1～2 年。因此，不可骤然停药，须缓慢减量；停用糖皮质激素后应连续应用 ACTH 一周左右；在停药一年内，如遇应激情况（如感染或手术等），应及时给予患者足量的糖皮质激素。

(2)反跳现象。反跳现象可能是因患者对糖皮质激素产生了依赖性或病情尚未完全控制，突然停药或减量过快而致原病复发或恶化。常需加大剂量再行治疗，待症状缓解后再缓慢减量、停药。

（五）禁忌证

糖皮质激素对机体可产生有利和不利两方面的作用。当适应证和禁忌证并存时，应全面分析，权衡利弊，慎重决定。病情危急的患者虽有禁忌证存在，仍需用药，危险期过后应尽早停药或减量。糖皮质激素的禁忌证包括曾患或现患严重精神病和癫痫、活动性消化性溃疡、骨折、新近胃肠吻合术后、创伤修复期、角膜溃疡、肾上腺皮质功能亢进症、严重高血压、糖尿病、孕妇、抗菌药物不能控制的感染（如麻疹、水痘、真菌感染）等。

三、盐皮质激素

盐皮质激素主要有醛固酮（aldosterone）和去氧皮质酮（desoxycortone，desoxycorticosterone）两种，对维持机体正常的水、电解质代谢起着重要作用。

（姜晶晶）

第六节 非甾体抗炎药

案例导入：患者女性，50 岁，因反复多处关节疼痛 3 年，加重 1 个月入院就诊，主要疼痛处位于双侧肩关节、腕关节、掌指关节及膝关节，关节肿痛明显，活动时症状加剧，伴有间断发热，体温 37.2～38 ℃。体检见双侧肩关节外展及背伸受限，双侧腕关节肿胀，皮温稍高，关节压痛明显，双侧近端指间关节屈曲畸形，关节肿胀，有压痛；双侧膝关节肿胀，有压痛，关节屈曲及背伸受限。实验室检查发现 RF（类风湿因子）为 300 IU/mL，诊断为类风湿性关节炎。给予患者双氯芬酸钠缓释胶囊消炎止痛，并给予抗风湿药物治疗。

解热镇痛抗炎药具有解热、镇痛和抗炎作用。基于抗炎作用，为区别于肾上腺皮质激素及其衍生物，特称其为非甾体抗炎药（non-steroidal anti-inflammatory drugs，NSAIDs）。由于阿司匹林是其代表药，故本类药物也称为阿司匹林类药物。尽管化学结构不同，但各种 NSAIDs 的作用和不良反应相似。有研究认为，本类药物的主要作用机制是抑制花生四烯酸环氧酶(cyclooxygenase,COX),从而抑制二十碳烯酸衍生物的合成。

一、药物分类

根据化学结构,可将解热镇痛抗炎药分为七类(见表 4-6-1)。常用 NSAIDs 的化学结构如图 4-6-1 所示。

表 4-6-1 NSAIDs 的分类及常用药物

分类	药物
水杨酸类	阿司匹林(aspirin)、乙酰水杨酸(acetylsalicylic acid)、水杨酸钠(sodium salicylate)、三水杨酸胆碱镁(choline magnesium trisalicylate)、双水杨酸酯(salsalate)、二氟苯尼酸(diflunisal)、柳氮磺吡啶(sulfasalazine)、偶氮水杨酸(olsalazine)
苯胺类	对乙酰氨基酚(acetaminophen)
吲哚类和茚乙酸类	吲哚美辛(indomethacin)、舒林酸(sulindac)、依托度酸(etodolac)
杂环芳基乙酸类	托美丁(tolmetin)、双氯芬酸(diclofenac)
芳基丙酸类	布洛芬(ibuprofen)、萘普生(naproxen)、氟吡洛芬(flurbiprofen)、酮洛芬(ketoprofen)、非诺洛芬(fenoprofen)
灭酸类	甲灭酸(mefenamic acid)、甲氯灭酸(meclofenamic acid)
烯醇酸和其他类	吡罗昔康(piroxicam)、氧昔康(oxicams)、替诺昔康(tenoxicam)、萘丁美酮(nabumetone)

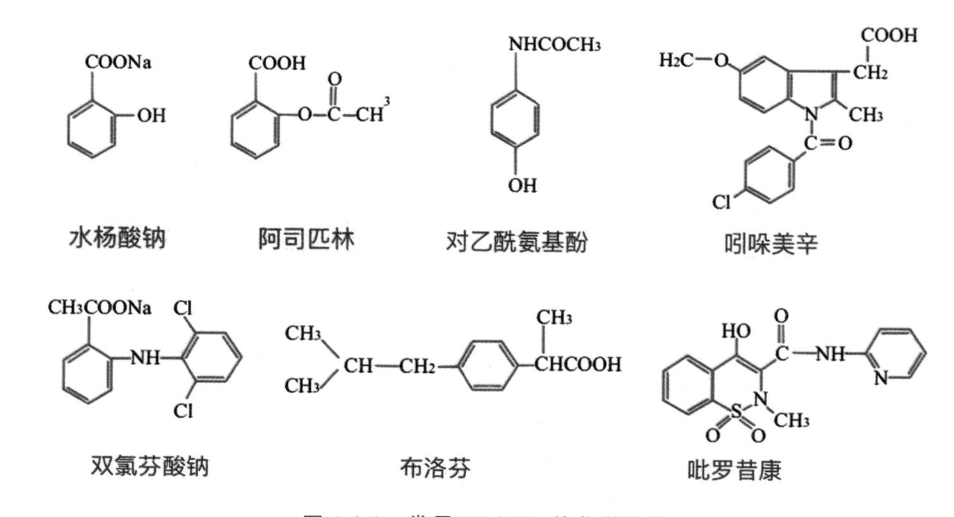

图 4-6-1 常用 NSAIDs 的化学结构

二、作用机制

尽管阿司匹林在临床已使用了一个多世纪，但其作用机制目前尚不清楚。1971 年，瓦内及其助手等证明，阿司匹林可抑制产生前列腺素的环氧酶，此后的大量研究表明，NSAIDs 能抑制所有细胞产生和释放前列腺素，因此认为抑制前列腺素合成是 NSAIDs 的主要作用机制（见图 4-6-2）。

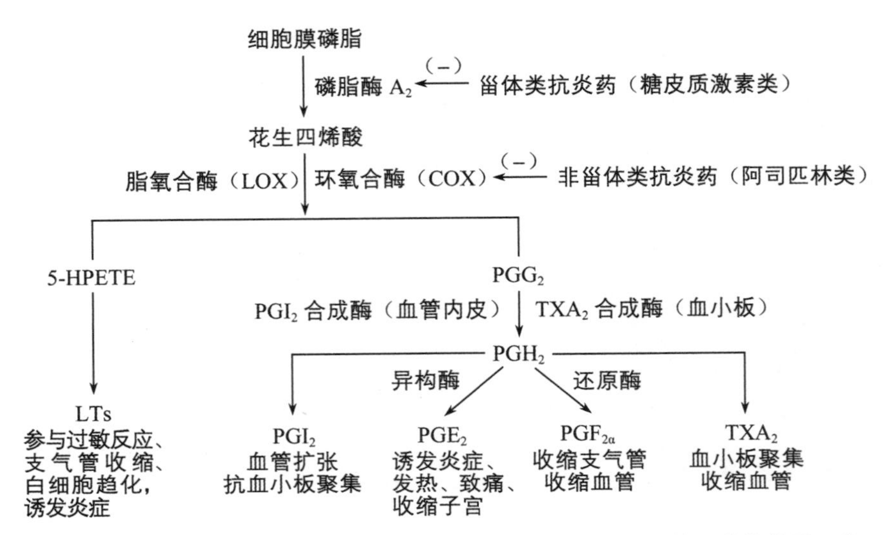

图 4-6-2　阿司匹林作用的相关代谢途径、主要代谢物的生物活性及药物作用环节

（5-HPETE：5-过氧化氢廿碳四烯酸；LTs：白三烯类；PGG_2：前列腺素 G_2；PGH_2：前列腺素 H_2；PGI_2：前列腺素 I_2；TXA_2：血栓素 A_2；PGE_2：前列腺素 E_2；$PGF_{2\alpha}$：前列腺素 $F_{2\alpha}$）

扩展阅读

早在几个世纪前，欧洲一些国家的人们就使用柳树皮治疗发热性疾病。1829 年，亨利·勒鲁(Henri Leroux)从柳树皮中提取出一种有效的糖苷类物质，并证实其具有解热作用。这种糖苷水解可生成葡萄糖和水杨醇，后者无论通过体内代谢还是化学处理，都能转化为水杨酸。1875 年，水杨酸钠首次被用于治疗风湿病，并很快发现了其对痛风的治疗作用。随后，菲利克斯·霍夫曼(Felix Hoffman)合成了乙酰水杨酸钠，并于 1899 年以“阿司匹林”的名称用于临床。1971 年，英国药理学家约翰·瓦内(John Vane)和普里西拉·帕佩(Priscilla Pipe)阐述了阿司匹林在抑制前列腺素生成中的作用机制。因此，瓦内获得了 1982 年的诺贝尔生理学或医学奖。后来又发现了一些与阿司匹林有类似作用的药物，但大多已被淘汰。20 世纪 60 年代以来，各种 NSAIDs 被广泛应用于临床，并且其新药的研发仍未停止。

花生四烯酸环氧酶(cyclooxygenase)有两种同工酶,即环氧酶-1(cyclooxygenase-1,COX-1)和环氧酶-2(cyclooxygenase-2,COX-2)。COX-1存在于血管、肾脏和胃,具有生理保护作用,如维持胃肠道黏膜的完整性,调节肾血流量和血小板功能;COX-2又称"诱导型环氧酶",发生炎症时,细胞因子和其他炎症介质诱导激活炎症部位的COX-2,由此产生PGG_2/PGH_2,随后的代谢取决于其所在组织细胞的种类及相关代谢酶的活性。花生四烯酸还可通过脂氧合酶代谢生成各种白三烯及其他代谢产物。NSAIDs抑制环氧酶,但不抑制脂氧合酶,因此只能阻断前列腺素的生物合成,而不阻断白三烯及其他代谢产物的合成。

与其他NSAIDs不同,阿司匹林可使COX-1分子的一个丝氨酸残基(ser530)不可逆地乙酰化,从而阻止花生四烯酸与COX-1的活性部位结合,阻断前列腺素的合成。由于阿司匹林对COX-1的乙酰化不可逆,所以需有新表达的COX-1才能重新合成前列腺素。因此,阿司匹林在各组织中的有效作用时间与该组织的COX-1更新速率有关。由于血小板无法自身更新COX-1,因此其对阿司匹林的不可逆抑制作用最为敏感。一次给予阿司匹林40 mg即可长时间抑制血小板的功能(8～11天)。阿司匹林在肝脏代谢,脱去乙酰基生成水杨酸盐。虽然水杨酸盐仍可抑制环氧酶,但不能使COX乙酰化,因此阿司匹林抑制血小板作用的强弱与肝脏脱乙酰化的能力有关。

阿司匹林可使COX-2的一个丝氨酸残基(ser516)不可逆地乙酰化,从而使COX-2不再催化合成前列腺素的前体,转而催化花生四烯酸生成15-HETE。

其他NSAIDs均是COX的可逆竞争性抑制剂,对COX-1和COX-2的选择性不高。因此,在治疗作用之外,常有阿司匹林类药物的致溃疡作用。近年来,药理学家努力寻找更特异的COX-2抑制剂,以减少不良反应。目前已有一些选择性COX-2抑制剂用于临床,这些药物的胃肠道不良反应较少,镇痛抗炎作用更强。但应注意,前列腺素及其代谢产物的病理生理作用极其复杂,除了与炎症和疼痛的关系之外,其对血液系统、心血管系统以及其他系统的影响亦非常重要。此类药物临床应用的时间尚短,其临床作用及不良反应还有待于进一步观察。国外的临床试验表明,长期服用COX-2抑制剂有可能增加心血管疾病的发生率。

由于炎症的病理过程非常复杂,抑制前列腺素的生成显然不能涵盖NSAIDs作用的全部抗炎机制。大量研究证明,NSAIDs对参与炎症的血管内皮细胞的状态、白细胞黏附因子的表达、白细胞趋化因子(如补体因子C5a、血小板激活因子、白三烯B_4等)、IL-1、TNF等都有不同方式和程度的影响,其抗炎作用可能是上述各种作用的综合。

炎症或损伤造成的疼痛是由于局部刺激痛觉纤维以及机体对痛觉的敏感性增加所致,痛觉敏感性的增加与脊髓神经元激动性增加(中枢致敏)有关。近年来有证据表明,NSAIDs可能通过对外周以及中枢神经元的直接作用产生镇痛效应。NSAIDs对炎症造成的疼痛有较好的镇痛作用。

感染时,IL-1β、IL-6、INF-α、INF-β、TNF等多种细胞因子增加,使下丘脑视前区附近细胞的PGE_2合成与释放增加,激动细胞表面受体,细胞内cAMP升高,促使下丘脑体温调定点升高，机体产热增加，散热减少，体温升高。NSAIDs 抑制前列腺素合成，使升高的体温调定点回归正常，产生解热作用，而对体温调定点正常时发生的体温变化（如剧烈运动以及炎热环境造成的体温升高）无影响。

三、治疗作用

NSAIDs 均具有解热镇痛抗炎作用，但各药的作用差异明显。例如，对乙酰氨基酚的解热和镇痛作用明显，但抗炎作用极弱，这可能与药物对机体不同酶的敏感性差异有关。

NSAIDs 适用于缓解轻、中度疼痛，对炎症引起的疼痛尤为有效；对中空脏器的疼痛效果不佳；对手术后的慢性疼痛有效。尽管其镇痛作用弱于阿片类镇痛药物，但不产生呼吸抑制、耐受性及成瘾性等中枢不良反应。

NSAIDs 为临床常用解热药物，可使发热者的体温降至正常，对正常体温无影响。NSAIDs 亦是临床治疗肌肉和骨关节的炎症性疾病的主要药物，能减轻风湿性和类风湿性关节炎等疾病的炎症和疼痛，但其对炎症造成的组织（包括心脏和其他组织）损伤并无影响。

NSAIDs 还可用于治疗新生儿动脉导管未闭。由于痛经与子宫内膜前列腺素分泌过多有关，故 NSAIDs 也用于治疗痛经。

四、不良反应

NSAIDs 的不良反应发生率较高。以阿司匹林为例，很多患者因不能耐受而中断使用。目前，许多新 NSAIDs 的疗效并不优于老药，但不良反应有所减少。

1.消化系统不良反应

胃肠道刺激和组织损害是最常见的消化系统不良反应，其发生机制如下：

（1）口服后药物对胃黏膜的直接刺激。NSAIDs 本身是弱酸性物质，在胃酸条件下多呈非解离状态，易穿过细胞膜进入胃黏膜细胞。细胞内液的 pH 值较高，弱酸性药物呈解离型，不易跨越细胞膜，从而在细胞内积聚，使黏膜细胞受损。水杨酸阴离子在黏膜细胞内的浓度是胃内浓度的 15～20 倍。肠黏膜细胞内外 pH 值梯度较小，不易引起 NSAIDs 在细胞内积聚，因此肠黏膜细胞很少受损。阿司匹林还可侵袭黏膜细胞间的紧密连接，使胃酸从这些缺损的连接处穿透黏膜而损伤毛细血管和细静脉。

（2）抑制 COX-1，引起胃黏膜损伤。胃黏膜存在的 COX-1 催化 PGE_3 形成，后者可减少胃酸分泌，促进胃黏液分泌，增加胃黏膜血管的血流量，起到保护黏膜的作用。NSAIDs 可抑制前列腺素合成，因此对胃黏膜有损伤作用。

2.神经系统不良反应

大多数 NSAIDs 可产生神经系统不良反应，其发生率因药而异，常见症状有头痛、头晕、耳鸣、耳聋、弱视、嗜睡、失眠、感觉异常、麻木等，偶见多动、兴奋、肌阵挛、震颤、共济失调、帕金森步态、幻觉等。中毒时可出现谵妄、惊厥、木僵、昏迷、反射消失等。

3.泌尿系统不良反应

前列腺素对正常肾脏的血管扩张作用很小，但充血性心力衰竭、肝硬化、慢性肾脏疾病以及某些低血容量性疾病患者，对前列腺素的血管扩张作用和肾上腺素的血管收缩作用较正常人敏感。此时，NSAIDs 容易影响肾脏的血液灌流。前列腺素可减轻 Cl^- 潴留，减弱抗利尿激素的作用，表现一定的利尿排钠作用；NSAIDs 会抑制前列腺素生成，可能造成一定程度的水肿。此外，NSAIDs 可促进 K^+ 重吸收，减少肾素分泌，可能造成高血钾。

尽管长期使用单一 NSAIDs 产生严重肾脏损伤的病例不多见，但滥用复方药物却能产生严重的肾脏不良反应，包括肾乳头坏死、坏死性间质性肾炎等。这些不良反应往往在隐匿中加重，开始多影响肾小管功能和肾脏的浓缩功能，若未及时发现并停止使用 NSAIDs，则可能造成永久的肾脏损伤。

非诺洛芬的肾毒性较高，其病变可从轻度肾小球肾炎到特征性间质性肾炎、多发性病灶，甚至肾乳头坏死和肾衰竭，服用量在30 g/d以上时可导致急性肾衰竭。此外，还有非诺洛芬引起膀胱炎和排尿困难的报告。吲哚美辛、布洛芬、萘普生、保泰松、吡罗昔康等也有肾毒性的报告。

4.血液系统不良反应

所有 NSAIDs 几乎都可以抑制血小板聚集，延长出血时间，但只有阿司匹林引起不可逆反应。此外，粒细胞减少、再生障碍性贫血和其他血液病均有少数报道。吲哚美辛、保泰松、双氯芬酸发生再生障碍性贫血的危险较大。NSAIDs 致血液系统不良反应的机制尚未阐明，可能由于变态反应所致。

5.肝脏损伤

NSAIDs 可通过影响肝细胞代谢而造成肝脏损伤。

五、常用解热镇痛抗炎药

(一)水杨酸类药物

水杨酸是最早被发现的药物，由于其刺激性大，患者很难耐受，因此只能外用。其衍生物分为两类：①在其羧基上发生取代，生成水杨酰酯(esters of salicylic acid)；②羧基不变，羟基与其他有机酸形成水杨酸酯，如阿司匹林(Aspirin，acetyl salicylic acid，乙酰水杨酸)。

水杨酸类药物的主要活性来自其水杨酸基团，羟基与羧基的邻位结构对其活性而言非常关键。改变水杨酸分子的羟基或羧基可改变其作用强度或毒性。

1.药理作用

水杨酸类药物的药理作用较为复杂，包括以下几方面。

(1)镇痛。水杨酸类药物是应用最广泛的镇痛药物，长期使用不产生耐受性和依赖性，其他不良反应也较阿片类药物少。阿司匹林的镇痛作用主要在外周，但不排除与某些中枢作用有关。

(2)解热。阿司匹林能迅速使发热者的体温降至正常。

(3)对风湿病、炎症、免疫以及胶原代谢的影响。水杨酸类药物从发现至今,一直是抗风湿病的主要药物。目前认为,除抑制前列腺素合成之外,水杨酸类药物可能还有其他作用机制。

近年来特别重视免疫机制与风湿病的关系。研究发现,水杨酸类药物对一些抗原-抗体反应有抑制作用,其中包括抗体的生成过程、抗原-抗体的结合、抗原诱导的组胺释放。同时发现,该类药能非特异性地抑制免疫反应发生时的血管通透性增加,但这些作用所需的水杨酸浓度很高,因此不能确定其是否能反映水杨酸类的抗风湿病机制。

还有研究发现,水杨酸类药物能影响结缔组织的代谢。黏多糖可防止感染和炎症的扩散,水杨酸对黏多糖的合成、代谢以及其在结缔组织基质中的构成等都有影响,可能通过这些机制发挥抗炎作用。

2.体内过程

口服水杨酸类药物吸收迅速,少部分在胃吸收,大部分在小肠上部吸收。水杨酸能迅速经完整的皮肤吸收,尤其是油膏的吸收效果更好。服用临床常用剂量的水杨酸类药物后,80%～90%的水杨酸盐与血浆蛋白(尤其是清蛋白)结合。水杨酸类的生物转化可发生在许多组织,但主要在肝脏网状内皮细胞的线粒体中进行。

3.临床应用

临床最常用的水杨酸类药物是水杨酸钠(sodium salicylate)和阿司匹林,其他药物根据疾病及症状选用,其临床应用包括以下方面。

(1)治疗发热。解热是此类药物的常见用途,但应充分考虑解热的必要性之后方可使用。

(2)治疗疼痛。一般轻、中度的头痛、关节痛、肌肉痛等均可使用此类药物。

(3)治疗风湿及类风湿性关节炎。水杨酸类药物是治疗类风湿性关节炎的首选药物,但由于不良反应,尤其是胃肠道反应,使其应用受到了限制。大多数类风湿性关节炎患者能在使用水杨酸类或其他 NSAIDs 后获得较好的疗效,但有些病例需要使用“二线药物”进行治疗,包括金制剂、氯喹、青霉胺、肾上腺皮质激素或免疫抑制剂等。

(4)防止血栓形成。由于阿司匹林能抑制血小板聚集而起到抗凝作用,因此使用小剂量阿司匹林可预防心肌梗死和深静脉栓塞等疾病。

(5)防止妊娠高血压。有妊娠高血压倾向的孕妇每日口服 60～100 mg 阿司匹林,可以减少 TXA_2 的生成,减少高血压的发生。

(6)局部应用。5-氨基水杨酸是治疗炎性肠道疾病的药物,但此药口服不能吸收,需经直肠给药。

4.不良反应

水杨酸类药物的不良反应有以下几方面。

(1)胃肠道反应。胃肠道反应是本类药物最常见的不良反应,口服可直接刺激胃黏膜，引起上腹不适、恶心、呕吐，水杨酸钠尤易发生。大剂量长期服用（如抗风湿治疗）可引起胃溃疡或胃出血。水杨酸类药物引起的胃出血有时是无痛性的，不易察觉。

（2）过敏反应。少数患者可出现荨麻疹、血管神经性水肿、过敏性休克等过敏反应。某些哮喘患者服用乙酰水杨酸或其他解热镇痛药后可诱发哮喘，称为“阿司匹林哮喘”，其发病机制尚未明确，可能与白三烯类物质合成增加有关，故哮喘、鼻息肉等患者禁用阿司匹林。

（3）神经系统作用。大剂量水杨酸类药物对中枢神经系统有毒性作用，一般是先兴奋（甚至发生惊厥）后抑制。患者早期表现为头痛、眩晕、恶心、呕吐、耳鸣、听力减退等，总称为水杨酸反应。严重者可出现过度换气、酸碱平衡失调，甚至精神紊乱乃至昏迷。

（4）呼吸系统作用。水杨酸可直接刺激呼吸中枢，导致明显的过度通气，呼吸深度和频率都增加，使患者的每分通气量明显增加，引起呼吸性碱中毒。

（5）心血管系统作用。使用大剂量水杨酸钠或阿司匹林治疗风湿热时，由于心排血量增加，循环血量可增加20%，对于心肌炎患者可能造成充血性心力衰竭或肺水肿，长期使用水杨酸类药物的老年患者危险性更高。

（6）肝肾作用。大剂量应用水杨酸类药物治疗的风湿病患者中，大约有5%的人会出现转氨酶活性升高等肝损伤表现。另外，使用水杨酸类药物治疗儿童水痘病毒感染或其他病毒（包括流感病毒）感染时，可能发生表现为严重肝损伤和脑病的瑞氏（Reye's）综合征。尽管水杨酸与Reye's综合征的关系尚不清楚，但流行病学证据表明，两者之间有相关性。因此，儿童和青春期水痘及流感病毒感染是水杨酸类药物的禁忌证。

（二）苯胺类

对乙酰氨基酚（acetaminophen，醋氨酚，扑热息痛）、非那西丁（phenacetin）均为苯胺衍生物，后者因毒性大，一般不单独应用。本类药物具有良好的解热镇痛作用，但抗炎作用弱，不良反应少，较易耐受，应用广泛。

1.药理作用

本类药物的解热镇痛作用与阿司匹林相似，但抗炎作用弱，可能是因为对乙酰氨基酚是环氧酶的弱抑制剂，且对中性粒细胞的激活无抑制作用。单次或反复使用此类药物对心血管和呼吸无影响，对胃肠道无刺激。

2.体内过程

口服对乙酰氨基酚和非那西丁几乎完全在胃肠道吸收。80%的非那西丁在肝内迅速去乙基，成为对乙酰氨基酚，其余部分去乙酰基，成为对氨基苯乙醚。极少部分对乙酰氨基酚进一步经细胞色素P450代谢为对肝有毒性的羟化物。治疗剂量时，药物与肝脏谷胱甘肽的巯基反应，不产生明显的毒性；大剂量服用后，毒性代谢产物可耗竭肝脏的谷胱甘肽，进而与肝细胞中某些蛋白的巯基反应，造成肝细胞坏死。对氨基苯乙醚通过羟化，产生可使血红蛋白氧化为高铁血红蛋白及引起溶血的毒性代谢物。

3.临床应用

对乙酰氨基酚和非那西汀的解热镇痛作用缓和、持久，强度类似阿司匹林，且不良反应小于阿司匹林，故作为解热镇痛药使用时优于阿司匹林。对乙酰氨基酚可单独应用，非那西丁则与其他解热镇痛药配成复方应用(如复方阿司匹林)。由于非那西丁对肾脏及血红蛋白的毒性，近年来已逐渐被对乙酰氨基酚取代。

4.不良反应与注意事项

治疗剂量时，对乙酰氨基酚不良反应少，偶见皮疹或其他过敏反应，严重者伴有药物发热。对乙酰氨基酚过量急性中毒可致肝坏死，此类药物长期服用可能导致药物依赖性及肾损害。

(三)吲哚类和茚乙酸类

吲哚美辛是有效的治疗类风湿性关节炎及相关疾病的药物，由于不良反应多，限制了其应用。人工合成的舒林酸和依托度酸为其类似物，不良反应较少。

吲哚美辛

吲哚美辛(indomethacin)是较强的PG合成酶抑制药，有显著的抗炎及解热作用，对炎性疼痛有明显的镇痛效果。动物实验证明，对风湿性和类风湿性关节炎以及痛风性关节炎，吲哚美辛的抗炎作用强于阿司匹林，但其不良反应明显，在患者耐受的剂量范围内疗效并不优于阿司匹林。吲哚美辛的镇痛作用与中枢和外周机制均有关。

吲哚美辛治疗强直性脊椎炎和骨性关节炎的疗效高于阿司匹林。虽然吲哚美辛不影响尿酸代谢，但对急性痛风有较好疗效。

与其他抑制前列腺素生成的药物一样，吲哚美辛可用于治疗巴特(Bartter's)综合征，疗效显著，但停药后很快复发。

吲哚美辛可抑制先兆流产的子宫收缩。对导管未闭的新生儿动脉，可静脉注射吲哚美辛0.1～0.2 mg/kg，每12 h一次，注射3次可使70%的患儿动脉导管关闭，尤其对于体重500～1750 g的早产儿更适用。吲哚美辛还可降低低体重新生儿颅内出血的发病率，或减少其严重程度。新生儿使用此药应注意其肾毒性，尿量降低到每小时0.6 mL/kg以下时应停药。

30%～50%的患者服用治疗剂量的吲哚美辛即可出现不良反应，约20%的患者因此停药。吲哚美辛的常见不良反应与阿司匹林相似，包括：①胃肠道反应；②中枢神经系统不良反应；③造血系统不良反应；④过敏反应，常见皮疹，严重者可发生哮喘。由于本药强烈抑制花生四烯酸环氧酶，因此可通过增加白三烯的生成而产生类似阿司匹林哮喘的作用。

孕妇、儿童、机械操作人员、精神失常者、溃疡病患者、癫痫患者、帕金森病患者及肾病患者禁用。

舒林酸

舒林酸(sulindac)的化学结构与吲哚美辛相似，是一种硫氧化合物。研究表明，舒林酸的作用强度是吲哚美辛的50%，但其硫化代谢产物抑制PG合成的能力是药物本身的

500倍。口服后胃肠道黏膜仅接触对黏膜PG合成抑制较弱的原药，因而胃肠道不良反应相对较少。舒林酸不改变尿中的PG含量，不影响肾功能，这可能是由于肾脏使活性较高的硫化代谢产物转化成活性较低的硫氧化合物所致。但用于肾功能不良的患者时，仍应引起注意。

舒林酸主要用于治疗类风湿性关节炎、骨性关节炎、强直性脊椎炎，也可用于治疗急性痛风，其不良反应低于吲哚美辛。

依托度酸

依托度酸(etodolac)单剂用于手术后止痛，作用可维持6～8 h，亦可用于治疗类风湿性关节炎和骨性关节炎。本品对胃黏膜细胞前列腺素合成的抑制作用较低，因此胃肠道刺激较轻，且比其他NSAIDs发生率低。皮疹和中枢神经系统不良反应亦有少量报道。

(四)灭酸类

常用的灭酸类NSAIDs包括甲灭酸(mefenamic acid)和甲氯灭酸(meclofenamic acid)。早在20世纪50年代，药理学家就发现了灭酸类药物，但由于其抗炎镇痛作用不优于其他NSAIDs，且不良反应明显，因此不作为首选的治疗药物。灭酸类NSAIDs临床主要用作治疗类风湿性关节炎、骨性关节炎的二线药物，孕妇和儿童不宜使用。

甲灭酸的镇痛作用与外周和中枢作用都有关。除抑制前列腺素产生，甲灭酸本身能在一定程度上对抗前列腺素的作用。

(五)杂环芳基乙酸类

杂环芳基乙酸类NSAIDs有托美丁、双氯芬酸等。

托美丁

托美丁(tolmetin)有良好的抗炎作用和一定的解热镇痛作用，主要用于治疗骨性关节炎、类风湿性关节炎、幼年性类风湿性关节炎、强直性脊椎炎等。

双氯芬酸

双氯芬酸(diclofenac)是较强的解热镇痛抗炎药物，其抑制环氧酶的活性较吲哚美辛、萘普生等强，且可通过抑制脂肪酸进入白细胞，减少细胞中花生四烯酸的浓度。临床上常使用其钠盐，用于长期治疗类风湿性关节炎、骨性关节炎、强直性脊椎炎等，亦可短期用药，用于治疗急性肌肉及关节损伤、关节疼痛、痛经以及手术后镇痛等。可将本品与PGE_1衍生物一起制成肠溶糖衣片，保持其治疗作用，减少其不良反应。儿童、哺乳期妇女、孕妇不宜使用。

(六)芳基丙酸类

芳基丙酸类药物不良反应少，临床应用广泛。本类药物具有NSAIDs的所有药理作用，临床用于类风湿性关节炎、骨性关节炎、脊椎强直、急性痛风性关节炎、肌腱和腱鞘炎的对症治疗，并可用于治疗痛经。常用的芳基丙酸类抗炎药物如表 4-6-2 所示。除了表中列出的药物之外，还有其他同类药物已在国外使用，如芬布芬（fenbufen）、卡洛芬（carprofen）、吡洛芬（pirprofen）、吲哚布芬（indobufen）、噻洛芬酸（tiaprofenic acid）等。

表 4-6-2　常用芳基丙酸类抗炎药物

药物	常用抗炎剂量
布洛芬（ibuprofen）	每日 3～4 次，每次 400 mg
萘普生（naproxen）	每日 2 次，每次 250～500 mg
非诺洛芬（fenoprofen）	每日 3～4 次，每次 300～600 mg
酮洛芬（ketoprofen）	每日 3～4 次，每次 150～300 mg
氟比洛芬（flurbiprofen）	每日 2～4 次，每次 50～75 mg

临床研究表明，此类药物治疗类风湿性关节炎的疗效与阿司匹林相当，能使关节肿胀和疼痛减轻，晨僵时间缩短，改善肌肉力量及运动功能；不良反应比吲哚美辛和大剂量阿司匹林轻，但大多数药物价格高于阿司匹林。

本类药物均属环氧酶抑制剂，但各药的作用强度不同，如萘普生抑制酶的强度是阿司匹林的 20 倍，而布洛芬等则与阿司匹林相当。此类药物亦可抑制血小板功能，延长出血时间。萘普生对白细胞功能有明显的抑制作用，但临床意义不大。由于目前临床资料尚少，因此很难比较此类药物的优劣。但有研究表明，萘普生对类风湿性关节炎的镇痛和改善晨僵作用较好，其次是布洛芬和非诺洛芬。需要注意的是，个体对药物的反应不同，所以很难预测药物的优劣。

布洛芬

布洛芬（ibuprofen）是最早使用的芳基丙酸类药物，应用最普遍。由于布洛芬的半衰期短，每日需用药多次，因此临床上常使用其控释剂型，如芬必得等。需要注意的是，本药禁用于孕妇和哺乳期妇女。

（七）吡罗昔康及其衍生物

吡罗昔康及其衍生物包括吡罗昔康（piroxicam）、氧昔康（oxicams）、替诺昔康（tenoxicam），属于烯醇酸类化合物，具有抗炎、镇痛和解热作用。治疗剂量的吡罗昔康长期治疗类风湿性关节炎和骨性关节炎的作用与阿司匹林、吲哚美辛或萘普生相当，但不良反应小，易被患者接受。吡罗昔康半衰期长，可每日给药一次。除抑制前列腺素合成外，吡罗昔康对白细胞还有抑制作用，且能抑制软骨中的胶原酶。吡罗昔康主要用于治疗骨性关节炎和风湿性、类风湿性关节炎。

（姜晶晶）

第七节 肿瘤坏死因子抑制剂

在各种炎症反应中,多种细胞因子是关键的信息调控因子。值得注意的是,细胞因子的作用往往是多向性的。在不同的靶细胞或者不同的细胞因子组合环境下,其作用往往有所不同。因此,使用特定的细胞因子治疗疾病的研究尚处于初级试验阶段。但是,一些细胞因子在特定的疾病中有关键的致炎作用,阻断这些细胞因子可以达到治疗这些疾病的目的,其中最成功的是肿瘤坏死因子拮抗剂在治疗类风湿性关节炎中的应用。

肿瘤坏死因子(TNF-α)由巨噬细胞、肥大细胞和被激活的 T_H 细胞分泌,在多种炎症的发生和发展中处于核心地位。TNF-α 可刺激巨噬细胞产生细胞毒性代谢产物,从而增加吞噬细胞的杀灭活性。同时,TNF-α 还可刺激产生具有热原性的蛋白质,并且促进炎症的局部化。这些效应虽然并不全由 TNF-α 直接导致,但直接与之相关的其他细胞因子也是由 TNF-α 诱导而生成。

现已证明,类风湿性关节炎、银屑病、克罗恩病(Crohn's disease)这三种自身免疫性疾病与 TNF-α 密切相关。以类风湿性关节炎为例(见图 4-7-1),虽然关节炎症的初始动因尚未确定,但可以肯定的是,在患病的关节处,巨噬细胞分泌的 TNF-α 激活内皮细胞和其他单核细胞,以及滑膜成纤维细胞。被激活的内皮细胞上调黏附分子的表达,从而募集炎症细胞到关节中。单核细胞激活导致 T 细胞和滑膜激活的正反馈启动;而被激活的滑膜成纤维细胞则分泌多种白介素,进一步募集炎症细胞。随着病理的发展,滑膜会增厚并且形成一层血管翳,进而逐渐导致骨和关节软骨的损伤,产生疼痛和关节变形等关节炎症状。

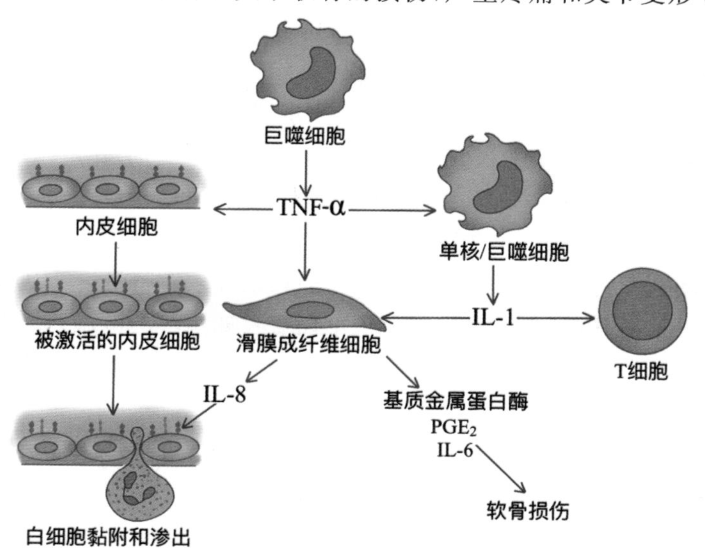

图 4-7-1 TNF-α 在类风湿性关节炎发病机理中的作用

患病关节中，被激活的巨噬细胞分泌的 TNF-α 具有多种致炎作用：它可激活内皮细胞并促使其细胞表面黏附因子表达上调及其他表型发生改变，促使白细胞黏附和渗出。另外，TNF-α 可启动周边的单核细胞和白细胞分泌细胞因子的正反馈作用，大量分泌 IL-1 等细胞因子，后者激活 T 淋巴细胞。IL-1 和 TNF-α 共同刺激滑膜成纤维细胞，促其分泌基质蛋白酶、前列腺素和 IL-6 等细胞因子，促使关节软骨退化。此外，滑膜成纤维细胞还分泌 IL-8，促使中性白细胞渗出。

目前已经有三种通过生物工程技术生产的药品用于治疗类风湿性关节炎，分别是：①依那西普(Etanercept)，一种可溶性 TNF-α 受体二聚体蛋白；②英夫利昔单抗(infliximab)，一种人源化的小鼠抗人 TNF-α 单克隆抗体；③阿达木单抗(adalimumab)，一种完全人源化的抗 TNF-α 的 IgG1 抗体。依那西普和英夫利昔单抗的结构如图 4-7-2 所示。

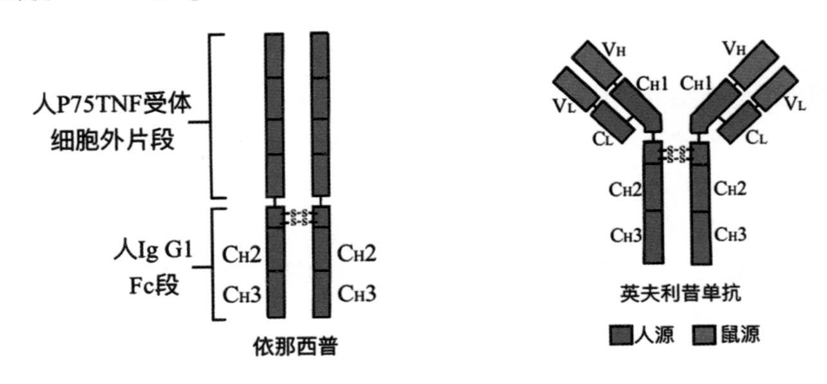

图 4-7-2 依那西普和英夫利昔单抗的结构

虽然上述三种药物都以 TNF-α 为靶点，但作用略有不同：依那西普既能结合 TNF-α，也能结合 TNF-β，所以其特异性较低；英夫利昔单抗和阿达木单抗只结合 TNF-α，所以作用的特异性较高，并且这两种单抗的 Fc 段可能与效应细胞的补体结合。

依那西普用于治疗类风湿性关节炎、斑块状银屑病、银屑病所致关节炎和强直性脊柱炎；英夫利昔单抗用于治疗类风湿性关节炎、克罗恩病、溃疡性结肠炎和强直性脊柱炎；阿达木单抗则被批准用于治疗类风湿性关节炎和银屑病关节炎。

TNF-α 水平升高可能是某些疾病病理生理进程的标志。TNF-α 抑制药可改善病情，但并不能逆转病理过程，因此这类治疗药物的长期疗效有待进一步研究。另外，此类药物成分属蛋白质，必须注射而不能口服，也增加了长期用药的困难。有报道指出，长期使用此类药物可能会提高肿瘤，尤其是淋巴瘤的发病率，也可能激活潜伏的结核病复发，因此这些疾病的患者应慎用。

以 TNF-α 为治疗靶点的药物是抗炎药物的重要发展方向。除了上述重组蛋白药物之外，很多小分子化学合成的抗 TNF-α 药物目前也在研究之中。

（姜晶晶）

第五章　肿　瘤

第一节　肿瘤的概念

肿瘤是机体的细胞异常增殖形成的新生物，常表现为机体局部的异常组织团块（肿块）。肿瘤的形成是在各种致瘤因素的作用下，细胞生长调控发生严重紊乱并导致克隆性异常增殖的结果，这种导致肿瘤形成的细胞增殖称为肿瘤性增殖（neoplastic proliferation）。

与肿瘤性增殖相对应的概念是非肿瘤性增殖（non-neoplastic proliferation），如炎性肉芽组织中的血管内皮细胞、成纤维细胞等的增殖都属于非肿瘤性增殖。非肿瘤性增殖可见于正常的细胞更新、损伤引起的防御反应、修复等情况，通常是符合机体需要的生物学过程，受到控制，有一定限度，引起细胞增殖的原因消除后一般不再继续，增殖的细胞或组织能够分化成熟。非肿瘤性增殖一般为多克隆性的（polyclonal），增殖过程中产生的细胞群，即使是同一类型的细胞，也并不都来自同一个亲代细胞，而是从不同的亲代细胞衍生而来的子代细胞。

肿瘤性增殖与非肿瘤性增殖有重要区别：①肿瘤性增殖与机体不协调，对机体有害；②肿瘤性增殖一般是克隆性的（clonal），研究显示，一个肿瘤中的肿瘤细胞群是由发生了肿瘤性转化的单个细胞反复分裂繁殖产生的子代细胞组成的，这一特点称为肿瘤的克隆性（clonality）；③肿瘤细胞的形态、代谢和功能均有异常，不同程度地失去了分化成熟的能力；④肿瘤生长旺盛，失去控制，具有相对自主性，即使引起肿瘤性增殖的初始因素不复存在，子代细胞仍持续自主生长。这些现象提示，在引起肿瘤性增殖的初始因素的作用下，肿瘤细胞已发生了基因水平的异常，并且可以稳定地传递给子代细胞（见表5-1-1）。

表 5-1-1 肿瘤性增殖与非肿瘤性增殖的区别

	肿瘤性增殖	非肿瘤性增殖
对机体的影响	与机体不协调，危害健康	符合机体需要的生物学过程
细胞生长的性质	克隆性	多克隆性
分化成熟能力	不同程度地失去分化成熟能力	能够分化成熟，与正常组织相似
细胞生长的可控性	非可控，原因消除后仍继续生长	受到限制，原因消除后不再继续生长

导致肿瘤形成的各种因素称为致瘤因子(tumorigenic agent)，相应的物质统称为致癌物(carcinogen)。目前研究认为，肿瘤是一种多基因遗传病，其发生发展是一个十分复杂的过程，是细胞生长与增殖调控发生严重紊乱的结果。细胞的生长与增殖受多种调节分子的控制，肿瘤的形成与这些调节分子的基因发生异常改变有关。这些基因或其产物的异常是肿瘤发生的分子基础。

第二节 肿瘤的形态结构与分化

一、肿瘤的大体形态与组织结构

大体观察时，应注意肿瘤的数目、大小、形状、颜色和质地等，这些信息有助于判断肿瘤的类型和良恶性质。

肿瘤组织分为实质和间质两部分。肿瘤实质是克隆性增殖的肿瘤细胞，其细胞形态、形成的结构或产物是判断肿瘤的分化方向，进行肿瘤组织学分类的主要依据。肿瘤的间质由结缔组织、血管、淋巴-单核细胞等组成，起着支持和营养肿瘤实质、参与肿瘤免疫反应等作用。肿瘤间质构成的微环境对肿瘤细胞的生长、分化和迁移具有重要影响。

二、肿瘤的分化与异型性

肿瘤的分化(differentiation)是指肿瘤组织在形态和功能上与某种正常组织的相似之处，相似的程度称为肿瘤的分化程度。肿瘤的组织形态和功能越是类似某种正常组织，说明其分化程度越高或分化好(well differentiated)；与正常组织相似性越小，说明其分化程度越低或分化差(poorly differentiated)；分化极差以致无法判断其分化方向的肿瘤称为未分化(undifferentiated)肿瘤。

肿瘤细胞形成的组织结构在空间排列方式上与正常组织的差异称为肿瘤的结构异型性。如食管鳞状细胞癌中，细胞排列紊乱，形成癌巢，在肌层中浸润生长；胃腺癌中肿瘤性腺上皮形成大小和形状不规则的腺体或腺样结构，排列紊乱，在固有层、肌层中浸润生长等。

肿瘤的细胞异型性(cell atypia)可有多种表现，包括：①细胞体积异常：有些表现为细胞体积增大，有些表现为原始的小细胞；②肿瘤细胞的大小和形态很不一致（多形性），出现瘤巨细胞；③肿瘤细胞核的体积增大，核浆比增高；④肿瘤细胞核的大小、形状和染色差别较大，出现巨核、双核、多核或奇异性核，核内 DNA 常增多，核深染，染色质呈粗颗粒状，分布不均匀，常堆积在核膜下；⑤核仁明显，体积大，数目多；⑥核分裂象增多，出现异常核分裂象，如不对称核分裂、多极性核分裂等。

异型性是肿瘤组织和细胞出现成熟障碍和分化障碍的表现，是区分良性和恶性肿瘤的重要指标。良性肿瘤的异型性较小，恶性肿瘤的异型性较大。异型性越大，肿瘤组织和细胞的成熟程度和分化程度越低，与相应正常组织的差异越大。很明显的异型性称为间变(anaplasia)，具有间变特征的肿瘤称为间变性肿瘤，多为高度恶性的肿瘤。

第三节 肿瘤的生长与扩散

一、肿瘤的生长

(一)肿瘤的生长方式

肿瘤的生长方式主要有三种：膨胀性生长、外生性生长和浸润性生长。实质器官的良性肿瘤多呈膨胀性生长，生长速度较慢，随着体积增大，肿瘤推挤但不侵犯周围组织，与周围组织界限清楚，可在肿瘤周围形成完整的纤维性包膜。

体表肿瘤和体腔（如胸腔、腹腔）内的肿瘤，或管道器官（如消化道）腔面的肿瘤常凸向表面，呈乳头状、息肉状、蕈样或菜花状（见图 5-3-1)，这种生长方式称为外生性生长。良性肿瘤和恶性肿瘤都可呈外生性生长，但恶性肿瘤在外生性生长的同时，其基底部往往也有浸润。外生性恶性肿瘤由于生长迅速，肿瘤中央部血液供应相对不足，肿瘤细胞易发生坏死，坏死组织脱落后形成底部高低不平、边缘隆起的恶性溃疡。

恶性肿瘤多呈浸润性生长。肿瘤细胞长入并破坏周围组织（包括组织间隙、淋巴管或血管），这种现象叫作浸润(invasion)。浸润性肿瘤没有包膜，与邻近的正常组织无明显界限，肿瘤固定，活动度小，手术时需要将较大范围的周围组织一并切除，因为其中也可能有肿瘤细胞浸润。

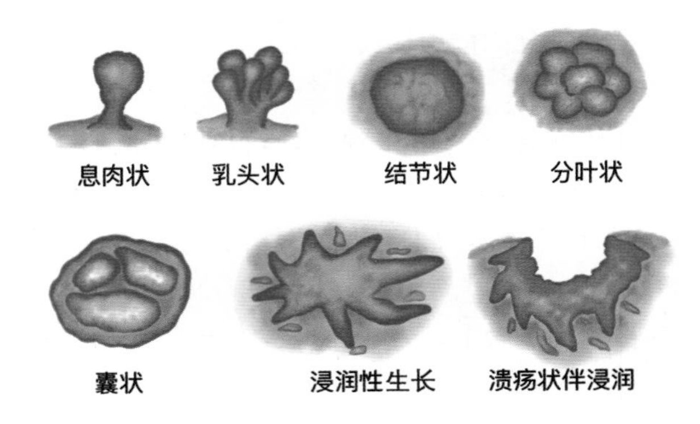

图 5-3-1 肿瘤的大体形态和生长模式

（二）肿瘤的生长特点

不同肿瘤的生长速度差别很大。良性肿瘤生长一般较缓慢，肿瘤生长的时间可达数年甚至数十年。恶性肿瘤生长较快，可在短期内形成明显的肿块。影响肿瘤生长速度的因素很多，如肿瘤细胞的倍增时间、生长分数、细胞生成和死亡的比例等。

肿瘤细胞的倍增时间是指细胞分裂增殖为两个子代细胞所需的时间。多数恶性肿瘤细胞的倍增时间并不比正常细胞快，所以，恶性肿瘤生长迅速可能主要不是由肿瘤细胞倍增时间缩短而引起的。

生长分数是指肿瘤细胞群体中处于增殖状态的细胞的比例。处于增殖状态的细胞不断分裂增殖，每一次这样的分裂增殖过程称为一个细胞周期，由 G1、S、G2 和 M 四个期组成，DNA 的复制在 S 期进行，细胞的分裂发生在 M 期，G1 期为 S 期做准备，G2 期为 M 期做准备。恶性肿瘤形成初期，细胞分裂增殖活跃，生长分数高。随着肿瘤的生长，有的肿瘤细胞进入静止期（G0 期），停止分裂增殖。许多抗肿瘤的化疗药物是通过干扰细胞增殖起作用的，因此生长分数高的肿瘤对化疗药物敏感。对于这种肿瘤，可以先进行放射或手术治疗，缩小或大部分去除瘤体，这时，残余的 G0 期肿瘤细胞可再进入增殖期，从而增加肿瘤对化疗的敏感性。生长分数低的肿瘤对化疗药物的敏感性可能就比较低。

肿瘤细胞生成和死亡的比例是影响肿瘤生长速度的一个重要因素。肿瘤生长过程中，由于营养供应和机体抗肿瘤反应等因素的影响，有一些肿瘤细胞会死亡，并且常常以凋亡的形式发生。肿瘤细胞的生成和死亡的比例可能在很大程度上决定了肿瘤是否能持续生长和以多快的速度生长。促进肿瘤细胞死亡和抑制肿瘤细胞增殖，是肿瘤治疗的两个重要方面。

（三）肿瘤的血管生成

肿瘤直径达到 1～2 mm 后，若无新生血管生成以提供营养，则不能继续增长。有实验表明，肿瘤有诱导血管生成的能力。肿瘤细胞本身及炎细胞（主要是巨噬细胞）能产生血管生成因子（如血管内皮细胞生长因子），诱导新生血管的生成。血管内皮细胞和成纤维细胞表面有血管生成因子受体，血管生成因子与其受体结合后，可促进血管内皮细胞分裂和毛细血管出芽生长。还有研究显示，肿瘤细胞本身可形成类似血管、具有基底膜的小管状结构，其可与血管交通，作为不依赖于血管生成的肿瘤微循环或微环境成分，称为“血管生成拟态”(vasculogenic mimicry)。肿瘤的血管生成由血管生成因子和抗血管生成因子共同调控。抑制血管生成或“血管生成拟态”是肿瘤治疗的新途径。

(四)肿瘤的演进和异质性

恶性肿瘤是从一个发生恶性转化的细胞单克隆性增殖而来。肿瘤性增殖所具有的这种克隆性特点，在女性可用多肽 X 性联标记，如雄激素受体的杂合性来测定(见图 5-3-2)。

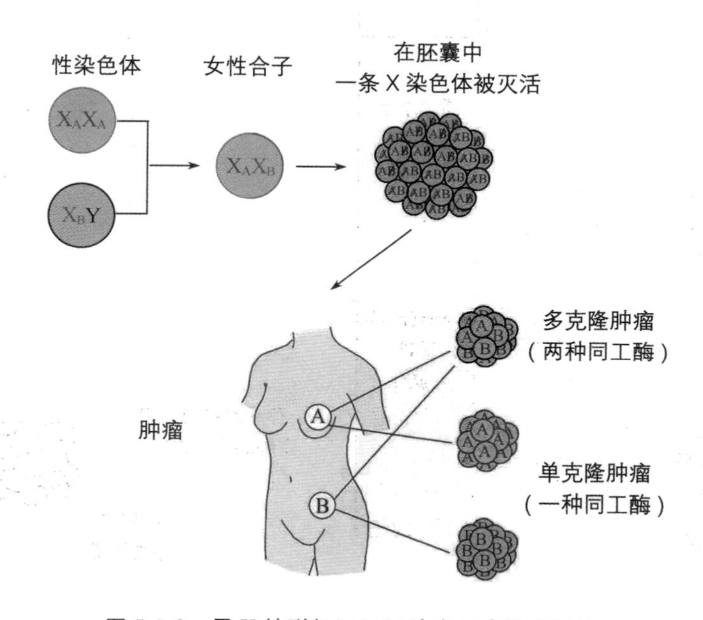

图 5-3-2 用 X 性联标记显示肿瘤细胞的克隆性

理论上，通过这种克隆增殖过程，一个恶性转化细胞经过大约 40 个倍增周期之后，可产生 10^{12} 个细胞，从而引起广泛转移，导致宿主死亡。而临床能检测到的最小肿瘤(数毫米大)中，恶性转化的细胞也已增殖了大约 30 个周期，达到 10^{9} 个细胞(见图 5-3-3)。

恶性肿瘤在其生长过程中可出现侵袭性增加的现象，称为肿瘤的演进(progression)，可表现为肿瘤生长速度加快、浸润周围组织和发生远处转移。肿瘤演进与它获得越来越大的异质性(heterogeneity)有关。肿瘤在生长过程中，经过许多代的分裂增殖产生的子代细胞，可出现不同的基因改变或其他大分子的改变，其生长速度、侵袭能力、对生长信号的反应、对抗癌药物的敏感性等方面都可以有差异。这时，这一肿瘤细胞群体就不再是由完全一样的肿瘤细胞组成的，而是具有异质性的肿瘤细胞群体，即具有各自特性的“亚克隆”。在获得这种异质性肿瘤的演进过程中，具有生长优势和较强侵袭力的细胞压倒了没有生长优势和侵袭力弱的细胞。

近年来，对白血病、乳腺癌、前列腺癌、胶质瘤等多种肿瘤的研究显示，一个肿瘤虽然是由大量肿瘤细胞组成的，但其中具有启动和维持肿瘤生长、保持肿瘤自我更新能力的细胞是少数，这些细胞称为癌症干细胞(cancer stem cell)、肿瘤干细胞(tumor stem cell)或肿瘤启动细胞(tumor initiating cell，TIC)。对肿瘤干细胞的进一步研究将有助于人们深入认识肿瘤发生、肿瘤生长及其对治疗的反应，以及探索新的治疗手段。

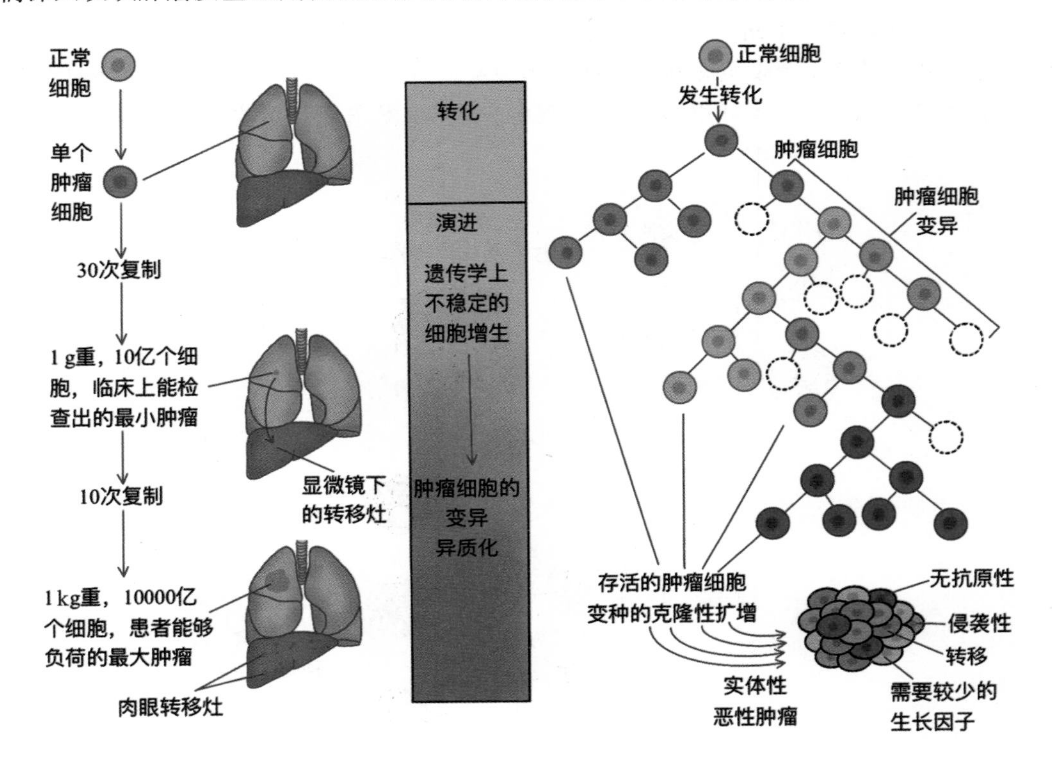

图 5-3-3　肿瘤生长的生物学

二、肿瘤的扩散

恶性肿瘤不仅可在原发部位浸润性生长，累及邻近器官或组织，而且可通过多种途径扩散到身体其他部位，这是恶性肿瘤最重要的生物学行为。

(一)局部浸润和直接蔓延

随着恶性肿瘤的不断生长，肿瘤细胞常常沿着组织间隙或神经束膜连续地向周围浸润生长，破坏邻近器官或组织，这种现象称为直接蔓延，如晚期宫颈癌可直接蔓延至直肠和膀胱。

(二)转移

恶性肿瘤细胞从原发部位侵入淋巴管、血管或体腔，迁徙到其他部位继续生长，形成同种类型的肿瘤，这个过程称为转移(metastasis)。通过转移形成的肿瘤称为转移性肿瘤或继发肿瘤，原发部位的肿瘤称为原发肿瘤。

转移是恶性肿瘤的特点，但并非所有的恶性肿瘤都会发生转移，如皮肤的基底细胞癌多在局部造成破坏，但很少发生转移。恶性肿瘤可通过以下几种途径转移：

1.淋巴道转移

淋巴道转移是上皮性恶性肿瘤（癌）最常见的转移方式，但肉瘤也可以发生淋巴道转移，其具体方式是肿瘤细胞侵入淋巴管，随淋巴流到局部淋巴结（区域淋巴结），如乳腺外上象限发生的癌常首先转移至同侧的腋窝淋巴结，形成淋巴结的转移性乳腺癌。在淋巴道转移中，肿瘤细胞先聚集于边缘窦，后累及整个淋巴结，使淋巴结肿大，质地变硬；肿瘤组织侵出包膜，使相邻的淋巴结融合成团。局部淋巴结发生转移后，可继续转移至淋巴循环下一站的其他淋巴结，最后可经胸导管进入血流，继发血道转移。值得注意的是，有时肿瘤细胞可以逆行转移（retrograde metastasis）或越过引流淋巴结发生跳跃式转移（skip metastasis）。前哨淋巴结是原发肿瘤区域淋巴结群中承接淋巴引流的第一个淋巴结。在乳腺癌手术中，为了减少同侧腋窝淋巴结全部清扫后造成的术后并发症（如淋巴水肿等），临床上可做前哨淋巴结术中冰冻活检，判断是否有转移，以此来决定手术方式。该方法也用于恶性黑色素瘤、结肠癌和其他肿瘤的手术中。

2.血道转移

瘤细胞侵入血管后，可随血流到达远处的器官继续生长，形成转移瘤。由于静脉壁较薄，同时管内压力较低，故瘤细胞多经静脉入血，少数亦可经淋巴管间接入血。侵入体循环静脉的肿瘤细胞经右心到肺，在肺内形成转移瘤，如骨肉瘤肺转移。侵入门静脉系统的肿瘤细胞首先发生肝转移，如胃肠道癌肝转移。原发性肺肿瘤或肺内转移瘤的瘤细胞可直接侵入肺静脉或通过肺毛细血管进入肺静脉，经左心随主动脉血流到达全身各器官，常转移至脑、骨、肾及肾上腺等处。因此，这些器官的转移瘤常发生于肺内已有转移之后。此外，侵入胸、腰、骨盆静脉的肿瘤细胞也可以通过吻合支进入脊椎静脉丛，如前列腺癌可通过这一转移途径转移到脊椎，进而转移至脑，这时可不伴有肺转移。

恶性肿瘤可以通过血道转移累及许多器官，但最常受累的脏器是肺和肝。形态学上，转移性肿瘤的特点是边界清楚，常为多个，散在分布，多接近于器官的表面。位于器官表面的转移性肿瘤由于瘤结节中央出血、坏死面下陷，可形成所谓的“癌脐”。

3.种植性转移

发生于胸腹腔等体腔内器官的恶性肿瘤侵及器官表面时，肿瘤细胞可以脱落，像播种一样种植在体腔其他器官的表面，形成多个转移性肿瘤，这种播散方式称为种植性转移。

种植性转移常见于腹腔恶性肿瘤，如胃肠道黏液癌侵及浆膜后，可种植到大网膜、腹膜、盆腔器官等处。在卵巢可表现为双侧卵巢增大，镜下可见富于黏液的印戒细胞癌弥漫浸润，这种特殊类型的卵巢转移性肿瘤称为库肯勃（Krukenberg）瘤，多由胃肠道黏液癌（尤其是胃的印戒细胞癌）转移而来。应注意，Krukenberg 瘤不一定都是种植性转移，也可通过淋巴道或血道转移形成。

浆膜腔的种植性转移常伴有浆膜腔积液，可为血性浆液性积液，这是由于浆膜下淋巴管或毛细血管被瘤栓堵塞，毛细血管通透性增加，血液漏出，以及肿瘤细胞破坏血管引起的出血。体腔积液中可含有不等量的肿瘤细胞，抽取体腔积液做细胞学检查以发现恶性肿瘤细胞，是诊断恶性肿瘤的重要方法之一。

4.肿瘤浸润和转移的机制

恶性肿瘤细胞可从原发灶游出，突破基底膜，穿过间质，再穿过基底膜，进入血管或淋巴管，迁徙至远处器官并重新生长，是一个多阶段、多步骤的复杂过程。以癌为例，可以归纳为四个步骤：①肿瘤细胞彼此分离(detachment)。正常上皮细胞表面有多种细胞黏附分子(cell adhesion molecules，CAMs)，它们之间相互作用可以使细胞紧密地黏附在一起，阻止细胞脱离；但癌细胞表面的黏附分子(如E-钙黏蛋白)明显减少，使细胞彼此分离。②癌细胞与基底膜间的黏附力(attachment)明显增加。正常上皮细胞与基底膜间的黏附是通过上皮细胞基底面的一些分子介导的，如层粘连蛋白(laminin，LN)受体等，而癌细胞可表达更多的LN受体，且分布于癌细胞的整个表面，使其与基底膜间的黏附力增加。③细胞外基质(extracellular matrix，ECM)降解(degradation)。癌细胞可产生蛋白酶(如Ⅳ型胶原酶)，溶解细胞外基质(如Ⅳ型胶原)，使基底膜局部形成缺损和缝隙，有助于癌细胞通过。④癌细胞迁移力(migration)增强。癌细胞借助阿米巴样运动，通过基底膜缺损处移出，穿过基底膜后，进一步溶解间质结缔组织，在间质中移动并生长。癌细胞到达血管壁时，也可以类似的方式穿过血管的基底膜进入血管。

进入血管内的恶性肿瘤细胞并非都能迁徙到其他器官形成转移灶。单个肿瘤细胞大多数被自然杀伤细胞(NK cell)消灭。但是，和血小板凝集成团的肿瘤细胞形成不易消灭的肿瘤细胞栓，可以和血管内皮细胞黏附，然后穿过血管内皮和基底膜，形成新的转移灶。肿瘤演进过程中，可出现侵袭性不一的亚克隆。高侵袭性的瘤细胞亚克隆容易形成广泛的血行播散。黏附分子CD44可能与血行播散有关。正常T细胞表面的CD44分子可以识别毛细血管后微静脉内皮上的透明质酸盐，回到特定的淋巴组织(淋巴细胞归巢现象)。恶性肿瘤细胞高表达CD44，可能通过类似的机制出现更高的转移潜能。

肿瘤血道转移的部位和器官分布受原发肿瘤部位和血液循环途径的影响，但某些肿瘤会表现出对某些器官的亲和性。例如，肺癌易转移到肾上腺和脑，甲状腺癌、肾癌和前列腺癌易转移到骨，乳腺癌易转移到肺、肝、骨、卵巢和肾上腺等。这些现象可能与以下因素有关：①这些器官血管内皮细胞上的配体能特异性地识别并结合某些癌细胞表面的黏附分子。②这些器官释放吸引某些癌细胞的趋化物质，如某些乳腺癌细胞表达化学趋化因子受体CXCR4和CCR7，容易转移到高表达这些趋化因子的组织上；如果阻断CX-CR4与其配体的结合，则可减少淋巴结和肺转移。③负选择的结果。某些组织或器官的环境不适合肿瘤的生长，如某些组织或器官中的酶抑制物不利于转移灶形成，而另一些组织或器官没有这种抑制物，于是就表现出肿瘤对后面这些组织或器官的“亲和性”。如横纹肌少有肿瘤转移，可能跟肌肉经常收缩，乳酸含量过高，不利于肿瘤生长有关。

有研究显示，上皮-间叶转化(epithelial-mesenchymal transition，EMT)参与了肿瘤转移过程。EMT是指与基底膜连接的、具有极性的上皮细胞经过一系列的生物学改变，丧失细胞-细胞之间的连接，转化为具有游走能力的间叶细胞。转化后的间叶细胞也可逆转为上皮细胞，即间叶-上皮转化(mesenchymal-epithelial transition，MET)。EMT是受周围微环境影响的多个信号途径参与的复杂网络调控过程，可导致上皮细胞连接丢失、细胞极性丧失、细胞骨架蛋白改变和细胞外基质降解。研究发现，许多信号转导途径均参与了EMT的发生，包括转化生长因子-β(transforming growth factor-β，TGF-β)、Wnt/β-catenin、表皮生长因子(epidermal growth factor，EGF)、纤维生长因子(fibroblast growth factor，FGF)、骨形成蛋白(bone morphogenetic protein，BMP)、核细胞因子-κB、胰岛素样生长因子(insulin-like growth factor，IGF)和血小板源性生长因子(platelet derived growth factor，PDGF)等途径。EMT的主要分子特征为上皮标记物E-钙黏蛋白表达的下调和间叶细胞特征的核转录因子的上调(Snail、Slug和Twist)。目前普遍认为，肿瘤细胞的远处转移会经历以下几个过程：原发部位的上皮肿瘤细胞失去彼此间黏附能力，从原发部位脱离，通过间质，穿透基底膜屏障，进入血管或淋巴管；随着循环到达合适部位，穿出血管或淋巴管，在转移灶克隆繁殖。在这一过程中，上皮细胞通过EMT暂时转化为具有游走能力的间叶细胞，通过浸润邻近脉管系统实现向外播散的第一步。转移部位的肿瘤细胞在形态上和原发上皮肿瘤相似，这说明肿瘤细胞发生EMT是暂时的，在合适的部位定植后通过MET重新转化为上皮细胞形态，形成紧密连接和新的转移灶。

第四节 肿瘤的分级与分期

恶性肿瘤的“分级”是描述其恶性程度的指标。病理学上，根据恶性肿瘤的分化程度、异型性、核分裂象的数目对恶性肿瘤进行分级。使用较多的是三级分级法：Ⅰ级为高分化(well differentiated)，分化良好，恶性程度低；Ⅱ级为中分化(moderately differentiated)，中度恶性；Ⅲ级为低分化(poorly differentiated)，恶性程度高。对某些肿瘤采用低级别(low grade，分化较好)和高级别(high grade，分化较差)的分级方法，如宫颈的低级别鳞状上皮内病变和高级别鳞状上皮内病变。

肿瘤分期方案众多，国际上广泛采用的是TNM分期系统(TNM classification)：T指肿瘤原发灶的情况，随着肿瘤体积的增加和邻近组织受累范围的增加，依次用T1～T4来表示，Tis代表原位癌；N指区域淋巴结(regional lymph node)受累情况，淋巴结未受累时用N0表示，随着淋巴结受累程度和范围的增加，依次用N1～N3表示；M指远处转移(通常是血道转移)，没有远处转移者用M0表示，有远处转移者用M1表示。

肿瘤的分级和分期是制订治疗方案和评估预后的重要指标。在医学上，常常使用“5年生存率”和“10年生存率”等统计指标来衡量肿瘤的恶性行为及其对治疗的反应，而这些指标与肿瘤的分级和分期关系密切。一般来讲，分级和分期越高，生存率越低。

第五节 良性肿瘤和恶性肿瘤的区别

肿瘤对于机体的影响主要表现在其生物学行为的差异上。可将大多数肿瘤划分为良性肿瘤和恶性肿瘤。良性肿瘤一般易于治疗，不易复发，治愈率高；而恶性肿瘤危害大，治疗措施复杂，容易复发或转移，疗效尚不理想，因此良恶性肿瘤的鉴别具有重要意义。良性肿瘤与恶性肿瘤的主要区别归纳于表 5-5-1。

表 5-5-1 良性肿瘤与恶性肿瘤的区别

	良性肿瘤	恶性肿瘤
分化程度	分化好，细胞异型性小	存在不同程度的分化障碍或未分化，异型性大
核分裂象	无或少，不见病理性核分裂象	多，可见病理性核分裂象
生长速度	缓慢	较快
生长方式	膨胀性或外生性生长	浸润性或外生性生长
继发改变	少见	常见，如出血、坏死、溃疡形成等
转移	不转移	可转移
复发	不复发或很少复发	易复发
对机体的影响	较小，主要为局部压迫或阻塞	较大，如破坏原发部位和转移部位的组织；坏死、出血，合并感染；恶病质

良性肿瘤和恶性肿瘤有时并无绝对的界限，某些肿瘤除了有典型的良性肿瘤（如卵巢浆液性乳头状囊腺瘤）和典型的恶性肿瘤（如卵巢浆液性乳头状囊腺癌）之外，还存在一些组织形态和生物学行为介于两者之间的肿瘤，称为交界性肿瘤（borderline tumor），如卵巢交界性浆液性乳头状囊腺瘤。有些交界性肿瘤有发展为恶性的倾向；有些肿瘤其恶性潜能（malignant potential）目前尚难以确定，有待通过研究进一步了解其生物学行为。

需要强调的是，肿瘤的良性和恶性是指其生物学行为的良性和恶性。在病理学上，主要通过形态学指标来判定肿瘤的良性和恶性。以病理形态特点判断良恶性是为了对肿瘤的生物学行为和预后进行估计，指导临床治疗方案的选择，这是肿瘤病理诊断的重要任务。到目前为止，在各种肿瘤检查及诊断的方法中，病理学诊断仍是最重要的方法。但必须认识到，影响肿瘤生物学行为的因素很多且非常复杂，病理学家观察到的只是肿瘤形态学、免疫标记等，许多因素（尤其是分子水平的改变）目前我们还知之甚少。而且，组织学诊断不可避免地会遇到组织样本是否具有代表性等问题，所以这种预后估计并不十分精确。

第六节 肿瘤的分类

肿瘤的分类主要依据肿瘤的组织类型、细胞类型和生物学行为，包括肿瘤的临床病理特征及预后情况。常见肿瘤的分类如表 5-6-1 所示。

表 5-6-1 常见肿瘤的分类

组织来源		良性肿瘤	恶性肿瘤
上皮组织	鳞状上皮	鳞状细胞乳头状瘤	鳞状细胞癌
	腺上皮细胞	腺瘤	腺癌
	基底细胞	—	基底细胞癌
	尿路上皮	尿路上皮乳头状瘤	尿路上皮癌
间叶组织	纤维组织	纤维瘤	纤维肉瘤
	平滑肌	平滑肌瘤	平滑肌肉瘤
	横纹肌	横纹肌瘤	横纹肌肉瘤
	脂肪组织	脂肪瘤	脂肪肉瘤
	淋巴管	淋巴管瘤	淋巴管肉瘤
	血管	血管瘤	血管肉瘤
	骨和软骨	软骨瘤、骨软骨瘤	骨肉瘤、软骨肉瘤
淋巴造血组织	淋巴细胞	—	淋巴瘤
	造血细胞	—	白血病
神经组织	神经胶质细胞	—	弥漫性星形细胞瘤
	神经细胞	神经节细胞瘤	神经母细胞瘤、髓母细胞瘤
其他组织来源	黑色素细胞		黑色素瘤
	滋养层细胞	葡萄胎	恶性葡萄胎、绒毛膜上皮癌、精原细胞瘤、无性细胞瘤、胚胎性癌
	性腺或胚胎剩件中的全能细胞	成熟畸胎瘤	不成熟畸胎瘤

全世界统一的肿瘤分类是由世界卫生组织（WHO）制定的，其不仅以病理学改变作为基础，而且结合了临床表现、免疫表型和分子遗传学改变等。

肿瘤的分类在医学实践及研究中均有重要作用。不同类型的肿瘤具有不同的临床病理特点、对治疗的反应以及预后等。肿瘤的正确分类是指导临床治疗、评估患者预后的重要依据，也是开展疾病统计、流行病学调查、病因和发病学研究的基本保障。

确定肿瘤的来源和类型，除了依靠其临床表现、影像学和病理学特点之外，还可借助肿瘤细胞表面或细胞内一些特定分子的检测结果。例如，通过免疫组织化学(immunohistochemistry, IHC)方法检测上皮细胞来源肿瘤的各种细胞角蛋白(cytokeratin, CK)、黑色素瘤细胞表达的HMB45、肌肉组织来源肿瘤表达的结蛋白(desmin)、淋巴细胞等表面的CD(cluster of differentiation)抗原等来确定肿瘤细胞的起源。Ki-67等分子标记物可以用来检测肿瘤细胞的增殖活性，*p16*基因蛋白可以用来检测异型增生以及癌变的子宫颈上皮细胞等的状态，以判定其生物学行为及预后。这些分子标记物检测是现代病理诊断的重要辅助手段。

对肿瘤发生分子机制的研究日益深入，为肿瘤的分类、诊断和治疗提供了新的选择方向。WHO最新版的各器官系统肿瘤分类中，除了考虑肿瘤的形态学特点及生物学行为外，还考虑了肿瘤的细胞遗传学和分子遗传学改变的特点。近年来，利用基因芯片(gene microarray)技术进行检测，发现了与生物学行为或治疗反应及预后有关的特异性基因表达谱。因此，分子诊断(molecular diagnosis)有望成为肿瘤病理诊断的重要手段之一。

第七节　癌前病变、非典型增生和原位癌

某些疾病(或病变)本身不是恶性肿瘤，但具有发展为恶性肿瘤的潜能，使患者发生相应恶性肿瘤的风险增加，这些疾病或者病变称为癌前病变(precancerous lesion)或者癌前疾病(precancerous disease)。癌前病变并不是一定会发展为恶性肿瘤，但是对于癌前病变进行筛查，及时给予患者治疗，降低发展成恶性病变的风险，具有重要意义。

从癌前状态发展到癌，需要经历很长的时间，有的病变一直停留在癌前状态而无进展，有的病变则具有较高的癌变率。在上皮组织中，有时会观察到由非典型增生(atypical hyperplasia)或异型增生(dysplasia)发展为局限于上皮内的原位癌(carcinoma in situ，CIS)，再进一步发展为浸润性癌。

癌前病变可以是获得性的(acquired)或者遗传性的(inherited)。遗传性肿瘤综合征(inherited cancer syndrome)患者因某些染色体和基因的异常，增加了患某些肿瘤的机会。获得性癌前病变则可能与某些生活习惯、感染或一些慢性炎性疾病有关，如大肠腺瘤，特别是家族性腺瘤性息肉病(familial adenomatous polyposis，FAP)是由*APC*基因突变导致的一种遗传性疾病，患者一般会在20岁之前发生癌变。

异型增生(dysplasia)是指与肿瘤形成相关的非典型增生，是癌前病变的形态学改变。它是指增生的上皮细胞形态和结构出现一定程度的异型性，但还不足以诊断为癌。

对于上皮的病变，异型增生的细胞在形态和生物学特性上与癌细胞相同，常累及上皮全层，但未突破基底膜向下浸润，称为原位癌，也称为上皮内癌(intraepithelial carcinoma)。原位癌是一种早期癌，如果早期发现和积极治疗，可防止其发展为浸润性癌，从而提高癌的治愈率。

第八节 肿瘤发生的分子基础

肿瘤的发生机制一直是科研的前沿和热点。可以引起肿瘤的因素有很多，它们被称为致瘤因子。致瘤因子一般需要较长时期的刺激才引起肿瘤，但一旦肿瘤产生，即使致瘤因子不再存在，肿瘤生长仍然会持续。习惯上把引起恶性肿瘤的致瘤因子称为致癌物(carcinogen)。致瘤因子既有环境致癌物等外因，又有遗传、免疫、激素异常等内因。肿瘤形成常常是多阶段、多步骤的，在此过程中会发生多种细胞遗传学、分子遗传学改变，这些改变涉及对细胞生长、增殖、分化和凋亡等生物学事件的调控，是一个复杂的过程。

细胞生长与增殖涉及生长因子及其受体、信号转导蛋白、细胞核内效应分子等多种因素。肿瘤的形成与这些调节因子异常有关。

众多研究表明，肿瘤发生具有复杂的分子生物学基础，原癌基因激活，抑癌基因功能抑制或者表达缺失，细胞生长与增殖的失控，凋亡调节基因功能紊乱，DNA 修复功能障碍，肿瘤表观遗传学改变以及各种肿瘤相关非编码 RNA 的调控等，都参与了肿瘤发生的复杂过程。

(一)癌基因激活

癌基因(oncogene)是指能够导致肿瘤的基因。在对病毒的研究中发现，一些反转录病毒能够引起动物肿瘤，或者在体外实验中能使细胞发生恶性转化。后续的研究发现，这些反转录病毒基因组中含有某些 RNA 序列，是病毒致瘤或者导致细胞恶性转化所必需的，称为病毒癌基因(viral oncogene)。

原癌基因(proto-oncogene)是指在正常细胞基因组中与病毒癌基因十分相似的 DNA 序列。原癌基因编码的产物是具有重要生理功能的蛋白质，如前文提及的生长因子、生长因子受体、转录因子和信号转导蛋白等，其具有促进细胞生长增殖的功能。正常情况下，原癌基因的表达受到严格调控，并不引起肿瘤。

细胞癌基因(cellular oncogene)是指当原癌基因发生异常时，能使细胞发生恶性转化的基因，如 *c-myc*、*c-ras* 等。由原癌基因转变为细胞癌基因的过程即为原癌基因的激活。原癌基因常通过以下方式被激活：

1.点突变(point mutation)

例如原癌基因 *KRAS*，其编码蛋白能够转导上游信号，促进细胞增殖，是 GTP 酶超家族的成员。当其第 12 号密码子发生点突变由 GGC 变为 GTC 时，导致其编码蛋白的 12 号氨基酸由甘氨酸变为缬氨酸，发生 $KRAS^{G12C}$突变。突变的 Ras 蛋白不能将 GTP 水解为 GDP，因此一直处于活化状态，不受上游信号控制，持续激活下游信号通路，促进细胞增殖。*ERBB1* 基因编码表皮生长因子受体(EGFR)，是具有酪氨酸激酶活性的受体，在与其配体表皮生长因子(EGF)结合后，发生构象改变被激活，从而磷酸化下游信号转导分子，传递促生长的信号(见图 5-8-1)。*ERBB1* 发生点突变后可以不受 EGF 的限制而持续激活，刺激细胞增殖。

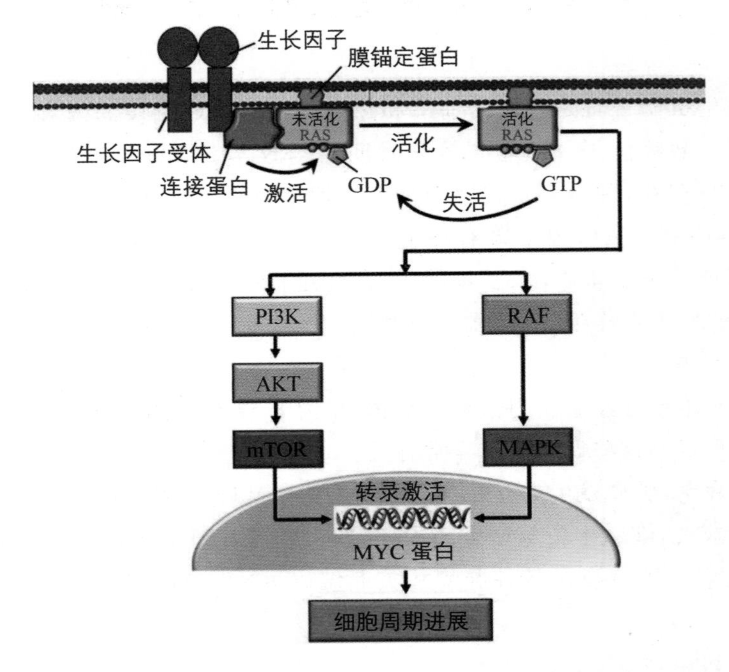

图 5-8-1 EGFR 激活下游信号通路，促进细胞周期进展

2.基因扩增

基因扩增(gene amplification)是指某些特定基因过度复制，即与基因组中其他基因的复制不成比例。由于其拷贝数增加，致使特定的基因产物过量表达(overexpression)，例如乳腺癌中发生的 *HER2*(*ERBB2*)基因扩增，大肠癌中 *c-myc* 癌基因的扩增。

3.染色体转位

原癌基因可能由于所在染色体发生转位(translocation)而置于很强的启动子控制之下，导致该原癌基因的过度表达；或者由于染色体转位形成的融合基因所编码的融合蛋白具有致癌能力。前一种情况以 *c-myc* 基因在伯基特(Burkitt)淋巴瘤中的激活为例。位于 8 号染色体上的 *c-myc* 基因转位到 14 号染色体上编码免疫球蛋白重链的位点，造成 *c-myc* 过度表达。后一种情况以慢性粒细胞白血病(CML)中经典的“费城染色体”为例，9 号染色体上的原癌基因 *abl* 易位至 22 号染色体的断裂集中区 *bcr* 基因，致使 Abl 蛋白的氨基端被 Bcr 蛋白序列取代，形成功能异常的 Bcr/Abl 融合蛋白，从而促发 CML。

常见的人类肿瘤相关癌基因及其产物和激活机制如表 5-8-1 所示。

表 5-8-1 常见的人类肿瘤相关癌基因及其产物和激活机制

分类		原癌基因	活化机制	相关人类肿瘤
生长因子	PDGF-β 链	*sis*	过度表达	星型细胞瘤、骨肉瘤
生长因子受体	EGF 受体家族	*eRB-B2*	扩增	乳腺癌、卵巢癌、肺癌、胃癌
信号转导蛋白	G 蛋白	*ras*	点突变	肺癌、结肠癌、胰腺癌、白血病
	非受体酪氨酸激酶	*abl*	转位	慢性粒细胞白血病、急性淋巴细胞白血病
转录因子		*myc*	转位	Burkitt 淋巴瘤
		N-*myc*	扩增	神经母细胞瘤、小细胞肺癌
		L-*myc*	扩增	小细胞肺癌

（二）抑癌基因功能抑制或者表达缺失

抑癌基因也称为肿瘤抑制基因（tumor suppressor gene）。抑癌基因在细胞生长与增殖的调控中起重要作用，如 *RB* 和 *p53* 基因。有的抑癌基因在 DNA 复制发生错误时发挥修复作用，防止突变发生。当抑癌基因的两个等位基因都发生突变或丢失（纯合型丢失）时，其功能丧失，可导致细胞发生转化。研究显示，某些抑癌基因的功能障碍并非因为基因结构的改变，而是由于基因的启动子过甲基化（hypermethylation）导致其表达障碍。表 5-8-2 所示为常见的人类肿瘤相关抑癌基因及其作用机制。

表 5-8-2 常见的人类肿瘤相关抑癌基因及其作用机制

基因	功能	相关的体细胞肿瘤	与遗传性突变相关的肿瘤
RB	调节细胞周期	视网膜母细胞瘤、骨肉瘤	视网膜母细胞瘤、骨肉瘤、乳腺癌、结肠癌、肺癌
p53	调节细胞周期和转录	大多数人类肿瘤，DNA 损伤所致的凋亡	李-法美尼（Li-Fraumeni）综合征、多发性癌和肉瘤
NF-1	间接抑制 ras	神经鞘瘤	Ⅰ型神经纤维瘤病、恶性神经鞘瘤
APC	抑制信号转导	胃癌、结肠癌、胰腺癌、黑色素瘤	家族性腺瘤性息肉病、结肠癌
VHL	调节 HIF	肾细胞癌	遗传性肾细胞癌、小脑血管母细胞瘤
PTEN	调节细胞周期	大多数人类肿瘤	多发性错构瘤综合征
WT-1	转录调控	肾母细胞瘤	肾母细胞瘤

续表

基因	功能	相关的体细胞肿瘤	与遗传性突变相关的肿瘤
p16	周期蛋白依赖性激酶抑制物(CKI)	胰腺癌、食管癌	恶性黑色素瘤
BRCA-1	DNA 修复	—	女性家族性乳腺癌和卵巢癌
BRCA-2	DNA 修复	—	男性和女性乳腺癌

1.*RB* 基因

RB 基因是研究儿童视网膜母细胞瘤时发现的。*RB* 基因定位于 13 号染色体 13q14,其纯合型丢失见于所有视网膜母细胞瘤。如果将正常的 *RB* 基因载入视网膜母细胞瘤细胞中,其肿瘤表型会被逆转。由此,*RB* 基因成为第一个被人们认识的肿瘤抑制基因。后续研究还发现,*RB* 基因丢失或失活不仅见于视网膜母细胞瘤,也见于膀胱癌、肺癌、乳腺癌等多种恶性肿瘤。

RB 蛋白在调节细胞周期中起关键作用。在 G1 期,CDK4/6 的活化使一系列目标蛋白(包括 RB)磷酸化。RB 通常与转录因子 E2F 家族成员相结合,抑制后者的转录活性。RB 被 CDK4/6 磷酸化后与 E2F 解离,使得 E2F 刺激 S 期基因的转录,包括 S 期所需的 Cyclin A 等。RB 功能的丧失使 E2F 的转录活性处于无控状态,是细胞 G1/S 期转换失控的一个重要机制(见图 5-8-2)。

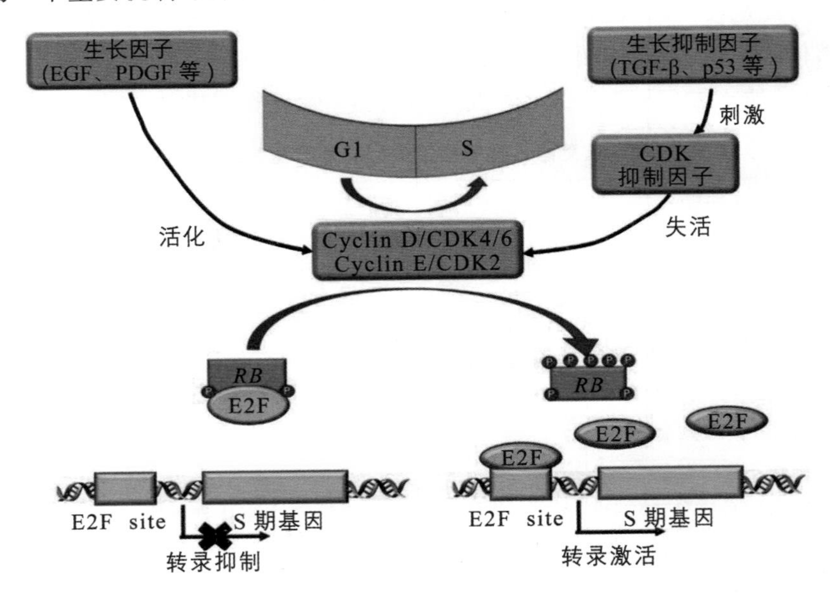

图 5-8-2 抑癌基因 *RB* 参与细胞周期调控的机制

某些 DNA 肿瘤病毒产生的致癌蛋白(如 HPV E7)也是通过与 RB 蛋白结合并抑制其活性而导致肿瘤发生的。

2.*p53* 基因

p53 基因是迄今为止研究最多、作用最强大的抑癌基因。P53 蛋白由 393 个氨基酸组成，具有特异性的转录激活作用。正常情况下，P53 蛋白合成后与 MDM2 蛋白结合，后者介导 P53 的泛素化而使 P53 降解，因此细胞内 P53 表达量比较低。在 DNA 损伤时(如细胞受到电离辐射后)，P53 与 MDM2 解离而稳定存在并发挥功能。P53 的一个经典作用是与 *p21* 基因的启动子区结合，促进后者的转录。P21 蛋白的主要作用是使细胞周期停滞在 G1 期(G1 arrest)，抑制 DNA 合成，并诱导 DNA 修复基因 *GADD45* 的转录，从而使 DNA 的损伤得到修复。如果 G1 停滞不能实现，则 P53 可促进凋亡相关基因 *Bax* 的表达，诱导细胞凋亡，阻止损伤的 DNA 传给子代细胞。*p53* 缺失或突变的细胞发生 DNA 损伤后，则不能通过 *p53* 的介导停滞在 G1 期进行 DNA 损伤的修复，继而导致细胞继续增殖，将 DNA 的损伤传给子代细胞。这些损伤的增加最终可使细胞发生肿瘤性转变(见图 5-8-3)。

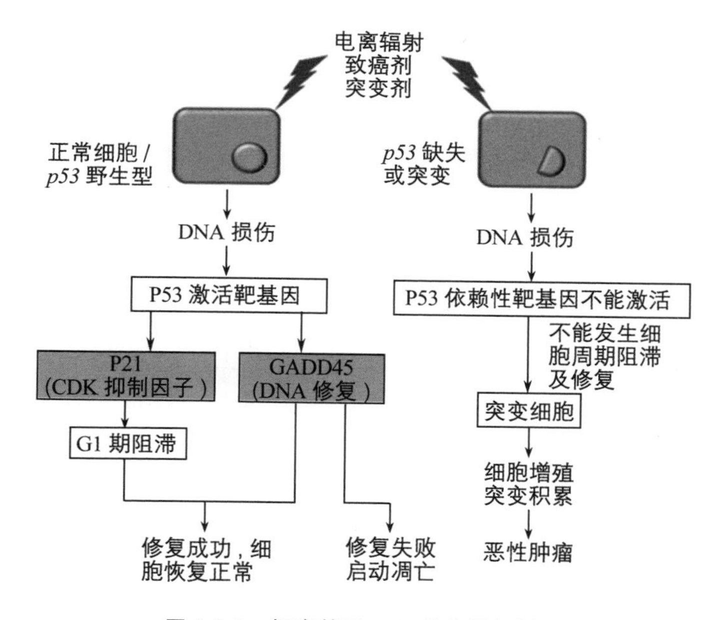

图 5-8-3 抑癌基因 *p53* 的作用机制

最新研究表明，P53 蛋白除了能够诱导细胞周期停滞和凋亡外，还在以下几个方面发挥抑癌作用：

(1)抑制肿瘤的代谢重编程。肿瘤细胞即使在氧气充足的条件下，也倾向于进行糖酵解(无氧呼吸)而非葡萄糖的氧化磷酸化(有氧呼吸)，这一代谢特点称为瓦博格效应(Warburg effect)，对维持肿瘤细胞的恶性生长至关重要。P53 能够通过诱导相关基因的表达，抑制肿瘤细胞的瓦博格效应，降低细胞内活性氧(ROS)积累，发挥抑癌作用。

(2)抑制肿瘤细胞获得干性特征。一些 *p53* 缺失的恶性肿瘤表现为未分化、高度恶性的特征，其基因表达谱与胚胎肝细胞(ESC)相似。P53 的直接靶基因 *miR-34* 和

miR-145 能够抑制干性基因的表达。

(3)抑制肿瘤细胞的浸润和转移。上皮-间质转化是肿瘤细胞浸润转移的关键步骤。SNAIL、TWIST 和 ZEB 家族的转录因子是驱动上皮-间质转化的核心,P53 能够直接或者间接抑制这些转录因子的表达,抑制上皮-间质转化的发生。

人类一半以上的肿瘤存在 *p53* 基因的突变。在肿瘤的发生发展过程中,*p53* 可通过四种方式被灭活:①突变是最常见的方式,一般是一个等位基因错义突变,另一个等位基因最终缺失;②与 DNA 肿瘤病毒的某些蛋白(如 HPV 的 E6,SV40 的大 T 抗原等)结合;③与癌蛋白 mdm2 结合,mdm2 的表达受 *p53* 的调控,二者可成为一个反馈环路;④P53 蛋白被阻,不能在核内发挥作用。

p53 基因的突变点在不同的肿瘤中表现不同,但有几个位点是十分常见的,称其为突变"热点"(hot spot),如 Arg175、Arg248、Arg249 和 Arg273 等都是较为常见的突变热点,其中 Arg248 是突变率最高的残基,Arg249 是致癌性黄曲霉素导致肝细胞癌过程中最常见的突变残基。第 102～292 号氨基酸是 P53 的核心部分,负责与特定 DNA 序列结合。这些突变热点恰好是与 DNA 直接接触的残基(Arg248 和 Arg273),或是对维系整个结构至关重要的残基(Arg249 和 Arg175)。

越来越多的研究表明,*p53* 发生突变不仅会失去 *p53* 的抑癌功能,突变体 P53 蛋白在细胞内聚集还可发挥促进增殖、抑制凋亡、增强化疗耐药、促进肿瘤血管形成等作用,称为"突变体 P53 的功能获得"(gain-of-function of mutant P53)。

3.*PTEN* 基因

PTEN 是继 *p53* 基因之后另一个被广泛研究的、与肿瘤发生关系密切的基因,位于 10 号染色体 10q23.3,属于 PTP(protein tyrosine phosphatases)基因家族成员。PTEN 蛋白具有双特异磷酸酶(DUSP)活性,它主要介导磷酸肌醇的去磷酸化,降低细胞内 3,4,5-三磷酸磷脂酰肌醇的含量,抑制 AKT/PKB 信号通路的活化,发挥抑癌作用。PTEN 蛋白能够以抑制细胞生长、分裂或者分裂不受控制的方式调控细胞分裂周期,在细胞生长、凋亡、黏附、迁移、浸润等多个方面发挥重要作用。有研究表明,PTEN 可作为多数肿瘤的预后评估指标。

4.*APC* 基因

APC 是抑制 Wnt 信号通路的关键基因。正常 *APC* 能够通过复合体将 β-catenin 限制在胞浆,促进后者降解;*APC* 失活可导致 β-catenin 入核,促进 *c-myc*、细胞周期相关蛋白的转录,造成细胞增殖失控。*APC* 失活是大肠癌发生过程中较早期的事件。

5.*VHL* 基因

作为肿瘤抑制基因,*VHL* 的突变是 VHL 综合征(von Hippel-Lindau syndrome)与肾透明细胞癌相关联的重要分子病理变化。*VHL* 基因突变也发生在散发性肾透明细胞癌之中。VHL 蛋白可降解低氧诱导因子-1α(hypoxia inducible factor-1α,HIF-1α)。HIF 作为转录因子,具有调节细胞增殖、肿瘤血管生成、代谢等功能。在肾透明细胞癌中,发生 VHL 突变或过甲基化后,CDK4、cyclin D1 及 HIF-1α 表达增加,致使细胞周期蛋白依赖性激酶抑制基因 *p21* 以及 *p27* 的表达降低。

6.*BRCA1/2* 基因

BRCA1 和 *BRCA2* 是目前发现的与家族性乳腺癌发病关系最为密切的两个易感基因。家族性乳腺癌是指乳腺癌在家系中呈聚集样发生，即家族中一级及二级亲属至少有2人或2人以上患有原发性乳腺癌和(或)卵巢癌；或是双侧乳腺癌患者。国外研究表明，携带 *BRCA1* 和 *BRCA2* 基因突变的妇女发生乳腺癌的风险是正常人群的10倍，其一生累计乳腺癌发病风险高达60%～80%。目前，在欧美国家，对家族性乳腺癌患者及其家族健康女性成员已常规进行 *BRCA1/2* 基因检测，*BRCA1/2* 基因检测的适检人群包括家族性乳腺癌患者及其家族中的健康成年女性。对适检人群进行 *BRCA1/2* 基因检测具有重要的临床意义，携带 *BRCA1/2* 基因突变的患者有50%的可能会将该突变遗传至下一代，是乳腺癌的高风险人群；对于这些高风险人群进行严密的定期专科检查，有利于乳腺癌的早发现和早治疗，从而获得更好的疗效。需要说明的是，家族性乳腺癌 *BRCA1/2* 基因的突变率为15%～20%，还有近80%～85%的家族性乳腺癌的发病原因不清楚，可能还存在尚未发现的易感基因。因此，没有检出 *BRCA1/2* 基因突变的女性仍需定期进行乳腺专科检查。

(三)细胞生长与增殖的失控

正常细胞的生长与增殖依赖生长因子与细胞表面的受体结合，或者细胞外基质成分激活细胞膜上的整合素(integrin)，通过细胞内特定的信号转导分子(signal transducers)有序的相互作用，将促生长信号传递到细胞核内的转录因子(transcriptional factor)。这些转录因子促使特定的基因转录(其中包括调节细胞周期的基因)，最终启动DNA复制，细胞通过有丝分裂进行增殖。这些有序的相互作用分子与外源性信号组成特定的信号通路。

例如，生长因子与受体结合并活化小GTP结合蛋白(small GTP-binding protein)中的一个重要分子——Ras蛋白，活化的Ras蛋白激活"丝裂原激活的蛋白激酶"(mitogen activated protein kinase，MAPK)通路，MAPK通路是调控细胞生长与分化的重要信号通路之一。在其通路中，蛋白丝氨酸/苏氨酸激酶Raf首先被活化的Ras激活，之后再激活MEK(MAP kinase/ERK kinase)。活化的MEK可以直接磷酸化ERK，促使后者入核，磷酸化并激活其下游效应分子，包括转录因子(如 *c-fos*、*c-myc*、*c-jun*)。这些转录因子均有促使细胞周期基因发生转录的功能。

正常情况下，细胞周期进展受到严密调控。细胞周期蛋白(cyclin)和细胞周期蛋白依赖性激酶(cyclin-dependent kinase，CDK)在细胞周期调节中具有十分重要的作用。细胞从G0期到M期主要是由各种不同的CDK在周期的各个阶段发挥催化作用实现的，而CDK需要与特定的细胞周期蛋白结合才能获得催化能力。在细胞周期中，细胞周期蛋白D、E、A、B依次出场，与不同的CDK结合，推动细胞周期进展，如RB蛋白在细胞周期蛋白D-CDK4复合物的作用下由低磷酸化状态转化为高磷酸化状态。当细胞处于G1期时，RB蛋白为低磷酸化状态，结合转录因子E2F的家族成员并阻止其转录激活作用。当细胞周期蛋白 D-CDK4 复合物作用于 RB 时，其处于高磷酸化状态，可促进 S 期基因的转录，并使 E2F 与 RB 解离。这就是细胞从 G1 期进入 S 期的一个非常重要的调控点(见图 5-8-4)。

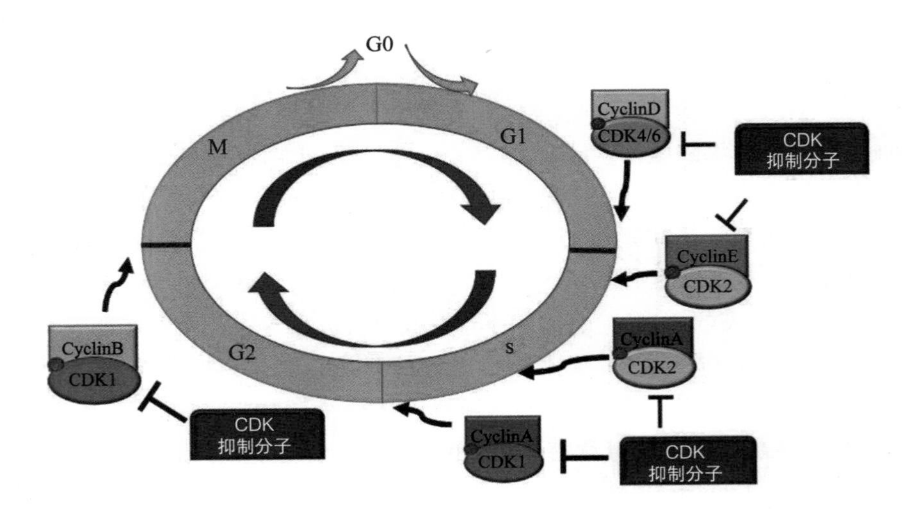

图 5-8-4 细胞周期蛋白和 CKD 参与细胞周期调控

CDK/细胞周期蛋白复合物活性的负调控是由 CDK 抑制分子(CDK inhibitor, CKI)实现的。CKI 种类较多，包括 *p16*、*p21*、*p27* 等；并且其表达受上游分子的调控，如 *p21* 的转录受 *p53* 控制，*p53* 在 DNA 修复、细胞周期调节及细胞凋亡等过程中都起关键作用。

细胞增殖和细胞周期失控，细胞相对无止境地增生，然后通过附加突变，选择性地形成具有不同特点的亚克隆(异质性)，从而获得浸润和转移能力，形成恶性肿瘤。

(四)凋亡调节基因功能紊乱

凋亡(apoptosis)是一种受调控的程序性的细胞死亡。肿瘤的形成不仅是促增殖的癌基因的激活或者抑制增殖的抑癌基因的失活，还可以起源于调控凋亡的基因突变。

有两条途径可以诱导细胞凋亡：外源性途径和内源性途径。外源性途径主要由 TNF 受体介导。以 CD95(Fas)为例，当 CD95 与其配体 CD95L(FasL)结合而被激活时，CD95 通过胞内段的“死亡结构域”(death domains)募集 FADD 形成凋亡诱导复合体(death-inducing complex)，进而募集并激活 caspase-8。caspase-8 最终激活 caspase-3，由后者将 DNA 剪切成小片段，启动凋亡。

内源性途径主要由线粒体外膜通透性改变，造成细胞色素 C 等外流引起，因此也称为线粒体途径。前面提到，P53 诱导凋亡也是通过内源性途径实现的。线粒体外膜完整性由存在于其上面的 BCL2 家族的蛋白决定，其中 BAX 和 BAK 能够增加线粒体外膜的通透性，诱导细胞凋亡，其功能可以被该家族的 BCL2 和 BCL-X_L 拮抗。BAD、BID 和 PUMA 蛋白(又称为 BH3-only 蛋白)能够结合并抑制 BCL2 和 BCL-X_L，激活 BAX 和 BAK，使线粒体外膜通透性增高，细胞色素 C 外流，与胞质中的 APAF-1 结合，激活

caspase-9,最终激活 caspase-3,启动凋亡。

内源性和外源性凋亡途径的效应分子都是 caspase 蛋白。细胞内还存在一类凋亡抑制蛋白(inhibitors of apoptosis proteins, IAPs),IAPs 可以直接抑制 caspase 蛋白,使细胞逃避凋亡。

各种因素导致的促进凋亡的分子表达降低或者抑制凋亡分子的过度活跃都有可能使细胞逃避凋亡,或者出现恶性表型。以滤泡亚型 B 细胞淋巴瘤为例,85%的患者出现 t(14,18)染色体转位,造成 BCL2 表达升高。过量的 BCL2 在线粒体外膜聚集,抑制 BAX/BAK,使 B 淋巴细胞免于凋亡而长期存活。有的肿瘤会过表达 FLIP 蛋白,结合到凋亡诱导复合体上,阻止 caspase-8 激活。

(五)DNA 修复功能障碍

DNA 损伤(DNA damage)可以由多种因素(如辐射、烷化剂、紫外线、氧化剂等)引起。除了外源性因素,碱基的自发性改变以及复制过程中出现的错误均可以使 DNA 出现异常。正常情况下,为了维持基因组稳定性,正常细胞可以通过 DNA 修复机制修复 DNA 的轻微损害。DNA 损伤修复方式主要是指切除修复(excision repair),这种修复方式广泛存在于各种生物体中。切除修复有两种类型:碱基切除修复(base excision repair,BER)和核苷酸切除修复(nucleotide excision repair,NER)。未被 DNA 多聚酶的校对功能清除的碱基错配则可能由错配修复(mismatch repair)机制修复。显然,DNA 修复机制存在异常时,这些 DNA 损伤有可能保留下来,并且在肿瘤的发生与发展中起到重要作用。遗传性 DNA 修复基因异常者,如着色性干皮病(xeroderma pigmentosum,XP)患者因为不能修复紫外线导致的 DNA 损伤,其皮肤癌的发病率较常人高出很多,且发病年龄相对较年轻;家族性非息肉性结肠癌是由错配修复基因(mismatch repair,MMR)*MSH2* 和 *MLH1* 突变或者失活引起的,部分患者会表现出微卫星不稳定性(microsatellite instability,MSI)。

端粒(telomere)是存在于染色体末端的 DNA 重复序列,其长度会随着细胞的复制逐渐缩短。正常细胞经过一定次数的复制后,端粒缩短到一定程度,会通过 P53 和 RB 通路诱导细胞老化,停止细胞复制。*p53* 或者 *RB* 基因突变时,细胞会通过非同源染色体末端融合机制诱导染色体的融合,导致细胞死亡。端粒酶(telomerase)存在于干细胞中,可使缩短的端粒长度恢复,实现无限复制。大多数没有端粒酶活性的体细胞只能复制大约 50 次。几乎所有的肿瘤细胞都能够维持端粒的长度不缩短,其中 85%～90%的恶性肿瘤是通过上调端粒酶的表达或者活性来实现的。

从结肠腺瘤向结肠癌进展的过程中,早期病变表现为基因组高度不稳定、低端粒酶活性,而恶性病变表现为复杂核型、高端粒酶活性,因而有人提出了"端粒驱动肿瘤形成"假说,即细胞过度增殖导致端粒缩短,从而引起染色体不稳定和突变积累。如果在这一过程中,通过某种途径激活了端粒酶,那么端粒的长度得以恢复,染色体趋向稳定,而之前的突变得以留存并积累。这些突变最终会引起细胞的恶性转化。

(六)表观遗传调控与肿瘤

除了上述 DNA 碱基序列的改变所导致的遗传变化外(如基因突变或扩增、染色体易位等基因型改变)，还有一些变化不是由于 DNA 碱基序列改变引起的(见表型改变)，称为表观遗传学(epigenetics)改变，主要有组蛋白修饰、DNA 甲基化、非编码 RNA 等。

DNA 甲基化是由 DNA 甲基转移酶介导的调控基因表达的重要机制之一。肿瘤的发生与发展过程中，常发生一些关键基因启动子区 CpG 岛甲基化异常，包括癌基因的低甲基化(hypomethylation)和肿瘤抑制基因的过甲基化(hypermethylation)。前者诱导癌基因表达增加，后者诱导肿瘤抑制基因表达降低，如前面提到的错配修复基因 *MLH1* 在许多肿瘤中出现启动子区域高甲基化而表达沉默，造成 DNA 修复功能受损，突变积累，最终导致肿瘤形成。很多肿瘤细胞表现为全基因组的甲基化状态异常。基因组中，非编码区域有富含 CpG 的重复序列，正常时处于高甲基化状态，这种高甲基化状态能使染色体维持稳定；肿瘤细胞中这些区域会出现低甲基化状态，促使 DNA 分子稳定性降低，易于发生重组，导致转位、缺失等改变，也与肿瘤发生发展密切相关。

组蛋白在维持染色质结构、调控基因表达方面发挥了重要作用。组蛋白修饰(如甲基化、乙酰化、磷酸化、泛素化、类泛素化、糖基化等)能够影响基因组的开放状态，从而决定基因是否表达。组蛋白修饰的发生以及所产生的效应分别由三种蛋白复合体实现：负责对组蛋白进行修饰的、负责执行组蛋白修饰产生的效应的和负责消除组蛋白修饰的。当这三种蛋白复合体功能异常时，组蛋白修饰状态改变，能够影响 DNA 的损伤修复以及 DNA 复制和基因的转录，是导致肿瘤发生发展的重要环节。

非编码 RNA(non-coding RNA，ncRNA)是指除 mRNA、tRNA 和 rRNA 以外不编码蛋白质的 RNA 分子，包括 microRNA、piRNA、snoRNA、circRNA 和 lncRNA 等，它们是表观遗传的重要组成部分。microRNA 和 lncRNA 是目前研究的热点。

microRNA 是一类长度为 21～30 个碱基的单链 RNA 分子，通过碱基配对与靶基因 mRNA 结合，通过 RNA 诱导沉默复合体(RNA-induced silencing complex)抑制靶基因翻译或者直接剪切 mRNA。microRNA 在调控细胞生长、分化、凋亡和恶性转化方面都有重要作用。有的 microRNA 具有促癌作用，如 miR-200 通过增强肿瘤细胞发生上皮-间质转化，从而促进肿瘤的侵袭转移。有些 microRNA 发挥抑癌作用，如miR-145可以靶向多个癌基因，其表达缺失可导致癌基因表达上调。小干扰 RNA(small-interfering RNA，siRNA)是一类人工合成的小分子单链 RNA，可被转染入细胞内，通过与 miRNA 相同的机制沉默靶基因，是科研工作中常用的工具 RNA。

长链非编码 RNA(long non-coding RNA，lncRNA)是由 RNA 聚合酶Ⅱ转录的，长度超过 200 个核苷酸的非编码 RNA。同 mRNA 类似，lncRNA 的表达也受到转录因子、表观遗传修饰等调控。表达异常的 lncRNA 能够通过多种途径调控肿瘤细胞的迁移、浸润、增殖和凋亡。lncRNA 通过多种机制参与多种信号通路的调控，影响肿瘤的发生和进展。如 lncRNA DINO(damage induced noncoding，损伤诱导非编码)分子能够直接结合并稳定 P53 蛋白，参与 P53 介导的细胞周期阻滞和凋亡。很多研究发现，有的 lncRNA 可以编码短肽，其作用尚不明确。

分子遗传学、流行病学以及化学致癌的动物模型等许多方面的研究表明，肿瘤的发生并非单个分子事件，而是一个多步骤的过程(multi-step process，见图 5-8-5)。要使细胞完全恶性转化，需要多种基因的改变，包括几个癌基因的激活，两个或两个以上的抑癌基因的失活，以及调节凋亡和 DNA 修复基因的改变。如结肠直肠癌(colorectal cancer)的发生过程，在从正常肠上皮增生到肠癌的演进过程中，发生了多个步骤的抑癌基因失活和癌基因激活。正常细胞一般需要较长的时间积累这些基因改变，这是年龄较高的人群中癌症发生率相对较高的一个重要原因。

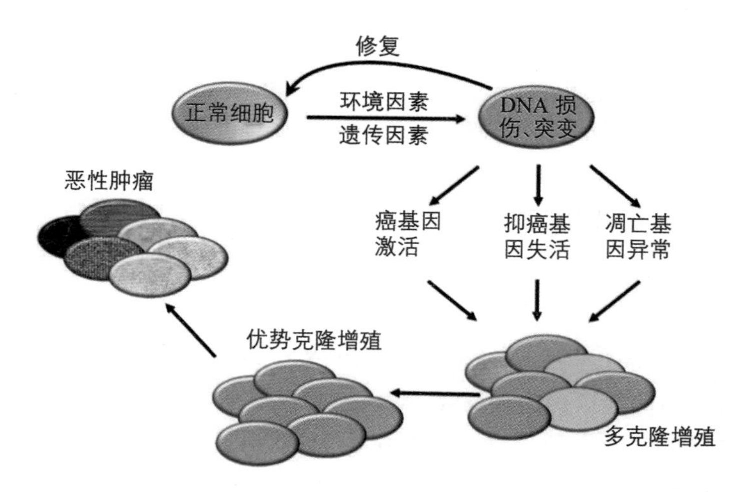

图 5-8-5 肿瘤发生的多步骤

肿瘤发生的分子机制可归纳如下：致癌因素引起的基因损伤诱导原癌基因激活，以及抑癌基因的灭活，可能还累及 DNA 修复基因和凋亡调节基因，导致细胞出现多克隆性增殖；经过进一步的基因损伤，发展为克隆性增殖；通过演进，形成拥有不同生物学特性的亚克隆，获得浸润和转移的能力。

第九节 环境致瘤因素

各种环境因素可以通过影响相关分子机制导致肿瘤的发生。确定某一因子是否能够引起肿瘤形成，需要结合流行病学资料、临床表现和实验验证等多方面的研究，因此明确致瘤因素是一个需要长时间研究的复杂工作。

致癌物(carcinogen)是可以导致恶性肿瘤的一类物质。有些物质本身无致癌性，但是可以增加致癌物的致癌性，这些物质叫作促癌物。在环境所致肿瘤中，致癌物起启动作用，促癌物起促发作用。常见的环境致瘤因素有三类：化学物质、物理致癌因素和生物致癌因素。下面介绍一些常见的环境致瘤因素。

一、化学物质

到目前为止，已经确定对动物有致癌作用的化学物质有1000多种，其中有些可能与人类癌瘤密切相关。多数化学致癌物需在体内（主要是肝脏）代谢转化后才能致癌，称为间接致癌物；而少数化学致癌物则不需要在体内进行代谢转化即可致癌，称为直接致癌物。化学致癌物大多数是致突变剂（mutagen），具有亲电子结构的基团，如环氧化物、硫酸酯基团等，它们能与大分子（如DNA）的亲核基团共价结合形成加和物，使其结构改变（如DNA突变）。化学致癌物起启动作用，引起癌症形成过程中的始发变化。某些化学致癌物可以由其他无致癌作用的物质协同作用而增加致癌效应，这些无致癌作用的物质称为促癌物（promoter），如巴豆油、激素、酚和某些药物。致癌物引发的初始变化称为激发作用（initiation），而促癌物的协同作用称为促进作用。

二、物理致癌因素

物理致癌因素主要是各种辐射能，如紫外线、X射线、核裂变产物等。对二战时广岛和长崎原子弹爆炸后当地居民的随访显示，髓细胞白血病发病率显著升高，且死于甲状腺癌、乳腺癌、结肠癌和肺癌的病例数也有所增加；而对头颈部肿瘤进行放射治疗的患者，在治疗几年后有较高概率患甲状腺乳头状癌。

阳光中的紫外线能够引起皮肤癌（鳞状细胞癌、基底细胞癌以及黑色素瘤），日光浴是引起白人黑色素瘤的重要原因。紫外线可使DNA中相邻的两个嘧啶形成二聚体，从而导致DNA分子复制错误。在正常情况下，细胞内有正常的DNA修复系统可以清除这种嘧啶二聚体。当紫外线对细胞的伤害超出修复系统的修复能力或者DNA修复系统功能障碍时，会导致突变积累形成肿瘤。着色性干皮病（XP）是一种罕见的常染色体隐性遗传病，患者由于先天缺乏切除嘧啶二聚体所需的酶，从而无法修复紫外线导致的DNA损伤，因此他们对日照十分敏感，皮肤癌的发病率非常高，且在幼年即可发病。

电离辐射（ionizing radiation）包括X射线、γ射线和以粒子形式存在的辐射（如β粒子等），能够使染色体断裂、转位和点突变，从而导致癌基因激活或者抑癌基因灭活。

三、生物致癌因素

病毒是主要的生物致癌因素，能够导致肿瘤形成的病毒称为肿瘤病毒（tumor virus），分DNA肿瘤病毒和RNA肿瘤病毒两类。幽门螺杆菌（*Helicobacter pylori*，*H. pylori*）不仅在慢性胃炎和胃溃疡的发病中起重要作用，并且与胃癌的发病有一定关系。

（一）DNA肿瘤病毒

DNA肿瘤病毒感染细胞后，可以通过其自身的基因产物使细胞发生恶变。最常见的与人类肿瘤发生有密切关系的DNA肿瘤病毒有以下几种。

1.人乳头瘤病毒

人乳头瘤病毒(human papilloma virus, HPV)有多种亚型,其中低危型的 HPV-6 和 HPV-11 与生殖道和喉等部位的良性乳头状瘤的发生有关;高危型的 HPV-16 和 HPV-18 与宫颈癌的发生关系密切。HPV 基因组编码的 E7、E6 蛋白能够分别与 RB、P21、P27 和 P53 蛋白结合,抑制它们的功能,促进细胞周期进展,抑制细胞凋亡,最终导致肿瘤的发生。高危型 HPV 编码的 E6 和 E7 蛋白与上述抑癌蛋白的亲和性要远远高于低危型 HPV。高危型 HPV 能够随机整合到宿主细胞的基因组上,造成 E6 和 E7 蛋白表达增高,而低危型 HPV 一般不整合到宿主细胞的基因组上。目前,能够预防多种 HPV 感染的多价疫苗已经上市,有望降低宫颈癌的发病率。

2.EB 病毒

EB 病毒(Epstein-Barr virus, EBV)是最早发现的与人类肿瘤有关的病毒,其与伯基特淋巴瘤的发生密切相关。经过多年的研究发现,在多种肿瘤,如部分霍奇金淋巴瘤、鼻咽癌、胃癌,部分亚型的 T 细胞淋巴瘤和 NK 细胞淋巴瘤甚至一些肉瘤中,都检测到了 EB 病毒的基因组。EB 病毒以感染人类口咽部的上皮细胞和 B 淋巴细胞为主。B 淋巴细胞能够在 EB 病毒的作用下发生多克隆增殖。LMP1 是 EB 病毒编码的蛋白,能够激活 NF-κB 和 JAK/STAT 信号通路,促进细胞增殖,激活 *BCL2* 基因,抑制细胞凋亡,是促使细胞发生恶性转变的主要驱动蛋白。在这个基础上,再发生其他突变(如 N-ras 突变),可发展为单克隆增殖,从而形成淋巴瘤。

3.乙型肝炎病毒

乙型肝炎病毒(hepatitis virus B, HBV)本身并不含有可以转化蛋白的基因,且其 DNA 的整合并无固定模式。但一些研究表明,HBV 感染者发生肝细胞癌的概率是未感染者的 200 倍,其机制可能与慢性肝损伤导致肝细胞不断再生和 HBV 产生的 HBx 蛋白相关。

(二)RNA 肿瘤病毒

RNA 肿瘤病毒是一种反转录病毒,可分为急性转化病毒和慢性转化病毒两类。急性转化病毒中含有病毒癌基因,如 *v-src*、*v-abl*、*v-myb* 等。这些病毒感染细胞后,以病毒 RNA 为模板,通过反转录酶(reverse transcriptase)催化合成 DNA 片段,然后整合到宿主 DNA 链中并表达,从而导致细胞转化。慢性转化病毒其本身并不含癌基因,但是这类病毒本身有很强的促进基因转录的启动子或增强子。当这类病毒反转录后插入宿主细胞 DNA 链的原癌基因附近,能够引起原癌基因激活和过度表达,从而导致宿主细胞转化。

人类 T 细胞白血病/淋巴瘤病毒 Ⅰ (human T-cell leukemia/lymphoma virus, HTLV-1)能够引起"成人 T 细胞白血病/淋巴瘤"(ATL),该病主要发生于日本和加勒比海地区。HTLV-1 既不含有已知的癌基因,也不会在特定原癌基因附近整合。该病毒的转化活性与其本身的 *tax* 基因有联系。*tax* 基因的产物能够激活几种宿主基因的转录,例如 *c-fos*、*c-sis*、IL-2 及其受体的基因、粒细胞-巨噬细胞集落刺激因子(GM-CSF)基因，这些基因激活后能够引起 T 细胞增殖。

（三）细菌

幽门螺杆菌为革兰氏阴性杆菌，其与慢性胃炎和胃溃疡的发生密切相关。胃的黏膜相关淋巴组织（mucosa-associated lymphoid tissue，MALT）发生的 MALT 淋巴瘤（MALT lymphoma）与幽门螺杆菌的感染密切相关；一些胃腺癌的发生与幽门螺杆菌胃炎也有一定的关系，尤其是在胃窦和幽门附近的幽门螺杆菌胃炎。幽门螺杆菌可编码 CagA 蛋白，并将其“注射”入胃的上皮细胞内，促进胃上皮的增殖和恶性转化。

第十节　肿瘤与遗传

研究发现，很多肿瘤的发生不仅受环境影响，遗传也起着重要作用，如遗传性肿瘤综合征患者其基因和染色体异常，导致患者罹患某些肿瘤的机会增加。通过研究遗传物质的变化或遗传信息表达的异常同恶性肿瘤发生的关系，可以明确恶性肿瘤易患性的遗传背景，为肿瘤的诊断和预防提供线索。根据遗传模式的不同，遗传性肿瘤综合征分为以下三类。

（1）常染色体显性遗传（autosomal dominant inheritance）的遗传性肿瘤综合征。以家族性视网膜母细胞瘤为例，患者从亲代遗传异常的 *RB* 等位基因，当另一个 *RB* 等位基因出现丢失、突变等异常时，则发生视网膜母细胞瘤。携带有该异常基因的幼儿较正常人发生视网膜母细胞瘤的风险高 10000 倍。与散发性视网膜母细胞瘤不同，家族性视网膜母细胞瘤常累及双侧视网膜，并且很多患者会继发骨肉瘤。

扩展阅读

BRCA1/2 基因是目前发现的与遗传性乳腺癌发病关系最为密切的两个易感基因。1990 年，研究者发现了一种直接与遗传性乳腺癌有关的基因，并将其命名为 *BRCA1*。1994 年，又发现了另外一种与乳腺癌有关的基因，将其命名为 *BRCA2*。*BRCA1/2* 是两种抑癌基因，在调节人体细胞的复制及 DNA 损伤修复方面有重要作用。拥有这个基因突变的家族倾向于具有高乳腺癌发生率，且同时有较高的卵巢癌发生率。研究表明，携带 *BRCA1* 和 *BRCA2* 基因突变的妇女发生乳腺癌的风险是正常人群的 10 倍，其一生累计乳腺癌发病风险高达 60%～80%。携带 *BRCA1/2* 基因突变的患者有 50%的可能会将该突变遗传至下一代。如果其家族中的健康成员携带该基因突变，那么这些健康成员有可能是乳腺癌的高风险人群；对于该高风险人群进行严密的定期专科检查，有利于乳腺癌的早发现和早治疗，从而获得更好的疗效。

(2)常染色体隐性遗传(autosomal recessive inheritance)的遗传性肿瘤综合征。这一类型肿瘤的发生多与DNA修复基因功能异常导致的染色体或者基因组不稳定有关,如着色性干皮病患者经过紫外线照射后患皮肤癌的概率增加,先天性毛细血管扩张性红斑及生长发育障碍(Bloom综合征)患者易发生白血病等恶性肿瘤,毛细血管扩张性共济失调症患者容易发生淋巴瘤和急性白血病。

(3)遗传模式不明且具有家族聚集倾向的肿瘤(familial cancers of uncertain inheritance)。几乎所有常见类型的肿瘤都有家族聚集的倾向,比如发病年龄较早、近亲属有发病、双侧或多部位肿瘤等。这一类型的肿瘤可能与多因素遗传有关。

上述三类遗传性肿瘤占全部肿瘤的5%~10%。遗传因素在肿瘤发生中起的作用并不是直接的,而是受到环境影响,如药物代谢相关酶类的多态性可以影响吸烟者肺癌的发生率。部分常见遗传性肿瘤综合征及其相关的调控基因、染色体定位和肿瘤如表5-10-1所示。

表5-10-1 常见遗传性肿瘤综合征及其相关的调控基因、染色体定位

综合征	受累基因	染色体定位	相关肿瘤
家族性腺瘤性息肉病	*APC*	5q21	结/直肠癌
家族性视网膜母细胞瘤	*RB*	13q14.3	视网膜母细胞瘤、骨肉瘤
神经纤维瘤病(Ⅰ型)	*NF1*	17q12	神经纤维瘤、恶性神经鞘瘤
Li-Fraumeni综合征	*p53*	17p12-13	肉瘤、乳腺癌、脑肿瘤、白血病
着色性干皮病	*XPA*、*XPB* 等	9q34,1q21等	皮肤癌症
毛细血管扩张性共济失调症	*ATM*	11q12	淋巴瘤、白血病
Bloom综合征	*BLM*	15q26.1	白血病、实体肿瘤
范可尼(Fanconi)贫血	*FACC*、*FACA*	9q22.3, 16q24.3	白血病
维尔姆斯(Wilms)瘤	*WT1*	11p13	Wilms瘤
冯·希佩尔-林道(von Hippel-Lindau)综合征	*VHL*	3p25	肾细胞癌、小脑血管母细胞瘤
遗传性非息肉病性结/直肠癌	*MSH* 等	2p16	结/直肠癌
家族性乳腺癌	*BRCA1*	17q21	乳腺癌、卵巢癌
	BRCA2	13q12	乳腺癌

第十一节 肿瘤免疫

发生恶性转化的细胞可以被免疫系统识别,引起机体的免疫反应,这称为肿瘤免疫

(tumor immunity)。机体免疫系统能够识别并且清除新形成的肿瘤细胞,这称为免疫监视(immune surveillance)。肿瘤免疫学(tumor immunology)研究的主要内容是引起机体免疫反应的肿瘤抗原和机体抗肿瘤的免疫机制。

一、肿瘤抗原

肿瘤细胞可将处理成短肽的抗原与主要组织相容性复合体(class Ⅰ major histocompatibility complex, MHC Ⅰ)组装后传递到细胞膜上,细胞毒性T细胞(cytotoxic T lymphocytes, CTLs)是识别和杀伤肿瘤细胞的主要免疫细胞,可以通过识别与MHC Ⅰ结合的肿瘤抗原发挥杀伤作用。以往人们通常把肿瘤抗原归纳为两类:肿瘤特异性抗原(tumor-specific antigen)和肿瘤相关性抗原(tumor-associated antigen)。前者指只在肿瘤细胞表达而正常细胞不表达的抗原,后者指在肿瘤细胞和某些正常细胞内都存在的抗原。然而,随着检测技术的进步,越来越多的研究发现,很多以往被认为是肿瘤特异性的抗原也存在于某些正常细胞上。因此,目前一般根据抗原的结构和来源对其进行分类。以下简要介绍几类常见的肿瘤抗原。

(一)癌基因或者抑癌基因突变产生的异常编码产物

有些肿瘤的发生是由于原癌基因或者抑癌基因突变而致,这些突变的基因编码的蛋白只存在于肿瘤细胞内,与正常蛋白有一定差异,可以被免疫系统识别。在一些肿瘤中,癌基因没有发生突变,而是处于过表达状态,如*HER2/NEU*基因在一些乳腺癌中过表达。

(二)其他基因突变产生的异常蛋白

肿瘤细胞一般具有基因组不稳定的特性,因此其会产生多种多样的变异蛋白,这些变异蛋白都是潜在的肿瘤抗原。

(三)正常蛋白的异常表达

有些蛋白在正常细胞中低表达,而在肿瘤细胞中高表达。如参与黑色素合成的酪氨酸酶,正常情况下只在黑色素细胞中表达,而在恶性黑色素瘤中酪氨酸酶高表达,并且能够被T细胞识别,激发免疫反应。还有一类肿瘤抗原,正常情况下只在睾丸中表达,称为癌睾丸抗原(cancer-testis antigen)。由于精子不表达MHC Ⅰ,因此此类蛋白不会作为抗原递呈到细胞膜上,也就不会引起免疫反应。当肿瘤细胞异常表达这些蛋白被T细胞识别时,可以引起强烈的免疫反应。常见的这些抗原有MAGE、GAGE、BAGE等。

(四)由致癌病毒编码的蛋白

有些病毒(如HPV和EBV)在感染细胞后,由病毒基因组编码的蛋白可以被T细胞识别,触发免疫反应。基于此研发的HPV疫苗已经上市,能够有效预防HPV相关的宫颈癌。

(五)肿瘤胎儿抗原

有些肿瘤抗原在胚胎发育期表达,而在正常的成熟组织内不表达,称为肿瘤胎儿抗原(oncofetal antigen),如癌胚抗原(CEA)和甲胎蛋白。

（六）肿瘤细胞表面异常的糖脂和糖蛋白

这类物质包括神经节苷脂、血型抗原和黏液素等。

（七）细胞特异性分化抗原

有些肿瘤抗原能够提示肿瘤的细胞来源，称为细胞特异性分化抗原（cell type-specific differentiation antigens），例如 CD20 阳性表达的淋巴瘤，提示其为 B 细胞淋巴瘤。

二、抗肿瘤免疫

细胞免疫是抗肿瘤免疫的主要机制，参与抗肿瘤免疫的细胞有细胞毒性 T 淋巴细胞、自然杀伤细胞（NK 细胞）和 M1 型巨噬细胞等。$CD8^+$ T 细胞可识别肿瘤细胞表面Ⅰ型 MHC 分子装配的肿瘤抗原，启动对肿瘤细胞的杀伤。T 细胞和 NK 细胞对肿瘤的免疫是具有协同作用的，有些肿瘤细胞为了躲避 T 细胞的杀伤，会下调Ⅰ型 MHC 分子的表达，这反而促进了 NK 细胞的激活。激活的 T 细胞和 NK 细胞释放 γ 干扰素，从而激活巨噬细胞向 M1 型分化，发挥抗肿瘤作用。

针对自发性肿瘤的免疫反应中，体液免疫发挥的保护作用有限，但是应用肿瘤抗原的单抗可以是一种有效的治疗措施，比如 CD20 单抗对一些 B 细胞淋巴瘤有效。

三、免疫监视和肿瘤的免疫逃逸

在正常免疫状态下，机体能够及时发现、清除已发生恶变的细胞，从而预防肿瘤的形成，即机体的免疫监视（immunosurveillance），但肿瘤细胞亦可通过免疫逃逸机制躲避免疫系统的识别和杀伤。在肿瘤发生的起始阶段，肿瘤细胞通过下调抗原分子和Ⅰ型 MHC 的表达，躲避免疫系统的识别。在肿瘤的进展、转移阶段，肿瘤微环境中的多种免疫抑制因子和免疫抑制细胞（如调节性 T 细胞，regulatory T cell，Treg）发挥着抑制抗肿瘤免疫反应的作用。比如肿瘤细胞分泌大量 TGF-β，不仅能促进肿瘤浸润和转移，而且能够抑制免疫细胞的活性。部分肿瘤细胞高表达 PD-L1，通过与 T 细胞表面的受体 PD-1结合，抑制 T 细胞活化。有的肿瘤细胞甚至能够通过表面的 FasL 激活 T 细胞表面的 Fas，诱导 T 细胞凋亡。肿瘤免疫是现阶段肿瘤研究的前沿和热点，肿瘤免疫疗法也在被越来越多地应用于临床，取得了令人瞩目的成绩。

第十二节 肿瘤的分子靶向治疗

肿瘤的治疗包括外科治疗和内科治疗。内科治疗包括传统的放/化疗和分子靶向治疗。近年来，随着对肿瘤生物学行为认识的不断加深，肿瘤放/化疗与外科治疗等手段相结合的多学科综合治疗模式的使用，进一步提高了肿瘤治疗的效果。按照传统的分类方法，可将化疗药物分为八类：①烷化剂，如环磷酰胺等；②抗代谢药物，如甲氨蝶呤等；③抗生素类，如阿霉素等；④抗肿瘤植物药，如长春新碱等；⑤杂类，如门冬酰胺酶等；⑥激素类药物，如他莫昔芬等；⑦分子靶向药物，如利妥昔单抗等；⑧生物调节剂及其他抗肿瘤辅助药物，如白介素-2 等。在此重点介绍分子靶向药物。

近年来，随着肿瘤生物学及相关学科的发展，有研究表明，细胞癌变的原因之一是细胞信号转导通路的失调，从而导致了细胞的无限增殖。以上理论引发了抗肿瘤药物研发理念的转变，抗肿瘤药物研发的焦点正在从传统的细胞毒性药物转向可对肿瘤细胞内异常信号系统靶点发挥作用的特异性抗肿瘤药物，即肿瘤靶向药物。1997 年，美国食品药品监督管理局（FDA）批准了第一个靶向肿瘤药物利妥昔单抗（Rituximab），从此开启了肿瘤治疗的新时代。因靶向药物针对的靶点在肿瘤细胞上高表达或特异性表达，而在正常组织细胞中低表达或不表达，因此相对于传统的细胞毒性药物，靶向药物的不良反应相对较少，抗肿瘤疗效相对较高。

靶向药物可分为激酶抑制剂（小分子）和抗体药物（大分子）两大类，其抗肿瘤机制主要表现在两方面：一是抑制激酶的催化过程，二是阻止信号分子和受体的结合。小分子类靶向药物主要针对前者，而单抗类靶向药物主要针对后者。有的激酶抑制剂和抗体药物针对的是同一靶点，但作用机制不同。

一、小分子靶向药物

（一）表皮生长因子受体（EGFR）小分子抑制剂

EGFR（HER-1，c-ErbB-1）是属于 HER 家族的跨膜蛋白受体，该家族成员包括 HER-1/EGFR、ErbB-2/HER-2/NEU、ErbB-3/HER-3 以及 ErbB4/HER-4。EGFR 通过与 EGFR 配体本身同源二聚化或异源二聚化启动信号通路级联反应，从而影响细胞的生长与凋亡。EGFR 在人体正常细胞的生长过程中发挥重要作用，突变后可引起细胞过度增殖导致肿瘤的发生发展。*EGFR* 基因是非小细胞肺癌（NSCLC）最常见的驱动基因，10%～15%的 NSCLC 患者携带 *EGFR* 驱动基因突变。EGFR 酪氨酸激酶抑制剂（EGFR-TKIs）的代表性药物有吉非替尼（Gefitinib）和厄洛替尼（Erlotinib）等，其作用机制是与底物竞争三磷酸腺苷（ATP），抑制 EGFR 酪氨酸激酶的自身磷酸化，从而阻断其细胞增殖，主要用于伴有 EGFR 突变的 NSCLC 的治疗。吉非替尼是首个进入临床试验并用于治疗肿瘤的 *EGFR* 分子靶向药物，于 2003 年由 FDA 批准用于常规化疗药物失败后的晚期或转移性 NSCLC 的治疗，其对 *EGFR* 突变的 NSCLC 有效率可高达 80%，而对野生型肿瘤细胞无效。厄洛替尼是 FDA 于 2004 年批准用于晚期 NSCLC、2005 年批准用于胰腺癌治疗的另一种 EGFR 抑制剂，较之吉非替尼，厄洛替尼具有更高的血-脑屏障透过率，对于治疗肿瘤脑转移的患者更有优势。吉非替尼和厄洛替尼都属于第一代可逆性 EGFR-TKIs 药物，部分患者用药数月后可见疗效下降，病情恶化，表现出获得性耐药现象，可能的原因是受体构象改变，诱导了非共价结合的可逆性，引起可逆性

EGFR-TKIs 胞内酪氨酸激酶的 ATP 结合位点被替换，导致突变受体内产生大量的乙硫磷侧链，或使 ATP 的结合特性增强，进而导致获得性耐药。针对这一耐药现象，人们相继开发了第二代、第三代不可逆性 EGFR-TKIs。相对于可逆性 EGFR-TKIs，不可逆性 EGFR-TKIs 活性官能团中的亲电基团与激酶的亲和力更高，使得激酶更易接受亲电试剂的进攻，因此药效更持久，选择性更高。

（二）VEGFR 小分子抑制剂

根据弗克曼（Folkman）理论，当肿瘤体积超过 2 mm^3 时，肿瘤细胞会分泌 VEGF 刺激血管生成，加速肿瘤生长、侵袭和转移。VEGF 家族主要结合三种类型的酪氨酸激酶受体：VEGFR1（flt1）、VEGFR2（flt2 或 KDR）和 VEGFR3（flt3）。其中，VEGFR2 是与血管生成和血管渗透性相关的最重要受体，主要和 VEGF-A 结合发挥作用。VEGFR 小分子抑制剂代表药物有阿帕替尼（Apatinib）和安罗替尼（Anlotinib）等。阿帕替尼是一种通过靶向抑制 VEGFR2 磷酸化抗血管新生，进而抑制肿瘤生长的小分子酪氨酸激酶抑制剂，于 2014 年由国家食品药品监督管理总局（SFDA）批准上市，用于晚期胃或胃-食管结合部腺癌的三线或三线以上治疗。安罗替尼是我国自主研发的酪氨酸激酶抑制剂，能深入结合 VEGFR2 和 c-Kit 激酶中的 ATP 结合域，此结合域中的吲哚环恰好位于具有重要激酶调控作用的天冬氨酸-苯丙氨酸-甘氨酸模段（DFG-motif）周围，安罗替尼和 DFG-motif 相互作用后抑制 c-Kit 激酶，继而阻断与血管生成相关的信号通路。目前，安罗替尼主要用于肺癌的一至三线及维持治疗。

（三）HER-2 小分子抑制剂

研究表明，HER-2 在乳腺癌、胃癌、食管癌、卵巢癌等多种恶性肿瘤中存在不同程度的蛋白过表达和（或）基因扩增现象。HER-2 小分子抑制剂的代表药物有拉帕替尼（Lapatinib）和吡咯替尼（Pyrotinib）等。拉帕替尼是一种既可以阻断 HER-1 又可以阻断 HER-2 的双靶向药物，通过与 HER-1/2 胞内 ATP 结构域结合，抑制这两种受体的自磷酸化，阻断肿瘤细胞的下游 PI3K/AKT 和 MAPK 信号通路，诱导肿瘤细胞凋亡。拉帕替尼分子量小，可以进入血-脑屏障，因此对治疗乳腺癌（HER-2 阳性患者）脑转移有较好的疗效，但拉帕替尼与 HER-1/2 受体胞内区的结合为可逆性、松散、动态的结合，药效偏弱。吡咯替尼是同时作用于 HER-1、HER-2 和 HER-4 三个靶点的不可逆酪氨酸激酶抑制剂，阻止 HER 家族同/异源二聚体形成，从而抑制自身磷酸化并阻断下游信号通路的激活。与拉帕替尼相比，吡咯替尼与作用位点的结合为不可逆结合，作用稳定，药效更强。

（四）BCR-ABL、c-Kit 小分子抑制剂

人类 9 号染色体上的 *ABL* 癌基因和 22 号染色体长臂远端的 *BCR* 癌基因相互易位，可形成加长的 9 号（9q＋34）和截短的 22 号（22q11）染色体，即 Ph 染色体。超过 95%的慢性粒细胞白血病（CML）患者存在 Ph 染色体和 *BCR/ABL* 融合基因。伊马替尼（Imatinib）能竞争性阻断 ATP 蛋白在 ABL 激酶上的结合位置，抑制 ABL 转移 ATP 上的磷酸基团及基质蛋白磷酸化酪氨酸残基的能力，从而阻止了 ABL 引起的细胞增殖

和凋亡所必需的能量信号的转导。尼洛替尼(Nilotinib)是由伊马替尼的分子结构改进而来的，对BCR-ABL激酶有更强的选择性，对酪氨酸激酶的抑制作用较伊马替尼更强，且对伊马替尼耐药的BCR-ABL突变型激酶有效。

除此之外，伊马替尼和尼洛替尼还可与c-Kit、PDGFRA受体等的ATP结合，使之不能催化底物酪氨酸残基的磷酸化而激活下游效应分子的信号转导，从而阻止细胞的持续增殖，并恢复细胞的正常凋亡程序，因而在临床上还可用于胃肠间质瘤和恶性黑色素瘤的治疗。

(五)间变性淋巴瘤激酶(ALK)小分子抑制剂

ALK通过融合蛋白EML4-ALK，使得ALK过表达，或ALK点突变激活ALK，属于NSCLC的另一驱动基因。ALK小分子抑制剂的代表药物为克唑替尼(Crizotinib)、色瑞替尼(Ceritinib)和艾乐替尼(Alectinib)。克唑替尼可抑制ALK激酶与ATP结合，并抑制二者结合后的自身磷酸化，减弱ALK激酶活性，从而发挥生物学作用，主要用于ALK阳性NSCLC的治疗。然而，大多数患者会在用药1～2年后出现获得性耐药，其耐药机制与以下因素有关：①融合基因(包括*C1156Y*、*L1196M*、*G1296A*等)继发突变，导致克唑替尼结合障碍；②*ALK*融合基因扩增或过表达；③合并或继发其他基因突变。新型ALK抑制剂色瑞替尼对*C1156Y*突变的患者更为有效，而艾乐替尼是一种强效、高度选择性的ALK活性抑制剂，对克唑替尼产生获得性抗性的次级突变仍具有活性。

(六)多靶点小分子抑制剂

多靶点小分子抑制剂的代表药物有索拉菲尼(Sorafenib)和舒尼替尼(Sunitinib)。索拉菲尼是2005年FDA批准用于临床的一种新型激酶信号转导抑制剂，具有双重抗肿瘤作用。其作用机制是既可通过抑制某些信号转导通路，直接抑制肿瘤生长；又可通过抑制某些受体，阻断肿瘤新生血管的形成，间接抑制肿瘤的生长，临床上主要用于晚期肾细胞癌、肝细胞癌等的治疗。舒尼替尼是一种针对VEGFR-1、VEGFR-2和VEGFR-3的多靶向酪氨酸激酶抑制剂，对VEGFR等多种受体酪氨酸激酶具有抑制作用，在肺癌、肾癌、乳腺癌等多种肿瘤的临床试验中显示出了抗肿瘤活性。多靶点小分子抑制剂作用部位较多，临床应用此类药物时，不良反应一般比较明显。

二、抗体靶向药物

本类药物以单克隆抗体靶向药物为主，利用单抗对肿瘤表面特定的受体或相关抗原进行特异性识别，直接把药物导入肿瘤细胞内。单克隆抗体靶向药物不仅可以提高药物的疗效，而且可以减少药物对正常组织及细胞的不良反应。

(一)抗CD20单抗

抗CD20单抗的代表药物为利妥昔单抗(Rituximab)，主要用于非霍奇金B细胞淋巴瘤的治疗(95%的非霍奇金B细胞淋巴瘤表达CD20)。1997年，FDA批准利妥昔单抗用于临床肿瘤治疗，这是首个批准上市的肿瘤靶向药物。利妥昔单抗是一种靶向CD20的人鼠嵌合型单克隆抗体，不仅能够直接抑制B细胞增殖，诱导$CD20^+$ B细胞凋亡，而且可通过抗体依赖性细胞毒性（antibodydependent cell-mediated cytotoxicity, ADCC）和补体依赖性细胞毒性（complement dependent cytotoxicity, CDC）杀死肿瘤细胞。2002年，用钇（^{90}Y）标记抗CD20单抗的替伊莫单抗（^{90}Y-ibritumomab tiuxetan）上市，这是一种放射性同位素偶联物，可募集放射性核素如α粒子或β粒子进入药靶，进一步增强对肿瘤细胞的杀伤效果。2003年，放射-免疫偶联托西莫单抗（^{131}I-tositumomab）上市，为鼠源抗CD20的IgG2型单克隆抗体。2013年，首个Ⅱ型糖基化的二代全人源抗CD20单抗奥妥珠单抗（Obinutuzumab）上市。奥妥珠单抗含有一个糖基化改造的Fc段，因此其与FcγRⅢ的亲和力提高。这种修饰作用创造了一种独特的抗体，可利用患者自身的免疫系统来帮助攻击癌细胞。

（二）抗CD30单抗

抗CD30单抗是一种抗体偶联药物（antibody-drug conjugates, ADC），通过化学接头将单克隆抗体与不同数目的小分子细胞毒素（效应分子）偶联起来。此类药物结合了单克隆抗体的靶向性强和小分子毒素的高活性等优点，既降低了小分子细胞毒素的不良反应，又提高了疗效，成为近年来肿瘤治疗药物的研究热点之一。抗CD30单抗的代表药物有布妥昔单抗（Brentuximab vedotin, BV）及国产药物维布妥昔单抗，均为通过化学接头将海兔毒素类衍生物单甲基奥利斯他汀E（MMAE）与Brentuximab偶联而得。抗CD30单抗的适应证主要为霍奇金淋巴瘤和间变性大细胞淋巴瘤。

（三）抗HER-2单抗

抗HER-2单抗的代表药物为曲妥珠单抗（Trastuzumab）和帕妥珠单抗（Pertuzumab）。曲妥珠单抗为重组的人源化抗HER-2的单克隆抗体，结合于HER-2胞外区亚结构域Ⅳ区的C端，通过拮抗肿瘤细胞生长信号转导而达到抑制肿瘤生长的目的，同时通过下调肿瘤细胞表面HER-2蛋白表达等途径发挥其作用，临床上主要用于乳腺癌患者的治疗。帕妥珠单抗为完全重组的人源性单克隆抗体，与曲妥珠单抗的结合位点不同，它结合于HER-2胞外受体结构域Ⅱ区，可以从空间上阻止HER-2发生二聚化。这两种靶向药物联合使用可增加患者的获益率。

（四）抗EGFR单抗

抗EGFR单抗的代表药物为西妥昔单抗（Cetuximab）、尼妥珠单抗（Nimotuzumab）和帕尼单抗（Panitumumab）。西妥昔单抗是以EGFR为靶点的人鼠嵌合型抗体，特异性针对EGFR（ErbB1）受体，与EGFR内源性因子竞争性地与EGFR胞外配体结合，阻止EGFR发生自身磷酸化，从而抑制肿瘤细胞的增殖，临床上用于结/直肠癌等的治疗。尼妥珠单抗是全球第一个以EGFR为靶点的人源化单抗药物，也是我国正式上市的第一个人源化单克隆抗体药物（人的成分高达95%），可竞争性结合EGFR胞外配体结合域，阻断细胞内支配增殖的下游信号通路，同时还具有抑制肿瘤血管增生的作用。帕尼单抗是第一个高亲和力的全人IgG2单克隆抗体，与EGFR具有高亲和性，能够竞争性地抑制EGF、TGF-α与EGFR的结合，并可使EGFR进一步降解，抑制下游信号通路。

（五）抗VEGF/VEGFR单抗

抗VEGF/VEGFR单抗的代表性药物有贝伐珠单抗（Bevacizumab）和阿柏西普

(Ziv-aflibercept)等。贝伐珠单抗是一种重组人源化的单克隆 IgG1 抗体,可与内源性 VEGF-A 竞争性结合受体,阻断其活性,从而抑制下游血管生成。该类药物适应证广泛,可与其他化疗药联合治疗转移性结/直肠癌、NSCLC、转移性肾癌和胶质母细胞瘤等。阿柏西普是一种重组的融合蛋白(由 VEGF 和 VEGFR 结合的片段和 IgG1 的 Fc 段融合得到),作为一种可溶性受体,其可与 VEGF-A、VEGF-B 及 PLGF 结合发挥抑制作用。VEGFR 单抗的代表药物为雷莫芦单抗(Ramucirumab),这是一种抗 VEGFR2 的嵌合抗体,能够特异性地与 VEGFR2 的胞外区结合,阻止 VEGF 激活 VEGFR2,进而有效抑制新生血管的形成。

综上,分子靶向药物的发现是传统抗肿瘤化疗药的一次飞跃,也是肿瘤治疗的一次重大进展。但分子靶向药物仍然存在不少问题,易产生耐药性是目前分子靶向药物的主要问题。不少分子靶向药物被批准用于治疗临床晚期恶性肿瘤,或在临床前试验阶段被证明有效,但当患者存在某些基因突变、缺失或扩增时,会对某些靶向药物失去反应,此种首次使用即无效的现象称为原发性耐药。部分无原发性耐药的患者在治疗一段时间后对该药物不再敏感,此时对肿瘤组织、转移灶或患者血液中的肿瘤细胞 DNA 进行检测,可发现肿瘤在治疗过程中发生了基因表达改变,导致了继发性耐药。无论是原发性耐药还是继发性耐药,都限制了靶向药物在临床中更为广泛的应用。

三、免疫药物治疗

肿瘤的发生发展与机体的免疫系统密切相关,免疫系统对肿瘤的发生发展兼具正面和负面的影响。作为肿瘤防御系统,免疫系统可以通过清除突变的细胞而防止肿瘤发生,起到监视作用。然而,一旦这种清除作用减弱,免疫系统未能完全清除突变的细胞,便会累积形成肿瘤。此时的免疫系统不再抑制肿瘤的生长,而肿瘤细胞逃脱免疫监视后会逐渐长大,同时进展中的肿瘤还具备干扰宿主免疫系统功能的能力,可诱导和(或)招募免疫抑制细胞,或使浸润到肿瘤组织中的免疫细胞衰竭及失能,从而促进肿瘤的生长。因此,激活体内的免疫功能或使衰竭及失能的免疫细胞正常化,从而增强机体的抗肿瘤免疫应答,抑制肿瘤生长或完全消除肿瘤,就成了目前肿瘤免疫治疗的核心内容。

肿瘤免疫治疗主要有两个方向:一是靶向肿瘤细胞,二是活化免疫细胞。靶向肿瘤免疫检查点抑制肿瘤生长已被认为是极具前景的新型肿瘤治疗方式。其中,针对程序性死亡受体-1(programmed death 1,PD-1)和细胞毒性 T 淋巴细胞相关抗原-4 (cytotoxic T-lymphocyte-associated antigen 4,CTLA-4)信号通路特异免疫检查点的单克隆抗体在肿瘤的临床治疗中取得了明显疗效。肿瘤的免疫药物治疗已成为继传统化疗、分子靶向治疗之后的第三大药物治疗方式。

肿瘤与免疫系统的相互作用要经历清除期、平衡期、逃逸期三个阶段,T 细胞主要在清除期发挥抗肿瘤效应。初始 T 细胞的激活是个复杂的过程,有赖于双信号和细胞因子的作用。在抗肿瘤过程中,T 细胞受体(TCR/CD3)与提呈肿瘤抗原肽的 MHC 特异性结合,形成 TCR-抗原肽-MHC 复合物,即产生 T 细胞对抗原识别的第一刺激信号;表达于抗原提呈细胞(antigen presenting cells, APC)表面的配体如 B7-1(CD80)或 B7-2(CD86)与 T 细胞表面的共刺激受体(如 CD28)结合,产生 T 细胞活化的第二刺激信号。此后,T 细胞内经历信号转导、出现基因转录激活、分泌细胞因子、形成免疫记忆等和激活有关的事件。根据产生效应的不同,可将 T 细胞表面的共刺激受体分为共激活受体(如 CD28、ICOS)和共抑制受体(如 CTLA-4、PD-1)。因此,第二刺激信号决定了 T 细胞是被抗原激活,还是被抑制转为无反应细胞或发生凋亡。

扩展阅读

2018 年的诺贝尔生理学或医学奖颁给了美国免疫学家詹姆斯·艾利森(James Allison)和日本免疫学家本庶佑(Tasuku Honjo),以表彰他们发现了抑制免疫负调节的癌症疗法——"免疫检查点疗法"。免疫检查点是指免疫系统中存在的一些抑制性信号通路,如 PD-1/PD-L1 通路和 CTLA-4 通路。正常情况下,为了防止活化的 T 细胞攻击正常的人体细胞,免疫系统会通过免疫检查点控制 T 细胞的活化进程,调节自身免疫反应的强度来维持免疫耐受,以避免出现 T 细胞误伤的情况。肿瘤细胞通过激活免疫检查点,可抑制 T 细胞的免疫活性,从而发生肿瘤免疫逃逸和生长。此原理为癌症治疗开创了全新的思路,即通过免疫检查点抑制剂阻断免疫检查点,释放免疫系统自身的能力来攻击肿瘤。目前研究和应用最广泛的免疫检查点抑制剂包括 CTLA-4、PD-1 及其配体 PD-L1 的抑制剂。

PD-1 又称 CD279,为 CD28 超家族成员。PD-1 是一种重要的免疫抑制分子,主要在活化的 T 细胞表面表达。PD-1 有两个配体,分别是 PD-L1(B7-H1)和 PD-L2(B7-DC)。机体内的肿瘤微环境会诱导浸润的 T 细胞高表达 PD-1 分子,而肿瘤细胞高表达 PD-1 的配体 PD-L1 和 PD-L2,导致肿瘤微环境中 PD-1 通路持续激活。PD-L1 与 PD-1 结合后,T 细胞功能被抑制,不能向免疫系统发出攻击肿瘤的信号。PD-1/PD-L1 抑制剂可以阻断 PD-1 与 PD-L1 的结合,阻断负向调控信号,使 T 细胞恢复活性,从而增强免疫应答。目前,阻断 PD-1/PD-L1 通路的免疫检查点抑制剂主要分为两大类:一类是针对 PD-1 的单克隆抗体,包括纳武单抗(Nivolumab)和派姆单抗(Pembrolizumab);另一类是针对 PD-L1 的单克隆抗体,包括阿替利珠单抗(Atezolizumab)、阿维鲁单抗(Avelumab)和度伐鲁单抗(Durvalumab)。目前,PD-1/PD-L1 单抗已经在多种实体瘤(黑色素瘤、非小细胞肺癌、肾细胞癌、胰腺癌、胃癌、肠癌、食管癌、卵巢癌、子宫颈癌、膀胱癌、神经胶质瘤)中显示出了卓越的抗肿瘤疗效。

2017 年,美国 FDA 批准了 PD-1 抑制剂派姆单抗,用于治疗携带微卫星不稳定性高(microsatellite instability-high, MSI-H)或错配修复缺陷(defective mismatch repair, dMMR)分子特征且不可切除的肿瘤或转移性实体瘤患者。这是美国 FDA 批准的首个无关肿瘤发源部位,而是依照同一病变基因进行区分的肿瘤免疫药物,意味着无论何种肿瘤,只要包含 MSI-H/dMMR 特征,即可通过使用 PD-1 抑制剂可瑞达(Keytruda,俗称

"K 药")进行治疗。因此,以同一生物分子特质为依据指导不同肿瘤的治疗,而非根据肿瘤发源部位的理念将为肿瘤治疗带来全新的治疗思维。

细胞毒性 T 淋巴细胞相关抗原-4(cytotoxic T lymphocyte associated antigen-4, CTLA-4)又称 CD152,其在结构上与 PD-1 有 30%的同源性,是由 *CTLA-4* 基因编码的一种跨膜蛋白质,属于免疫球蛋白超家族成员,主要表达于活化的 T 细胞表面,与 T 细胞表面的协同刺激分子受体(CD28)竞争,在肿瘤发生的早期(PD-1 作用在 T 细胞活化的晚期)抑制 T 细胞的增殖与活化,从而使肿瘤细胞免于 T 细胞的攻击,并增加肿瘤的易感性。

严重的不良反应是 PD-1/PD-L1 和 CTLA-4 抑制剂在免疫治疗应用过程中面临的主要问题。因这两者均通过非特异性刺激免疫系统来增强抗肿瘤免疫反应,从而可能引发一系列的免疫相关不良反应,如皮肤瘙痒、皮疹、白癜风、肠炎、肝炎、肺炎、肾炎、心肌炎及内分泌紊乱等。因此,尽管免疫检查点抑制剂在肿瘤治疗领域取得了突破性进展,但治疗效果仍有待提高,而肿瘤逃避免疫系统攻击的其他机制也有待进一步研究。

近年来,嵌合抗原受体基因修饰 T 细胞(chimeric antigen receptor T-cell, CAR-T)作为"活的药物",在肿瘤(主要是血液系统肿瘤)治疗中取得了令人振奋的效果,成为肿瘤治疗的新发展方向。CAR-T 细胞疗法是通过将外源性人工设计的 *CAR* 基因导入 T 细胞内,进行基因修饰改造后得到表达 CAR 蛋白的 T 细胞,继而将这些细胞在体外规模化扩增后,回输给患者进行治疗的方法。CAR-T 细胞通过其表达的 CAR,能特异性地识别并杀伤肿瘤细胞,属于精准肿瘤免疫细胞治疗。

扩展阅读

1868 年,一位名叫威尔海姆·布什(Wilhelm Busch)的医生首次报道,有意使用丹毒感染癌症患者后,肿瘤显著缩小。1891 年,美国纽约纪念医院骨科医师威廉·科利(William B. Coley)开始以注射细菌进入肿瘤的方法治疗癌症,并创立了"科利毒素"疗法。但这种方法疗效并不稳定,且患者可能死于感染。经过改进,使用混合加热过的细菌液提高了安全性。这种方法使部分恶性肿瘤患者在无药可医的情况下病情得到了缓解,甚至是长期缓解。1909 年,保罗·埃利希(Paul Ehrlich)提出了"免疫监视学说",认为免疫系统可以遏制肿瘤的发生,而免疫功能异常是肿瘤发生的基本原因之一。1959 年,这一学说得到了两位科学家弗兰克·麦克法兰·伯纳特(Frank Macfarlane Burnet)和刘易斯·托马斯(Lewis Thomas)的进一步发展。2002 年,伽文·邓恩(Gavin P. Dunn)和罗伯特·施雷伯(Robert D. Schreiber)等人首次提出了"肿瘤免疫编辑(tumor immunoediting)学说",系统阐述了癌症和免疫系统之间的关系。

虽然 CAR-T 细胞治疗在治疗血液肿瘤中已经取得了令人瞩目的疗效,但在实体瘤中的疗效还不理想。目前,CAR-T 治疗的困难主要表现在以下两个方面:①CAR-T 细胞治疗过程中可能会发生脱靶效应。CAR-T 细胞进入患者体内不仅会杀伤表达靶向抗原的肿瘤细胞,也会对某些同样表达靶向抗原的人体正常细胞或组织器官进行攻击,从而造成器官衰竭等严重后果。②CAR-T 细胞的归巢能力会影响治疗效果。CAR-T 细胞需要先穿过细胞外基质,再克服免疫抑制环境,最后到达肿瘤组织,所以当 CAR-T 细胞到达肿瘤组织后,其活性及数量可能已经大打折扣,治疗效果也就无法达到预期。所以,如何提高 CAR-T 细胞归巢肿瘤组织的能力也是今后重要的研究方向。

(张翠娟　孙玉静　高鹏)

第六章　水、电解质平衡紊乱

体液是由水和溶解于其中的电解质、低分子有机化合物以及蛋白质等组成的，广泛分布于组织细胞内外。人体的新陈代谢是在体液环境中进行的，许多器官疾病、某些全身性的病理变化均可能引起或伴有水、电解质紊乱，如果得不到及时纠正，紊乱本身又可引起各器官系统如心血管系统、神经系统等的功能异常，严重时可导致死亡。

第一节　正常水、钠平衡及调节

一、体液的容量、分布和组成

（一）体液的容量和分布

成人体液总量约占体重的60%，同时也受到年龄、性别和体形等因素的影响。年龄越小，体液含量越高（见表6-1-1）；健康成年男性体液总量约占体重的60%，女性则因脂肪较多导致体液含量相对较低，体液总量约占体重的50%；不同的组织器官含水量不同，其中脂肪含水量较低（25%～30%），而肌肉组织含水量可达76%。

表6-1-1　年龄对体液含量的影响

年龄	体液占体重的百分比
0～1月	80%
1～12月	70%
1～17岁	65%
17岁以上	60%

体液包括细胞内液（intracellular fluid，ICF，约占体重的40%）和细胞外液（extracellular fluid，ECF，约占体重的20%）。细胞外液中，血浆约占体重的5%，其余15%为浸润在细胞周围的组织间液（interstitial fluid）。组织间液中，有少部分分布于一些密闭的

腔隙(如关节囊、颅腔、胸膜腔、腹膜腔)中,大约占体重的1%,也称透细胞液(transcellular fluid)。由于透细胞液是由上皮细胞分泌产生的,故又称为跨细胞液(transcellular fluid)。细胞外液构成了人体的内环境,是沟通组织细胞之间和机体与外界环境之间的媒介。内环境相对稳定为机体维持正常新陈代谢和各种生理功能所必需。

(二)体液的电解质成分

细胞内液和细胞外液的电解质成分有很大的差异。细胞外液的组织间液和血浆电解质在构成和数量上大致相等,阳离子主要是Na^{+},其次是K^{+}、Ca^{2+}、Mg^{2+}等;阴离子主要是Cl^{-},其次是HCO_3^{-}、HPO_4^{2-}、SO_4^{2-}、有机酸和蛋白质,两者的主要区别是血浆含有较高浓度的蛋白质,这与蛋白质不易透过毛细血管进入组织间液有关。细胞内液中,K^{+}是重要的阳离子,其次是Na^{+}、Ca^{2+}、Mg^{2+};主要的阴离子是HPO_4^{2-}和蛋白质,其次是HCO_3^{-}、Cl^{-}、SO_4^{2-}等。各部分体液中所含阴阳离子的总数相等,保持电中性。

(三)体液渗透压

渗透压取决于溶质的分子或离子数目,体液渗透压包括晶体渗透压和胶体渗透压,由其所含的微粒总数决定。血浆总渗透压=阴离子浓度+阳离子浓度+非电解质浓度,正常值为280～310 mOsm/L。血浆渗透压的90%～95%来源于电解质离子,称之为晶体渗透压,在维持细胞内外水平衡中发挥决定性作用。血浆蛋白质所产生的胶体渗透压极小,仅占血浆总渗透压的1/200,与血浆晶体渗透压相比微不足道,但由于其不能自由通透毛细血管壁,因此对于维持血管内外液体的交换和血容量具有十分重要的作用。细胞外液的渗透压主要由Na^{+}和Cl^{-}决定,细胞内液渗透压的50%取决于K^{+}。

二、水、钠平衡及调节

(一)水的生理功能

水是机体中含量最多的组成成分,是维持人体生理活动的重要营养物质之一。水的生理功能是多方面的,包括:①促进物质代谢,如参与水解、水化、加水脱氧等重要反应,是一切生化反应的场所。水是溶解物质的良好溶剂,可加速化学反应,有利于营养物质的消化、吸收、运输和代谢废物的排泄。②参与体温调节。③润滑和缓冲作用,如泪液可以防止眼球干燥而有利于眼球转动,关节囊的滑液有利于关节转动,胸膜和腹膜腔的浆液可减少组织间的摩擦。④与蛋白质结合的结合水可以影响组织器官的坚实程度。

(二)钠的生理功能

钠是细胞外液中的主要阳离子,在细胞外液渗透压的维持中具有重要作用。钠离子参与神经、骨骼肌、心肌细胞动作电位的形成,和神经、肌肉兴奋性的维持有关。钠离子可影响酸碱平衡,还可影响某些酶的活性,参与代谢过程。

(三)水、钠平衡

人体每日水的摄入和排出处于动态平衡之中。饮水、食物水、代谢水是机体水的来源,水排出的途径包括消化道(粪)、皮肤(显性汗和非显性蒸发)、肺(呼吸蒸发)和肾(尿)。健康成年人每日皮肤蒸发的水约为500 mL,呼吸蒸发的水约为350 mL,随粪便排出的水约为150 mL，随尿排出的水为1000～1500 mL。脂肪、蛋白质等营养物质在体内氧化生成的水称为代谢水，每日约为300 mL。因此，为维持水的出入平衡，健康成年人每天需要摄入水1500～2000 mL。

正常成年人体内含钠总量为40～50 mmol/kg体重，其中约60%是可以交换的，约40%因主要结合于骨骼的基质而无法进行交换。人体总钠量中，约50%存在于细胞外液，约10%存在于细胞内液，因此血清Na^+浓度正常值为130～150 mmol/L，而细胞内液中的Na^+浓度仅约为10 mmol/L。外源性钠主要来自食盐，几乎全部由小肠吸收；钠主要经肾随尿排出，少量随汗液分泌排出。生理情况下，钠排出和摄入几乎相等。

（四）水、钠平衡的调节

机体内水、钠平衡密切相关，其平衡主要通过神经-体液机制的调节来实现。水平衡主要受渴觉和血管升压素调节，血管升压素又称抗利尿激素（antidiuretic hormone, ADH）；钠平衡主要受醛固酮和心房钠尿肽调节。

1.渴觉的调节

当水分摄入不足或摄入较多的食盐使细胞外液晶体渗透压升高时，下丘脑视上核的渗透压感受器和渴觉中枢兴奋，引起渴觉，机体会主动饮水补充水的不足，使血浆渗透压回降，渴感消失。

2.ADH的作用

ADH由下丘脑视上核和室旁核神经元分泌，储存于神经垂体。ADH可结合远曲小管和集合管上皮细胞管周膜上的ADH-V2受体，激活腺苷酸环化酶，cAMP升高并进一步激活上皮细胞cAMP依赖性蛋白激酶，进而促进管腔膜上水通道蛋白-2（AQP2）融合嵌入管腔膜，提高远曲小管和集合管对水的通透性，促进水的重吸收，减少水的排出。

ADH的合成和分泌受血浆晶体渗透压和循环血容量的调节，成人细胞外液渗透压有1%～2%的变动时，就可以影响ADH的释放。此外，血容量和血压的改变可通过左心房和胸腔大静脉处的容量感受器和颈动脉窦、主动脉弓的压力感受器调节ADH的分泌。精神紧张、疼痛、创伤以及某些药物（如长春新碱、环磷酰胺、血管紧张素等）可促进ADH分泌或增强ADH的作用。

3.醛固酮的作用

醛固酮由肾上腺皮质球状带合成和分泌，可促进远端肾小管和集合管对Na^+的主动重吸收，同时通过K^+-Na^+和H^+-Na^+交换促进远端肾小管和集合管对K^+和H^+的分泌，对Cl^-和H_2O的重吸收也增多。

醛固酮分泌主要受肾素-血管紧张素系统和血浆钠、钾离子浓度的调节。血容量减少、血压下降等因素可刺激肾入球小动脉牵张感受器，促进肾小球球旁细胞分泌肾素，肾素作用于血浆中的血管紧张素原生成血管紧张素Ⅰ，后者在血管紧张素转化酶的作用下生成血管紧张素Ⅱ。血管紧张素Ⅱ作用于肾上腺皮质球状带细胞，促进醛固酮的合成和分泌。交感神经兴奋、血浆钠离子浓度下降等也可以刺激肾素的分泌（见图6-1-1）。

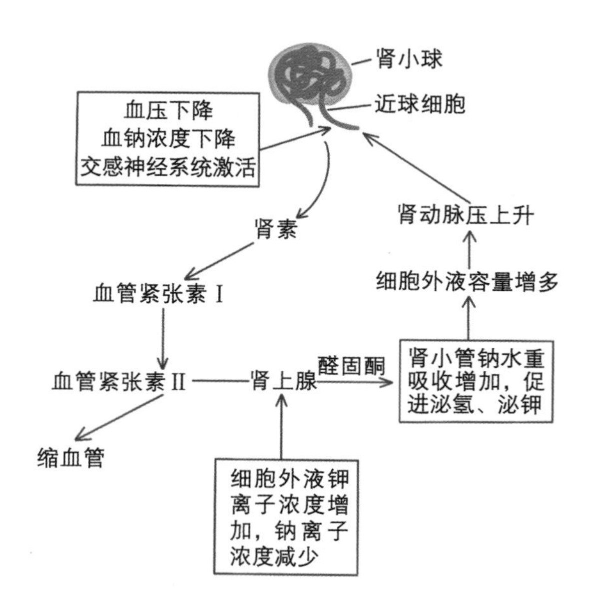

图 6-1-1　肾素-血管紧张素-醛固酮系统的分泌调节及其作用

4.心房钠尿肽

心房钠尿肽(atrial natriuretic peptide，ANP)是一组由心房肌细胞产生的多肽，由21～33个氨基酸残基组成。当心房扩张，血容量增加，血 Na^{+} 增高或血管紧张素增多时，可刺激心房肌细胞合成和释放 ANP。ANP 释放入血可对抗肾素-血管紧张素-醛固酮系统的作用，减少肾素的分泌，抑制醛固酮的分泌，对抗血管紧张素的缩血管效应。

第二节　水、钠代谢紊乱

水、钠代谢紊乱是临床上常见的病理过程，二者常同时或相继发生，且相互影响、关系密切，因此临床上常将两者同时考虑。由于水、钠变化不一定平行，因此一般根据血钠浓度、渗透压、体液容量等进行分类。结合临床工作的习惯，在此根据体液容量的改变进行讨论。

一、体液容量减少——脱水

体液容量的明显减少在临床上称为脱水(dehydration)，同时常伴有血钠和渗透压的变化。根据伴有的血钠或渗透压的变化，脱水分为低渗性脱水(hypotonic dehydration，即细胞外液减少合并低血钠)、高渗性脱水(hypertonic dehydration，即细胞外液减少合并高血钠)和等渗性脱水(isotonic dehydration，即细胞外液减少而血钠正常)。

(一)低渗性脱水

低渗性脱水的特点是失钠多于失水,血清钠浓度低于130 mmol/L,血浆渗透压低于290 mmol/L,细胞外液量减少,也称为低容量性低钠血症(hypovolemic hyponatremia)。

1.原因和机制

低渗性脱水的常见原因是肾内或肾外丢失大量的液体,或液体积聚在“第三间隙”(third space)后处理措施不当,如只补水而未给电解质平衡液。液体及 Na^+ 丢失的原因包括经肾丢失和肾外途径丢失。

(1)经肾丢失:①长期连续使用利尿药,如呋塞米、依他尼酸、噻嗪类等,由于药物抑制了髓袢升支对 Na^+ 的重吸收,使 Na^+ 从尿中大量排出;②急性肾功能衰竭多尿期,由于渗透性利尿作用,使得肾小管上皮细胞对钠、水的重吸收减少;③肾上腺皮质功能不全时,因醛固酮分泌不足,导致肾小管对钠的重吸收减少。

(2)肾外途径丢失:①丧失大量消化液而只补充水分,这是低渗性脱水最常见的原因,如呕吐、腹泻导致含 Na^+ 的消化液丧失,因胃、肠吸引术丢失体液却只补充水分或输注葡萄糖溶液等;②经皮肤丢失,由于汗液为含钠的低渗液,大量出汗也可伴有明显的钠丢失,若只补充水分,患者可发生低渗性脱水;③大面积烧伤时,液体和钠大量丢失,若仅补充水分,患者可发生低渗性脱水。

2.对机体的影响

(1)易发生休克:低渗性脱水患者细胞外液量减少,同时由于细胞外液处于低渗状态,水分从细胞外液向渗透压相对较高的细胞内转移,导致细胞外液进一步减少,低血容量加重,患者容易发生低血容量性休克;外周循环衰竭症状出现较早,患者有直立性眩晕、血压下降、四肢湿冷、脉搏细速、静脉塌陷等症状。

(2)明显的脱水征:患者可出现细胞外液减少,血容量减少;血液浓缩,血浆胶体渗透压升高,促进组织间液向血管内转移,加重组织间液减少,因而患者脱水征明显,表现为皮肤弹性下降,眼窝凹陷,婴幼儿囟门下陷等(见图 6-2-1)。

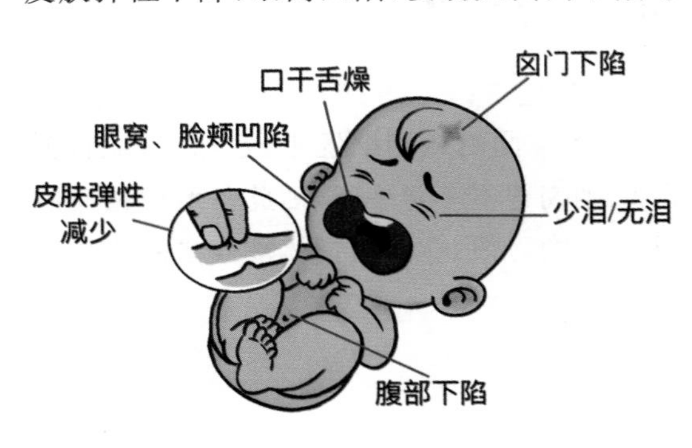

图 6-2-1 脱水征

(3)细胞内水肿:由于细胞外液低渗,水分从细胞外转移到细胞内,发生细胞内水肿,引起细胞功能障碍。脑细胞水肿会引起中枢功能障碍。

(4)无明显渴感:血浆晶体渗透压下降,患者渴感不明显,不能主动饮水。

(5)尿量:血浆渗透压降低,抑制下丘脑视上核渗透压感受器,ADH 分泌减少,导致远曲小管和集合管对水分重吸收减少,尿比重下降,而尿量无明显减少。但晚期严重脱水时,由于血容量显著降低,刺激 ADH 释放,导致肾小管对水的重吸收增加,可发生少尿。

(6)尿钠:经肾失钠的低渗性脱水患者尿钠含量增多,而肾外因素所致的低渗性脱水时,低血容量引起肾血流量减少,激活肾素-血管紧张素-醛固酮系统,醛固酮促进肾小管对钠的重吸收,导致尿钠含量减少。

3.防治原则

(1)防治原发病,去除病因。

(2)适当补液。原则上给予等渗盐水(0.9%的 NaCl 溶液)以恢复细胞外液容量,病情危急时可给予高渗盐水(1.5%或 3%的 NaCl 溶液)以快速纠正渗透压和细胞外液容量。发生休克时,要按休克的处理方式积极抢救。

(二)高渗性脱水

高渗性脱水的特点是失水多于失钠,血清 Na^+ 浓度超过 150 mmol/L,血浆渗透压超过 310 mmol/L,细胞外液量和细胞内液量均减少,又称为低血容量性高钠血症(hypovolemic hypernatremia)。

1.原因和机制

(1)水摄入减少:①水源断绝,如沙漠旅行、航海、自然灾害等引起的水源断绝;②无法饮水,如食管疾病引起的进食或饮水困难、频繁呕吐、昏迷等情况;③渴感缺失,如中枢神经系统损害、年老体弱的患者因无渴感而造成摄水减少等。

(2)水丢失过多:单纯失水时,由于损失的均为不含电解质的水分,故会引起低血容量性高钠血症,包括:①呼吸道失水:任何原因引起的过度通气(如癔症、代谢性酸中毒等)都会使呼吸道黏膜不感蒸发加强,丢失纯水增加。②皮肤失水:高热、甲状腺功能亢进时,皮肤不感蒸发增加,失水增加。③肾脏失水:中枢性尿崩症引起的 ADH 产生、释放不足,或肾性尿崩症引起的肾小管对 ADH 反应缺乏,均可导致肾小管对水的重吸收减少,尿液浓缩障碍,经肾排出大量水分。

(3)失水大于失钠:①大量出汗:汗液为含钠的低渗液,大量出汗可引起水分丢失超过钠丢失。②经胃肠道失液:呕吐、腹泻及消化道引流等可导致等渗或含钠量低的消化液丢失,如胃液是等渗液,水样便为低渗液。③经肾脏丢失:应用甘露醇、高渗葡萄糖等,以及昏迷患者鼻饲浓缩的高蛋白饮食时,可通过渗透性利尿机制导致肾脏途径失水大于失钠。

血浆渗透压升高可刺激渴感中枢而导致饮水,故对渴感正常的人来说,在能够喝水和有水喝的情况下,以上情况很少引起高渗性脱水。但如果没有及时得到水分补充,再加上皮肤和呼吸道蒸发引起纯水丢失,就可能发生高渗性脱水。

2.对机体的影响

(1)早期发生的渴感:其机制是细胞外液渗透压升高,刺激渗透压感受器,兴奋渴觉中枢,引起渴感;循环血量减少及唾液分泌减少也会促进渴感的发生。

(2)尿量减少:除了尿崩症引起的高渗性脱水,细胞外液容量减少及渗透压升高可以刺激 ADH 分泌,使肾小管对水的重吸收增加,尿量减少。

(3)细胞内脱水:渗透压相对较低的细胞内液向高渗的细胞外转移,有助于循环血量的恢复，但细胞内脱水可引起细胞皱缩。

(4)尿钠：早期血容量减少不明显，醛固酮分泌不增加，尿钠重吸收不变，尿钠浓度还可能因水分重吸收增加而升高。但在晚期和重症病例，血容量显著减少会刺激醛固酮分泌，使尿钠含量减少。

(5)中枢神经系统功能障碍：细胞外液高渗引起脑细胞严重脱水时，患者有中枢神经系统功能障碍的表现，如嗜睡、肌肉抽搐、昏迷甚至死亡。患者的脑体积因脱水而显著缩小时，可因颅骨与脑皮质之间的血管张力增大、静脉破裂而发生局部脑出血和蛛网膜下腔出血。

(6)脱水热：严重的病例(尤其是小儿)由于从皮肤蒸发的水分减少，散热受到影响，导致体温升高，称为脱水热。

高渗性脱水时，醛固酮和 ADH 分泌增多，共同维持细胞外液容量和循环血量。细胞内液向细胞外液的转移也有助于促进渗透压回降和维持血容量，因此高渗性脱水细胞外液量及血容量的减少均没有低渗性脱水明显，患者的血液浓缩程度较轻，较少发生休克。

3.防治原则

(1)防治原发病，去除病因。

(2)补充体内缺少的水分，由于血钠浓度升高，因此补液先补糖。虽然患者血钠浓度升高，但体内总钠量是减少的，因此待缺水情况得到一定程度的纠正后，应适当补充含钠溶液。

(三)等渗性脱水

等渗性脱水的特点是水钠成比例丢失，虽有血容量减少，但血清 Na^+ 浓度和血浆渗透压在正常范围内。

1.原因和机制

任何等渗性液体的大量丢失所造成的血容量减少，短期内均可引起等渗性脱水，如呕吐、腹泻，大面积烧伤，大量抽放胸水、腹水，新生儿消化道先天畸形如幽门狭窄、胎粪肠梗阻等。

2.对机体的影响

患者的血浆容量及组织间液量均减少，细胞内液量变化不大。细胞外液丢失引起血浆浓缩，血容量减少，刺激 ADH 和醛固酮分泌，患者尿量、尿钠减少。严重的细胞外液减少时，还可以引起患者的血压下降，甚至发生休克、肾衰竭。等渗性脱水如未及时处理，患者通过不感蒸发和呼吸等途径丢失水分，可能转为高渗性脱水；如果补给过多的低渗溶液，则可能转为低渗性脱水。

3.防治原则

(1)防治原发病，去除病因。

(2)尽快补充细胞外液量，静脉滴注平衡盐溶液或等渗盐水，恢复血容量。

二、体液容量增多

根据血钠变化和体液分布特点，体液容量增多分为水肿、水中毒和盐中毒。在此仅讨论水肿和水中毒。

（一）水肿

过多的液体在组织间隙或体腔内积聚称为水肿（edema）。水肿是多种疾病过程中的重要病理过程，而不是独立的疾病。水肿发生于体腔内，则称之为积水（hydrops），如心包积水、胸腔积水、腹腔积水、脑积水等。

按水肿波及的范围，可将其分为全身性水肿（anasarca）和局部性水肿（local edema）；按发病原因，可分为肾性水肿、肝性水肿、心性水肿、营养不良性水肿、淋巴性水肿、炎性水肿等；按发生水肿的器官组织不同，可分为皮下水肿、脑水肿、肺水肿等。

1.水肿的发生机制

正常情况下，依赖体内外液体交换平衡和血管内外液体交换平衡，人的体液容量和组织液容量能够维持相对恒定。水肿则与血管内外液体交换失衡导致的组织液生成超过回流，或者体内外液体交换失衡引起的细胞外液总量增加有关。

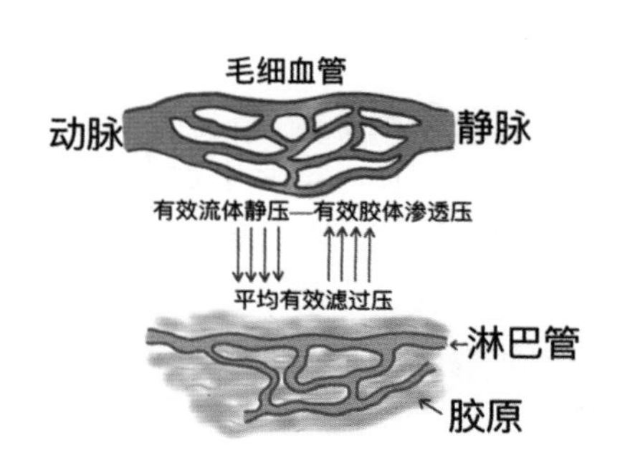

图 6-2-2　组织液生成和回流

1）血管内外液体交换失衡

生理情况下，组织间液和血浆之间不断进行液体交换，组织液生成和回流保持动态平衡。该平衡受有效流体静压、有效胶体渗透压和淋巴回流等因素影响（见图 6-2-2）。

毛细血管的平均血压和组织间隙的流体静压的差值称为有效流体静压，它是驱使血管内液体向外滤出的动力；血浆胶体渗透压和组织间液的胶体渗透压的差值称为有效胶体渗透压，它是促使液体回流至毛细血管内的动力；平均有效滤过压则是有效流体静压和有效胶体渗透压的差值。组织液在动脉端的生成略大于在静脉端的回流，剩余的部分经淋巴系统回流进入血液循环。淋巴回流不仅把多生成的组织液送回体循环，而且把毛细血管漏出的蛋白质、细胞代谢产生的大分子物质重新运回体循环。上述任何因素出现异常，均可引起水肿。

（1）毛细血管流体静压增高：毛细血管流体静压增高可引起有效流体静压增高，组织液生成增多，超过淋巴回流的代偿能力时，便可引起水肿。全身或局部静脉压增高是导致毛细血管流体静压增高的常见原因，如充血性心力衰竭、肿瘤压迫静脉或静脉血栓形成；动脉充血也可引起毛细血管流体静压增高。

（2）血浆胶体渗透压降低：血浆胶体渗透压主要取决于血浆白蛋白的含量，是限制血浆液体向血管外滤出的主要动力。血浆白蛋白含量减少时，血浆胶体渗透压下降，平均有效滤过压增大；当组织液生成增加超过淋巴回流的代偿能力时，则发生水肿。引起血浆白蛋白含量下降的主要原因包括蛋白质合成障碍、丢失过多以及分解代谢增强。

(3)微血管壁通透性增加：正常情况下，毛细血管只允许微量蛋白滤出，因此毛细血管内外有较大的胶体渗透压梯度。微血管壁通透性增高时，血浆蛋白从毛细血管和微静脉壁滤出，毛细血管静脉端和微静脉内的胶体渗透压下降，组织间液的胶体渗透压上升，导致有效胶体渗透压下降，溶质及水分从血管滤出增加，超过淋巴回流能力时就会发生水肿。感染、烧伤、冻伤、化学伤以及昆虫咬伤等可直接或通过组胺、激肽类等炎性介质损伤微血管壁。这类水肿液所含蛋白量较高，可达 30～60 g/L。

(4)淋巴回流受阻：淋巴回流不仅能把组织液及其所含蛋白回收到血液循环，在组织液增多时还能代偿性地增加回流，具有抗水肿作用。淋巴管被堵塞、淋巴回流受阻或不能代偿性地加强回流时，高蛋白的水肿液在组织间隙中积聚，形成淋巴性水肿(lymph edema)。恶性肿瘤侵入并堵塞淋巴管可致相应部位水肿；丝虫成虫堵塞主要的淋巴管道时，可引起下肢和阴囊的慢性水肿。这类水肿液的蛋白含量也较高，可达 40～50 g/L。

2)体内外液体交换失衡

肾脏在调节钠、水平衡中起重要的作用，当肾小球滤过率下降和(或)肾小管重吸收钠、水增加时，可引起水钠潴留和细胞外液量增加，这是水肿发生的重要原因之一。

(1)导致肾小球滤过率下降的原因包括：①原发性肾小球滤过率下降，如急性肾小球肾炎和慢性肾小球肾炎患者的肾单位严重破坏，引起广泛的肾小球病变，使肾小球滤过面积显著减少；②继发性肾小球滤过率下降，如充血性心力衰竭、肾病综合征等使有效循环血量减少、肾血流量下降时，均可能引起水肿。

(2)导致肾小管重吸收钠、水增加的原因包括：①肾血流重新分布：有效循环血量减少引起交感神经兴奋，而肾皮质交感神经相对于肾髓质要丰富得多，因此皮质肾单位血管发生强烈收缩，血流减少，血流集中流入近髓肾单位，使肾小管重吸收钠、水增加，导致水钠潴留。②醛固酮分泌增加：有效循环血量下降或肾血流减少时，一方面肾血管灌注压下降使入球小动脉壁牵张刺激减弱，另一方面肾小球滤过率下降使流经致密斑的钠量减少，二者均可以刺激近球细胞分泌肾素，激活肾素-血管紧张素-醛固酮系统，充血性心力衰竭、肾病综合征及肝硬化腹水的水肿与此有关。肝硬化患者腹水的发生还与肝细胞灭活醛固酮的能力减退有关。③ADH 分泌增加：ADH 可促进远曲小管和集合管对钠、水的重吸收增加，是引起水钠潴留的重要原因之一。充血性心力衰竭时，有效循环血量减少，左心房和胸腔大血管的容量感受器所受刺激减弱，反射性地引起 ADH 分泌增加；肾素-血管紧张素-醛固酮系统被激活，血管紧张素Ⅱ可刺激下丘脑神经垂体分泌和释放 ADH，另外醛固酮可促进肾小管重吸收钠，增高血浆渗透压，作用于下丘脑渗透压感受器，促进 ADH 的分泌与释放。④ANP 分泌减少：ANP 可抑制肾近端小管对钠的主动重吸收。血容量减少、血压降低时，心房的牵张感受器兴奋性降低，抑制 ANP 分泌，肾近端小管对钠、水的重吸收增加，可促进水肿的发生。

水肿的发生往往是多个因素先后或同时发挥作用，即便是同一因素，在不同的水肿发病机制中所处的地位也不同。在临床治疗中，必须针对患者进行具体分析，找出水肿的主导因素，选择适宜的治疗方案。

2.水肿的特点

(1)水肿液的性状：根据蛋白含量的不同，水肿液分为漏出液和渗出液(见表 6-2-1)。

表 6-2-1　水肿液的性状

水肿液	产生原因	蛋白质浓度	颜色	比重
漏出液	有效滤过压升高	小于 25 g/L	清亮	低于 1.015
渗出液	毛细血管壁通透性增加	30～50 g/L	浑浊	高于 1.018

(2)全身性水肿的分布特点：心性水肿首先出现在身体下垂部位，肾性水肿先表现为眼睑或面部水肿，肝性水肿则以腹水为多见。

3.水肿对机体的影响

水肿对机体的影响与水肿的部位、程度、发生速度及持续时间等有关，总的来说有以下影响：

(1)炎性水肿的抗损伤作用：炎性水肿时，水肿液有稀释、中和局部毒素的作用，炎症引起的血管壁通透性增加有助于让抗体、药物到达炎症区域发挥作用，阻止细菌扩散。

(2)细胞营养障碍：过量的液体在组织间隙中积聚，增加了营养物质在细胞间弥散的距离；水肿组织的细胞可发生营养障碍，不利于伤口愈合。

(3)水肿对器官组织功能活动的影响，具体取决于水肿发生的速度及程度：急性重度水肿因不能及时适应及代偿，可能引起比慢性水肿更严重的功能障碍。与生命活动相关的器官水肿有可能造成严重的后果，甚至死亡，如脑水肿可引起颅内压升高甚至脑疝致死；喉头水肿可引起气道阻塞，严重者可窒息死亡。

4.防治原则

(1)治疗原发病。

(2)减轻水钠潴留：限制水、钠摄入，促进水、钠排泄。

(3)提高血浆胶体渗透压：补充人血白蛋白。

(4)改善血液循环，降低毛细血管的流体静压。

(5)保护毛细血管壁，降低血管壁的通透性。

(二)水中毒

水中毒(water intoxication)是指患者体液量明显增多，血钠下降，血清 Na^+ 浓度低于 130 mmol/L，血浆渗透压低于 290 mmol/L，但钠总量正常或增多，故又称为高容量性低钠血症(hypervolemic hyponatremia)。

1.原因和机制

过多的低渗性体液在体内潴留，造成细胞内外液量增多，重要器官功能发生障碍。水中毒最常发生于急性肾功能不全的患者而又输液不恰当时，在肾功能良好的情况下，不易发生水中毒。水中毒的原因和机制有以下方面：

(1)水摄入过多，如精神性饮水过量，静脉输入含盐少或不含盐的液体过多过快，水分摄入超过肾脏排水能力等。婴幼儿的水、电解质调节能力差，比成人更易发生水中毒。

(2)肾脏水排出减少，多见于急/慢性肾功能衰竭少尿期，肾脏排水能力严重下降。

(3)ADH分泌过多的患者输入过多水分，包括：①ADH分泌失调综合征(syndrome of inappropriate secretion of ADH，SIADH)：某些恶性肿瘤(如肺燕麦细胞癌、胰腺癌、淋巴肉瘤等)、中枢神经系统疾病(如脑肿瘤、蛛网膜下腔出血、细菌性或病毒性脑炎等)、肺疾病(如肺结核、肺脓肿、病毒性及细菌性肺炎等)等情况下，可释放类似ADH的多肽类物质，或者刺激下丘脑合成分泌ADH。②药物作用：异丙肾上腺素、吗啡等药物可促进ADH释放。③应激：如恐惧、疼痛、手术、外伤、强烈精神刺激等，可解除副交感神经对ADH分泌的抑制。

2.对机体的影响

水中毒对机体的影响如下：

(1)细胞外液量增加，血液稀释，血钠浓度下降，血浆蛋白和血红蛋白浓度、血细胞比容降低。

(2)细胞内水肿：细胞外液低渗，水分自细胞外向细胞内转移，引起细胞内水肿。

(3)中枢神经系统症状：急性水中毒时，由于脑细胞水肿和颅内压升高，患者可表现出中枢神经系统受压症状，如头痛、恶心、呕吐、记忆力减退、神情淡漠、神志混乱、失语、烦躁、嗜睡、视盘水肿等，严重者可发生脑疝而导致呼吸心跳停止。轻度或慢性病例症状常不明显，多被原发病所掩盖。

(4)早期尿量增加(肾功能障碍者除外)，尿比重下降。

3.防治原则

水中毒的防治原则为：

(1)防治原发病。

(2)轻症患者只要停止或限制水分摄入，即可自行恢复。

(3)重症或急症患者应给予高渗盐水，迅速纠正脑细胞水肿；或静脉给予甘露醇等渗透性利尿剂、呋塞米等强利尿剂，以促进体内水分的排出。

第三节 钾代谢紊乱

一、正常钾代谢

(一)钾在体内的分布及生理平衡

正常人体内的含钾量每千克体重为50～55 mmol，约98%的钾在细胞内，仅有约2%的钾存在于细胞外液。因此，细胞内钾浓度高达160 mmol/L，而血清钾浓度仅为

3.5～5.5 mmol/L。钾每日随饮食摄入，90%经肾随尿排出，其余随粪便和汗液排出。正常情况下，钾的摄入和排出处于动态平衡之中。

（二）钾平衡维持

钾平衡主要依赖于钾离子跨细胞膜转移和肾脏调节两大机制。在某些特殊情况下，结肠也可承担重要的排钾作用。

1.钾的跨细胞膜转移

钾的跨细胞膜转移依赖泵-漏机制（pump-leak mechanism）："泵"指 Na^+-K^+ 泵或称 Na^+-K^+-ATP 酶，其消耗能量，逆浓度梯度将细胞外钾摄入细胞内；"漏"指钾离子顺离子浓度差从细胞内转移到细胞外。

影响 Na^+-K^+-ATP 酶活性的因素有胰岛素、β-肾上腺素受体激动剂、醛固酮、细胞外钾离子浓度升高等激活 Na^+-K^+-ATP 酶，促进细胞外钾向胞内转移；α-肾上腺素受体激动剂可抑制 Na^+-K^+-ATP 酶的活性，促进钾离子从细胞内移出。

影响钾离子顺浓度差移动的因素有细胞内外的 H^+-K^+ 交换，如酸中毒促进 H^+ 转移入细胞内，细胞内 K^+ 与 H^+ 交换从细胞内移出，碱中毒则产生相反的作用；细胞外液渗透压升高、细胞膜通透性增加、剧烈运动肌肉收缩等也会促进 K^+ 从细胞内移出。

2.肾脏排钾

钾离子从肾小球滤过，在近端肾小管、髓袢被重吸收。机体主要通过调节远端肾小管和集合管对钾的分泌和重吸收，来调节终尿中的钾排泄量，维持钾平衡。

醛固酮、细胞外液钾离子浓度升高可增强远端小管和集合管上皮细胞的 Na^+-K^+-ATP 酶活性，增加主细胞腔面胞膜对钾的通透性，促进肾脏排泄钾。远端肾小管原尿流速增加也会促进钾排泄。酸碱平衡的影响：酸中毒时 H^+ 浓度升高，抑制主细胞的 Na^+-K^+-ATP 酶活性，抑制主细胞泌钾，而碱中毒时则促进泌钾。慢性酸中毒患者尿钾增加，这与慢性酸中毒抑制近端肾小管钠、水重吸收及远端肾小管原尿流速增加有关。

3.结肠排钾

生理情况下，只有10%的钾由肠道排出，结肠排钾受醛固酮调节。

4.汗液排钾

汗液中仅有少量的钾，但大量出汗时，可经皮肤丢失一定数量的钾。

（三）钾的主要生理功能

1.参与细胞新陈代谢

钾离子与细胞内酶（如 Na^+-K^+-ATP 酶）的活性调节以及糖原和蛋白质的合成关系密切。

2.维持细胞膜静息电位

细胞膜静息电位取决于细胞膜对钾离子的通透性和细胞内外钾离子的浓度差，钾离子是维持细胞膜静息电位的物质基础。

3.调节渗透压和酸碱平衡

钾离子可调节细胞内外的渗透压和酸碱平衡。

二、低钾血症

案例导入：5岁男孩，脓血便8天，高热3天，食少，多饮多尿，近2天患儿乏力，精神萎靡，呼吸困难2 h入院。入院检查：患儿神志不清，口唇发绀，眼窝凹陷，皮肤弹性明显降低；肠鸣音消失，四肢呈弛缓性瘫痪。查血钠为140 mmol/L，血钾为2.31 mmol/L。给患儿补液、抗炎，静脉输入0.3%的氯化钾，6 h后呼吸困难缓解，10 h后四肢瘫痪消失，神志转清，查血钾为3.5 mmol/L。继续补钾5天，痊愈出院。

血清钾浓度低于3.5 mmol/L称为低钾血症(hypokalemia)。除钾离子分布性异常引起的低钾血症外，其他低钾血症常伴有机体缺钾。

(一)原因和机制

造成低钾血症的原因和机制有以下几种：

1.钾摄入不足

消化道梗阻、昏迷、神经性厌食及手术后较长时间禁食均可导致钾摄入不足。

2.钾丢失过多

钾丢失过多为低钾血症最常见的原因，其丢失方式包括：

(1)经消化道失钾：主要见于严重呕吐、腹泻、胃肠引流及肠瘘等，具体机制为：①消化液含钾量比血浆高，消化液丧失势必引起大量钾丢失；②消化液丧失引起血容量减少，刺激醛固酮分泌，肾排钾增多。

(2)经肾失钾的机制包括：①长期使用利尿剂：应用髓袢或噻嗪类利尿剂(抑制髓袢升支粗段及远端肾小管起始部的钠、氯重吸收)及抑制近端肾小管碳酸酐酶活性的利尿剂，使得到达远端肾小管的钠增加，远端肾小管Na^+-K^+交换增加，促进钾排出。②醛固酮分泌增加：对原发性/继发性醛固酮增多症及库欣综合征等患者而言，由于醛固酮保钠排钾作用加强而促进钾排泄。③远端肾小管原尿流速增加，尿钾排出增加：肾间质性疾病(如肾盂肾炎、急性肾衰竭多尿期)应用渗透性利尿剂(如甘露醇等)均可通过加快原尿流动引起尿钾排泄增加。④Ⅰ型肾小管性酸中毒(远端肾小管性酸中毒)：远端肾小管泌氢障碍，尿钾排泄增多。⑤镁缺失：肾小管上皮细胞Na^+-K^+-ATP酶的激活依赖镁离子，镁不足可引起该酶活性下降，肾小管重吸收钾发生障碍，尿钾丢失增加。⑥远端肾小管中难以重吸收的阴离子(如乙酰乙酸、β-羟丁酸、SO_4^{2-}、HCO_3^-等)增加，小管液中负电荷增加，促进带正电荷的K^+向管腔分泌，钾排泄增加。在肾小管上皮细胞，为代偿碱中毒，远端肾小管和集合管Na^+-H^+交换减弱，相应的Na^+-K^+交换增强，尿钾排出增多。

(3)经皮肤失钾：大量出汗时，可随汗液丢失较多的钾，未及时补充钾可引起低钾血症。

3.细胞外钾转入细胞内

细胞外钾转入细胞内的原因有：

(1)急性碱中毒：碱中毒时，通过细胞膜上的H^+-K^+交换，H^+从细胞内转移到细胞外，钾离子则进入细胞内，以维持体液的电荷平衡。

(2)大剂量胰岛素：胰岛素通过促进细胞外钾同葡萄糖转入细胞内合成糖原而降低血糖；胰岛素还可增强细胞膜上的 Na^{+}-K^{+}-ATP 酶活性，促进细胞外钾进入细胞。

(3)β-肾上腺素能受体激动剂：β-肾上腺素能受体被激活后，可增强 Na^{+}-K^{+}-ATP 酶的活性，促进细胞外钾转入细胞内。

(4)钡中毒：钡中毒可引起细胞膜钾通道阻滞，顺浓度梯度钾离子外流减少。

(5)低钾性周期性麻痹：此为常染色体显性遗传病，发作时细胞外液中的钾进入细胞内，血浆钾离子浓度急剧下降，机制不清。

(二)低钾血症对机体的影响

低钾血症的临床表现与血钾浓度降低的速度和程度密切相关，表现为膜电位异常、细胞代谢障碍及酸碱平衡紊乱。

1.低钾血症对肌肉组织的影响

低钾血症可导致神经-肌肉兴奋性降低，表现为肌肉松弛无力，以下肢肌肉最为常见，严重时可累及躯干、上肢肌肉及呼吸肌；胃肠道平滑肌被累及时，患者可出现胃肠道蠕动障碍、腹胀、肠鸣音减弱、便秘等症状。

(1)急性低钾血症：轻症可无症状或感觉倦怠和全身软弱无力，重症可发生弛缓性麻痹，与超极化阻滞引起的神经-肌肉兴奋性下降有关。患者细胞外液钾浓度急剧降低，细胞内液钾浓度和细胞外液钾浓度差变大，细胞内钾外流增加，导致静息电位(E_m)负值增大，与阈电位(E_t)之间的差(E_m-E_t)增大，神经-肌肉处于超极化阻滞状态，细胞去极化障碍，兴奋性降低，严重时甚至不能兴奋，临床表现为肌无力或迟缓性麻痹(见图 6-3-1)。

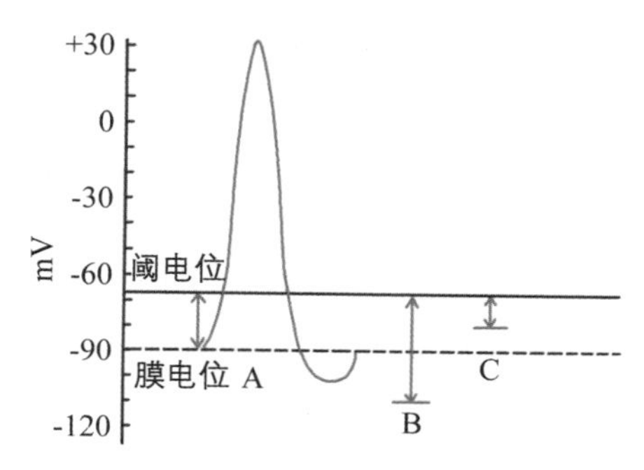

	静息膜电位/mV	阈电位/mV	膜电位与阈电位的差/mV	神经-肌肉兴奋性
A.正常	−90	−65	−25	正常
B.低血钾	增大	−65	加大(超极化)	降低
C.高血钾	减小	−65	减小(部分去极化)	升高再降低

图 6-3-1　血钾对神经-肌肉兴奋性的影响

(2)慢性低钾血症:低钾血症发生缓慢,其特点是细胞内的钾转移到细胞外,细胞内外钾离子浓度差变化不大,静息电位基本正常,细胞兴奋性无明显变化,临床表现不明显。长期慢性低钾血症可通过影响细胞内的合成代谢而引起肌肉萎缩。

(3)横纹肌溶解:运动时骨骼肌细胞释放 K^+,局部 K^+ 浓度增加引起血管扩张,骨骼肌血流量增加。严重低钾血症患者运动时不能从细胞内释放足够的钾,骨骼肌可因缺血缺氧而发生肌痉挛、缺血性坏死和横纹肌溶解,甚至引起急性肾衰竭。

2.低钾血症对心肌的影响

(1)电生理特性改变:①兴奋性增高:浦肯野细胞膜内向整流钾通道(Kir)活性下降,对钾离子通透性降低,此时通透性成为影响钾离子外流的主要因素,而细胞内外钾离子浓度差则成为次要影响因素。因此,出现急性低钾血症时,虽然细胞内外钾离子浓度差增加,但由于浦肯野纤维细胞膜对钾离子的通透性降低,钾离子外流减少,导致静息电位绝对值减少,和阈电位之差缩小,兴奋性增高。②自律性增高:快反应自律细胞-浦肯野纤维对钾离子的通透性下降,动作电位复极 4 期外向钾离子流减弱,净内向钠离子流相对加速,4 期自动去极化加速,心肌自律性增高。由于窦房结细胞对细胞外钾离子浓度变化不敏感,因此其细胞自律性可不变或稍有增高。③传导性降低:浦肯野纤维静息电位绝对值减少,0 期钠离子内流速度减慢,幅度变小,兴奋扩布减慢,传导性降低。④收缩性改变:钾离子对钙内流的抑制作用减弱,钙内流增加,心肌收缩性增强。但是严重或慢性低钾血症时,心肌细胞由于缺钾引起的代谢障碍而发生变性坏死,心肌收缩性减弱。

(2)心电图变化:①ST 段压低,T 波低平:复极化 2 期钙内流加速,2 期缩短,表现为 ST 段压低;复极化 3 期钾外流变慢,复极化 3 期延长,表现为 T 波低平和增宽。②P-R 间期延长:传导性降低,去极化波从心房传到心室的时间延长。③QRS 波群增宽:心肌传导性降低。④明显的 U 波:U 波与浦肯野纤维动作电位复极 3 期有关。生理情况下,U 波被心室肌复极波掩盖,低钾血症对浦肯野纤维的影响大于心室肌,因而浦肯野纤维动作电位复极 3 期延长更明显,出现 U 波增高。

3.低钾血症对肾脏的影响

低钾血症时,远端小管和集合管上皮细胞受损,对 ADH 的反应性降低,对水的重吸收发生障碍;髓袢升支粗段对 NaCl 的重吸收发生障碍,妨碍了肾髓质渗透压梯度的形成,从而抑制对水的重吸收,表现为尿浓缩功能障碍引起的多尿。

4.低钾血症对酸碱平衡的影响

低钾血症可引起代谢性碱中毒,但此时尿液呈酸性,称为反常性酸性尿(paradoxical acidic urine)。

(三)防治原则

1.防治原发病

应尽快防治原发病,尽快恢复患者的饮食和肾功能。

2.补钾

对严重低钾血症或出现明显并发症的患者,如心律失常或肌肉瘫痪等,应及时、分次补钾，补钾过程中要密切观察。首选口服补钾，不能口服或病情严重时考虑静脉滴注补钾，严禁静脉推注。24 h 尿量大于 500 mL 才可以静脉补钾，补钾时应观察心率、心律，定时测定血钾浓度。细胞内缺钾恢复较慢，治疗缺钾勿操之过急。

3.针对并发症的治疗

应尽快纠正水和其他电解质代谢紊乱。

三、高钾血症

血清钾浓度高于 5.5 mmol/L 称为高钾血症(hyperkalemia)。

(一)原因和机制

1.钾摄入过多

肾功能正常时，单纯钾摄入过多引起的高钾血症较为罕见，主要见于静脉过快、过多输入钾盐或输入大量库存血，尤其是在合并肾功能低下时。

2.钾排出减少

主要是肾脏排钾减少，这也是高钾血症最主要的致病原因。钾排出减少的原因有以下几种：

(1)急/慢性肾衰竭：急性肾衰竭少尿期或慢性肾衰竭晚期，肾小球滤过率减少或肾小管排钾功能障碍，可引起高钾血症。

(2)醛固酮功能异常：肾上腺皮质功能减退、双侧肾上腺切除引起醛固酮分泌减少以及某些肾小管疾病(如间质性肾炎、狼疮肾、移植肾等)时，可引起肾小管对醛固酮的反应低下，引起远端小管和集合管排钾障碍，血钾升高。

(3)长期应用保钾利尿剂：螺内酯和氨苯蝶呤等通过拮抗醛固酮的作用而利尿，长期大量应用可引起高钾血症。

3.细胞内钾转到细胞外

(1)酸中毒：主要见于固定酸增加引起的酸中毒。

(2)高血糖合并胰岛素不足：可见于糖尿病，因胰岛素缺乏妨碍钾进入细胞内合成糖原；高血糖情况下血浆渗透压增高引起细胞内脱水，细胞内钾离子浓度相对增高，促进细胞内钾离子外移。

(3)组织分解：组织细胞内含有大量钾离子，血管内溶血、挤压综合征可引起组织分解，细胞内钾离子大量释出而引起高钾血症。

(4)缺氧：缺氧引起细胞膜 Na^+-K^+ 泵功能障碍，细胞内钠离子的外移减少，细胞外液钾离子进入细胞内被抑制。缺氧引起的酸中毒也加剧了高钾血症。

(5)高钾性周期性麻痹：这是一种较少见的常染色体显性遗传性疾病，主要见于北欧国家，发作时钾离子自肌肉进入血浆，血钾升高，可达 5～6 mmol/L。其发病机制与骨骼肌电压敏感型钠通道 α 亚单位基因突变有关。

（二）对机体的影响

1.对肌肉组织的影响

（1）急性高钾血症：高钾血症时，细胞内外钾离子浓度差减少，钾外流减少，静息电位绝对值减少，神经-肌肉兴奋性增高，患者可出现感觉异常、刺痛、肌肉轻度震颤等临床表现。但严重高钾血症（血清钾高于 8.0 mmol/L）时，静息电位绝对值显著减少以至接近阈电位水平，引起钠通道失活，细胞处于去极化阻滞状态而不能兴奋，患者表现为肌肉软弱无力，腱反射减少，甚至发生弛缓性麻痹。

（2）慢性高钾血症：慢性高钾血症时，患者很少发生神经-肌肉兴奋性改变引起的相关症状，这与细胞内外钾浓度梯度变化不大有关。

2.对心脏的影响

高钾血症对心脏的毒性作用极强，患者可发生致命性心室纤颤和心脏停搏。高钾血症患者的心肌生理特性的改变有以下方面：

（1）兴奋性：急性轻度高钾血症时，心肌的兴奋性增高；重度高钾血症时，心肌的兴奋性降低；慢性高钾血症时，心肌的兴奋性变化不甚明显。上述反应的机制与高钾血症对神经-肌肉兴奋性的影响相似。

（2）自律性降低：浦肯野纤维细胞膜对钾离子的通透性增高，动作电位复极化 4 期 K^+ 外流增加，Na^+ 内流相对缓慢，4 期自动去极化减慢，自律性降低。窦房结细胞对高钾血症不敏感（缺乏内向整流钾通道）。

（3）传导性降低：静息电位绝对值变小，动作电位 0 期去极化速度减慢，幅度变小，心肌兴奋扩布减慢，传导性降低。严重高钾血症时，心肌兴奋性消失，浦肯野纤维不能产生异位心律，因严重传导阻滞而发生心室停搏。

（4）收缩性减弱：细胞外液高钾抑制复极化 2 期 Ca^{2+} 内流，心肌细胞内 Ca^{2+} 浓度降低，心肌收缩性减弱。

除了心肌生理特性的改变，高钾血症患者的心电图也会发生变化，表现为复极化 3 期 K^+ 外流加速，复极时间缩短，引起 T 波狭窄高耸；传导性降低引起 P 波压低、增宽或消失；代表房室传导的 P-R 间期延长，相当于心室内传导的 QRS 综合波增宽。

3.对酸碱平衡的影响

高钾血症可引起代谢性酸中毒，表现为反常性碱性尿（paradoxical alkaline urine）。血钾对心肌细胞膜电位及心电图的影响如图 6-3-2 所示。

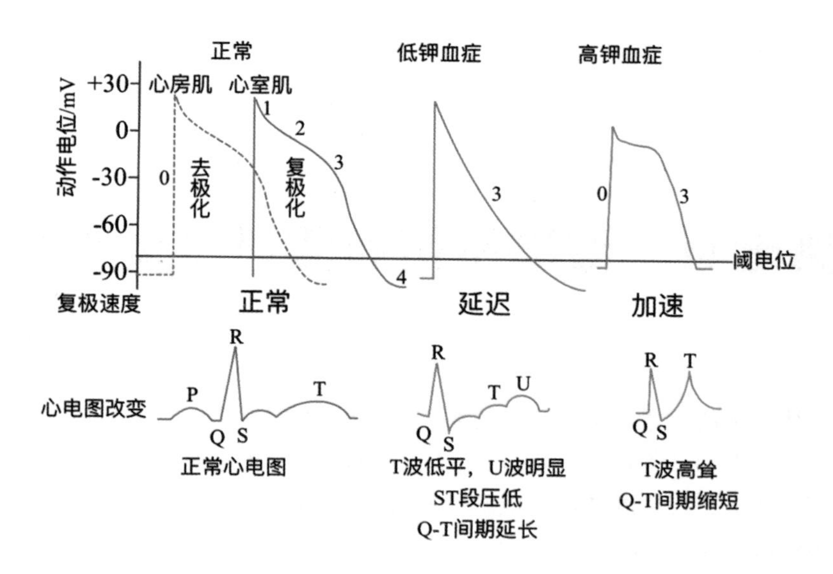

图 6-3-2　血钾对心肌细胞膜电位及心电图的影响

（三）防治原则

1.防治原发病

通过防治原发病，去除引起高钾血症的原因。

2.减少钾摄入

通过控制饮食等措施，减少钾的摄入。

3.促进钾排泄

可通过透析疗法（腹膜透析和血液透析）增加肾脏排钾，口服或灌肠阳离子交换树脂可促进肠道排钾。

4.促进细胞外的钾离子向细胞内转移

静脉注射葡萄糖和胰岛素可促进钾离子向细胞内转移，输入碳酸氢钠可提高血液 pH 值，也可促进钾离子向细胞内转移。

5.保护心脏

应用钙剂可以使阈电位上移，改善阈电位和静息电位之间的差值。应用钠盐可增加细胞液中的 Na^+ 浓度，促进 0 期 Na^+ 内流，增加 0 期去极化的速度及幅度，改善心肌的传导性。

6.纠正其他电解质代谢紊乱

高钾血症可伴有其他电解质代谢紊乱，需予以纠正。

（薛冰）

第七章　酸碱平衡和酸碱平衡紊乱

细胞维持正常的代谢和生理功能需要适宜酸碱度的体液环境。生理条件下，机体不断产生和摄入酸性和碱性物质，但体液 pH 值相对稳定，这依赖于体内各缓冲系统以及肺和肾的调节功能。机体维持体液酸碱度相对稳定的能力，即维持 pH 值在恒定范围内的过程称为酸碱平衡(acid-base balance)。

病理情况下，机体出现酸或碱超负荷、严重不足和(或)调节机制障碍，导致体内酸碱稳态破坏的过程，称为酸碱平衡紊乱(acid-base disturbance)。临床上，酸碱平衡紊乱多是某些疾病或病理过程的继发性变化，但是一旦发生，会使病情更为严重和复杂，对患者的生命造成严重威胁。因此，及时发现和正确处理酸碱平衡紊乱是许多疾病治疗成败的关键。

第一节　酸碱的自稳态

一、体内酸碱物质的来源

人体内的酸性或碱性物质主要来源于物质代谢，从食物或药物中也可摄取少量的酸或碱。普通膳食条件下，机体产生的酸性物质的量远远超过碱性物质。

(一)酸的来源

1.挥发酸

糖、脂肪和蛋白质分解代谢的最终产物是 CO_2，CO_2 与水结合生成碳酸(H_2CO_3)，H_2CO_3 可释出 H^+，也可转变成 CO_2 从肺排出体外，所以称之为挥发酸(volatile acid)，其反应如下：

$$CO_2 + H_2O \xrightleftharpoons{CA} H_2CO_3 \rightleftharpoons H^+ + HCO_3^-$$

H_2CO_3 分解为 H_2O 和 CO_2 的可逆反应可自发地缓慢进行，在碳酸酐酶(carbonic anhydrase, CA)的作用下，其反应速度可明显加快。碳酸酐酶主要存在于红细胞、肾小管上皮细胞以及胃黏膜上皮细胞中，在 HCO_3^- 的生成过程中发挥着重要的调节作用。

成人在安静状态下，每天可产生 300～400 L 的 CO_2，如果其全部与 H_2O 合成 H_2CO_3，则可释放的 H^+ 为 13～15 mol，是体内酸性物质的主要来源。运动、代谢率增加时 CO_2 产生增多，导致 $PaCO_2$ 升高。肺可调节 CO_2 的呼出量，称为酸碱平衡的呼吸性调节。

2.固定酸

不能生成气体由肺呼出，只能经肾由尿排出的酸性物质称为固定酸(fixed acid)或非挥发性酸(involatile acid)。固定酸主要包括蛋白质分解代谢产生的硫酸、磷酸和尿酸，糖酵解生成的甘油酸、丙酮酸和乳酸，糖有氧氧化生成的三羧酸；脂肪代谢产生的 β-羟丁酸和乙酰乙酸等。固定酸来源于食物或酸性药物等。

生理条件下，成人每天由固定酸释放出的 H^+ 仅 50～100 mmol，比挥发酸要少得多。固定酸主要通过肾进行调节，称为酸碱平衡的肾性调节。

(二)碱的来源

体内的碱性物质主要来源于食物，特别是蔬菜和水果中所含的有机酸盐，如柠檬酸盐、苹果酸盐和草酸盐等均可接受 H^+，分别转化为柠檬酸、苹果酸和草酸，经三羧酸循环最终产生 CO_2 和 H_2O，而其所含的 Na^+ 或 K^+ 则与 HCO_3^- 结合生成碱性盐。此外，体内代谢也可产生碱性物质，如氨基酸脱氨基所产生的 NH_3 可经肝代谢后生成尿素；肾小管上皮细胞分泌的 NH_3 可接受原尿中的 H^+ 生成 NH_4^+。

二、酸碱平衡的调节

机体对酸碱具有强大的缓冲调节能力，主要包括以下几个方面。

(一)血液的缓冲作用

血液缓冲系统由弱酸(缓冲酸)及其共轭碱(缓冲碱)组成(见表 7-1-1)。当血中 H^+ 过多时，反应向左移动，使 H^+ 的浓度不至于发生大幅度的增高，同时缓冲碱的浓度降低；当 H^+ 减少时，反应则向右移动，使 H^+ 的浓度得到部分的恢复，同时缓冲碱的浓度增加。

表 7-1-1 血液的五种缓冲系统

缓冲酸	缓冲碱
$H_2CO_3 \rightleftharpoons HCO_3^- + H^+$	
$H_2PO_4 \rightleftharpoons HPO_4^{2-} + H^+$	
$HPr \rightleftharpoons Pr^- + H^+$	
$HHb \rightleftharpoons Hb^- + H^+$	
$HHbO_2 \rightleftharpoons HbO_2^- + H^+$	

血液中这五种缓冲系统的含量与分布不同(见表 7-1-2)，其中以碳酸氢盐缓冲系统最为重要，这是因为该系统具有以下特点：①含量较高，占全血缓冲物质总量的 35%；②为开放性缓冲系统，缓冲过程中产生的 CO_2 可通过肺排出体外，而 HCO_3^- 则通过肾进

行调节，使血液的缓冲调节与肺调节和肾调节联合起来协同作用，增大了碳酸氢盐缓冲系统的缓冲能力。但需要注意的是，碳酸氢盐缓冲系统仅能缓冲固定酸，对挥发酸的缓冲主要靠非碳酸氢盐缓冲系统，特别是其中的血红蛋白及氧合血红蛋白缓冲系统（HbO_2^- 及 Hb^-）。

表 7-1-2　血液中各缓冲系统的含量与分布

缓冲系统	占全血缓冲系统的比例/%
血浆 HCO_3^-	35
细胞内 HCO_3^-	18
HbO_2^- 及 Hb^-	35
Pr^-	7
HPO_4^{2-}	5

（二）细胞在酸碱平衡中的调节作用

1.细胞内外的离子交换

细胞可通过 H^+-K^+、H^+-Na^+ 和 Na^+-K^+ 交换等，对酸碱平衡发挥调节作用。例如，当细胞外液中 H^+ 过多时，H^+ 可弥散入细胞内，K^+ 从细胞内移出；反之，当细胞外液中 H^+ 过少时，H^+ 由细胞内移出，而 K^+ 从细胞外移入，所以酸中毒时可伴有高钾血症，碱中毒时可伴有低钾血症。Cl^--HCO_3^- 的交换也非常重要，Cl^- 可自由通过细胞膜，当原尿中 Cl^- 升高时，可通过 Cl^--HCO_3^- 交换体使 HCO_3^- 从肾排出。

2.细胞内液缓冲系统

细胞内液缓冲系统包括 HCO_3^-/H_2CO_3、Hb^-/HHb、$HbO_2^-/HHbO_2$、$HPO_4^{2-}/H_2PO_4^-$ 及有机磷酸盐，可对通过离子交换进入细胞内的 H^+ 进行缓冲。细胞内液含量大（约占体重的 40%），也是一个缓冲池，对酸碱平衡的调节发挥着重要的作用。

（三）肺在酸碱平衡中的调节作用

机体通过改变呼吸运动的深度和频率而控制 CO_2 的排出量，使血浆中[HCO_3^-]/[H_2CO_3]的比值接近正常，以保持 pH 值相对恒定。呼吸运动受延髓呼吸中枢控制，而延髓呼吸中枢的兴奋性受中枢化学感受器和外周化学感受器的调节。血液中的 H^+ 不易透过血-脑屏障，对中枢化学感受器的直接兴奋作用较小；CO_2 容易透过血-脑屏障，进入脑脊液后使脑脊液及脑间质液 pH 值降低，H^+ 浓度增高，兴奋中枢化学感受器。中枢化学感受器对 $PaCO_2$ 的变化非常敏感，$PaCO_2$ 从正常值 40 mmHg 增加到 60 mmHg 时，肺通气量可增加 10 倍；但如果 $PaCO_2$ 升高超过 80 mmHg，反而会抑制呼吸中枢，这个作用被称为 CO_2 麻醉（carbon dioxide narcosis）。外周化学感受器主要包括主动脉体和颈动脉体感受器，尤其是颈动脉体化学感受器能感受动脉血氧分压（PaO_2）、pH 值和 $PaCO_2$ 变化的刺激。与中枢化学感受器相比，外周化学感受器反应不敏感，$PaCO_2$ 升高或降低时，主要通过延髓中枢化学感受器发挥调节作用。

(四)肾在酸碱平衡中的调节作用

机体代谢过程中产生的大量酸性物质,需不断消耗 $NaHCO_3$ 和其他碱性物质来中和,如果不能及时补充碱性物质和排出多余的 H^+,血液 pH 值就会发生变动。肾通过排酸保碱的功能调节血浆中 HCO_3^- 的含量,维持血 pH 值的相对稳定。肾主要通过调节固定酸的排出和重吸收 HCO_3^- 发挥作用,通常在数小时后才起作用,3～5 天达高峰,与肺调节相比要慢很多。

正常饮食情况下,尿液 pH 值一般为 6.0,但在酸碱失衡时,pH 值可降至 4.4 或升至 8.0,其主要机制是:

1.近端小管泌 H^+ 和对 HCO_3^- 的重吸收

肾小管上皮细胞富含碳酸酐酶,能催化 CO_2 与 H_2O 结合生成 H_2CO_3,并解离成 H^+ 和 HCO_3^-;H^+ 由肾小管上皮细胞分泌到肾小管腔内与 Na^+ 交换,并与滤过的 HCO_3^- 结合生成 H_2CO_3,再迅速分解成 CO_2 和 H_2O,H_2O 随尿排出,CO_2 则弥散回肾小管上皮细胞,在细胞内碳酸酐酶的作用下,又可与 HCO_3^- 结合生成 H_2CO_3;进入细胞内的 Na^+ 可通过肾小管上皮细胞基侧膜的 Na^+-HCO_3^- 载体,与细胞内的 HCO_3^- 同向转运进入血液循环,也可由基侧膜的 Na^+ 泵主动转运入血(见图 7-1-1A)。

2.远端小管及集合管泌 H^+ 和对 HCO_3^- 的重吸收

远端小管和集合管的闰细胞借助于管腔膜的 H^+-ATP 泵或 H^+-K^+-ATP 酶向管腔中分泌 H^+,同时在基膜侧以 Cl^--HCO_3^- 交换的方式重吸收 HCO_3^-(见图 7-1-1B)。远端小管上皮细胞泌 H^+ 到集合管管腔后,可与管腔液中的碱性 HPO_4^{2-} 结合生成酸性 $H_2PO_4^-$,使尿液酸化,称为尿液的远端酸化作用(distal acidification)。

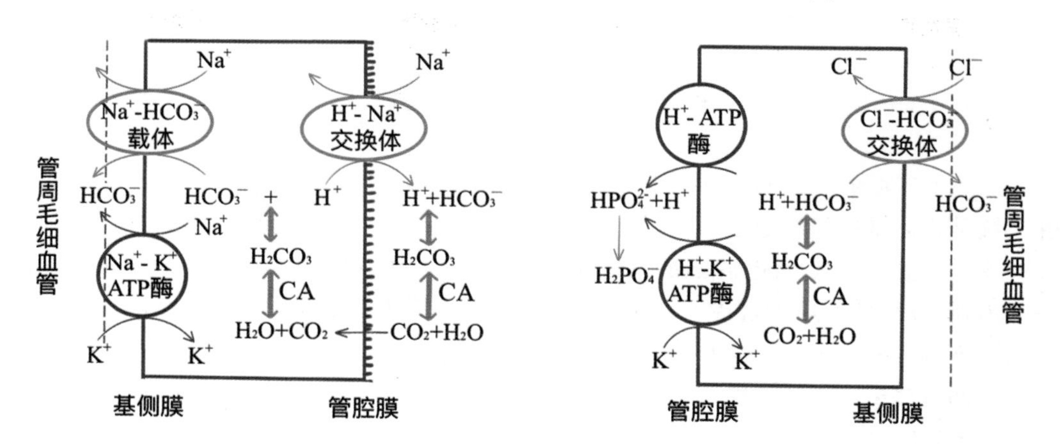

A.近端小管泌 H^+ 和对 HCO_3^- 的重吸收　　B.远端小管及集合管泌 H^+ 和对 HCO_3^- 的重吸收

图 7-1-1　近曲小管和集合管泌 H^+、重吸收 HCO_3^- 过程示意图

3.NH_4^+的排出

NH_4^+的产生和排出是 pH 值依赖性的，即酸中毒越重，尿排 NH_4^+量越多。近端小管上皮细胞是产 NH_4^+的主要场所，泌 NH_4^+机制与 H^+-Na^+交换非常相似。在近端小管上皮细胞内，谷氨酰胺在谷氨酰胺酶的作用下产生 NH_3和 α-酮戊二酸，后者进一步生成 HCO_3^-进入血液，而 NH_3则与 H_2CO_3解离的 H^+结合成 NH_4^+，经 Na^+-NH_4^+交换体与 Na^+交换进入小管腔，由尿排出。远端小管和集合管泌 NH_4^+主要通过非离子扩散。NH_3是脂溶性的，容易通过细胞膜进入管腔，肾小管周围毛细血管弥散入细胞的 NH_3和细胞内代谢产生的 NH_3可进一步弥散入肾小管管腔，与小管上皮细胞排泌的 H^+结合成 NH_4^+随尿排出。NH_3的扩散量取决于小管周围组织间液和小管液的 pH 值，小管液的 pH 值越低，NH_3越容易向小管液中扩散（见图 7-1-2）。

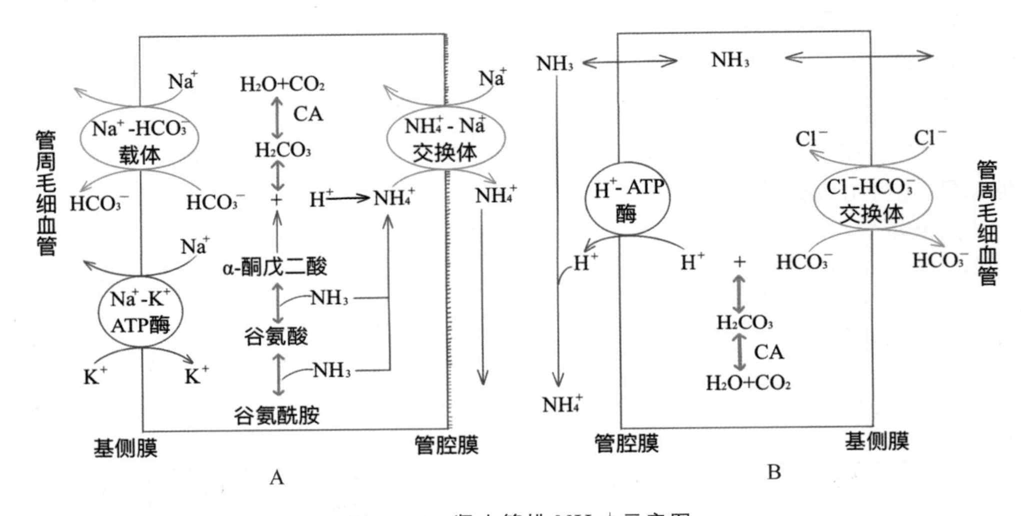

图 7-1-2　肾小管排 NH_4^+示意图

上述四方面的代偿调节方式中，其作用时间及作用强度是有显著差别的。血液的缓冲系统是机体维持酸碱稳态的第一道防线，其反应最迅速，一旦有酸性或碱性物质入血，缓冲物质就立即与其反应，将强酸或强碱中和转变成弱酸或弱碱；同时由于缓冲系统自身被消耗，故缓冲作用难以持久。细胞内液的缓冲作用主要是通过调节细胞内外离子的转移来维持酸碱平衡，其缓冲作用往往需要 3～4 h 才能显现出来，并可引起血 K^+的改变。肺调节酸碱平衡的效能最大，几分钟内即可开始，30 min 可达最高峰，但是肺仅对 CO_2有调节作用，不能缓冲固定酸；此外，呼吸深、快会增加耗能，持续浅、慢呼吸又会导致缺氧，因而肺的调节作用也难以持久。肾的调节作用发挥较慢，通常在数小时后才起作用，3～5 天达高峰，但效率高、作用持久，对排出固定酸及重吸收 $NaHCO_3$有重要作用，在慢性酸碱失衡中具有重要的调节作用。

机体对酸碱的缓冲调节如图 7-1-3 所示。

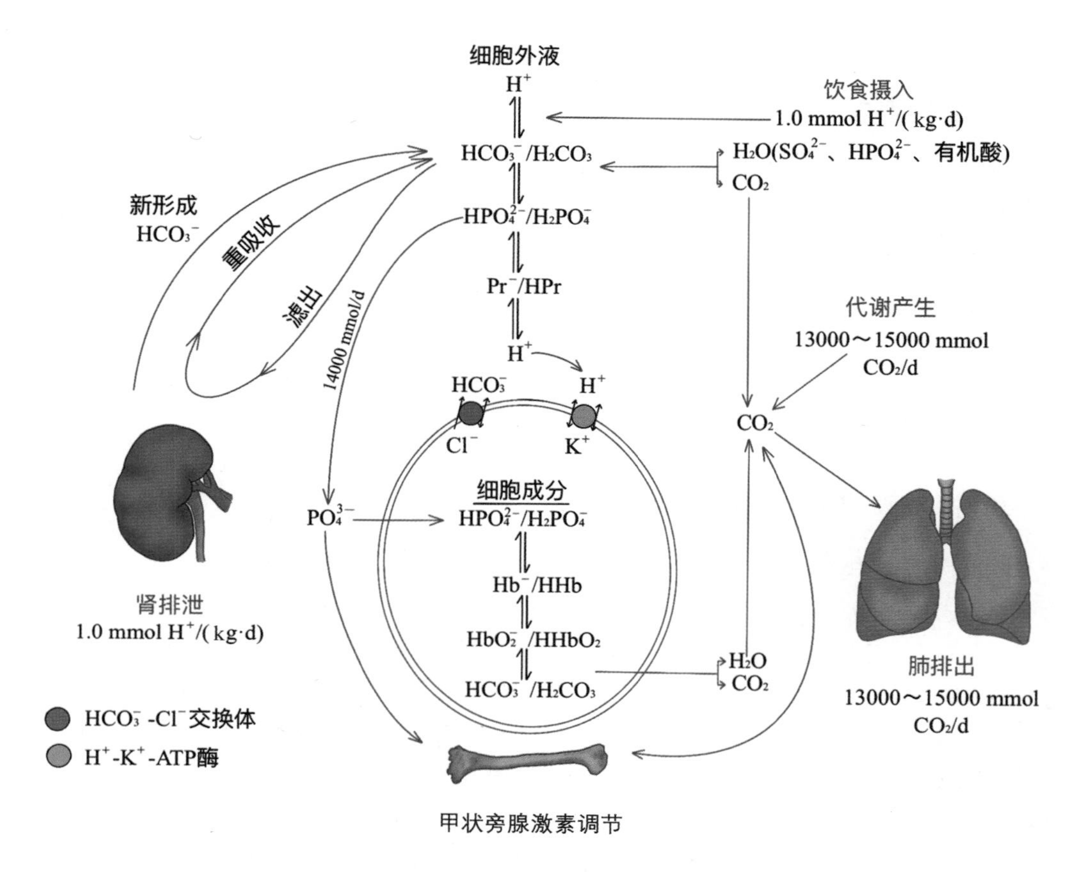

图 7-1-3　酸碱的生成、缓冲与调节

第二节　反映酸碱平衡的常用指标及其意义

一、pH 值和 H^+ 浓度

pH 值是指血液中 H^+ 浓度(单位为 nmol/L)的负对数值,即 pH＝－lg[H^+],是反映酸碱度的重要指标。正常人动脉血 pH 值为 7.35～7.45,平均值是 7.40。pH 值低于 7.35 为酸中毒,pH 值超过 7.45 为碱中毒。

pH 值取决于[HCO_3^-]/[H_2CO_3]的比值,两者比值只要维持在 20∶1,pH 值即处在正常范围。因此,pH 值在正常范围内时有三种可能:①酸碱平衡;②代偿性酸、碱中毒时,通过机体的调节作用,将[HCO_3^-]/[H_2CO_3]的比值维持在 20∶1,pH 值仍处在正常范围;③混合性酸碱平衡紊乱:机体同时存在酸中毒和碱中毒,且程度相当时,pH 值也可能在正常范围。

二、动脉血CO_2分压

动脉血二氧化碳分压(partial pressure of carbondioxide,$PaCO_2$)是指物理性溶解在血浆中的CO_2分子所产生的张力,正常值为33～46 mmHg(平均40 mmHg)。CO_2通过肺呼吸膜的弥散速度很快,因此$PaCO_2$与肺泡气中的CO_2分压(P_ACO_2)基本相等,测定$PaCO_2$可了解肺泡通气情况。肺的通气、换气功能可直接影响$PaCO_2$水平,$PaCO_2$也因而成了反映呼吸性因素的重要指标。$PaCO_2$增高,提示肺泡通气不足,有CO_2潴留,见于呼吸性酸中毒或代偿后的代谢性碱中毒;$PaCO_2$降低,提示肺泡通气过度,CO_2呼出过多,见于呼吸性碱中毒或代偿后的代谢性酸中毒。

三、标准碳酸氢盐和实际碳酸氢盐

标准碳酸氢盐(standard bicarbonate,SB)是指全血在标准条件下(即$PaCO_2$为40 mmHg,温度为38 ℃,血氧饱和度为100%)所测得的血浆HCO_3^-含量。在标准化条件下,HCO_3^-不受呼吸因素的影响,所以SB是反映酸碱平衡代谢性因素的指标,正常值为22～27 mmol/L(平均24 mmol/L)。SB在代谢性酸中毒时降低,在代谢性碱中毒时升高。但在慢性呼吸性酸/碱中毒时,由于肾的代偿作用,SB也可继发性升高或降低。

实际碳酸氢盐(actual bicarbonate,AB)是指隔绝空气的血液标本,在实际$PaCO_2$、血氧饱和度和体温条件下所测得的血浆HCO_3^-含量。AB受呼吸和代谢两方面因素的影响,正常人的AB等于SB。AB和SB的差值反映了呼吸性因素对酸碱平衡的影响:如果AB大于SB,提示通气不畅,有CO_2潴留,见于呼吸性酸中毒或代偿后的代谢性碱中毒;如果AB小于SB,提示通气过度,CO_2排出过多,见于呼吸性碱中毒或代偿后的代谢性酸中毒。

四、缓冲碱

缓冲碱(buffer base,BB)是指血液中一切具有缓冲作用的负离子缓冲碱的总和,包括血浆和红细胞内的HCO_3^-、Hb^-、HbO_2^-、Pr^-和HPO_4^{2-}等,通常以氧饱和的全血在标准条件下测定,正常值为45～52 mmol/L(平均值48 mmol/L)。缓冲碱是反映代谢性因素的指标,代谢性酸中毒时BB降低,而代谢性碱中毒时BB升高。

五、碱剩余

碱剩余(base excess,BE)是指在标准条件下,用酸或碱滴定全血标本至pH值为7.4时所用的酸或碱的量。如需用酸滴定,说明受测血样碱过剩,用正值表示(+BE);如需用碱滴定,说明受测血样碱缺失,用负值表示(－BE)。BE正常值范围为－3.0～+3.0 mmol/L。BE不受呼吸因素的影响,是反映代谢因素的指标,代谢性酸中毒或代偿后的慢性呼吸性碱中毒时，BE 负值增大；代谢性碱中毒或代偿后的慢性呼吸性酸中毒时，BE 正值增大。

六、阴离子间隙

阴离子间隙(anion gap，AG)是指血浆中未测定的阴离子(undetermined anion，UA)与未测定的阳离子(undetermined cation，UC)的差值，即 AG＝UA－UC。由于细胞外液中阴阳离子总数相等，故有：已测定阳离子(Na^+)＋未测定阳离子(UC)＝已测定阴离子(Cl^-＋HCO_3^-)＋未测定阴离子(UA)，所以 $AG=UA-UC=[Na^+]-([Cl^-]+[HCO_3^-])=140\ mmol/L-(104\ mmol/L+24\ mmol/L)=12\ mmol/L$，波动范围为(10±2)mmol/L。

AG 增高的意义较大，可帮助区分代谢性酸中毒的类型和诊断混合型酸碱平衡紊乱。目前多以 AG 大于 16 mmol/L 作为判断是否有 AG 增高型代谢性酸中毒的界限，常见于固定酸增多的情况，如磷酸盐和硫酸盐潴留、乳酸堆积、酮体过多及水杨酸、甲醇中毒等。

第三节 单纯型酸碱平衡紊乱

案例导入：患者女性，44 岁，患糖尿病 8 年。既往曾多次发生糖尿病昏迷，本次因处于昏迷前状态再次入院。查体见患者意识模糊，呼吸深快，烂苹果味明显，血糖为61.1 mmol/L，尿糖(＋＋＋＋)，尿酮体强阳性。动脉血气分析结果如下：pH 值为7.20，$PaCO_2$＝2.13 kPa(16 mmHg)，AB＝13.8 mmol/L，BE＝－25.5 mmol/L，K^+浓度为6.9 mmol/L。经给予 $NaHCO_3$、补液及胰岛素治疗 3 天后，复查血见 pH 值为 7.56，$PaCO_2$＝4.93 kPa(37 mmHg)，AB＝33.2 mmol/L，BE＝＋9.8 mmol/L，K^+浓度为2.0 mmol/L。

病理情况下，由于酸碱超负荷、严重不足或调节机制障碍，使 HCO_3^- 或 $PaCO_2$ 发生改变，并超过了机体的代偿调节范围，则必然伴有血液 pH 值的改变。根据原发改变是代谢因素还是呼吸因素，是单一的失衡还是两种以上的酸碱失衡同时存在，可将酸碱平衡紊乱分为单纯型酸碱平衡紊乱(simple acid-base disturbance)和混合型酸碱平衡紊乱(mixed acid-base disturbance)。单纯型酸碱平衡紊乱包括四种类型：代谢性酸中毒(metabolic acidosis)、呼吸性酸中毒(respiratory acidosis)、代谢性碱中毒(metabolic alkalosis)和呼吸性碱中毒(respiratory alkalosis)。

一、代谢性酸中毒

代谢性酸中毒是指血浆中 HCO_3^- 原发性减少，导致 pH 值降低的酸碱平衡紊乱，是临床上最常见的类型。

（一）病因和发病机制

1.酸负荷增多

酸负荷增多主要见于缺氧和其他代谢性疾病时体内固定酸产生过多，或肾功能障碍时酸性物质排出减少以及外源性固定酸摄入过多。

（1）乳酸酸中毒：任何原因所致的缺氧或组织低灌流，使细胞内无氧酵解增强、乳酸生成增多，均可导致乳酸酸中毒，可见于休克、心力衰竭和严重贫血等。

（2）酮症酸中毒：体内脂肪分解加速，可产生过多的酮体（其中的 β-羟基丁酸和乙酰乙酸为酸性物质）。当酮体的产生超过了外周组织的氧化能力及肾的排出能力时，便可发生酮症酸中毒，常见于糖尿病、饥饿和酒精中毒等。

（3）肾排酸保碱功能障碍：多见于急/慢性肾功能衰竭，肾小球滤过率降低使体内的固定酸不能经肾有效地排出，或受损的肾小管上皮细胞泌 H^+ 和泌 NH_4^+ 能力减退。

（4）外源性固定酸摄入过多：常见于水杨酸中毒、甲醇中毒以及含氯的酸性药物使用过量，如氯化铵、盐酸精氨酸、盐酸赖氨酸等。

2.血浆 HCO_3^- 直接减少

血浆 HCO_3^- 直接减少可见于以下原因：

（1）消化道大量丢失 HCO_3^-：严重腹泻、肠瘘或肠道引流等，均可造成富含 HCO_3^- 的碱性液体直接丢失。

（2）肾回收 HCO_3^- 减少：肾小管性酸中毒或大量应用碳酸酐酶抑制剂时，碳酸酐酶活性降低，导致 HCO_3^- 生成和重吸收减少，血浆 HCO_3^- 浓度下降。

3.高钾血症

血钾升高时，由于细胞内外的 H^+-K^+ 交换，导致代谢性酸中毒。此时，体内 H^+ 总量并未增加，仅是由于 H^+ 从细胞内溢出，造成细胞内 H^+ 下降，以代偿血钾升高；肾远端小管上皮细胞 Na^+-K^+ 交换增加，Na^+-H^+ 交换减少，泌 H^+ 减少，引起反常性碱性尿。

（二）分类

1.AG 增高型代谢性酸中毒（metabolic acidosis with increased AG）

AG 增高型代谢性酸中毒的特点是 AG 增高，血氯正常。凡能引起血浆中不含氯的固定酸浓度增高的代谢性酸中毒都属于此类，如乳酸酸中毒、酮症酸中毒、水杨酸中毒等。其固定酸的 H^+ 被 HCO_3^- 缓冲使酸根增高，这部分酸根均属于未测定的阴离子，所以 AG 值增大，而 Cl^- 值正常，故又称血氯正常型代谢性酸中毒。

2.AG 正常型代谢性酸中毒（metabolic acidosis with normal AG）

AG 正常型代谢性酸中毒的特点是 AG 正常，血氯升高，又称高血氯型代谢性酸中毒。由于体液 HCO_3^- 丢失过多，细胞内 Cl^- 移出细胞外以维持细胞内外阴阳离子的平衡，引起血 Cl^- 代偿性升高。常见于消化道直接丢失 HCO_3^-、肾重吸收 HCO_3^- 减少、使用碳酸酐酶抑制剂以及含氯的酸性药物摄入过多时。

正常和代谢性酸中毒时的阴离子间隙中，离子分布情况如图 7-3-1 所示。

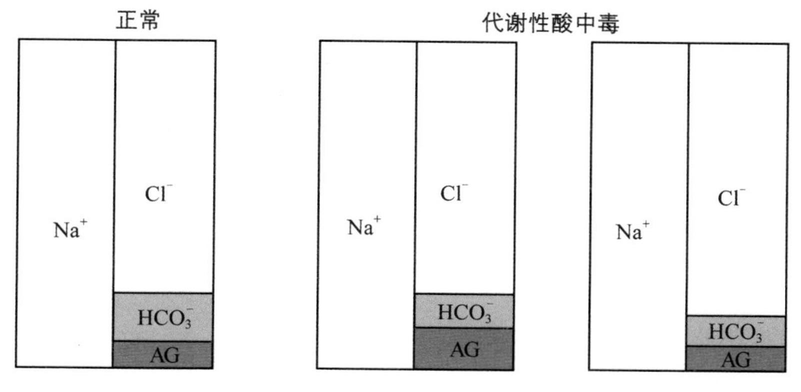

图 7-3-1 正常和代谢性酸中毒时阴离子间隙

（三）机体代偿调节

1.血液的缓冲作用

代谢性酸中毒时，H^+ 浓度升高，血液中碳酸氢盐缓冲对可迅速与 H^+ 发生缓冲反应，即 $HCO_3^- + H^+ \rightarrow H_2CO_3 \rightarrow CO_2 + H_2O$，$CO_2$ 由肺排出，血浆中的 HCO_3^- 则被大量消耗。

2.细胞内外离子交换和细胞内液的缓冲作用

细胞外液 H^+ 浓度增加，经血液缓冲 2～4 h 后，大约一半的 H^+ 可通过离子交换的方式透过细胞膜进入细胞内，由细胞内的缓冲对（Hb^-/HHb、Pr^-/HPr、$HPO_4^{2-}/H_2PO_4^-$ 等）进行缓冲。此外，细胞内外的 H^+-K^+ 交换也能参与调节，可导致高血钾。

3.肺的代偿调节

代谢性酸中毒时，血液 H^+ 浓度升高，刺激外周化学感受器，反射性地兴奋延髓呼吸中枢，使呼吸的深度和频率增加。呼吸加深加快[酸中毒库斯莫（Kussmaul）深大呼吸]是代谢性酸中毒的主要临床表现，其意义是使 CO_2 排出增多，从而调节血浆[HCO_3^-]/[H_2CO_3]的比值接近 20∶1，pH 值可以维持在正常范围内。肺的代偿作用相当迅速，一般数分钟便可出现深快呼吸，30 min 后即可进行代偿，12～24 h 达代偿高峰，最大代偿极限是使 $PaCO_2$ 降到 10 mmHg。

4.肾的代偿调节

代谢性酸中毒时，肾通过增强碳酸酐酶和谷氨酰胺酶的活性，使泌 H^+ 和泌 NH_4^+ 增加，重吸收 HCO_3^- 增多。当肾脏本身有病变（如肾衰竭）时，其对酸碱失衡的代偿调节能力将难以发挥作用。

（四）血气指标的变化

由于 HCO_3^- 原发性降低，所以 AB、SB、BB 值均降低，BE 负值加大，血 pH 值可降至

7.35～7.4(代偿性代谢性酸中毒)或小于 7.35(失代偿性代谢性酸中毒);通过呼吸代偿,$PaCO_2$继发性下降,AB<SB。

(五)对机体的影响

1.心血管系统

(1)心律失常:主要是室性心律失常,严重时可发生传导阻滞甚至心跳停搏。引起心律失常的原因与继发性高钾血症密切相关。

(2)心肌收缩力减弱:轻度酸中毒时,可刺激肾上腺髓质释放肾上腺素,表现出对心脏的正性肌力作用。严重酸中毒时,又可阻断肾上腺素对心血管的效应,使心肌收缩力减弱,致使心搏出量减少。酸中毒时引起心肌收缩力减弱的机制可能是由于:①H^+增多可竞争性抑制 Ca^{2+} 与心肌的肌钙蛋白亚单位结合,从而抑制心肌的兴奋-收缩偶联,降低心肌的收缩性,使心排血量减少;②H^+影响 Ca^{2+} 内流;③H^+影响心肌细胞肌浆网释放 Ca^{2+}。

(3)心血管系统对儿茶酚胺的反应性降低:尤其是毛细血管前括约肌对儿茶酚胺的反应性降低,使毛细血管网大量开放,回心血量减少,血压下降。

2.中枢神经系统

严重的代谢性酸中毒常引起中枢神经系统代谢障碍,主要表现为意识障碍、乏力、知觉迟钝甚至嗜睡或昏迷,最后可因呼吸中枢和血管运动中枢麻痹而死亡。其发生机制可能与下列因素有关:

(1)酸中毒时,生物氧化酶类的活性受到抑制,氧化磷酸化过程减弱,致使 ATP 生成减少,因而脑组织能量供应不足。

(2)pH 值降低时,脑组织内谷氨酸脱羧酶活性增强,使 γ-氨基丁酸(γ-aminobutyric acid, GABA)增多,后者对中枢神经系统具有抑制作用。

3.骨骼系统

慢性代谢性酸中毒(尤其是慢性肾衰)患者骨骼中的磷酸钙和碳酸钙可释放出来,与过量的 H^+ 中和而起缓冲作用,造成骨质脱钙。

(六)防治原则

积极治疗原发病,去除引起代谢性酸中毒的原因,是治疗代谢性酸中毒的基本原则。同时要注意纠正水、电解质紊乱,恢复有效循环血量和肾功能。对严重患者,可给予一定量的碱性药物进行对症治疗。

二、呼吸性酸中毒

呼吸性酸中毒是指血浆中 $PaCO_2$原发性增高,导致 pH 值降低的酸碱平衡紊乱。

(一)病因和发病机制

1.通气障碍

通气障碍常见于以下原因:

(1)呼吸中枢抑制:颅脑损伤、脑炎、脑血管意外、麻醉药或镇静剂用量过大等均可抑制呼吸中枢,导致肺通气障碍,CO_2潴留。

(2)呼吸道阻塞:严重的喉头痉挛或水肿、溺水、吸入异物等可引起急性呼吸性酸中毒,慢性阻塞性肺病(chronic obstructive pulmonary disease,COPD)、支气管哮喘等是慢性呼吸性酸中毒的常见原因。

(3)呼吸肌麻痹:严重的急性脊髓灰质炎、严重低钾血症、重症肌无力等患者,由于呼吸动力丧失,可致 CO_2 在体内潴留。

(4)胸廓、胸腔病变:胸部创伤、严重气胸或大量胸腔积液等,均可影响肺通气功能。

2.通气不良

通气不良多见于空气中 CO_2 浓度较高的矿井、坑道或防空洞内等,机体因吸入 CO_2 过多,使血浆中 H_2CO_3 浓度升高,从而引起呼吸性酸中毒。

(二)分类

1.急性呼吸性酸中毒

急性呼吸性酸中毒常见于急性气道阻塞、急性心源性肺水肿、中枢或呼吸肌麻痹等引起的呼吸骤停。

2.慢性呼吸性酸中毒

慢性呼吸性酸中毒一般指 $PaCO_2$ 高浓度潴留持续达 24 h 以上者,见于气道及肺部慢性炎症引起的 COPD 及肺广泛性纤维化或肺不张。

(三)机体的代偿调节

呼吸性酸中毒多是由于呼吸功能障碍所致,因此肺不能发挥代偿调节作用,体内升高的 $PaCO_2$(H_2CO_3)也不能靠碳酸盐缓冲系统来缓冲,而主要靠血液中的非碳酸氢盐缓冲系统和肾脏代偿。

1.急性呼吸性酸中毒的代偿调节

机体对急性呼吸性酸中毒的缓冲作用十分有限,患者常表现为失代偿,其代偿调节机制有以下两种:

(1)H^+-K^+ 交换:急性呼吸性酸中毒时,CO_2 在体内潴留使血浆 H_2CO_3 浓度不断升高,H_2CO_3 解离为 H^+ 和 HCO_3^-,H^+ 与细胞内 K^+ 交换,进入细胞内的 H^+ 可被细胞内缓冲系统缓冲,血浆 HCO_3^- 浓度代偿性增加,但同时 K^+ 外移可诱发高钾血症。

(2)红细胞的缓冲作用:血浆中的 CO_2 通过弥散迅速进入红细胞,并在碳酸酐酶的催化下,与水生成 H_2CO_3,再解离为 H^+ 和 HCO_3^-。H^+ 主要被血红蛋白和氧合血红蛋白缓冲,HCO_3^- 则进入血浆与 Cl^- 交换,使血浆 HCO_3^- 浓度有所增加,血 Cl^- 有所降低(见图 7-3-2)。

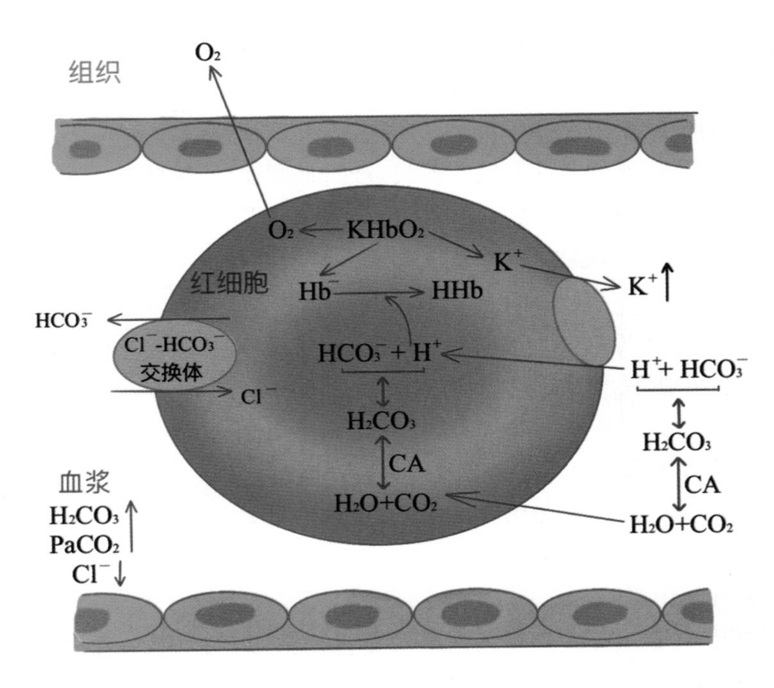

图 7-3-2 呼吸性酸中毒时，血红蛋白的缓冲作用和红细胞内外的离子交换

2.慢性呼吸性酸中毒的代偿调节

与急性呼吸性酸中毒一样，慢性呼吸性酸中毒也能通过细胞内外 H^+-K^+ 交换和红细胞的缓冲作用进行代偿，但其主要的代偿方式是肾的代偿调节。由于 $PaCO_2$ 和 H^+ 浓度升高，肾小管上皮细胞内碳酸酐酶和谷氨酰胺酶活性增强，使肾小管上皮细胞的泌 H^+ 和泌 NH_4^+ 都增加，同时加强对 HCO_3^- 的重吸收，以达到排酸保碱的目的，这一作用需要 3～5 天才能发挥最佳代偿效果。肾的代偿作用十分强大，$PaCO_2$ 每升高 10 mmHg，血浆 HCO_3^- 浓度将增高 3.5～4.0 mmol/L，使血浆[HCO_3^-]/[H_2CO_3]的比值恢复正常，因而在轻度和中度慢性呼吸性酸中毒时，患者血浆的 pH 值可保持在正常范围内。

(四)血气指标的变化

1.急性呼吸性酸中毒

$PaCO_2$ 原发性增高，AB 继发性轻度增高，由于肾来不及代偿，SB、BB 和 BE 可维持正常，AB 大于 SB，pH 值小于 7.35。

2.慢性呼吸性酸中毒

$PaCO_2$ 原发性增高，SB、AB 和 BB 均继发性明显增高，BE 正值增大，AB 大于 SB，pH 值常降至 7.35～7.4(代偿性慢性呼吸性酸中毒)，严重时可小于 7.35(失代偿性慢性呼吸性酸中毒)。

(五)对机体的影响

1.中枢神经系统

呼吸性酸中毒时，中枢神经系统的功能障碍要比代谢性酸中毒时更为显著。早期的症状主要包括头痛、不安、焦虑,进一步发展可出现震颤、精神错乱及嗜睡等,称为“CO_2麻醉”或“肺性脑病”(pulmonary encephalopathy)。

2.心血管系统

CO_2潴留可引起脑血管扩张,使脑血流量增加,导致患者持续性头痛。与代谢性酸中毒相似,呼吸性酸中毒时,也可由于血浆 H^+ 浓度增高和高钾血症而引起心肌收缩力减弱、心律失常和血压下降等。

(六)防治原则

积极治疗原发病,改善通气功能,保持呼吸道通畅,以利于 CO_2 的排出,必要时可做气管插管、气管切开或使用人工呼吸机改善通气。慎重使用碱性药物,对严重呼吸性酸中毒患者,必须在保证足够通气的情况下才能应用 $NaHCO_3$,因为 $HCO_3^- + H^+ \rightleftharpoons H_2CO_3 \rightleftharpoons CO_2 + H_2O$,可使血浆 $PaCO_2$ 进一步升高,反而加重呼吸性酸中毒的危害。

三、代谢性碱中毒

代谢性碱中毒是指血浆中 HCO_3^- 原发性增高,而导致 pH 值升高的酸碱平衡紊乱。

(一)病因和发病机制

1.H^+ 丢失过多

细胞内 H_2CO_3 可解离生成 H^+ 和 HCO_3^-,因此每丢失 1 nmol 的 H^+,必然同时生成 1 nmol的 HCO_3^-,后者返回血液增多,造成代谢性碱中毒。H^+ 丢失主要通过以下两条途径:

(1)经胃丢失 H^+ 过多:剧烈呕吐、幽门梗阻及胃引流等引起大量含 HCl 的胃液丢失,来自肠液和胰液的 HCO_3^- 不能被 H^+ 中和,不断由肠黏膜吸收入血,使血浆 HCO_3^- 升高而引起代谢性碱中毒。此外,胃液丢失往往伴有 Cl^- 和 K^+ 的丢失,从而引起低氯血症和低钾血症,这也是促进代谢性碱中毒发生的原因。

(2)经肾丢失 H^+ 过多:①长期使用某些利尿剂如呋塞米、依他尼酸等,可抑制髓袢升支对 Cl^-、Na^+ 和 H_2O 的重吸收,致使肾远端小管内的尿液流速加快,远端肾小管 NaCl 含量增加,H^+-Na^+ 交换增强,泌氢增加,$NaHCO_3$ 被大量吸收入血,Cl^- 则以 NH_4Cl的形式随尿排出,从而发生代谢性碱中毒。②肾上腺皮质激素中,无论盐皮质激素(如醛固酮)还是糖皮质激素(如氢化可的松),都能促进肾远端小管和集合管重吸收 $NaHCO_3$,促进 K^+ 和 H^+ 的排泌,引起代谢性碱中毒。

2.HCO_3^- 负荷过量

HCO_3^- 负荷过量常为医源性,见于 HCO_3^- 摄入过多或临床补碱过多;脱水时,仅丢失 H_2O 和 NaCl,可使血中 HCO_3^- 增多,造成浓缩性碱中毒(concentrating alkalosis)。正常肾具有较强的排泄 HCO_3^- 的能力,只有肾功能受损后补充大量碱性药物时,才会发生代谢性碱中毒。

3.低钾血症

低钾血症时,细胞外液 K^+ 浓度降低,通过 H^+-K^+ 交换,细胞内 K^+ 向细胞外转移,

细胞外液 H^+ 向细胞内转移；同时，肾小管上皮细胞内 K^+ 浓度降低，引起 K^+-Na^+ 交换减少，H^+-Na^+ 交换增加，肾排泌 H^+ 增加，重吸收 HCO_3^- 加强，从而发生代谢性碱中毒。一般发生代谢性碱中毒时，尿液呈碱性，但在低钾性碱中毒时，由于肾泌 H^+ 增多，尿液反而呈酸性，称为反常性酸性尿（paradoxical aciduria）。

（二）分类

按照代谢性碱中毒的发病机制和对生理盐水治疗的不同效果，可将其分为以下两类：

1.盐水反应性碱中毒

盐水反应性碱中毒主要见于胃液丢失过多或长期使用利尿剂，丢失 H^+ 的同时也丢失了 Cl^-，生理盐水治疗有效。

2.盐水抵抗性碱中毒

盐水抵抗性碱中毒主要见于盐皮质激素过多、库欣综合征和低钾血症等，维持因素是盐皮质激素的直接作用和低 K^+，这种碱中毒患者给予生理盐水没有治疗效果。

（三）机体的代偿调节

1.血液和细胞的缓冲作用

代谢性碱中毒时，细胞外液 H^+ 浓度降低，碱性物质（OH^-）浓度升高，缓冲系统中的弱酸（H_2CO_3、$HHbO_2$、HHb、HPr、$H_2PO_4^-$）可与 OH^- 发生中和反应，使 HCO_3^- 等弱酸根离子浓度增高。同时，通过细胞内外 H^+-K^+ 交换，细胞内液的 H^+ 外移，细胞外液的 K^+ 则进入细胞内以维持离子平衡，因而碱中毒常伴有低钾血症。

2.肺的代偿调节

H^+ 浓度降低对呼吸中枢呈现抑制作用，造成呼吸变浅变慢，肺泡通气量减少，CO_2 的排出减少，使[HCO_3^-]/[H_2CO_3]比值趋于正常。呼吸变浅变慢虽可提高 $PaCO_2$ 水平，却可降低 PaO_2，当 PaO_2 降低到一定程度（小于 60 mmHg）时，反而引起呼吸中枢兴奋。因而即使严重的代谢性碱中毒，$PaCO_2$ 也极少能超过55 mmHg，即很少能达到完全代偿，难于使 pH 值恢复正常。

3.肾的代偿调节

血浆 H^+ 减少使肾小管上皮细胞内的碳酸酐酶和谷氨酰胺酶活性降低，肾小管泌 H^+ 和泌 NH_4^+ 减少，尿呈碱性；HCO_3^- 重吸收减少，血浆 HCO_3^- 浓度下降。肾的代偿作用发挥较晚（3～5 天），所以急性代谢性碱中毒时，肾代偿不起主要作用。

（四）血气指标的变化

由于 HCO_3^- 原发性增高，所以 AB、SB、BB 值均增高，BE 正值加大，pH 值在 7.40～7.45（代偿性代谢性碱中毒）或大于 7.45（失代偿性代谢性碱中毒）；通过呼吸代偿，$PaCO_2$ 继发性升高，AB＞SB。

（五）对机体的影响

轻度代谢性碱中毒的临床表现往往被原发疾病所掩盖，缺乏典型的症状和体征，或出现与碱中毒无直接关系的表现，如低钾血症引起的多尿、口渴等。严重的代谢性碱中毒则可出现以下功能代谢变化。

1.中枢神经系统功能障碍

严重的代谢性碱中毒患者常有烦躁不安、精神错乱、谵妄、意识障碍等症状。这是由于血浆pH值升高时，脑组织内γ-氨基丁酸分解加强、生成减少，对中枢神经系统的抑制作用减弱，出现中枢神经系统兴奋症状。另外，还与碱中毒时血红蛋白氧离曲线左移，氧合血红蛋白不易释放氧，造成脑组织缺氧有关。

2.神经-肌肉兴奋性增高

代谢性碱中毒时，神经-肌肉的兴奋性增高，表现为腱反射亢进、四肢麻木、震颤、手足搐搦等症状。这与pH值升高时血浆游离Ca^{2+}浓度降低有关。但若患者伴有明显的低钾血症以致引起肌肉无力或麻痹时，则可暂不出现抽搐；一旦低钾症状纠正后，抽搐症状即可发生。

3.低钾血症

代谢性碱中毒时，常伴有低钾血症，细胞外液H^+浓度降低使细胞内H^+外移而细胞外K^+进入细胞内；同时，由于肾小管上皮细胞排H^+减少，故H^+-Na^+交换降低而K^+-Na^+交换增强，故引起排K^+增多而致低钾血症。低钾血症可引起肌肉无力或麻痹、心律失常等，严重者可发生心律失常。

（六）防治原则

代谢性碱中毒一般是可以预防的。一旦发生代谢性碱中毒，积极治疗原发病的同时去除代谢性碱中毒的诱因是治疗的基本方针。

对盐水反应性碱中毒患者，需要补充Na^+和Cl^-，治疗的关键是恢复血容量并纠正低钾血症；而盐水抵抗性碱中毒患者几乎没有细胞外液减少，可用碳酸酐酶抑制剂（如乙酰唑胺）抑制肾小管上皮细胞内碳酸酐酶的活性，增加Na^+和HCO_3^-的排出。

四、呼吸性碱中毒

呼吸性碱中毒是指血浆中$PaCO_2$原发性减少而导致pH值升高的酸碱平衡紊乱。

（一）病因和发病机制

1.低氧血症和肺疾患

吸入气氧分压过低或外呼吸功能障碍均可因PaO_2降低而反射性地引起呼吸中枢兴奋，使呼吸深快、CO_2排出增多。

2.呼吸中枢受到直接刺激或精神性过度通气

中枢神经系统疾病如脑血管意外、脑炎、脑外伤及脑肿瘤等均可刺激呼吸中枢引起过度通气，癔症发作时也可引起精神性通气过度，某些药物如水杨酸、铵盐类可直接兴奋呼吸中枢致通气增强，革兰氏阴性杆菌败血症也是引起过度通气的常见原因。

3.人工呼吸机使用不当

使用人工呼吸机时，常因通气量过大而引起严重的呼吸性碱中毒。

（二）分类

1.急性呼吸性碱中毒

急性呼吸性碱中毒一般指 $PaCO_2$ 在 24 h 内急剧下降而导致 pH 值升高，常见于人工呼吸机使用不当引起的过度通气、高热和低氧血症时。

2.慢性呼吸性碱中毒

慢性呼吸性碱中毒一般指持久的 $PaCO_2$ 下降超过 24 h 而导致 pH 值升高，常见于慢性颅脑疾病、肺部疾病、肝脏疾病、缺氧和氨兴奋呼吸中枢时。

（三）机体的代偿调节

1.急性呼吸性碱中毒

细胞内外离子交换和细胞内液缓冲是急性呼吸性碱中毒的主要代偿方式，但其缓冲作用十分有限，而肾又来不及代偿，故急性呼吸性碱中毒常呈失代偿状态。

急性呼吸性碱中毒时，血浆 H_2CO_3 浓度迅速降低，HCO_3^- 浓度相对升高，约 10 min 内，H^+ 从细胞内移出到细胞外并与 HCO_3^- 结合，使血浆 HCO_3^- 浓度降低，H_2CO_3 浓度回升；而细胞外的 K^+ 移到细胞内以维持电平衡，故血 K^+ 浓度降低。这些进入血浆的 H^+ 主要来自红细胞内的血红蛋白和 H_3PO_4 等非碳酸氢盐缓冲系统，也可来自由于碱中毒糖酵解增强而产生的乳酸。

血浆中相对增高的 HCO_3^- 可进入红细胞，与胞内 H^+ 结合生成 H_2CO_3，再分解成 CO_2 和 H_2O，CO_2 逸出红细胞形成 H_2CO_3，促使血浆 H_2CO_3 浓度回升。HCO_3^- 进入红细胞时，一定有等量 Cl^- 从红细胞进入血浆，故血 Cl^- 浓度升高（见图 7-3-3）。

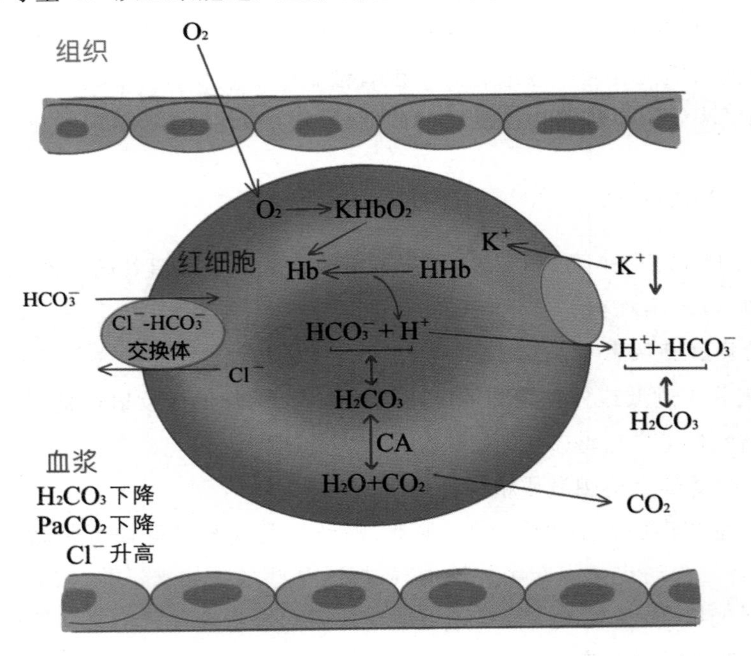

图 7-3-3 呼吸性碱中毒时血红蛋白的缓冲作用及红细胞内外离子交换

2.慢性呼吸性碱中毒

肾的代偿调节是慢性呼吸性碱中毒的主要代偿方式。在低碳酸血症持续存在的情况下，血浆 H^+ 降低，肾小管上皮细胞内的碳酸酐酶、谷氨酰胺酶活性降低，肾小管泌 H^+、泌 NH_4^+ 减少，重吸收 HCO_3^- 降低，血浆 HCO_3^- 浓度代偿性降低。

慢性呼吸性碱中毒时，由于肾的代偿调节和细胞内缓冲，平均 $PaCO_2$ 每降低 10 mmHg，血浆 HCO_3^- 浓度下降 5 mmol/L，从而有效地避免了细胞外液 pH 值发生大幅度变动，因此慢性呼吸性碱中毒往往是代偿性的。

（四）血气指标的变化

1.急性呼吸性碱中毒

$PaCO_2$原发性降低，AB 继发性下降，肾来不及发挥代偿作用，因此反映代谢因素的指标（如 SB、BB 及 BE）可在正常范围内，AB 小于 SB，pH 值大于 7.45。

2.慢性呼吸性碱中毒

$PaCO_2$原发性降低，AB 明显降低，SB、BB 降低，BE 负值加大，AB 小于 SB，pH 值为 7.40～7.45（代偿性慢性呼吸性碱中毒）或大于 7.45（失代偿性慢性呼吸性碱中毒）。

（五）对机体的影响

呼吸性碱中毒对中枢神经系统和神经-肌肉系统的影响与代谢性碱中毒相似。患者手足搐搦比较多见而且明显，严重者可见肌肉震颤，周身抽搐，其发生机制与低 Ca^{2+} 有关。导致神经系统功能障碍的原因中，除碱中毒对脑功能的损伤外，还与 $PaCO_2$ 下降引起脑血管收缩，使脑血流量减少有关。精神性过度换气患者的某些症状，如头痛、气急、胸闷等属于精神性因素，与碱中毒无关。

（六）防治原则

防治原则是积极治疗原发病和去除引起过度通气的原因。急性呼吸性碱中毒患者可吸入含 5%的 CO_2 的混合气体，或用纸袋罩于患者口鼻使其再吸入呼出的气体以维持血浆 H_2CO_3 浓度。对精神性通气过度患者可用镇静剂。有手足抽搐的，可静脉注射葡萄糖酸钙进行治疗。

第四节　混合型酸碱平衡紊乱

临床上，酸碱平衡紊乱的患者可能不只发生一种类型的酸碱平衡紊乱，当同一患者同时并存两种或两种以上的酸碱平衡紊乱时，称为混合型酸碱平衡紊乱（mixed acid-base disturbance）。混合型酸碱平衡紊乱又分为双重性酸碱平衡紊乱（double acid-base disturbance）及三重性酸碱平衡紊乱（triple acid-base disturbance）。临床上混合型酸碱平衡紊乱的主要类型如表 7-4-1 所示。

表 7-4-1 临床上混合型酸碱平衡紊乱的主要类型

<table>
<tr><th>双重性酸碱平衡紊乱</th><th>三重性酸碱平衡紊乱</th></tr>
<tr><td>呼吸性酸中毒合并代谢性酸中毒，呼吸性酸中毒合并代谢性碱中毒</td><td>呼吸性酸中毒合并高 AG 代谢性酸中毒＋代谢性碱中毒</td></tr>
<tr><td>呼吸性碱中毒合并代谢性酸中毒，呼吸性碱中毒合并代谢性碱中毒</td><td rowspan="2">呼吸性碱中毒合并高 AG 代谢性酸中毒＋代谢性碱中毒</td></tr>
<tr><td>高 AG 代谢性酸中毒合并代谢性碱中毒</td></tr>
</table>

需要指出的是，无论是单纯型还是混合型酸碱平衡紊乱，都不是一成不变的。随着疾病的发展及治疗措施的影响，原有的酸碱失衡可能被纠正，也可能转变或合并其他类型的酸碱平衡紊乱。因此，在诊断和治疗酸碱平衡紊乱时，一定要密切结合患者的病史，观测血 pH 值、$PaCO_2$ 和 HCO_3^- 的动态变化，综合分析病情，及时作出正确的诊断和予以适当的治疗。

（王婧婧）

第八章　神经系统疾病学基础与药物干预

第一节　神经系统疾病

神经系统由神经元、神经胶质细胞和血管等组成。神经系统疾病种类繁多，但都是由这些结构的基本病变反映出来，并具有与其他器官不同的病理学特点。例如，神经系统病变定位与功能障碍关系密切，临床上可根据表现作出对相应病变的定位诊断；相同病变发生在不同部位，可引起完全不同的临床表现和后果；不同性质的病变（如颅内炎症、肿瘤及出血等）可引起颅内压升高等相似的后果；颅外其他器官的恶性肿瘤常可发生颅内脑转移，但颅内原发性恶性肿瘤转移至颅外则极少见；神经系统还具有自身特有的特殊病变，如神经元变性坏死、髓鞘脱失、胶质细胞增生和肥大等。这些不同于其他器官的病理学特点与神经系统的特殊解剖结构和生理功能有关。

一、神经系统的基本病变

当神经系统受到各种外界和内在损伤因子的作用时，可出现萎缩、变性、坏死、增生等基本病变。

（一）神经元及神经纤维的基本病变

神经元及神经纤维受到机体缺血、缺氧、感染和中毒等损伤因素的作用时，可出现以下基本病理变化。

1.神经元的基本病变

神经元的基本病变包括单纯性神经元萎缩（simple neuronal atrophy）、尼氏小体溶解（chromatolysis）、包涵体形成（inclusion）、神经原纤维变性（neurofibrillary degeneration）、颗粒空泡变性（particle cavitation denaturation）和神经元急性坏死（acute neuronal necrosis）。

（1）单纯性神经元萎缩。单纯性神经元萎缩多见于小脑变性、肌萎缩性侧索硬化等病程较长的慢性、渐进性变性疾病。病变早期在形态学上很难发现神经元的减少，病变晚期可出现特征性的神经元胞体及胞核固缩、消失，但无明显的尼氏小体溶解，通常缺乏炎症反应。

(2)尼氏小体溶解。尼氏小体溶解多见于轴突损伤、病毒感染、缺血缺氧、维生素B缺乏等。病变表现为整个神经元肿大变圆，核偏位，核仁增大，尼氏小体(Nissl body)溶解消失。尼氏小体溶解主要发生在胞质中央时，称为中央性尼氏小体溶解，首先出现尼氏小体崩解、消失，或仅在细胞周边区有少量残留，胞质呈苍白均质状，其机制与粗面内质网脱颗粒有关。早期病变具有可复性，可能与游离核糖体使神经元蛋白质合成代谢增强有关；晚期可导致神经元死亡。常见的病因有病毒(如脊髓灰质炎病毒)感染和维生素B缺乏症。尼氏小体溶解主要发生在胞质边缘时，称为周围性尼氏小体溶解，可见于进行性肌萎缩中的脊髓前角细胞。尼氏小体发生弥漫性溶解消失最为常见，是细胞对损伤的一种非特殊反应。

(3)包涵体形成。包涵体形成见于某些病毒感染和变性疾病，表现为神经元胞质或胞核内出现均质的蛋白样物质。病毒包涵体是神经系统病毒感染性疾病重要的病理诊断依据。帕金森病出现的路易小体(Lewy body)见于患者的黑质神经元胞质中；狂犬病时出现的内基氏小体(Negri body)见于患者的海马和脑皮质锥体细胞胞质中；皮克病患者出现的皮克小体(Pick body)是一种胞质包涵体，以海马部锥体细胞中最易发现。此外，老年人神经元胞质中出现脂褐素源于溶酶体的残体。

(4)神经原纤维变性。神经原纤维变性又称神经原纤维缠结(neurofibrillary tangle)，常见于阿尔茨海默病，银染示皮层神经元胞质中的神经原纤维变粗，并在胞核周围凝结卷曲呈缠结状，这是神经元趋向死亡的一种标志。电镜下可见缠结由直径为7～9 nm的微丝构成，免疫组化证实为神经微丝。神经原纤维变性是阿尔茨海默病相对特征性的病变，但也可见于帕金森病等。

(5)颗粒空泡变性。颗粒空泡变性表现为神经元胞质内数个小空泡，这是一种老年性变化。老年人脑内常出现老年斑、神经原纤维变性及颗粒空泡变性，但在阿尔茨海默病和皮克病患者中更为明显。颗粒空泡变性的发生部位一般局限于海马扇形部及其附近的锥体细胞胞质内。

(6)神经元急性坏死。神经元急性坏死又称红色神经元(red neuron)，多见于神经元急性缺血缺氧、感染和中毒等，由缺血引起的神经元坏死最常见于大脑皮质的锥体细胞和小脑浦肯野(Purkinje)细胞。病变表现为神经元胞体缩小，胞核固缩，溶解消失，胞质尼氏体消失，HE染色胞质呈深红色(见图8-1-1)。当细胞核溶解消失时，仅残留神经元细胞的轮廓或痕迹，称为“鬼影细胞”(ghost cell)。

2.神经纤维的基本病变

神经纤维的基本病变包括轴突损伤、轴突反应和脱髓鞘(demyelination)。

(1)轴突损伤、轴突反应。轴突损伤后，神经元首先出现中央性尼氏小体溶解，同时出现轴突肿胀和轴突运输障碍。HE切片中，肿胀的轴突呈红染球状，称为轴突小球(axonal spheroids)。轴突反应又称沃勒变性(Wallerian degeneration)，是指中枢或周围神经轴索被离断后，其远端和部分近端的轴索及其所属的髓鞘发生变性、崩解、被细胞吞噬消化等变化。

(2)脱髓鞘。髓鞘的崩解和消失称为脱髓鞘。脱髓鞘常由脱髓鞘疾病引起(称原发性脱髓鞘)，或由创伤、感染和缺氧等引起(称继发性脱髓鞘)，表现为轴索相对保留，而施万(Schwann)细胞变性或髓鞘板层分离、肿胀、断裂、崩解成脂滴，进而完全脱失(见图8-1-2)。随着病情的发展，轴索可出现继发性损伤，并可出现不同的临床表现。

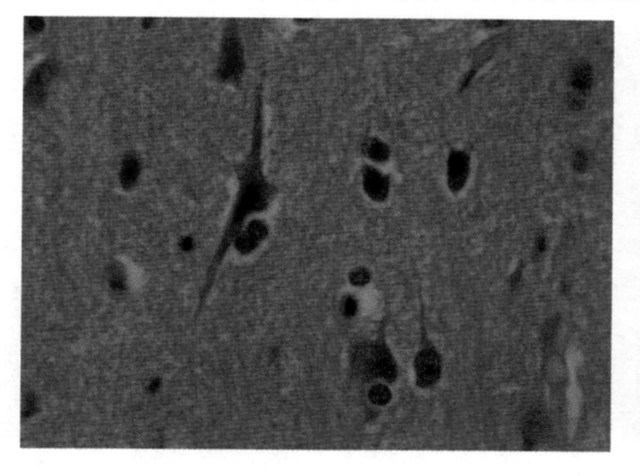

图 8-1-1 红色神经元

(图片为北京宣武医院滕梁红主任惠赠)

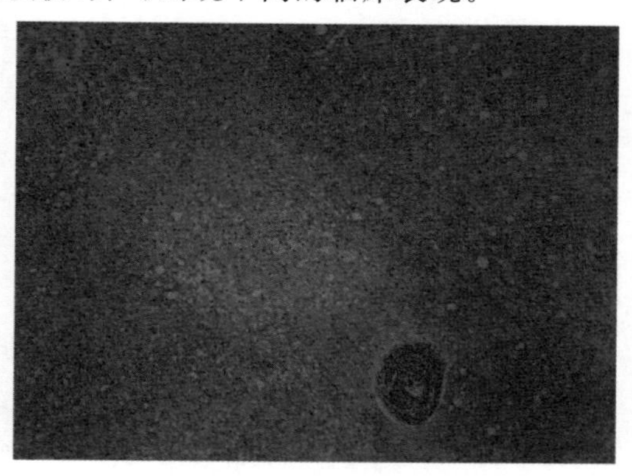

图 8-1-2 脱髓鞘病变

蓝色缺失的区域为脱髓鞘区(劳克坚牢蓝+HE 染色)

(图片为北京宣武医院滕梁红主任惠赠)

(二)神经胶质细胞的基本病变

神经胶质细胞广泛分布于中枢神经系统和周围神经系统，与神经元数目之比为10∶1～50∶1。神经胶质细胞有星形胶质细胞、少突胶质细胞、小胶质细胞和室管膜细胞。

1.星形胶质细胞的基本病变

(1)肿胀。肿胀多见于缺血缺氧、中毒、海绵状脑病等，表现为星形胶质细胞染色质疏松淡染，细胞核明显增大，病变严重时可出现星形胶质细胞死亡。肿胀是神经系统受损后最早出现的形态变化。

(2)反应性增生。缺血、缺氧、感染、中毒等原因均可引起脑组织损伤，从而导致胶质细胞增生，形成大量胶质纤维，最后成为胶质瘢痕。

(3)营养不良性增生。营养不良性增生是星形胶质细胞代谢紊乱的一种表现，其中阿尔茨海默细胞是此反应的典型代表细胞。阿尔茨海默细胞有Ⅰ型和Ⅱ型之分，最多见于威尔逊病(Wilson 病，即肝-豆状核变性)和其他肝性脑病。其中Ⅰ型细胞体积大，胞质明显，形状不规则；Ⅱ型细胞细胞核肿大，核膜明显，中央透明，细胞质不明显。

(4)星形细胞肥大。星形细胞肥大常见于缺氧、水肿、感染、梗死等引起的损伤病灶周围，表现为星形细胞体积增大，胞质丰富、嗜酸，胞核偏位。

(5)罗森塔尔(Rosenthal)纤维。罗森塔尔纤维常见于毛细胞性星形细胞瘤和慢性非肿瘤性疾病中的胶质纤维增生区，表现为星形细胞胞质和突起中形成的一种长形、棒状、圆形或卵圆形，毛玻璃样均质性、嗜酸性小体。罗森塔尔纤维由多种蛋白成分构成，包括胶质纤维酸性蛋白(glial fibrillary acidic protein,GFAP)、晶状体蛋白、热休克蛋白 hsp27 和泛素等。

(6)淀粉样小体(corpora amylacea)。淀粉样小体是指 HE 染色中呈圆形、向心性层状排列的嗜碱性小体,其来源系神经系统内各种细胞变性的产物,尤其以老年人星形胶质细胞突起丰富的区域多见,如软脑膜下、室管膜下和血管周围。

2.少突胶质细胞的基本病变

中枢神经系统的少突胶质细胞和周围神经系统的施万细胞的主要功能是形成髓鞘。少突胶质细胞与小淋巴细胞相似,沿轴突走向,数个细胞呈线状纵向排列,通常为 1～2 个少突胶质细胞分布于单个神经元周围。卫星现象(satellitosis)表现为 1 个神经元由 5 个或 5 个以上的少突胶质细胞围绕的现象,多见于神经元变性、坏死等,可能和神经营养有关。

3.小胶质细胞的基本病变

小胶质细胞在电镜下形态介于星形胶质细胞和少突胶质细胞之间,但其并不是真正的胶质细胞,属于单核-吞噬细胞系统。在非病理情况下,小胶质细胞属于“静止”细胞,各种损伤可导致其快速活化,发挥吞噬作用,可吞噬脂质等变性、坏死产物。

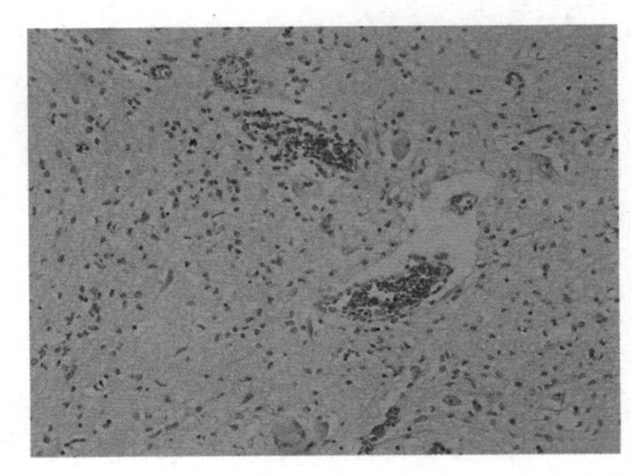

图 8-1-3　噬神经细胞现象

(1)噬神经细胞现象(neuronophagia)。噬神经细胞现象是小胶质细胞对坏死的神经元的一种反应,如发生乙型脑炎和脊髓灰质炎时,表现为被活化的小胶质细胞或血源性巨噬细胞侵入坏死的神经元胞体或突起进行吞噬的现象(见图 8-1-3)。

(2)小胶质细胞结节。在小血管或坏死的神经细胞附近,小胶质细胞局灶性增生形成的结节称为小胶质细胞结节(microglial nodule),常见于中枢神经系统感染性疾病,尤其是病毒性脑炎。

(3)格子细胞(gitter cell)。格子细胞是小胶质细胞或巨噬细胞吞噬神经组织崩解产物后,因胞质中含有大量脂滴,HE 染色呈空泡状而得名,又称泡沫细胞。

4.室管膜细胞的基本病变

各种损伤因子(如结核、梅毒)引起广泛的脑室系统的室管膜细胞(ependymal cell)丢失后,室管膜下的星形胶质细胞增生,填补缺损,形成很多向脑室面突起的细小颗粒,称为颗粒性室管膜炎(ependymal granulation)。

二、中枢神经系统感染性疾病

中枢神经系统的感染常见原因有细菌、病毒、真菌、寄生虫、立克次体和螺旋体等,可表现为脑膜炎、脑脓肿和脑膜脑炎等。

(一)细菌性疾病

常见的颅内细菌性疾病包括:①脑膜炎(meningitis),主要为细菌侵及软脑膜、蛛网膜和脑脊液所致;②脑脓肿(brain abscess),常为血源性感染和局部感染蔓延至脑实质所致。下面以流行性脑脊髓膜炎(epidemic cerebrospinal meningitis)为例进行介绍。

流行性脑脊髓膜炎简称“流脑”,是由脑膜炎双球菌感染引起的脑脊髓膜急性化脓性炎症,儿童及青少年为好发人群。该病冬春季节多见,散发或流行,临床主要表现为突然高热,皮肤或黏膜有瘀点或瘀斑,出现恶心、呕吐、头痛及脑膜刺激征。

1.病因及发病机制

脑膜炎双球菌属于奈瑟菌属,是一种具有荚膜,能抵抗体内白细胞吞噬的化脓性菌,能产生毒性较强的内毒素。流脑的传染源是病原体携带者和患者,其鼻咽部分泌物中的细菌借飞沫经呼吸道传播,侵入人体后病情的发展取决于人体防御能力和细菌致病力的大小,一般不发病或仅引起局部轻度卡他性炎而成为带菌者。当机体抵抗力低下或菌量多、毒力强时,细菌由鼻咽部入血,大量繁殖并产生内毒素,引起短期菌血症或败血症。对极少数(2%~3%)机体抵抗力低下者,病菌可到达软脑膜引起化脓性脑膜炎。细菌可在蛛网膜下腔的脑脊液中繁殖和播散。

2.病理变化

流行性脑脊髓膜炎主要表现为脑脊髓膜急性化脓性炎,软脑膜、蛛网膜病变较重,硬脑膜病变较轻。严重病例可累及邻近脑膜的脑实质,称脑膜脑炎。

肉眼观察可见脑脊膜充血、水肿,蛛网膜下腔、脑室内有大量灰黄脓性渗出物;光镜下可见蛛网膜下腔增宽,其内有大量中性粒细胞、浆液及纤维素渗出和少量淋巴细胞、单核细胞浸润,蛛网膜血管高度扩张充血(见图 8-1-4)。

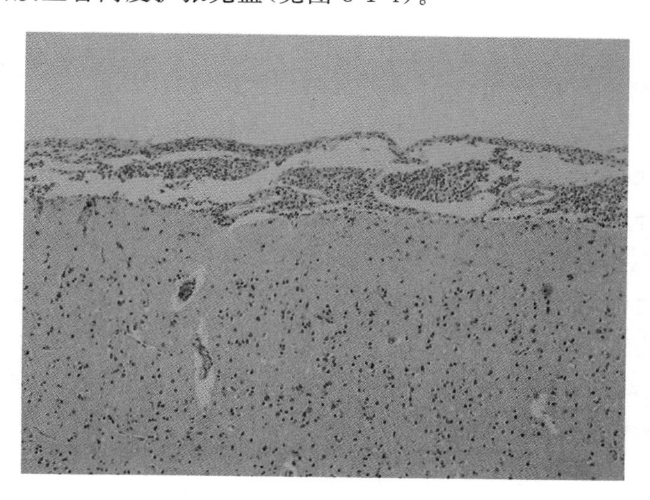

图 8-1-4 流行性脑脊髓膜炎,可见蛛网膜下腔大量脓液积聚

(二)病毒性疾病

中枢神经系统病毒性疾病常见的病毒有疱疹病毒、肠源性病毒、虫媒病毒、狂犬病病

毒以及人类免疫缺陷病毒等，病变可累及脑、脊髓、软脑膜等。下面主要介绍流行性乙型脑炎(epidemic encephalitis B)。

流行性乙型脑炎是一种由乙型脑炎病毒感染引起的急性传染病，简称“乙脑”，流行于夏秋季，多发生于儿童，临床上患儿急骤发病，有高热、意识障碍、惊厥、强直性痉挛和脑膜刺激征等，重症患者病后往往留有后遗症。

1.病因及发病机制

流行性乙型脑炎的传染源为乙型脑炎患者和中间宿主(猪、牛、羊、马、鸭等)，其传播媒介为库蚊(我国主要为三节吻库蚊)、伊蚊和按蚊，通过蚊虫叮咬传播。蚊感染病毒后，中肠细胞为最初复制部位，经病毒血症侵犯其唾液腺和神经组织，并再次复制。感染病毒的蚊子终生带毒并可经卵传代，成为传播媒介和贮存宿主。家畜和家禽在流行季节感染乙脑病毒后，一般为隐性感染，但病毒在其体内可增殖，侵入血流，引起短暂的病毒血症，使蚊子成为乙脑病毒的暂时贮存宿主。蚊子叮咬可反复传播病毒，成为人类的传染源。

乙脑的病原体是嗜神经性乙型脑炎病毒，为有膜RNA病毒。该病毒呈球形，直径约50 nm，内有衣壳蛋白(C)与核酸构成的核心；外披含脂质的囊膜，表面有囊膜糖蛋白(E)刺突，即病毒血凝素；囊膜内尚有内膜蛋白(M)，参与病毒的装配。病毒基因组为单股正链RNA，全长11 kb，自5′端至3′端依次编码结构蛋白C、M、E以及非结构蛋白NS1～NS5。病毒RNA在细胞质内扮演mRNA的角色，翻译出结构蛋白和非结构蛋白，在胞质粗面内质网上装配成熟，出芽释放。乙脑病毒对热的抵抗力弱，56 ℃的条件下30 min即被灭活。

人体被携带病毒的蚊虫叮咬后，病毒进入血液循环，先在血管内皮细胞及单核-吞噬细胞系统中繁殖，引起短暂病毒血症。随后有少量病毒进入血流，成为短暂的第一次病毒血症，此时病毒随血循环散布到肝、脾等处的细胞中继续增殖，一般不出现明显症状或只发生轻微的前驱症状。经4～7天的潜伏期后，在体内增殖的大量病毒再次侵入血流成为第二次感染(顿挫感染)，数日后可自愈；但少数患者(0.1%)体内的病毒可通过血-脑屏障进入中枢神经系统，在神经元内生长繁殖，造成神经元细胞变性坏死，毛细血管栓塞，淋巴细胞浸润，甚至出现局灶性坏死和脑组织软化。

当患者免疫力强，血-脑屏障的功能正常时，病毒不能进入脑组织，最终成为隐性感染。当患者免疫力低下，血-脑屏障不健全时，病毒经血循环可突破血-脑屏障侵入中枢神经系统致病，并可引起相应的后遗症。乙脑的发病与受感染的细胞表面膜抗原激活体液免疫和(或)细胞免疫有关。

2.病理变化

流行性乙型脑炎为中枢神经系统变质性炎，病变广泛累及脑脊髓实质，受累最严重的是大脑皮质、基底核和视丘，其次是小脑皮质、丘脑和脑桥；脊髓常仅限于颈段脊髓。

肉眼观察可见脑和脊髓充血、水肿；顶叶及丘脑等处可见针尖或粟粒大小、边界清楚的半透明软化灶，弥散或聚集成群分布。光镜下可见的基本病理变化包括变质、渗出和增生三种，以变质为主。变质即神经细胞的变性、坏死，表现为神经元肿胀，胞质内空泡，尼氏小体消失等，可见卫星现象和噬神经细胞现象，严重者还可发生灶性液化性坏死，称为筛状软化灶，对流行性乙型脑炎具有一定的诊断意义。渗出主要为血管改变和炎症反应。此外，可见小胶质细胞呈弥漫性或局灶性增生。

扩展阅读

神经科学的理论基础主要包括动物电的发现、神经元学说、神经系统整合作用理论、脑功能定位观点，还有细胞生物学和分子生物学基础等几个方面。18世纪末，意大利人伽伐尼(L. Galvani)发现蛙腿可因神经接受电刺激而收缩，神经-肌肉活动时有电产生。动物电现象的发现迅速扫除了古代把神智活动看成是灵魂、元气、精灵或微小颗粒等活动的旧观念，而以动物电活动的新观念取代之。人们从此认识到，神经活动(包括脑活动)的实质是独特的生物电活动，即神经传导。

17世纪中叶已经有了显微镜，并得到了逐步改进；脑的解剖开始向神经组织学深入，神经细胞和神经纤维的构造也渐渐明了。1839年，施莱登(M. Schleiden)和施万(T. Schwann)提出了细胞理论；1858年，魏尔肖(R. Virchow)建立了细胞病理学。但是，围绕着脑和神经的活动是否以神经细胞的活动为基础，发生了激烈的争论。在19世纪与20世纪之交，有相当多的神经组织学家，包括意大利人高尔基(C. Golgi)认为，多个神经细胞的分支是互相连续的，它们形成网络，细胞理论并不适用于神经细胞，这就是“神经网络学说”。也有相当多的神经组织学家，包括西班牙人拉蒙-卡哈尔(S. Ramon-Kahal)认为，细胞理论同样适用于神经细胞，这就是“神经元学说”。到1930年左右，神经元学说被广泛接受。然而，中枢传导功能与神经干的传导功能是有区别的，神经干可以双向传导，中枢却不行。谢灵顿(C. S. Sherrington)于1897年大胆提出，脊髓内的感觉神经传入与运动神经元之间存在着“突触”(synapse)，它起着“活门”的作用，仅允许兴奋向一个方向传播。在20世纪50年代开始把电子显微镜应用于神经解剖研究的时候，这一点终于得到了实验证实。神经元学说、神经系统整合作用理论和突触的概念，奠定了现代神经科学的主要基础。基于突触假设，神经活动实际上应包括神经的传导和突触的传递这两个不同的过程。人们对脑功能的理解因而被推进到了机制性的层次上。

三、神经系统变性疾病

中枢神经系统变性疾病是指原因不明，以神经元原发性变性为主要病变的一组疾病。该类疾病的共同病变特点是选择性地累及某1～2个功能系统的神经元，病灶常呈对称分布。基本病理变化有受累神经细胞萎缩或消失，胶质细胞反应性增生，无炎症反应。

常见的变性疾病有:①阿尔茨海默病和皮克病:主要累及大脑皮质,表现为痴呆;②帕金森病、亨廷顿病(Huntinton disease)、进行性核上麻痹和多系统萎缩:主要累及基底节和脑干,表现为运动障碍;③弗雷德里希共济失调(Friedriech ataxia)和共济失调性毛细血管扩张症:主要累及小脑和脊髓,表现为共济失调;④肌萎缩性脊髓侧索硬化及脊髓性肌萎缩:主要累及运动神经元,表现为肌无力。

(一)阿尔茨海默病

阿尔茨海默病(Alzheimer disease,AD)过去称为老年性痴呆,是以进行性痴呆为主要临床表现的大脑变性疾病,也是老年人群痴呆的最主要原因。AD多在50岁以后起病,近年来,随着世界人口的老龄化程度逐渐加深,其发病率有升高的趋势。AD的临床表现为记忆力减退,情感障碍,智力、定向、判断力和行为失常等进行性精神状态衰变,后期患者可陷入意识模糊状态。患者通常在发病后5~10年内因继发感染和全身衰竭而死亡。

1.病因及发病机制

AD的发病可能与遗传因素、受教育程度、金属离子损伤及继发性递质改变有关。目前,虽然对AD的形态、生化、遗传等方面的异常改变有较多研究,但确切的病因和发病机制尚未阐明。

2.病理变化

肉眼观察可见大脑普遍性萎缩,尤以额叶、颞叶和顶叶最为显著,脑回变窄,脑沟增宽,切面可见代偿性脑室扩张。光镜下可见老年斑及神经原纤维缠结,颗粒空泡变性和平野(Hirano)小体形成等主要病理变化。但这些病变在无特殊病变的老年人脑组织中均可见到,故均属非特异性病变。

(二)帕金森病

帕金森病(Parkinson's disease,PD)又称原发性震颤性麻痹(paralysisagitans),是以纹状体-黑质损害为主的一种缓慢进行性疾病,临床表现为震颤,肌强直,运动减少,假面具样面容,起步及止步困难,姿势及步态不稳等。本病好发年龄为50~80岁,病程常在10年以上,患者多死于继发感染或跌倒损伤。

1.病因及发病机制

本病病因和发病机制尚不完全清楚,目前认为其发生与纹状体-黑质-多巴胺系统损害有关。

(1)环境因素。经流行病学调查发现,许多环境因素可增加帕金森病的易感性,其中MPTP(1-甲基-4苯基1,2,3,6-四氢基吡啶)是最密切的环境因素,其可引起黑质神经元死亡,并出现路易小体样包涵体。

(2)遗传因素。目前已发现有6种基因与常染色体显性或隐性遗传性帕金森病有关,其中以*PARK-1*基因最为重要,该基因突变后可导致α共核蛋白的功能丢失,形成包涵体,从而增加蛋白的自身氧化并可与铁结合,导致对多巴胺毒性和对凋亡信号的敏感性增加。

目前认为，帕金森病的发病是由于患者存在一种遗传性的对外界环境因子的易感性，引起多巴胺神经元损伤，导致多巴胺不足，而胆碱能神经功能相对亢进，引起神经功能紊乱。

2.病理变化

肉眼观察可见的特征性改变是黑质和蓝斑脱色，光镜下可见特征性的残留神经细胞中路易小体形成，电镜下可见该小体由中心致密细丝和周围较松散细丝构成。

临床上多用左旋多巴来补充脑组织中的多巴胺，或用抗胆碱能药物抑制乙酰胆碱的作用，对帕金森病有一定疗效。

四、脱髓鞘疾病

脱髓鞘疾病(demyelinating disease)是指原先已形成的髓鞘发生脱失，而轴索相对保留的一类疾病，病变既可累及中枢，又可累及周围神经。中枢神经系统中，有髓神经纤维为大脑白质的主要成分，故脱髓鞘性疾病多发生在白质。而且，中枢神经系统髓鞘的再生能力有限，并且髓鞘脱失后还可进一步继发轴索损伤，而继发性轴索损伤和髓鞘的再生程度决定着患者临床表现的严重程度。

原发性脱髓鞘疾病是一组原因不明的中枢神经系统特异性髓鞘变性疾病，包括急性播散性脑脊髓膜炎(感染后性、免疫接种后、特发性)、急性坏死出血性白质脑炎和多发性硬化症等。由感染、缺氧等原因引起的脱髓鞘疾病称为继发性脱髓鞘。白质营养不良则是指某些遗传性髓鞘合成障碍性疾病。脱髓鞘疾病一般指原发性脱髓鞘疾病，在此主要介绍多发性硬化症。

多发性硬化症(multiple sclerosis，MS)是最常见的中枢神经系统的脱髓鞘疾病，多见于中年女性，其临床特点在于病情发作-缓解反复交替和病灶的多部位性。该病病程可达数年至十余年，每次发作可累及不相同的部位，因而临床上出现的神经系统症状也可不同。

1.病因及发病机制

(1)遗传因素。患者的直系亲属中，本病的患病率明显升高，约为正常人群的15倍；单卵双生者罹患本病的概率明显高于异卵双生者，占25%。有研究发现，调控T细胞活化和调节细胞免疫反应的重要因子IL-2和IL-7的受体基因多态性与多发性硬化症关系密切。另外还发现，HLA-DR多态性也与本病相关，其中*DR2*等位基因在增加多发性硬化症发病风险中作用最显著。

(2)环境因素。地理环境、气候因素、饮食起居习惯等也与多发性硬化症的发病有一定关系，如本病在寒温带多见，热带则较少；欧洲人发病率高于亚洲人和非洲人。近年来，随着中国人的饮食起居习惯逐渐西方化，该病的发病率有升高的趋势。

(3)感染因素。本病的诱发因素不明，可能与感染有关。

多发性硬化症被认为是一种自身免疫性疾病，是环境因素和遗传因素共同作用，导致机体丧失对自身蛋白(髓鞘抗原)的耐受性所致。由于多发性硬化症患者的斑块内及其周围有明显的炎细胞浸润，因此免疫介导的髓鞘损伤可能在多发性硬化症的发病中发挥着核心作用。

2.病理改变

多发性硬化症的病变分布广泛且轻重不等。病变主要累及白质，尤其是脑室角和室旁的白质，也常见于视神经和视神经交叉、脑干、上行和下行神经纤维束、小脑及脊髓，病变特点是形成多灶性斑块。肉眼可见斑块大小不等，数量不一，形状不规则，呈灰红灰褐色，半透明，境界十分清楚。光镜下主要变化是脱髓鞘，早期多从静脉周围脱髓鞘，伴血管周围单核细胞和淋巴细胞浸润；活动性斑块区表现为进行性脱髓鞘，可见大片脱髓鞘坏死，大量巨噬细胞浸润，吞噬髓鞘碎片形成泡沫细胞。

3.临床表现

多发性硬化症的临床表现多样，可表现为肢体无力，感觉异常，共济失调，眼肌麻痹，痉挛性瘫痪，膀胱功能障碍等大脑、脑干、小脑、脊髓和视神经损害症状。病情发作-缓解可交替出现多年。

（李丽）

第二节　周围神经系统药物

周围神经系统包括传入神经系统和传出神经系统。由于作用于传入神经系统的药物较少，因此本部分主要介绍作用于传出神经系统的药物。

一、作用于传出神经系统的药物分类

作用于传出神经系统的药物可通过影响传出神经系统的递质或其相应受体而发挥作用。

（一）作用于传出神经系统受体的药物

作用于传出神经系统受体的药物通过与受体结合而发挥作用，这类药物包括受体的激动药（agonist）和拮抗药（antagonist）。

（二）作用于传出神经系统递质的药物

传出神经系统的递质主要包括乙酰胆碱（acetylcholine，ACh）和去甲肾上腺素（noradrenaline，NA）。作用于传出神经系统递质的药物的作用方式包括下面几种：

（1）影响递质在神经末梢的贮存，如利血平抑制神经末梢囊泡对 NA 的摄取，使囊泡内 NA 逐渐减少以至耗竭，从而表现为拮抗 NA 能神经的作用，导致降压。可卡因可以抑制摄取 NA。

（2）影响递质的释放，如麻黄碱和间羟胺等可通过促进释放 NA 而发挥拟肾上腺素

作用。

(3)影响递质的消除，这类药物有抗胆碱酯酶药、胆碱酯酶复活药、MAO 抑制药和 COMT 抑制药等。

作用于传出神经系统的药物分为拮抗药和拟似药两类，如表 8-2-1 和表 8-2-2 所示。

表 8-2-1　拮抗药

类别				代表药物
胆碱受体阻断药	M 胆碱受体阻断药	非选择性 M 胆碱受体阻断药		阿托品
		选择性 M 胆碱受体阻断药	M_1 胆碱受体阻断药	哌仑西平
			M_2 胆碱受体阻断药	—
			M_3 胆碱受体阻断药	—
	N 胆碱受体阻断药	N_N 胆碱受体阻断药		樟磺咪芬
		N_M 胆碱受体阻断药		筒箭毒碱
胆碱酯酶复活药				解磷定
肾上腺素受体阻断药	α 肾上腺素受体阻断药	α_1、α_2 受体阻断药	短效药物	酚妥拉明
			长效药物	酚苄明
		α_1 受体阻断药		哌唑嗪
		α_2 受体阻断药		育亨宾
	β 肾上腺素受体阻断药	β_1、β_2 受体阻断药		普萘洛尔
		β_1 受体阻断药		阿替洛尔
		β_2 受体阻断药		布他维林
	β_1、β_2、α_1 受体阻断药			拉贝洛尔

表 8-2-2　拟似药

类别			代表药物
肾上腺素受体激动药	α 肾上腺素受体激动药	α_1、α_2 受体激动药	去甲肾上腺素
		α_1 受体激动药	去氧肾上腺素
		α_2 受体激动药	可乐定
	α、β 肾上腺素受体激动药		肾上腺素
	β 肾上腺素受体激动药	β_1、β_2 受体激动药	异丙肾上腺素
		β_1 受体激动药	多巴酚丁胺
		β_2 受体激动药	沙丁胺醇

续表

类别		代表药物
胆碱受体激动药	M、N 胆碱受体激动药	卡巴胆碱
	M 胆碱受体激动药	毛果芸香碱
	N 胆碱受体激动药	烟碱
抗胆碱酯酶药		新斯的明

二、拟副交感神经药

拟副交感神经药(parasympathomimetics)可分为胆碱受体激动药(拟胆碱药)和抗胆碱酯酶药。

(一)M 胆碱受体激动药

根据化学结构和来源不同,M 胆碱受体激动药可分为胆碱酯类 M 胆碱受体激动药和生物碱类 M 胆碱受体激动药。前者包括天然的乙酰胆碱和合成的氯贝胆碱、醋甲胆碱等;后者以毛果芸香碱为代表,亦包括毒蕈碱和槟榔碱等。

乙酰胆碱

乙酰胆碱(ACh)为胆碱能神经递质,具有重要的生理功能。药用乙酰胆碱化学性质不稳定,极易被胆碱酯酶水解,且作用广泛,选择性差,故无临床实用价值。

【药理作用与机制】

乙酰胆碱的药理作用与机制如下:

1.对心脏的作用

ACh 通过激动 M_2 胆碱受体产生对心脏的抑制作用,包括:①ACh 可使心率减慢。ACh 通过抑制 Ca^{2+} 内流,使窦房结舒张期自动除极延缓;另外,通过促进 K^+ 外流,最大舒张绝对值增加,从而延长 4 相自动除极的时间,导致心率减慢,称为负性频率作用(negative chronotropic action)。②ACh 可延长房室结和普肯野纤维的有效不应期,使其传导减慢,此为负性传导作用(negative inotropic effect)。③ACh 可引起心肌收缩力减弱,即负性肌力作用(negative inotropic effect),其对心房肌收缩的抑制作用大于心室肌。由于迷走神经末梢与交感神经末梢紧密相邻,因此迷走神经末梢所释放的 ACh 可激动交感神经末梢突触前 M_1 胆碱受体,负反馈抑制交感神经末梢 NA 释放,可使心室收缩力减弱。④ACh对心房的直接作用主要是通过促进 K^+ 外流,引起细胞超极化,缩短动作电位时程和有效不应期。

2.对血管的作用

ACh 可舒张全身血管,其机制为激动血管内皮 M_3 胆碱受体,引起内皮细胞依赖性舒张因子(endothelium-derived relaxing factor, EDRF),即一氧化氮(nitric oxide,NO)

释放。此外，ACh 也可通过激动 NA 能神经末梢的 M_1 胆碱受体抑制 NA 释放，造成血管舒张。

扩展阅读

纽约州立大学的罗伯特·弗奇戈特(Robert F. Furchgott)教授在研究时发现了一种奇怪的现象：在相近的实验条件下，乙酰胆碱有时使血管扩张，有时对血管没有明显的作用，甚至使血管收缩。弗奇戈特团队对这一现象进行了深入的研究，并在 1980 年提出，完整的内皮细胞在乙酰胆碱的作用下产生了一种新的信使分子，并将其命名为内皮源性松弛因子(endothelium-derived relaxing factor, EDRF)，后者作用于平滑肌细胞，使血管舒张。这篇论文在学术界引起了广泛关注，导致了众多有关 EDRF 的研究。长期从事亚硝基化合物药理作用研究的加州大学洛杉矶分校的路易斯·伊格纳罗(Louis J. Ignarro)教授与弗奇戈特合作，针对 EDRF 的药理作用及其化学本质进行了一系列研究，结果证实 EDRF 实际就是一氧化氮(nitric oxide, NO)，其可通过激活可溶性鸟苷酸环化酶(soluble guanylate cyclase, sGC)，增加 cGMP 的生成，引起血管扩张。弗奇戈特、伊格纳罗和另外一名从事 NO 研究的美国科学家费瑞·慕拉德(Ferid Murad)共同获得了 1998 年的诺贝尔生理学或医学奖。

3.对血压的作用

静注小剂量 ACh 时，由于全身血管舒张，可产生一过性血压下降，常伴有反射性心动过速，但大剂量可引起心率减慢和房室传导阻滞。

4.对胃肠道的作用

迷走神经兴奋时释放的 ACh 可明显兴奋胃肠道平滑肌，使其收缩幅度和张力均增加，促进腺体分泌，出现恶心、呕吐、嗳气、小肠痉挛和排便等症状；但外源性 ACh 作用不明显。

5.对泌尿道的作用

迷走神经兴奋可使泌尿道平滑肌收缩、蠕动增加，同时膀胱三角区和外括约肌舒张，使膀胱排空；但外源性 ACh 的这些作用并不显著。

6.对腺体的作用

ACh 可使泪腺、气管和支气管腺体、唾液腺、消化道腺体和汗腺分泌增加。

7.其他作用

局部 ACh 滴眼可使瞳孔括约肌收缩，瞳孔缩小；还可使睫状肌收缩引起近视。此外，ACh 可激动自主神经节、肾上腺髓质与骨骼肌神经-肌肉接头的 N 胆碱受体，引起交感和副交感神经节兴奋，骨骼肌兴奋收缩。因 ACh 不易透过血-脑屏障，故外周给药并不产生明显的中枢作用。

氯贝胆碱

氯贝胆碱(bethanechol chloride)化学性质稳定,不易被胆碱酯酶水解,对M胆碱受体选择性高,且对胃肠道及膀胱平滑肌作用明显,对心血管几乎无作用。该药用于治疗术后腹气胀、胃张力缺乏症和胃潴留等。

醋甲胆碱

醋甲胆碱(methacholine)对M胆碱受体具有相对选择性,对心血管系统作用明显,但无烟碱样作用。临床上主要用于治疗口腔黏膜干燥症,偶用于支气管高敏性的诊断。

毛果芸香碱

毛果芸香碱(pilocarpine,匹鲁卡品)因源自毛果芸香属植物而得名。

【药理作用】

毛果芸香碱能选择性地激动M胆碱受体,对眼睛和腺体分泌的作用较明显。

1.对眼睛的作用

毛果芸香碱滴眼后可产生缩瞳、降低眼内压和调节痉挛的作用。

(1)缩瞳:毛果芸香碱可通过激动瞳孔括约肌的M胆碱受体而使瞳孔缩小。

(2)降低眼内压:毛果芸香碱通过缩瞳作用使虹膜向中心(瞳孔方向)拉紧,虹膜根部变薄,前房角间隙扩大,房水流出量增加;同时也对小梁网加压,使其小孔开放,促进房水流入巩膜静脉窦(见图8-2-1),从而使眼内压下降。

(3)调节痉挛:毛果芸香碱可激动睫状肌的M胆碱受体,使其收缩,导致悬韧带松弛,晶状体可因本身的弹性而自行变凸,从而使眼睛的屈光度增加,使眼调节于近视状态,此时看近物清楚,看远物模糊,这种作用称为调节痉挛(见图8-2-2)。

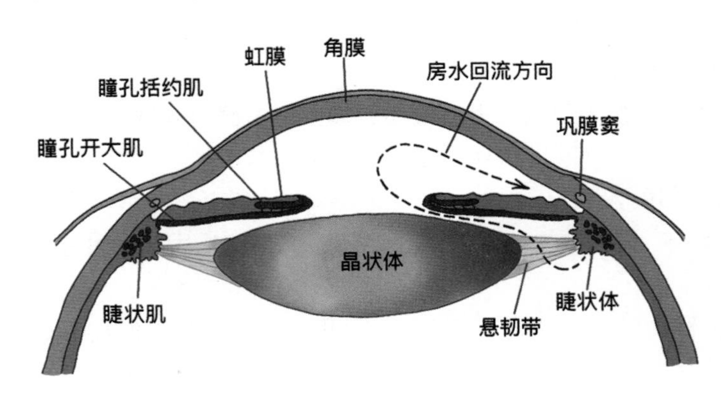

图8-2-1 毛果芸香碱促进房水回流

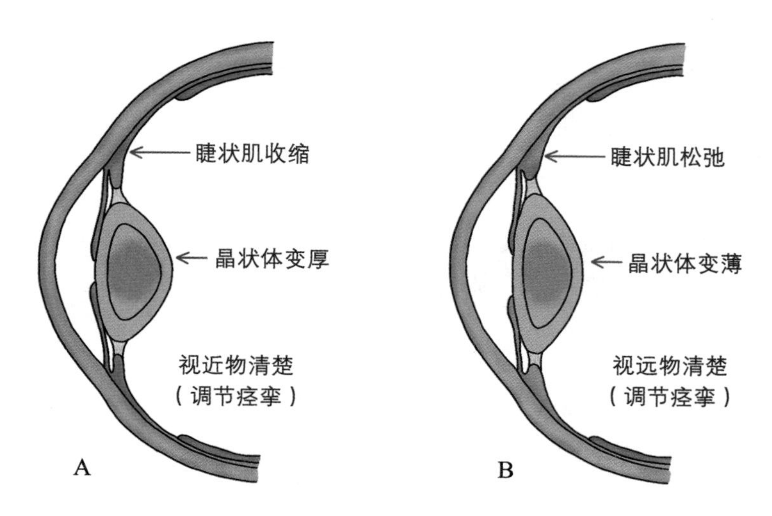

A:M 胆碱受体激动药对眼调节功能的影响;B:M 胆碱受体阻断药对眼调节功能的影响

图 8-2-2 M 胆碱受体激动药和阻断药对眼调节功能的影响

2.对腺体分泌的影响

皮下注射 10～20 mg 毛果芸香碱可使汗腺分泌增加,唾液分泌也明显增加,泪腺、胃腺、胰腺等分泌均有一定程度的增加。

【临床应用】

毛果芸香碱的临床应用如下:

1.眼科应用

(1)青光眼:毛果芸香碱对闭角型青光眼的改善效果明显,亦可治疗开角型青光眼,后者机制未明。

(2)虹膜炎:毛果芸香碱与扩瞳药阿托品交替使用,可以防止虹膜与晶状体粘连。

2.其他应用

口服毛果芸香碱可用于治疗颈部放射治疗后的口腔干燥,还可用于抗胆碱药阿托品中毒的解救。

【不良反应】

毛果芸香碱过量可出现 M 胆碱受体过度兴奋的症状,可用足量阿托品对抗。滴眼时,应压迫内眦以避免药液流入鼻腔增加吸收而产生不良反应。

毒蕈碱

毒蕈碱(muscarine)是从毒蕈中提取的生物碱。人食用某些有毒的菌属后,可在30～60 min内出现毒蕈碱中毒症状,表现为流涎、流泪、恶心、呕吐、头痛、视觉障碍、腹部绞痛、腹泻、支气管痉挛、心动过缓、血压下降和休克等。毒蕈碱中毒可用阿托品治疗。

（二）N胆碱受体激动药

N胆碱受体有 N_M 和 N_N 两种亚型，N_M 胆碱受体分布于骨骼肌，N_N 胆碱受体分布于交感神经节、副交感神经节和肾上腺髓质。N胆碱受体激动药主要有烟碱（nicotine，尼古丁）、洛贝林（山梗菜碱，lobeline）等。

（三）抗胆碱酯酶药

抗胆碱酯酶药（anticholinesterase agents）与乙酰胆碱酯酶（acetylcholinesterase，AChE）结合后不易解离，使AChE活性受抑，从而导致胆碱能神经兴奋时末梢释放的ACh不能被及时水解而大量堆积，产生拟胆碱作用。抗胆碱酯酶药可分为易逆性抗AChE药和难逆性抗AChE药两类，前者主要包括新斯的明、吡斯的明、毒扁豆碱等；后者为有机磷酸酯类，具有毒理学意义。

1.易逆性抗胆碱酯酶药的作用机制

易逆性抗胆碱酯酶药主要在神经冲动引起生理性ACh释放的部位发挥作用，其作用机制包括：

（1）抗胆碱酯酶药通过结膜用药时可产生结膜充血，并可引起缩瞳、调节痉挛及眼内压下降。

（2）抗胆碱酯酶药对胃肠道平滑肌的作用强度不同，如新斯的明可促进胃平滑肌收缩及增加胃酸分泌，对食管下段也有兴奋作用。

（3）抗胆碱酯酶药可促进小肠、大肠（尤其是结肠）的活动，加快肠内容物排出；大多数作用较强的抗胆碱酯酶药对骨骼肌具有兴奋作用，主要通过抑制神经-肌肉接头的AChE所致，但亦有一定的直接兴奋作用。

（4）抗胆碱酯酶药可促进腺体如支气管腺体、泪腺、汗腺等的分泌作用，对心脏的作用主要表现为心率减慢、心排血量下降。

（5）抗胆碱酯酶药对中枢各部位有一定的兴奋作用，但高剂量常引起中枢抑制或麻痹。

2.易逆性抗胆碱酯酶药的治疗范围

（1）重症肌无力：常用药物为新斯的明和吡斯的明，依酚氯铵可用于重症肌无力的诊断。

（2）手术后腹气胀和尿潴留：常用新斯的明，肠梗阻、泌尿道梗阻、腹膜炎或大肠坏死的患者禁用本类药物。

（3）青光眼：以毒扁豆碱、地美溴铵较为多用。

（4）解救胆碱受体阻断药中毒：抗胆碱酯酶药可对抗M胆碱受体阻断药阿托品等过量引起的中毒，也可用于非除极化型肌松药中毒的解救，但不宜用于解救除极化型肌松药过量引起的中毒。

（5）阿尔茨海默病：他克林、多奈哌奇等可用于轻度阿尔茨海默病的治疗。

新斯的明

新斯的明（neostigmine，prostigmine）分子极性高，口服吸收少而不规则，不易透过血-脑屏障。

【药理作用】

新斯的明对骨骼肌的兴奋作用最强，对胃肠道及膀胱平滑肌也有较强的兴奋作用，对心血管、腺体、眼及支气管平滑肌作用较弱。

【临床应用】

新斯的明可用于治疗重症肌无力、术后腹胀及尿潴留，亦可用于阵发性室上性心动过速及竞争性骨骼肌松弛药（如筒箭毒碱）过量时的解毒。

【不良反应】

新斯的明的不良反应主要表现为M胆碱受体激动症状，出现恶心、呕吐、腹痛、心动过缓等，过量时易出现胆碱能危象（cholinergic crisis）。该药禁用于机械性肠梗阻及泌尿道梗阻患者。

吡斯的明

吡斯的明（pyridostigmine）的作用类似于新斯的明但较弱，起效缓慢，作用时间较长，主要用于治疗重症肌无力，亦可用于治疗麻痹性肠梗阻和术后尿潴留。此外，吡斯的明还可用于治疗帕金森病患者因肠蠕动减弱所致的严重便秘。

毒扁豆碱

毒扁豆碱（physostigmine）的作用与新斯的明相似但较强，对外周和中枢都有较强的作用。毒扁豆碱对眼睛的作用强而持久，表现为瞳孔缩小，眼内压下降。该药可产生中枢症状，常表现为先兴奋、后抑制。

本品起效较快，目前多用于治疗急性青光眼，亦可用于阿托品等抗胆碱药物中毒的解救。因其全身毒性反应严重，故除用于治疗阿托品类药物中毒外，一般不作全身应用。

有机磷酸酯类

有机磷酸酯类（organophosphate）属于难逆性抗胆碱酯酶药，主要用作农业和环境卫生杀虫剂，具有毒理学意义。

【中毒机制】

有机磷酸酯类的磷原子具有亲电子性，可与AChE的酯解部位丝氨酸羟基上具有亲核性的氧原子形成共价键结合，形成难以水解的磷酰化AChE，使AChE失去水解能力，造成体内ACh大量积聚，从而引起一系列中毒症状。若不及时抢救，AChE可在几分钟或几小时内就发生“老化”。所谓“老化”，是指磷酰化AChE的磷酰化基团上的一个烷氧基断裂，生成更为稳定的单烷氧基磷酰化AChE。此时，即使用AChE复活药也难以恢复酶的活性。因此一旦发生有机磷酸酯类中毒，应迅速抢救。

【中毒表现】

1.急性中毒

有机磷酸酯类急性中毒可表现为M样症状、N样症状及中枢症状。

(1)M样症状:当人体吸入或经眼接触毒物蒸气或雾剂后,可首先出现眼和呼吸道症状,表现为瞳孔明显缩小,眼球疼痛,睫状肌痉挛,视力模糊和眼眉疼痛;也可见各部位腺体分泌增加,支气管平滑肌收缩及呼吸道腺体分泌增加可致呼吸困难。当毒物由胃肠道摄入时,胃肠道症状可首先出现,表现为厌食、恶心、呕吐、腹痛和腹泻等。当毒物经皮肤吸收中毒时,则与吸收部位最邻近的区域可见出汗及肌束颤动。严重中毒时,可见自主神经节呈先兴奋、后抑制的状态,产生复杂的自主神经综合效应,患者常表现为口吐白沫,呼吸困难,大汗淋漓,大小便失禁,心率减慢和血压下降等。

(2)N样症状:神经-肌肉接头处的N_M胆碱受体被激动,患者表现为不自主的肌束抽搐、震颤,后转为肌无力,并可导致肌肉麻痹,严重时可引起呼吸肌麻痹。

(3)中枢症状:患者表现为先兴奋、不安,继而出现惊厥,后可转为抑制,出现意识模糊、共济失调、谵妄、反射消失、昏迷、中枢性呼吸麻痹等症状,以及血管运动中枢抑制造成的血压下降。急性有机磷酸酯类中毒患者可因发生呼吸及循环衰竭而死亡。

2.慢性中毒

慢性中毒多发生于长期接触农药的人员,主要表现为血中AChE活性持续明显下降,临床症状不明显,表现为神经衰弱症候群、腹胀、多汗,偶见肌束颤动及瞳孔缩小。

【急性中毒的治疗】

1.消除毒物

根据中毒的发生途径,采取有效措施,以减少毒物的继续吸收,如清洗皮肤、洗胃导泻、清洗眼部等。

2.尽快使用解毒药物

使用解毒药物包括使用对症治疗和对因治疗药物,同时注意采取维持生命体征的支持治疗措施。

(1)阿托品能迅速对抗M样作用,为治疗急性有机磷酸酯类中毒的特异性高效解毒药物,应早期、反复、足量给药,但对中枢症状(如惊厥、躁动不安等)无明显改善作用;且阿托品不能使AChE复活,因此必须与AChE复活药早期合用。

(2)使用AChE复活药,如氯解磷定、碘解磷定等。

(3)使用解毒药物的同时进行对症治疗,如吸氧或人工呼吸、纠正电解质紊乱、抗休克等。

氯解磷定

氯解磷定(pralidoxime chloride,PAM-Cl)的水溶液稳定,临床上较常用。氯解磷定进入体内后,可与磷酰化AChE的磷酰基形成共价键结合,生成磷酰化AChE和解磷定的复合物;后者进一步裂解为磷酰化解磷定,同时使 AChE 游离出来,恢复其水解 ACh 的活性。此外,氯解磷定也能与体内游离的有机磷酸酯类直接结合,成为无毒的磷酰化氯解磷定,由尿排出,从而阻止游离的毒物继续抑制 AChE 的活性。

在有机磷酸酯类中毒时,氯解磷定对骨骼肌痉挛的对抗作用最为明显,能迅速控制肌束颤动,对中枢神经系统的中毒症状也有一定的改善作用。

三、胆碱受体阻断药

胆碱受体阻断药包括 M 胆碱受体阻断药和 N 胆碱受体阻断药。

(一)M 胆碱受体阻断药

M 胆碱受体阻断药主要包括阿托品类生物碱及阿托品的合成代用品。

阿托品

【药理作用及作用机制】

阿托品(atropine)对 M 胆碱受体有较高的选择性,但对各种 M 胆碱受体亚型的选择性较低,大剂量时对神经节的 N 胆碱受体也有阻断作用。阿托品作用广泛,不同药物剂量时作用亦不同,如表 8-2-3 所示。

表 8-2-3 阿托品的作用与剂量的关系

剂量	作用
0.5 mg	轻度心率减慢,轻度口干和汗腺分泌减少
1.0 mg	口干、口渴感,心率加快(有时心率可先减慢)和轻度扩瞳
2.0 mg	心率明显加快,心悸,明显口干,扩瞳和调节麻痹
5.0 mg	上述所有症状加重,说话和吞咽困难,不安,疲劳,头痛,皮肤干燥,发热,排尿困难和肠蠕动减少
10.0 mg	上述所有症状加重,瞳孔极度扩大,视力极度模糊,皮肤红、热、干,运动失调,不安,激动,出现幻觉、谵妄和昏迷

不同组织器官对阿托品的敏感性是不同的。

1.腺体

使用较小剂量的阿托品即可见唾液腺和汗腺分泌减少;剂量增大时,泪腺及呼吸道腺体分泌也明显减少,较大剂量时也可减少胃液分泌。

2.眼

阿托品对眼的总体效应与毛果芸香碱相反,表现为扩瞳、眼内压升高和调节麻痹。

(1)扩瞳:由于阿托品阻断虹膜环状肌(瞳孔括约肌)的 M 胆碱受体,故使去甲肾上腺素能神经支配的瞳孔开大肌功能占优势,瞳孔扩大。

(2)眼内压升高：由于瞳孔扩大，虹膜退向外缘，因而前房角间隙变窄，阻碍房水回流入巩膜静脉窦，造成眼内压升高，故青光眼患者禁用阿托品。

(3)调节麻痹：阿托品可使睫状肌松弛而退向外缘，从而使悬韧带拉紧，晶状体处于扁平状态，屈光度降低，只适合看远物，而看近物模糊不清，这一作用称为调节麻痹。

3.平滑肌

阿托品可松弛多种内脏平滑肌，尤其对过度活动或痉挛状态的平滑肌作用更为显著。

4.心血管系统

(1)心脏：小剂量(0.4～0.6 mg)的阿托品可使部分患者的心率短时间轻度减慢，一般每分钟减少4～8次。这种作用是由于阿托品阻断了突触前膜的M_1胆碱受体，从而减少突触中ACh对递质释放的抑制作用所致。较大剂量的阿托品通过阻断窦房结M_2胆碱受体，可引起心率加快。阿托品也可拮抗迷走神经过度兴奋所致的窦房结及房室传导阻滞。

(2)血管和血压：治疗量的阿托品对血管和血压无显著影响。中毒量的阿托品可引起皮下血管扩张，出现潮红和温热等症状，其扩血管作用机制与M胆碱受体阻断作用无关，可能是机体对其引起的体温升高(由于出汗减少)的代偿性散热反应，也可能是阿托品的直接扩血管作用所致。

(3)中枢神经系统：治疗量的阿托品即可产生中枢兴奋作用，剂量过大时可由兴奋转为抑制，发生昏迷与呼吸麻痹，甚至死亡。

【临床应用】

阿托品的临床应用主要有以下方面：

1.解除平滑肌痉挛

阿托品适用于治疗各种内脏绞痛，对胃肠绞痛、炎症或肿瘤引起的膀胱刺激症状(如尿频、尿急等)疗效较好，也可用于治疗儿童的遗尿症。

2.抑制腺体分泌

阿托品可用于麻醉前给药，也可用于重金属中毒、帕金森病的流涎症、食管机械性阻塞(肿瘤或狭窄)所造成的吞咽困难及严重盗汗等病症的治疗。

3.眼科应用

阿托品可与缩瞳药交替使用，用于治疗虹膜睫状体炎和角膜炎；儿童验光时，需使用阿托品以准确测定晶状体的屈光度；临床上亦可利用其扩瞳作用检查眼底。

4.缓慢型心律失常

阿托品可用于窦房传导阻滞、房室传导阻滞、窦性心动过缓等各种缓慢性心律失常的治疗。

5.抗休克

阿托品可用于治疗暴发型流行性脑脊髓膜炎、中毒性菌痢、中毒性肺炎等所致的感染中毒性休克患者，解除微循环痉挛，但休克伴有高热或心率过快者不宜使用阿托品。

6.解毒作用。

阿托品可用于解救有机磷酸酯类中毒和某些毒蕈类中毒患者。

【不良反应及注意事项】

阿托品的常见不良反应有口干、视力模糊、扩瞳、心悸、皮肤潮红等，剂量增大可出现呼吸加深加快、高热、谵妄、幻觉、惊厥等症状，甚至由兴奋转入抑制，出现昏迷和呼吸麻痹等。阿托品禁用于青光眼及前列腺肥大患者。

东莨菪碱

东莨菪碱(scopolamine)具有明显的中枢神经系统抑制作用，兼具中枢抗胆碱作用，对帕金森病有一定疗效。东莨菪碱的外周作用与阿托品类似，仅在作用强度上略有差异。

东莨菪碱用于麻醉前给药，其作用优于阿托品。东莨菪碱对晕动病效果较好，可与苯海拉明合用以增加疗效；亦可用于治疗帕金森病，能改善患者流涎、震颤和肌强直等症状。

山莨菪碱

山莨菪碱(anisodamine)的作用与阿托品相似而稍弱。山莨菪碱对内脏平滑肌和血管平滑肌选择性高，不良反应少，临床主要用于治疗感染性休克及内脏绞痛。青光眼及前列腺肥大患者禁用。

阿托品的合成代用品

阿托品的合成代用品包括合成扩瞳药、合成解痉药和选择性 M 胆碱受体阻断药。与阿托品相比，合成扩瞳药的扩瞳作用及调节麻痹作用维持时间明显缩短，故适用于一般的眼底检查及验光配镜(见表 8-2-4)。合成解痉药包括季胺和叔胺类解痉药，前者极性高，口服不易吸收，不易通过血-脑屏障，代表药物如异丙托溴铵和溴丙胺太林；叔胺类解痉药主要包括盐酸双环维林(dicyclomine hydrochloride)、盐酸黄酮哌酯(flavoxate hydrochloride)和氯化奥昔布宁(oxybutynin chloride)等，这些药物极性低，口服易吸收，较易通过血-脑屏障，均有非选择性直接松弛平滑肌的作用，在治疗剂量下能减轻胃肠道、胆道、输尿管和子宫平滑肌痉挛，主要用于治疗胃肠痉挛、消化性溃疡等。

表 8-2-4 几种合成扩瞳药的作用比较

药物	浓度/%	扩瞳作用		调节麻痹	
		高峰/min	消退/d	高峰/h	消退/d
硫酸阿托品	1.0	30～40	7～10	1～37	7～12
氢溴酸后马托品	1.0～2.0	40～60	1～2	0.5～1	1～2
托吡卡胺	0.5～1.0	20～40	0.25	0.5	<0.25
环喷托酯	0.5	30～50	1	1	0.25～1
尤卡托品	2.0～5.0	30	1/12～1/4	无作用	无作用

异丙托溴铵

异丙托溴铵(溴化异丙托品,ipratropium bromide)为阿托品的异丙基季铵化合物,气雾吸入具有相对的选择性,作用限于口腔与呼吸道,松弛支气管平滑肌作用强。该药主要用于治疗慢性阻塞性肺病,也可用于治疗支气管哮喘,常见不良反应为口干。

溴丙胺太林

溴丙胺太林(普鲁本辛,propantheline bromide)对胃肠道 M 胆碱受体的选择性较高,治疗量即可明显抑制胃肠平滑肌,并能不同程度地减少胃液分泌。该药可用于治疗胃/十二指肠溃疡、胃肠痉挛和泌尿道痉挛,也可用于治疗遗尿症及妊娠呕吐。

选择性 M_1 胆碱受体阻断药

哌仑西平(pirenzepine)、替仑西平(telenzepine)为选择性 M_1 胆碱受体阻断药,可抑制胃酸及胃蛋白酶的分泌,用于消化性溃疡的治疗。其在治疗剂量时较少出现口干和视力模糊等反应,且无阿托品样中枢兴奋作用。

(二)N 胆碱受体阻断药

N 胆碱受体阻断药分为神经节阻滞药和骨骼肌松弛药。神经节阻滞药可选择性地阻断神经节 N_N 胆碱受体,抑制神经节兴奋,用药后会使血压明显下降,尤其以坐位和立位血压下降最为显著,常引起便秘、扩瞳、口干、尿潴留及胃肠道分泌减少等,主要用于麻醉时控制血压及主动脉瘤手术等。骨骼肌松弛药(肌松药)又称为 N_M 胆碱受体阻断药或神经-肌肉阻滞药,作用于神经-肌肉接头后膜的 N_M 胆碱受体,产生神经-肌肉阻滞作用。根据作用机制的不同,肌松药可分为除极化型肌松药(又称为非竞争性肌松药)和非除极化型肌松药,临床用于麻醉辅助用药。

除极化型肌松药——琥珀胆碱

本类药物分子结构与 ACh 相似,与神经-肌肉接头后膜的 N_M 胆碱受体有较强的结合力,且在神经-肌肉接头处不易被水解,产生与 ACh 相似但持久的除极化作用(Ⅰ相阻断),使 N_M 胆碱受体不能对 ACh 起反应(Ⅱ相阻断)。目前临床应用的此类药物只有琥珀胆碱(suxamethonium, succinylcholine),又名司可林(scoline)。

【药理作用】

静脉注射琥珀胆碱后,患者先出现短暂的肌束颤动,1 min 后即转为松弛,2 min时作用达高峰。肌松作用从颈部肌肉开始,逐渐至肩胛、腹部和四肢,最后累及呼吸肌;恢复顺序相反。对呼吸肌的麻痹作用不明显,但对喉头和气管肌作用强。

【临床应用】

琥珀胆碱静脉注射作用快而短暂,适用于气管内插管、气管镜检查、食管镜检查等短时操作；静脉滴注可获得长时间的肌松作用，作为外科手术的辅助麻醉用药。由于对清醒患者可引起强烈的窒息感，故可先用硫喷妥钠静脉麻醉后再行给药。

【不良反应】

琥珀胆碱可引起的不良反应包括：①过量可致呼吸肌麻痹，严重者会出现窒息；②因肌束颤动损伤了肌梭，部分患者术后会出现肩胛部、胸腹部肌肉疼痛，一般3～5天可自愈；③由于肌细胞持久除极化而释放K^+，使血钾升高；④部分用药者会出现心动过缓和低血压，严重者可出现心脏停搏；⑤某些遗传异常的患者使用琥珀胆碱后，有发生恶性高热的危险，此为常染色体异常的遗传性疾病，为麻醉的主要死因之一。此外，琥珀胆碱尚有增加腺体分泌，促进组胺释放等作用。

非除极化型肌松药——筒箭毒碱

非除极化型肌松药又称竞争性肌松药，能与ACh竞争结合运动终板膜上的受体，筒箭毒碱(*d*-tubocurarine)为其代表药物。

【药理作用与机制】

筒箭毒碱的药理作用与机制包括：

(1)肌松作用。静脉注射筒箭毒碱后，快速运动肌(如眼部肌肉)首先松弛，然后可见四肢、颈部和躯干肌肉松弛，继之肋间肌松弛，出现腹式呼吸，剂量加大最终可致膈肌麻痹，使患者呼吸停止。恢复顺序则相反，即膈肌麻痹恢复最快。

(2)组胺释放作用。组胺释放作用表现为组胺样皮疹、支气管痉挛、低血压和唾液分泌等症状。

(3)神经节阻滞作用。常用量的琥珀胆碱即有自主神经节阻滞作用，并可部分抑制肾上腺髓质的分泌，故可造成血压下降。

【临床应用】

琥珀胆碱为麻醉辅助用药，目前已基本被同类其他药物所取代。

四、肾上腺素受体激动药

根据药物对肾上腺素受体选择性的不同，可将肾上腺素受体激动药分为α、β肾上腺素受体激动药，α肾上腺素受体激动药和β肾上腺素受体激动药。

(一)α、β肾上腺素受体激动药

肾上腺素

肾上腺素(adrenaline，AD，epinephrine)属于儿茶酚胺类，人体内的肾上腺素可由肾上腺髓质分泌，也可由去甲肾上腺素能神经释放的去甲肾上腺素甲基化而得到。

【体内过程】

肾上腺素口服易被破坏而失效，可采用皮下注射或肌内注射的方式给药。肾上腺素在体内主要被肝脏和其他组织代谢为3-甲氧-4-羟扁桃酸(VMA),代谢产物和少量原形药物经肾排泄。

【药理作用与机制】

肾上腺素为α、β受体激动药,对各型α、β受体激动作用强度相等,作用广泛而复杂。

1.心脏

肾上腺素可激动心肌、窦房结和传导系统的β_1受体,增强心肌的收缩力,加速心率和加快传导,提高心肌的兴奋性,增加心排血量。

2.血管

肾上腺素对血管的作用主要取决于各器官α和β受体的分布密度。皮肤、黏膜、肾和胃肠道平滑肌中以α受体占优势,因此在肾上腺素的作用下呈显著的收缩反应;骨骼肌血管以β_2受体为主,呈舒张反应。

肾上腺素可使冠状动脉舒张,这可能由以下因素引起:①兴奋冠脉血管β_2受体,血管舒张;②增加心肌收缩力,心脏的收缩期缩短,舒张期相对延长,冠脉灌注时间延长;③心肌耗氧量增加,心肌细胞释放具有扩血管作用的代谢产物腺苷。

3.血压

肾上腺素对血压的影响因剂量不同而不同。小剂量和治疗量肾上腺素可使收缩压升高,舒张压不变或下降,脉压增大;大剂量肾上腺素可使收缩压和舒张压均升高。肾上腺素的典型血压改变多为双相反应,即给药后迅速出现明显的升压作用,继之出现微弱的降压反应,后者持续作用时间较长(见图8-2-3)。

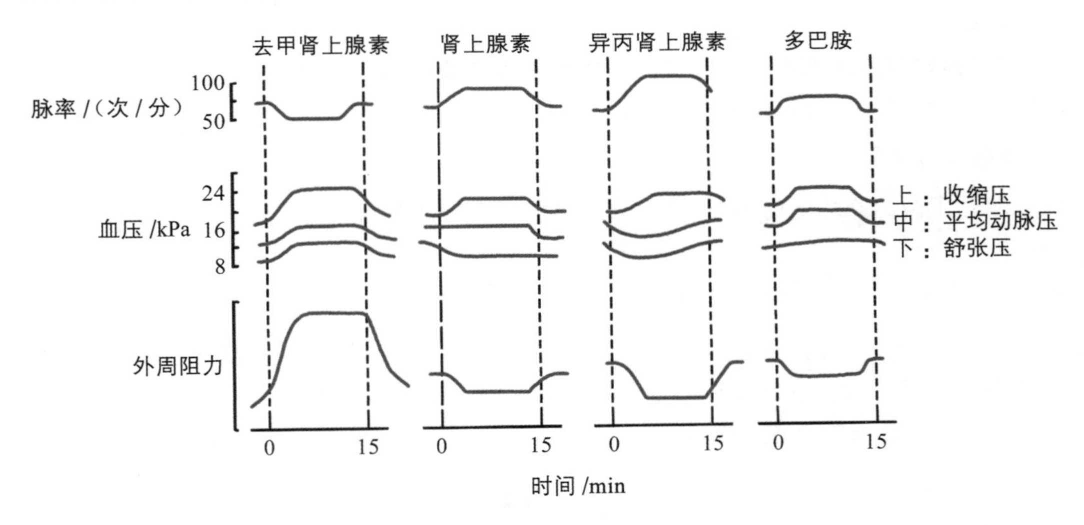

图8-2-3 几种儿茶酚胺类药物对血压的作用

(注:静脉滴注,多巴胺为500 μg/min,其他药物为10 μg/min)

4.平滑肌

肾上腺素对平滑肌的作用也取决于组织器官上的受体类型。激动支气管平滑肌的

β_2受体，可舒张支气管平滑肌；激动支气管黏膜血管的 α 受体，可减轻黏膜水肿和渗出；激动支气管肥大细胞的 β_2受体，可抑制组胺和其他过敏反应物质释放。肾上腺素可使 β 受体占优势的胃肠平滑肌张力降低，蠕动频率及幅度减少；其 β 受体激动作用可松弛膀胱逼尿肌，α 受体激动作用可使三角肌和括约肌收缩，引起排尿困难和尿潴留。

5.代谢

肾上腺素可通过激动肝脏的 β_2 和 α 受体，促进肝糖原分解和糖原异生，升高血糖和乳酸；通过 α_2受体抑制胰岛素的分泌，因此具有明显的升血糖作用。其还可激动脂肪组织的 β 受体，促进脂肪分解，使血中的游离脂肪酸增加。

6.中枢神经系统

由于肾上腺素不易透过血-脑屏障，因此仅在大剂量时才出现中枢兴奋症状，如激动、呕吐等。

【临床应用】

肾上腺素的临床应用包括：

(1)治疗心搏骤停。肾上腺素可用于救治因溺水、电击、中枢抑制药物中毒、麻醉和手术意外、急性传染病和重度房室传导阻滞引起的心搏骤停。

(2)治疗过敏性休克。对输液反应或药物等引起的过敏性休克，肾上腺素能迅速有效地缓解患者的症状，挽救患者的生命。

(3)治疗支气管哮喘急性发作。肾上腺素可使支气管哮喘急性发作得到迅速控制。

(4)局部应用。局部麻醉药加入肾上腺素可增强局麻效应，延长局麻作用时间，并减少局麻药吸收中毒的发生。

(5)治疗青光眼。1%～2%的肾上腺素滴眼液慢性应用，可降低眼内压。

【不良反应与注意事项】

肾上腺素的一般不良反应有心悸、出汗、不安、焦虑、面色苍白、头痛、震颤等，停药后症状消失。如剂量过大，可致搏动性头痛、心律失常或血压骤升，有发生脑出血的危险。

麻黄碱

麻黄碱(ephedrine)是一种从中药麻黄中提取的生物碱。

【药理作用与机制】

麻黄碱可直接激动 α、β 肾上腺素受体，并可促进去甲肾上腺素的释放。与肾上腺素比较，本药的特点是：①作用较弱，持续时间较长，性质稳定，可口服；②中枢兴奋作用较显著；③收缩血管、兴奋心脏、升高血压和松弛支气管平滑肌等作用都较肾上腺素弱而持久，对代谢的影响微弱；④连续使用可发生快速耐受性。

【临床应用】

麻黄碱的临床应用有以下方面：

(1)麻醉辅助用药。麻黄碱可作为蛛网膜下腔麻醉和硬膜外麻醉的辅助用药。

(2)消除鼻塞。使用0.5%的麻黄碱滴鼻,可消除鼻黏膜充血和肿胀。

(3)防治支气管哮喘。麻黄碱可用于防治轻度的支气管哮喘。

(4)治疗过敏。麻黄碱可以缓解荨麻疹和血管神经性水肿等过敏反应导致的皮肤黏膜症状。

【不良反应与注意事项】

麻黄碱可引起失眠,应避免在睡前服用。

多巴胺

多巴胺(dopamine,DA)是去甲肾上腺素生物合成的前体,药用的多巴胺为人工合成品。

【药理作用与机制】

多巴胺可激动α、β肾上腺素受体和多巴胺受体,其作用与药物剂量有关。

1.血管和血压

低浓度时,多巴胺可激动肾脏、肠系膜和冠状血管上的D_1受体,产生血管舒张效应;中浓度时,多巴胺可兴奋心脏β_1受体,使心肌收缩力增强,心排血量增加;高浓度时,多巴胺激动α_1受体的作用占优势,可使血管收缩,血压升高,肾血流量和尿量减少。

2.肾脏

低浓度时,多巴胺可激动肾血管的D_1受体,使肾血管扩张,肾小球滤过率增加;此外,其尚能直接抑制肾小管重吸收Na^+,排钠利尿。大剂量时,多巴胺可兴奋肾血管的α受体而致肾血管收缩,使肾血流量减少。

【临床应用】

多巴胺主要用于治疗各种休克,如心源性休克、感染中毒性休克和出血性休克等;还可与利尿药合用治疗急性肾衰竭。

【不良反应与注意事项】

多巴胺的不良反应较轻,偶见恶心、呕吐,如剂量过大或滴注过快可出现呼吸困难、心动过速、心律失常和肾血管收缩引起的肾功能下降等。

(二)α肾上腺素受体激动药

根据对受体亚型选择性的不同,α肾上腺素受体激动药可分为非选择性α_1、α_2肾上腺素受体激动药(如去甲肾上腺素和间羟胺),α_1受体激动药(如去氧肾上腺素)和α_2受体激动药(如可乐定,详见第十章“心血管系统疾病学基础与药物干预”)。

去甲肾上腺素

去甲肾上腺素(noradrenaline,NA;norepinephrine,NE)为去甲肾上腺素能神经末梢释放的递质,肾上腺髓质亦有少量分泌。药用的去甲肾上腺素为人工合成品。

【体内过程】

进入体内的外源性去甲肾上腺素很快被NA能神经摄取，并进一步被肝脏和其他组织的儿茶酚氧位甲基转移酶（COMT）和单胺氧化酶（MAO）催化形成间甲去甲肾上腺素和VMA等代谢产物而失活。去甲肾上腺素主要以VMA的形式从尿中排泄。

【药理作用与机制】

去甲肾上腺素直接激动α受体，对α_1和α_2受体无选择性；对β_1受体激动作用较弱，对β_2受体几乎无作用。

1.血管

去甲肾上腺素可激动血管α_1受体，引起血管收缩。其中，皮肤黏膜血管的收缩最明显，其次是肾脏血管；去甲肾上腺素对脑、肝、肠系膜甚至骨骼肌血管都有收缩作用。但可使冠状动脉血流增加。

2.心脏

去甲肾上腺素可激动心脏β_1受体，增强心肌收缩力，加快心率和传导，但对心脏的兴奋作用弱于肾上腺素。整体来看，由于血压升高，反射性地兴奋迷走神经，可引起心率减慢。当剂量过大、静脉注射过快时，可引起心律失常，但较肾上腺素少。

3.血压

去甲肾上腺素有较强的升压作用，静脉滴注小剂量（10 μg/min）可使收缩压和舒张压升高，脉压略加大；较大剂量时血管强烈收缩，外周阻力明显升高，致使收缩压和舒张压均明显升高，脉压变小。

4.其他作用

去甲肾上腺素对血管以外的平滑肌和代谢的作用均较弱，仅在大剂量时才出现血糖升高。

【临床应用】

目前，去甲肾上腺素的临床应用仅限于治疗早期神经源性休克以及嗜铬细胞瘤切除后或药物中毒时的低血压。本药稀释口服可使食管和胃内血管收缩，产生局部止血作用。

【不良反应】

去甲肾上腺素静脉滴注时间过长、浓度过高或药液漏出血管外可引起局部缺血坏死，剂量过大或滴注时间过长可引起少尿、无尿和肾实质损伤。

间羟胺

间羟胺（metaraminol）又名阿拉明（aramine），可以直接激动α_1、α_2肾上腺素受体，也可通过置换作用，促进神经末梢释放NA而发挥间接作用；对β_1受体作用较弱，升压作用比NA弱、缓慢而持久。间羟胺具有快速耐受性，临床上用于代替去甲肾上腺素治疗早期休克和其他低血压状态。

去氧肾上腺素

去氧肾上腺素(phenylephrine)又名苯肾上腺素(neosynephrine,新福林),为选择性α_1受体激动药,其作用比NA弱而持久。去氧肾上腺素主要收缩血管,升高血压。由于血压升高,会反射性地使心率减慢,故可用于治疗阵发性室上性心动过速,亦可用于治疗腰麻或全身麻醉以及吩噻嗪类所致的低血压。本药能激动瞳孔开大肌α_1受体,产生扩瞳作用,在检查眼底时可用作快速短效的扩瞳药。

(三)β肾上腺素受体激动药

β肾上腺素受体激动药包括非选择性β_1、β_2肾上腺素受体激动药(如异丙肾上腺素),选择性β_1受体激动药(如多巴酚丁胺)和β_2受体激动药(如沙丁胺醇等)。

异丙肾上腺素

异丙肾上腺素(isoprenaline,isoproterenol)属于儿茶酚胺类药物,极性高。

【体内过程】

舌下给药时,异丙肾上腺素可经口腔黏膜迅速吸收;吸入给药时2~5 min起效,可维持0.5~2 h。该药的作用持续时间较去甲肾上腺素和肾上腺素更长。

【药理作用与作用机制】

异丙肾上腺素为β受体激动药,对β_1、β_2受体的选择性较低。

1.心脏

异丙肾上腺素对心脏β_1受体有强大的激动作用,表现为正性肌力、正性缩率及加速传导作用等,使心排血量增加。

2.血管和血压

异丙肾上腺素可激动β_2受体而舒张血管,尤其是骨骼肌血管,对肾血管和肠系膜血管的舒张作用较弱,对冠状动脉也有舒张作用。由于心脏兴奋和血管舒张,故收缩压升高或不变而舒张压略下降,脉压增大。大剂量异丙肾上腺素静脉注射时,可引起血压明显降低。

3.平滑肌

异丙肾上腺素可激动平滑肌的β_2受体,特别对处于紧张状态的支气管、胃肠道等多种平滑肌具有明显的舒张作用。

4.其他

异丙肾上腺素的升血糖作用较肾上腺素弱,也可以促进脂肪分解。治疗量的异丙肾上腺素中枢兴奋作用不明显,过量时可引起激动、呕吐、不安等。

【临床应用】

异丙肾上腺素的临床应用有以下方面:

(1)治疗心搏骤停。异丙肾上腺素适用于治疗心室自身节律缓慢、高度房室传导阻滞或窦房结功能衰竭并发的心搏骤停。

(2)治疗房室传导阻滞。异丙肾上腺素具有强大的加速传导作用，舌下或静脉滴注给药可使房室传导阻滞明显改善。

(3)治疗休克。在补足血容量的基础上，异丙肾上腺素对中心静脉压高、心排血量低、外周阻力高的休克患者具有一定疗效。

(4)治疗支气管哮喘急性发作。异丙肾上腺素舌下或喷雾给药，可快速有效地缓解支气管哮喘。但应注意的是，吸入过量或过频可致严重的心脏反应。

【不良反应与注意事项】

异丙肾上腺素的常见不良反应有心悸、头痛、皮肤潮红等，少见心绞痛、恶心、震颤、头晕、出汗等；过量可致心律失常甚至室颤。

多巴酚丁胺

多巴酚丁胺(dobutamine)属于儿茶酚胺类药物，为选择性 β_1 受体激动药，主要用于治疗心肌梗死并发心力衰竭，能增加心排血量，而较少增加心肌耗氧量，也较少引起心动过速，这一点要优于其他拟交感神经药物，但连续应用可产生快速耐受性。

沙丁胺醇

沙丁胺醇(salbutamol，羟甲叔丁肾上腺素)可选择性地激动 β_2 受体，使支气管、子宫平滑肌、骨骼肌和血管平滑肌松弛，对心脏 β_1 受体作用较弱。同类药物还有特布他林(terbutaline，间羟叔丁肾上腺素)、克仑特罗(clenbuterol，双氯醇胺)、奥西那林(orciprenaline，间羟异丙肾上腺素)、沙美特罗(salmeterol)等，临床上主要用于治疗支气管哮喘。

五、肾上腺素受体阻断药

(一)α 肾上腺素受体阻断药

根据 α 肾上腺素受体阻断药对受体亚型的选择性不同，可将其分为三类：①α_1、α_2 肾上腺素受体阻断药，包括短效类药物(如酚妥拉明)和长效类药物(如酚苄明)；②选择性 α_1 肾上腺素受体阻断药，如哌唑嗪、多沙唑嗪等；③α_2 肾上腺素受体阻断药，如育亨宾。

酚妥拉明

酚妥拉明(phentolamine)为短效竞争性 α 受体阻断药，对 α_1 和 α_2 受体的亲和力相同。

【体内过程】

酚妥拉明的生物利用度低，口服给药后 30 min 血药浓度达峰值，作用维持 3～6 h；肌内注射作用维持 30～50 min。

【药理作用】

酚妥拉明具有阻断血管平滑肌的 α 受体和直接舒张血管平滑肌等作用，可使血管舒张，血压下降，翻转肾上腺素的升压作用(见图 8-2-4)。由于血压下降可反射性地兴奋心脏，且酚妥拉明可阻断去甲肾上腺素能神经末梢突触前膜的 α_2 受体，促进去甲肾上腺素释放，因此会使心肌收缩力增强、心率加快及心排血量增加，有时可致心律失常。

酚妥拉明也能激动 M 胆碱受体和 H_1、H_2 受体，促进肥大细胞释放组胺，阻断 5-HT 受体，还具有阻断钾通道的作用。

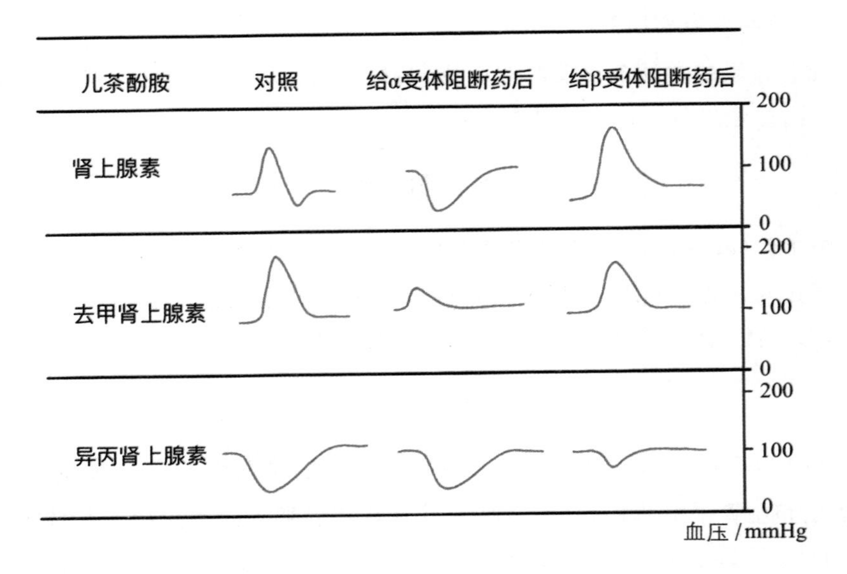

图 8-2-4　肾上腺素受体阻断药给药前后，儿茶酚胺对血压的影响

【临床应用】

酚妥拉明的临床应用有以下方面：

(1)治疗外周血管痉挛性疾病。酚妥拉明可用于治疗诸如肢端动脉痉挛的雷诺综合征、血栓闭塞性脉管炎及冻伤后遗症等。

(2)治疗去甲肾上腺素滴注外漏。静脉滴注去甲肾上腺素外漏时，可致局部皮肤缺血甚至坏死，此时可用酚妥拉明10 mg溶于 10～20 mL生理盐水中行局部浸润注射。

此外，酚妥拉明还可用于治疗感染中毒性休克、心源性休克、急性心肌梗死和顽固性充血性心力衰竭，另外还能用于嗜铬细胞瘤的鉴别诊断和防治高血压危象。

【不良反应】

大剂量酚妥拉明可引起直立性低血压，注射给药可产生心动过速、心律失常，诱发或加剧心绞痛。

酚苄明

酚苄明(pheneoxybenzamine)为长效的非竞争性 α 受体阻断药。

【体内过程】

酚苄明主要通过静脉和口服给药,但口服吸收少而不规则。由于酚苄明与受体结合牢固,加之排泄缓慢,因此一次用药作用可持续 3～4 天。

【药理作用与临床应用】

酚苄明具有起效慢、作用强而持久的特点,它能阻断 α 受体,舒张血管,降低外周血管阻力,明显降低血压。其作用强度与血管受去甲肾上腺素能神经控制的程度有关,如处于静卧和休息状态的正常人,酚苄明的扩张血管和降压作用往往不明显或表现为舒张压略下降;当交感神经张力高,血容量低或直立时,则可引起明显的降压作用和心率加快,后者系由于血压下降引起的反射作用及阻断突触前膜 α_2 受体所致。此外,酚苄明在高浓度应用时尚有较弱的抗 5-HT 和抗组胺作用。

临床上,酚苄明主要用于治疗外周血管痉挛性疾病,亦可用于嗜铬细胞瘤和休克的治疗。

【不良反应与注意事项】

酚苄明的主要不良反应是直立性低血压、心动过速、鼻塞、口干等。

哌唑嗪

哌唑嗪(prazosin)为 α_1 肾上腺素受体阻断药,对动脉和静脉的 α_1 受体均有较高的选择性阻断作用,因此可拮抗去甲肾上腺素和肾上腺素的升压作用,但不促进神经末梢释放去甲肾上腺素,即在扩张血管、降低血压的同时,加快心率的作用较弱。临床上,哌唑嗪主要用于治疗高血压病和顽固性心功能不全;也用于治疗良性前列腺肥大,改善排尿困难的症状。本类药物还包括特拉唑嗪(terazosin)和多沙唑嗪(doxazosin)等。

育亨宾

育亨宾(yohimbine)为选择性 α_2 肾上腺素受体阻断药,主要用作科学研究的工具药。

(二)β 肾上腺素受体阻断药

扩展阅读

1988 年的诺贝尔生理学或医学奖颁给了英国的詹姆斯・布莱克(James W. Black)、美国的格特鲁德・伊莱昂(Gertrude B. Elion)和乔治・希钦斯(George H. Hitchings),以表彰他们在提出药物治疗的重要原则方面做出的贡献。

1948年，美国佐治亚州医学院的雷蒙德·阿尔奎斯特(Raymond P Allquist)提出假说，认为在体内存在两种肾上腺素受体，并将其命名为α受体和β受体。但是，这个理论太新颖了，以至于提出后10多年都没有引起人们足够的重视。直到1962年，布莱克和他的同事们成功地合成了第一个β受体阻断药丙萘洛尔，但遗憾的是，此药会使小鼠产生胸腺瘤，无法用于临床。但布莱克毫不气馁，终于又合成了普萘洛尔，就是我们今天熟知的心得安。使用此药后，可使心率减慢，心肌收缩力和心排血量降低，冠脉血流量下降，心肌耗氧量明显减少，血压下降。如今，心得安已广泛应用于高血压、心绞痛、心肌梗死、心律失常、充血性心力衰竭及甲亢等疾病的治疗中。美国心脏病协会主席克莱德·杨西(Clyde Yancy)评价β受体阻滞剂的发现是"少有的几个能拥有'里程碑'称誉的成就之一"。

根据受体的选择性，β受体阻断药可分为非选择性β受体阻断药、选择性β_1受体阻断药和兼有α、β受体阻断作用的药物，前两类又可根据是否具有内在拟交感活性(intrinsic sympathomimetic activity，ISA)分为A、B两个亚类(见表8-2-5)。

表8-2-5　β受体阻断药的分类及代表药物

分类	亚类	代表药物
1类：非选择性β受体阻断药	1A，无ISA	普萘洛尔、纳多洛尔、噻吗洛尔
	1B，有ISA	吲哚洛尔
2类：选择性β_1受体阻断药	2A，无ISA	阿替洛尔、美托洛尔
	2B，有ISA	醋丁洛尔、塞利洛尔
3类：兼有α、β受体阻断作用的药物	—	拉贝洛尔、卡维地洛

【体内过程】

β受体阻断药的体内过程特点与药物的脂溶性有关。

1.吸收

脂溶性高的药物(如普萘洛尔、美托洛尔等)口服易吸收，但首过消除明显，生物利用度低；而水溶性高的药物(如阿替洛尔)口服吸收差，但首过消除较低，生物利用度较高。

2.分布

高脂溶性和低血浆蛋白结合率的β受体阻断药分布容积较大。高脂溶性的普萘洛尔和中脂溶性的美托洛尔在脑脊液中的浓度与血浆药物浓度近似，而低脂溶性的阿替洛尔则仅为血浆浓度的1/10～1/5。

3.消除

脂溶性高的β受体阻断药主要在肝内代谢，少量从尿中以原形排出；脂溶性低的β受体阻断药(如阿替洛尔和纳多洛尔)主要以原形从肾脏排泄。

【药理作用】

β受体阻断药的药理作用主要与阻断β受体有关，但某些药物尚具有内在拟交感活性。另外，β受体阻断药还有膜稳定作用及抑制血小板聚集等作用。

1.β受体阻断作用

（1）心脏：无ISA的β受体阻断药（如普萘洛尔）能抑制心脏活动，使心率减慢，心排血量和心肌收缩力降低，血压稍有下降。β受体阻断药对于交感神经张力较高时（如激动、运动、高血压、心绞痛等）的心脏作用比较显著。

（2）血管与血压：短期应用β受体阻断药可引起血管收缩，外周阻力增加，但长期应用时，总外周阻力可恢复至原来的水平。具有ISA的β受体阻断药（如吲哚洛尔）由于激动$β_2$受体，可使外周动脉血流增加。β受体阻断药对正常人的血压影响不明显，而对高血压患者具有降压作用。

（3）支气管：非选择性的β受体阻断药可阻断支气管平滑肌的$β_2$受体，引起支气管平滑肌收缩。其对正常人影响较小，但对支气管哮喘患者，有时可诱发或加重哮喘，甚至危及生命。

（4）代谢：①普萘洛尔不影响正常人的血糖水平，也不影响胰岛素的降血糖作用，但能延缓应用胰岛素后血糖水平的恢复。需要注意的是，应用胰岛素的糖尿病患者在加用β受体阻断药时，其β受体阻断作用往往会掩盖低血糖症状（如心悸等），从而延误低血糖的及时发现。②长期应用非选择性的1类β受体阻断药可增加血浆中的极低密度脂蛋白（VLDL），中度升高血浆三酰甘油，降低高密度脂蛋白（HDL），增加冠状动脉粥样硬化性心脏病的危险性。

甲状腺功能亢进时，β受体阻断药不仅直接对抗甲亢引起的交感神经兴奋症状，如烦躁易怒、心悸、多汗、手颤等，而且可抑制甲状腺素（T_4）转化为活性更强的三碘甲状腺原氨酸（T_3），从而有效控制甲状腺功能亢进的临床症状。

（5）肾素：$β_1$受体阻断药通过阻断肾小球球旁细胞的$β_1$受体，能减少交感神经兴奋所致的肾素释放。在各种β受体阻断药中，普萘洛尔降低肾素释放的作用最强，噻吗洛尔次之，吲哚洛尔、氧烯洛尔和烯丙洛尔较弱。

（6）眼：有些β受体阻断药可以降低眼内压，在临床上用于治疗青光眼。

2.膜稳定作用

某些β受体阻断药具有局部麻醉作用（local anesthetic action），在心肌电生理研究中表现为奎尼丁样阻滞Na^+通道、稳定心肌细胞膜电位的作用。

3.内在拟交感活性

有些β受体阻断药在与β受体结合时，可产生一定的激动效应，称为内在拟交感活性，会引起心脏兴奋、支气管舒张等。这种激动作用只有在离体器官、利血平化动物或慢性自主神经功能不全的患者中才能表现出来。具有内在拟交感活性作用的β受体阻断药有吲哚洛尔、醋丁洛尔、阿普洛尔等。

【临床应用】

β受体阻断药在临床上可用于治疗下列疾病：

1.快速型心律失常

β受体阻断药对多种原因引起的室上性和室性心律失常均有效，尤其对运动或情绪紧张、激动所致的心律失常或因心肌缺血、强心苷中毒引起的心律失常疗效更好。

2.高血压病

β受体阻断药是治疗高血压的基础药物，尤其适用于血浆肾素活性高或伴有心绞痛的高血压患者。

3.心绞痛

β受体阻断药对心绞痛有良好的疗效，可减少心绞痛发作，改善患者的运动耐量。

4.充血性心力衰竭

美托洛尔等β受体阻断药是治疗充血性心力衰竭的基础药物之一。

5.甲状腺功能亢进

β受体阻断药可用于治疗甲亢。

6.其他应用

噻吗洛尔等局部应用可治疗原发性开角型青光眼。另外，β受体阻断药还可用于治疗偏头痛、减轻肌肉震颤以及缓解酒精中毒等。

【不良反应与注意事项】

β受体阻断药常见的不良反应有恶心、呕吐、轻度腹泻等消化道症状，应用不当可引起较严重的不良反应，包括诱发或加重支气管哮喘，抑制心脏功能，外周血管收缩和痉挛，出现停药反跳现象和疲乏、失眠和精神忧郁等。需要注意的是，长期应用此类药物的患者应在病情控制后逐渐减量停药。

【禁忌证】

β受体阻断药禁用于严重心功能不全、窦性心动过缓、房室传导阻滞和支气管哮喘患者。

普萘洛尔

普萘洛尔(propranolol，心得安)脂溶性高，首过消除明显，生物利用度低，血浆蛋白结合率大于90%，易透过血-脑屏障，也可通过乳汁分泌，其血浆药物浓度个体差异大。

普萘洛尔具有较强的β受体阻断作用，对β_1和β_2受体的选择性很低，无内在拟交感活性。用药后可使心率减慢，心肌收缩力和心排血量降低，心肌耗氧量明显减少；对高血压患者可使其血压降低，支气管阻力也有一定程度的升高。可用于治疗心律失常、心绞痛、高血压和甲状腺功能亢进等。

纳多洛尔

纳多洛尔(nadolol,羟萘心安)对 β_1 和 β_2 受体的选择性大致相同,作用持续时间长,$t_{1/2}$ 达 10～12 h,无膜稳定性和内在拟交感活性。其作用强度约为普萘洛尔的 6 倍,且可增加肾血流量,所以肾功能不全且需要使用 β 受体阻断药者可首选此药。

噻吗洛尔

噻吗洛尔(timolol,噻吗心安)是目前已知作用最强的 β 受体阻断药,其既无内在拟交感活性,也无膜稳定作用。常用其滴眼剂降低眼内压,治疗青光眼。

吲哚洛尔

吲哚洛尔(pindolol,心得静)的作用强度为普萘洛尔的 6～15 倍,且有较强的内在拟交感活性,主要表现为对 β_2 受体的激动作用。吲哚洛尔可激动血管平滑肌细胞的 β_2 受体而舒张血管,有利于高血压的治疗;其还能激动心肌所含的少量 β_2 受体,又可减少心肌抑制作用。

阿替洛尔和美托洛尔

阿替洛尔(atenolol,氨酰心安)和美托洛尔(metoprolol,美多心安)对 β_1 受体有选择性阻断作用,无内在拟交感活性;对 β_2 受体作用弱,故对呼吸道阻力影响轻微,但对哮喘患者仍需慎用。

拉贝洛尔和卡维地洛

拉贝洛尔(labetalol,柳胺苄心定)和卡维地洛(carvedilol)对 α、β 受体均有阻断作用,但对 β 受体的阻断作用强于 α 受体,临床上主要用于高血压的治疗。除拉贝洛尔和卡维地洛外,阿罗洛尔(arotinolol)及布新洛尔(bucindolol)等也属于本类药物。

拉贝洛尔兼有 α、β 受体阻断作用,对 β 受体的阻断作用强于对 α 受体阻断作用的 5～10 倍。由于其对 β_2 受体的内在拟交感活性及药物的直接作用,故可使血管舒张,肾血流量增加。口服用于治疗中度和重度高血压、心绞痛,静脉注射可用于缓解高血压危象。常见不良反应有眩晕、乏力、恶心等,哮喘及心功能不全者禁用。

卡维地洛同时具有 α_1、β_1 和 β_2 受体阻断活性,还具有抗氧化作用,其整体 α_1 和 β 受体阻断作用的比率为 1∶10,因 α_1 受体阻断引起的不良反应少于拉贝洛尔,故于 1995 年被美国 FDA 批准用于治疗原发性高血压,1997 年批准用于治疗充血性心力衰竭,是第一个被正式批准用于治疗心衰的 β 受体阻断药。该药可以明显改善充血性心力衰竭的症状,提高生活质量,降低病死率。

(安杰)

第三节 中枢神经系统药物

一、镇静催眠药

案例导入：患者为79岁男性，独自生活。某日早上，其儿子打电话无人接听，遂开门进家查看，发现老人躺在床上，无法唤醒，随即拨打“120”急救电话送医院急诊。查体发现血压、心率正常，呼吸15次/分，中度昏迷，心、肺、腹无异常，心电图、血糖水平正常。CT检查未发现脑出血及脑梗死等情况。经询问得知老人平时有高血压，一直口服降压药物；因睡眠差，故睡前常服用安眠药。处理：静脉注射氟马西尼0.5 mg，数分钟后患者苏醒。

失眠是临床上最常见的症状之一，其药物治疗的适应证是健康人暂时性失眠或老年人间断性失眠。对长期失眠者以非药物治疗为主，而药物治疗仅作为辅助手段。镇静催眠药(sedative-hypnotics)是一类能引起镇静和近似生理睡眠的药物，对中枢神经系统具有普遍的抑制作用，可分为苯二氮䓬类、巴比妥类及其他类，其中以苯二氮䓬类较为常用。

(一)苯二氮䓬类

苯二氮䓬类(benzodiazepines，BZ或BDZ)是20世纪60年代后相继问世的一类具有镇静、催眠及抗焦虑等作用的药物，如地西泮(安定)、氯氮䓬(利眠宁)、硝西泮(硝基安定)、艾司唑仑(舒乐安定)等。

地西泮

地西泮(diazepam，安定)为苯二氮䓬类的典型代表药物，也是目前临床上最常用的镇静、催眠、抗焦虑药。

【体内过程】

地西泮口服后吸收迅速而完全，肌内注射时吸收缓慢而不规则。地西泮脂溶性高，易透过血-脑屏障和血-胎盘屏障，与血浆蛋白的结合率高达95%以上。地西泮在肝内代谢，$t_{1/2}$为1～2 d，母药及其代谢物主要经肾排出，少量随乳汁排出，肝功能不良者慎用，孕妇及哺乳期妇女忌用。

【药理作用】

地西泮的药理作用有以下几方面：

1.抗焦虑

地西泮的抗焦虑作用选择性较高，小剂量即可显著改善焦虑症状，对各种原因引起的焦虑均有显著疗效。

2.镇静催眠

随着使用剂量的增大，地西泮可出现镇静及催眠作用，可显著缩短患者的入睡时间，延长睡眠持续时间，减少觉醒次数。地西泮主要延长非快动眼睡眠时相（non-rapid-eye movement sleep，NREMS）的第二期，而对快动眼睡眠时相（REMS）的影响不显著。地西泮类药物作为镇静催眠药，具有治疗指数高、对快动眼睡眠影响小、不影响肝药酶、不良反应轻等优点，目前已取代了巴比妥类药物，成为临床上最常用的镇静催眠药。

3.抗惊厥、抗癫痫

地西泮不能减少惊厥和癫痫原发病灶的放电，但能限制病灶的放电向周围皮层及皮层下扩散，具有很强的抗惊厥和抗癫痫作用。

4.中枢性肌肉松弛

地西泮有较强的肌肉松弛作用，可缓解动物的去大脑僵直，也可减轻人类大脑损伤所致的肌肉僵直。

【作用机制】

目前认为，苯二氮䓬类的中枢作用可能与其作用于脑内不同部位的γ-氨基丁酸（$GABA_A$）受体密切相关。$GABA_A$受体是一个大分子复合体，为配体门控性 Cl^- 通道（ligand-gated Cl^- ion channel），在 Cl^- 通道周围含有五个结合位点（分别结合γ-氨基丁酸、苯二氮䓬类、巴比妥类、印防己毒素和神经甾体化合物）。GABA 作用于 $GABA_A$受体，使细胞膜对 Cl^- 的通透性增加，Cl^- 大量进入细胞膜内，引起细胞膜超极化，神经兴奋性降低。苯二氮䓬类可促进 GABA 与 $GABA_A$受体结合，通过增加 Cl^- 通道开放的频率，增强 $GABA_A$受体的作用，从而呈现中枢抑制效应。GABA 可促进地西泮等药物与特异性高亲和力苯二氮䓬类位点的结合（见图 8-3-1）。

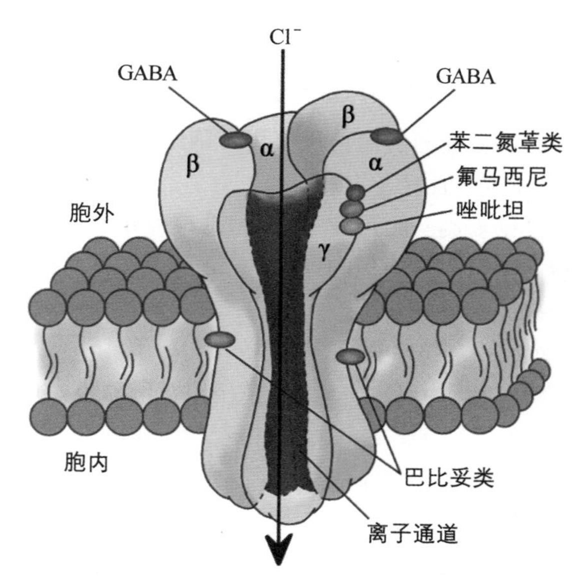

图 8-3-1　$GABA_A$受体-Cl^-通道复合体

【临床应用】

地西泮的临床应用包括：

(1)治疗焦虑症和失眠症。地西泮可用于治疗焦虑症和失眠症。

(2)辅助治疗破伤风、子痫、小儿高热惊厥及药物中毒性惊厥。地西泮能迅速缓解癫痫大发作的症状，治疗癫痫持续状态首选静脉注射地西泮。

(3)缓解脑血管意外、脊髓损伤等引起的中枢性肌强直。地西泮可缓解局部关节病变、腰肌劳损及内窥镜检查所致的肌肉痉挛。

【不良反应与注意事项】

地西泮毒性小，安全范围大，最常见的不良反应是嗜睡、头昏、乏力和记忆力下降等。静脉注射速度过快易引起呼吸和循环功能抑制，饮酒或同时应用其他中枢抑制药时尤易发生。长期应用地西泮可产生耐受性及依赖性，老年患者、肝功能不全、肾功能不全、呼吸功能不全、青光眼、重症肌无力患者以及驾驶员、高空作业和机器操作者、孕妇和哺乳期妇女慎用。地西泮过量中毒时，除采取洗胃、对症治疗外，还可应用特效拮抗药氟马西尼。

(二)巴比妥类

巴比妥类药物口服或肌内注射均易吸收，在体内经肝脏代谢和肾脏排出。尿液 pH 值对苯巴比妥的排泄影响较大，因此在苯巴比妥中毒时，可用碳酸氢钠碱化尿液以促进药物的排泄。

【药理作用与临床应用】

巴比妥类药物的药理作用与临床应用如下：

1.镇静、催眠

巴比妥类药物可缩短 REMS，改变正常睡眠的模式，引起非生理性睡眠。因本类药物易产生耐受性和依赖性，具有可诱导肝药酶的活性、不良反应较多等缺点，目前已不作为常规镇静催眠药使用。

2.抗惊厥及抗癫痫

苯巴比妥有较强的抗惊厥作用及抗癫痫作用，临床可用于癫痫大发作和癫病持续状态的治疗。

3.麻醉及麻醉前给药

巴比妥类药物可用作麻醉及麻醉前给药。

【作用机制】

巴比妥类药物的中枢作用与其激活 $GABA_A$受体有关。在无 GABA 时，巴比妥类药物能模拟 GABA 的作用，增加对 Cl^- 的通透性，使细胞膜超极化。与苯二氮䓬类药物增加 Cl^- 通道的开放频率不同，巴比妥类药物主要延长 Cl^- 通道的开放时间。此外，巴比妥类药物的中枢抑制作用还可能与其减弱或阻断谷氨酸作用于 AMPA 受体后去极化所致的兴奋性反应有关。

【不良反应与注意事项】

巴比妥类药物的不良反应如下：

1.后遗效应

服用催眠剂量的巴比妥类药物后，次晨可出现头晕、困倦、思睡、精神不振及定向障碍等，亦称“宿醉”(hangover)。驾驶员或从事高空作业人员服用巴比妥类药物后，应警惕其后遗效应。

2.耐受性及依赖性

短期内反复服用巴比妥类药物可产生耐受性，长期连续服用巴比妥类药物会使患者产生对该药的精神依赖和躯体依赖。

3.对呼吸系统的影响

大剂量巴比妥类药物对呼吸中枢有明显的抑制作用，抑制程度与剂量成正比。呼吸深度抑制是巴比妥类药物中毒致死的主要原因。

二、抗癫痫药

案例导入：患者女性，22 岁，大学生，平素健康。一天上午考试后，忽然跌倒在地，双眼球向上凝视，双瞳孔散大，口吐白沫，口唇发紫，四肢抽搐，双上肢屈曲，双下肢伸直，小便失禁，持续了5 min左右自行缓解，发作期间不省人事。同学赶紧将其送到了医院，医生经过详细的检查后开了丙戊酸钠，嘱其按时服药，定期复查。

癫痫(epilepsy)是一种反复发作的神经系统疾病，发作时多伴有脑局部病灶的神经元兴奋性过高导致的阵发性异常高频放电，并向周围扩散而出现大脑功能短暂失调。据估计，全球约 1%的人患有癫痫。癫痫是继脑卒中后发病率排在第二位的神经系统疾病，至今尚不能有效预防和根治。药物治疗是目前控制癫痫发作的主要手段，抗癫痫药物通过改变细胞膜对各种离子的通透性(如 Na^+、Ca^{2+})，增强抑制性神经递质的活动，抑制兴奋性神经递质代谢等方式，抑制神经元放电或其传导功能。

苯妥英钠

苯妥英钠(phenytoin sodium)的水溶液呈碱性，有刺激性，不宜作肌内注射。口服吸收不规则，连续服药(0.3～0.6 g/d)经 6～10 d 达有效血药浓度(10～20 μg/mL)。在血中，有 85%～90%的苯妥英钠与血浆蛋白结合，主要由肝药酶代谢为羟基苯妥英钠，再与葡萄糖醛酸结合后经肾排出。苯妥英钠的消除速度与血药浓度有关：血药浓度低于10 μg/mL时，消除方式属一级动力学，$t_{1/2}$约为20 h；血药浓度升高时，则按零级动力学消除，$t_{1/2}$亦随之延长。苯妥英钠的血药浓度为10 μg/mL时可控制癫痫发作，20 μg/mL时则出现轻度毒性反应。

【药理作用与机制】

苯妥英钠的抗癫痫作用机制较复杂。研究表明，苯妥英钠不能抑制癫痫病灶的异常放电,但可阻止异常放电向病灶周围的正常脑组织扩散,这可能与其抑制突触传递的强直后增强(post tetanic potentiation,PTP)有关。PTP 是指反复高频电刺激突触前神经纤维后,引起突触传递易化,使突触后纤维反应增强的现象。苯妥英钠具有膜稳定作用,能降低细胞膜对 Na^+ 和 Ca^{2+} 的通透性,抑制 Na^+ 和 Ca^{2+} 的内流,从而降低细胞膜的兴奋性,抑制动作电位的产生。

苯妥英钠产生膜稳定作用的机制简述如下:

(1)阻断电压依赖性钠通道。苯妥英钠主要与失活状态的 Na^+ 通道结合,阻止 Na^+ 内流,此称为钠通道的“利用依赖性”阻滞。

(2)阻断电压依赖性钙通道。治疗浓度的苯妥英钠能选择性地阻断 L-型和 N-型 Ca^{2+} 通道,但对哺乳动物丘脑神经元的 T-型 Ca^{2+} 通道无阻断作用,这可能与其治疗失神发作无效有关。

(3)对钙调素激酶系统的影响。Ca^{2+} 的多种第二信使均通过 Ca^{2+} 受体蛋白-钙调素及其偶联的激酶介导发挥作用。苯妥英钠能显著抑制钙调素激酶的活性,影响突触传递功能。

【临床应用】

苯妥英钠的临床应用包括:

1.抗癫痫

苯妥英钠是治疗癫痫大发作和局限性发作的首选药,对精神运动性发作亦有效,但对小发作无效。

2.治疗外周神经疼痛

苯妥英钠可治疗如三叉神经、舌咽神经和坐骨神经等外周神经疼痛,这种作用可能与其稳定神经细胞膜的功能有关。

【不良反应与注意事项】

苯妥英钠的不良反应包括:

1.局部刺激

苯妥英钠碱性较强,对胃肠道有刺激性,口服易引起食欲缺乏、恶心、呕吐等症状,宜饭后服用。静脉注射可发生静脉炎。长期应用可引起齿龈增生,多见于儿童及青少年。

2.神经系统反应

苯妥英钠药量过大可引起急性中毒,导致小脑-前庭系统功能失调,严重者可出现语言障碍、精神错乱,甚至昏睡、昏迷等。

3.造血系统反应

长期应用苯妥英钠可导致叶酸缺乏,发生巨幼红细胞性贫血,这可能与本药抑制叶酸吸收和代谢有关,可用甲酰四氢叶酸治疗。

4.过敏反应

少数人应用苯妥英钠后可发生皮疹、粒细胞缺乏、血小板减少、再生障碍性贫血、肝坏死等。对此，长期用药者应定期检查血常规和肝功能，如有异常应及早停药。

5.骨骼系统反应

苯妥英钠可诱导肝药酶，加速维生素 D 的代谢，长期应用可致低钙血症，儿童患者可发生佝偻病样改变，少数成年患者可出现骨软化症。

苯巴比妥

苯巴比妥(phenobarbital)又名鲁米那(luminal)，其除了具有镇静、催眠作用外，还是巴比妥类药物中最有效的抗癫痫药。苯巴比妥既能提高病灶周围正常组织的兴奋阈值，限制异常放电扩散，又能降低病灶内细胞的兴奋性，从而抑制病灶的异常放电。苯巴比妥的抗癫痫作用机制目前尚未完全阐明，可能与以下作用有关：①作用于突触后膜上的 GABA 受体，增加 Cl^- 的电导，导致膜超极化，降低其兴奋性；②作用于突触前膜，降低前膜对 Ca^{2+} 的通透性，减少 Ca^{2+} 依赖性神经递质(如 NA、ACh 和谷氨酸等)的释放。此外，苯巴比妥也可抑制电压依赖性 Ca^{2+} 通道。

苯巴比妥主要用于防治癫痫大发作及治疗癫痫持续状态，对单纯性局限性发作及精神运动性发作亦有效，但对小发作、婴儿痉挛效果差。

苯二氮䓬类

苯二氮䓬类具有抗惊厥及抗癫痫作用，临床常用于治疗癫痫的药物有地西泮、硝西泮和氯硝西泮。其中，地西泮是治疗癫痫持续状态的首选药，硝西泮主要用于治疗癫痫小发作，特别是肌阵挛性发作及婴儿痉挛等。氯硝西泮是苯二氮䓬类中抗癫痫谱比较广的抗癫痫药物。

丙戊酸钠

丙戊酸钠(sodium valproate)为一种新型广谱抗癫痫药，1964 年在法国首先用于治疗癫痫获得成功，目前该药已在世界各国广泛应用，成为治疗癫痫的常用药物之一。

【体内过程】

丙戊酸钠口服吸收迅速而完全，生物利用度在 80%以上，1～4 h血药浓度达高峰，有效血药浓度为 30～100 μg/mL，约 90%与血浆蛋白结合，$t_{1/2}$ 为 8～15 h，在体内主要代谢为丙戊二酸，并与葡萄糖醛酸结合后由肾排泄。

【药理作用与机制】

丙戊酸钠不抑制癫痫病灶放电，但能阻止病灶异常放电的扩散，其抗癫痫作用机制为：①增强 GABA 能神经元的突触传递功能，通过抑制脑内的 GABA 转氨酶，减慢 GABA 的代谢；②提高谷氨酸脱羧酶的活性，使 GABA 形成增多；③抑制 GABA 转运体，减少 GABA 的摄取，使脑内 GABA 含量升高；④提高突触后膜对 GABA 的反应性，从而增强 GABA 能神经的突触后抑制；⑤丙戊酸钠也能抑制 Na^+ 通道和 L 型 Ca^{2+} 通道。

【临床应用】

丙戊酸钠对各种类型的癫痫均有效，对大发作的疗效虽不及苯妥英钠和苯巴比妥，但当后两者无效时，使用丙戊酸钠仍有效；对小发作的疗效优于乙琥胺，但因其肝脏毒性，一般不作为首选用药；对精神运动性发作的疗效与卡马西平相似。

【不良反应】

丙戊酸钠常见恶心、呕吐、食欲缺乏等不良反应，饭后服用或逐渐加量可减轻。严重毒性为肝功能损害，约有 25%的患者服药数日后出现肝功能异常，故在用药期间应定期检查肝功能。孕妇慎用。

卡马西平

卡马西平(carbamazepine)的分子结构类似三环类抗抑郁药。

【体内过程】

卡马西平口服吸收缓慢且不规则，2～6 h 血浆浓度达到高峰，有效血药浓度为 4～10 μg/mL。该药分布缓慢，表观分布容积约为1 L/kg，约 70%的药物与血浆蛋白结合，单次给药 $t_{1/2}$ 约36 h。因卡马西平能诱导肝药酶，加速自身代谢，故连续用药后 $t_{1/2}$ 可缩短。

【药理作用与机制】

卡马西平属广谱抗癫痫药，对于各种类型的癫痫均有不同程度的疗效，其中对精神运动性发作疗效较好，对大发作亦有效，但对小发作(失神性发作)效果差。卡马西平对三叉神经痛的疗效优于苯妥英钠，对舌咽神经痛也有效。此外，卡马西平还有抗躁狂作用，可用于锂盐无效的躁狂症患者。

卡马西平的作用机制目前尚不清楚，可能与其降低神经细胞膜对 Na^{+} 和 Ca^{2+} 的通透性，降低神经元的兴奋性和延长不应期，增强 GABA 神经元的突触传递功能有关。

【临床应用】

卡马西平主要用于治疗癫痫及三叉神经痛。

【不良反应】

卡马西平最常见的剂量相关不良反应是复视和共济失调，特异质反应为骨髓抑制，包括引起再生障碍性贫血和粒细胞缺乏症等。

氟桂利嗪

氟桂利嗪(flunarizine)为双氟化哌啶衍化物，为强效 Ca^{2+} 通道阻断剂，可选择性地阻断 T 型和 L 型 Ca^{2+} 通道。氟桂利嗪已在欧美各国临床上广泛试用，对各型癫痫均有效，尤其对局限性发作及大发作效果好。氟桂利嗪的作用机制除与其阻断 Ca^{2+} 通道有关外，主要是由于其能选择性阻断电压依赖性 Na^{+} 通道。

氟桂利嗪口服易吸收，2～4 h 血中浓度可达高峰，有效血浓度 30～100 ng/mL。吸收后，该药 99%与血浆蛋白结合，然后重新分布于各组织中。其代谢过程目前所知甚少，只有少量药物原形经尿和粪便排出。

氟桂利嗪是一种安全有效的抗癫痫药，其毒性低，严重不良反应少，常见不良反应为困倦，其次为镇静和体重增加。

三、抗帕金森病药

案例导入：患者男性，59 岁。三年前因工作过度劳累后开始出现右手偶尔颤抖，后经常在情绪激动时出现，未在意。半年后右手颤抖加重，劳累或休息静止时均可出现，情绪激动时更为明显，写字也越来越小。近段时间其左侧上肢也开始出现颤抖，并感觉动作迟缓，全身乏力，双下肢酸胀沉重；睡眠不好，情绪低落，不愿活动，食欲差，时常便秘。同事都反映其脸上的表情越来越严肃，不像以前那样总是笑容可掬的。

根据作用机制，抗帕金森病药分为拟多巴胺药和抗胆碱药两类，这两类药物合用可增强疗效。两类药物治疗作用的基础在于恢复多巴胺能和乙酰胆碱能神经系统功能的平衡状态。

(一)拟多巴胺药

拟多巴胺药包括左旋多巴及其增效药(外周脱羧酶抑制剂、多巴胺代谢抑制剂)、多巴胺受体激动剂(如溴隐亭)和促多巴胺释放药(如金刚烷胺)等。

左旋多巴

左旋多巴(L-dopa)是儿茶酚胺类神经递质酶促合成过程的中间代谢产物，也是多巴胺递质的前体物质。多巴胺不能透过血-脑屏障，外周给药对帕金森病无效。而左旋多巴是多巴胺的代谢前体，可通过血-脑屏障后代谢为多巴胺而产生作用。

【体内过程】

本药口服后主要在小肠经主动转运迅速吸收，0.5～2 h 达血浆浓度高峰，$t_{1/2}$ 为 1～3 h，但个体差异较大。由于 95%以上的左旋多巴在外周被氨基酸脱羧酶脱羧，再加上首过消除，故仅有 1%～3%的原形药物到达脑循环。当与外周多巴脱羧酶抑制剂合用时，左旋多巴在外周的代谢减少，血浆左旋多巴的水平提高，血浆 $t_{1/2}$ 延长，可使更多的有效成分进入脑内。同时给予外周多巴脱羧酶抑制剂可将左旋多巴的用量减少 75%。左旋多巴在体内代谢后，大部分转变为多巴胺，其主要代谢物为 3-甲氧基-4-羟苯乙酸(高香草酸，HVA)和二羟苯乙酸(DOPAC)，并迅速经肾排泄。

【药理作用及应用】

左旋多巴的药理作用及应用包括：

1.治疗帕金森病

左旋多巴治疗帕金森病的作用机制是其在脑内转变为多巴胺，补充了纹状体中多巴胺的不足，抑制胆碱能神经元的功能。

左旋多巴对大多数帕金森病患者具有显著疗效，发病初期用药疗效更为显著；但对吩噻嗪类抗精神病药引起的锥体外系症状无效，因吩噻嗪类药物可阻断中枢多巴胺受体，使多巴胺无法发挥作用。长期服药的效果有较大的个体差异：连续用药6年后，约半数患者失效，只有约25%的患者仍可获得良好效果。

目前临床上多使用复方制剂(左旋多巴和外周脱羧酶抑制剂)治疗帕金森病。达灵复(Stalevo)是左旋多巴、卡比多巴和恩他卡朋的复方制剂，目前已获准用于帕金森病的治疗。

2.治疗肝性脑病

左旋多巴能使肝性脑病患者的意识从昏迷转变为清醒，但不能改善肝功能，故无法根治肝性脑病。

【不良反应及注意事项】

左旋多巴的不良反应包括：

1.胃肠道反应

患者在治疗早期可出现厌食、恶心、呕吐或上腹部不适，这是由于多巴胺刺激延髓催吐化学感受区所致。

2.心血管反应

部分患者早期使用左旋多巴可出现轻度直立性低血压，通常无症状。

3.异常不随意运动

约有50%的患者在治疗2～4个月内会出现异常的不随意运动，包括面舌抽搐、怪相、摇头及四肢或躯干的摇摆运动。长期服用左旋多巴，部分患者可出现“开-关现象”(on-off phenomena)，即患者突然多动不安(“开”)，而后又出现肌强直运动不能(“关”)，两种现象可交替出现，严重妨碍患者的日常活动。

卡比多巴

卡比多巴(carbidopa)是α-甲基多巴肼的左旋体，为左旋多巴增效药。卡比多巴对左旋芳香氨基酸脱羧酶(aromatic L-amino acid decarboxylase，AADC)有较强的抑制作用，不能透过血-脑屏障。单独应用卡比多巴无治疗作用；和左旋多巴合用时，可减少左旋多巴在外周组织脱羧，使较多的左旋多巴到达黑质-纹状体而发挥作用，从而提高左旋多巴的疗效。卡比多巴和左旋多巴两药合用的优点如下：①减少左旋多巴的剂量；②明显减轻或防止左旋多巴的外周不良反应；③在治疗开始时能更快达到左旋多巴的有效治疗浓度。卡比多巴是左旋多巴治疗帕金森病的重要辅助药，与左旋多巴合用的剂量比为1∶4(心宁美，25/100)或1∶10(心宁美，10/100)。

硝替卡朋

硝替卡朋(nitecapone)是一种儿茶酚氧位甲基转移酶(catechol-O-methyltransferase，COMT）抑制药，其作用强、毒性低。由于不易通过血-脑屏障，因此与卡比多巴合用时，只抑制外周的 COMT，而不影响脑内 COMT，是一种理想的抗帕金森病辅助药物。目前，该药的临床应用使对帕金森病的治疗有了新的发展，但在长期用药的过程中，不良反应还有待进一步观察。

司立吉兰

司立吉兰（selegiline）是选择性极高的单胺氧化酶 B（MAO-B）抑制剂，体内的 MAO 有两种，即存在于肠道的 MAO-A 型和主要存在于中枢的 MAO-B 型，它们共同参与酪胺和多巴胺的降解。司立吉兰可选择性抑制 MAO-B，抑制纹状体中的多巴胺降解，使基底神经节贮存多巴胺，从而增强左旋多巴的疗效。本药还是抗氧化剂，可阻滞多巴胺氧化应激过程中羟自由基（—OH）的形成，从而保护黑质多巴胺神经元，延缓帕金森病症状的发展。司立吉兰的主要治疗作用是增加左旋多巴的作用，减少后者的剂量和毒性，使左旋多巴的“开-关现象”消失。

溴隐亭

溴隐亭（bromocriptine）为半合成的麦角生物碱，是 D_2 受体的选择性激动剂，其选择性作用首先是激动垂体细胞的 D_2 受体，抑制催乳素分泌，降低血中生长激素的浓度；增大剂量才能激动黑质-纹状体的多巴胺通路的 D_2 受体，这是其治疗帕金森病的药理基础。溴隐亭口服易吸收，但吸收不完全，$t_{1/2}$ 为 3～8 h，主要在肝脏代谢，经胆汁排出。由于其不良反应较多，仅适合不能耐受左旋多巴治疗的帕金森病患者。该药的主要不良反应有恶心、头痛、眩晕、呕吐等。

普拉克索

普拉克索（pramipexole）是选择性的 D_2 受体激动剂，单独应用可治疗较轻的帕金森病；与左旋多巴联合用于重症帕金森病的治疗。普拉克索吸收快，2 h后血浆浓度达到峰值，通过肾脏排泄。

金刚烷胺

金刚烷胺（amantadine）最早作为抗病毒药用于预防 A_2 型流感，1972 年意外被发现能缓解帕金森病患者的症状，与左旋多巴合用有协同作用。金刚烷胺口服易吸收，作用时间较长，主要以原形由肾排泄；其治疗帕金森病的机制可能是促进黑质-纹状体的多巴胺能神经末梢释放多巴胺以及减少神经元的再摄取，但确切机制尚不清楚。金刚烷胺的疗效弱于左旋多巴，但对左旋多巴有增强作用。金刚烷胺的不良反应较轻，短暂而可逆。

（二）中枢抗胆碱药

在左旋多巴问世前的一个多世纪里，抗胆碱药一直是治疗帕金森病最有效的药物。

目前,抗胆碱药仅用于轻症或由于不良反应、禁忌证不能耐受左旋多巴的患者,以及左旋多巴治疗无效的患者。此外,抗胆碱药与左旋多巴合用,可使半数以上的患者病情得到进一步改善。抗胆碱药对抗精神病药引起的帕金森病也有效。

苯海索

苯海索(benzhexol)又名安坦(artane),口服易从胃肠道吸收,通过阻断胆碱受体而减弱黑质-纹状体通路中 ACh 的作用,抗震颤效果好,亦能改善运动障碍和肌肉强直,但对僵直及运动迟缓的疗效较差。苯海索的不良反应与阿托品相似但较轻,闭角型青光眼、前列腺肥大者慎用。

四、治疗阿尔茨海默病的药物

案例导入:素来思维敏捷的某男性患者近两年来开始变得健忘,有几次独自外出后找不到回家的路,最近一段时间更是连家人的名字都记不起来。妻子担心他的身体,带他去医院检查。医生了解到平时此人的身体没有什么大问题,体格检查也大致正常,没有服药史。他说话很流利,但是经常用错词,甚至连现任国家领导人的名字都答不上来。妻子怀疑其先生得了阿尔茨海默病,因为她的婆婆 20 年前就死于这种病。

(一)乙酰胆碱酯酶抑制剂

石杉碱甲

石杉碱甲(huperzine A)是我国学者从天然植物中提取的一种生物碱,是一种高选择性可逆性胆碱酯酶(AChE)抑制剂,20 世纪 90 年代初被卫生部批准为治疗早老性痴呆症的新药。石杉碱甲具有显著的改善记忆和认知功能的作用,可用于各型阿尔茨海默病的治疗,常见不良反应为恶心、头晕、多汗、腹痛、视物模糊等,一般可自行缓解。

利斯的明

利斯的明(rivastigmine)是第二代 AChE 抑制剂,能选择性抑制大脑皮层和海马中的 AChE 活性,具有安全、耐受性好、几乎无毒性等优点,且无外周作用,对伴有心脏、肝脏以及肾脏疾病等的阿尔茨海默病患者具有独特的疗效。本药是目前该类药中唯一对日常生活中的认知行为及综合能力有显著疗效的 AChE 抑制剂,其不良反应较少且轻微,最常见的是恶心、呕吐、眩晕和腹泻等症状,服药 2～3 d后大多可自行消失。

加兰他敏

加兰他敏(galantamine)是第二代 AChE 抑制剂,主要用于治疗轻、中度阿尔茨海默病,临床有效率约为 60%。加兰他敏对神经元的 AChE 有高度选择性,本药目前在许多国家被推荐为治疗轻、中度阿尔茨海默病的首选药物。其不良反应主要表现为治疗早期

(2～3周)的患者可有恶心、呕吐及腹泻等胃肠道反应,稍后即消失。

(二)谷氨酸受体拮抗剂

美金刚

美金刚(memantine)是一种特异性、非竞争性的N-甲基-D-天门冬氨酸(NMDA)受体拮抗剂,是第一个FDA批准用于治疗重度阿尔茨海默病的药物,其作用机制可能是干扰谷氨酸能神经元的兴奋性毒性,或是通过影响海马神经元的功能而改善症状。美金刚可降低谷氨酸所引起的兴奋性毒性,与其他NMDA受体不同,美金刚可以适度结合NMDA受体,既可阻断NMDA受体过度激活所引起的兴奋性毒性,也可保留正常学习和记忆所需要的NMDA受体活性。已有报道称,应用美金刚后患者的认知功能显著改善,延缓了日常生活能力的进行性下降。美金刚的不良反应多为一过性,但该药的临床效果及其不良反应仍需进一步观察。

五、抗精神失常药

精神失常是由多种原因引起的一类精神活动障碍疾病,包括抑郁症、精神分裂症、躁狂症和焦虑症。治疗这些疾病的药物统称为抗精神失常药(psychotropic drugs),根据其临床用途分为抗抑郁症药(antidepressants)、抗精神病药(antipsychotic drugs)、抗躁狂症药(antimanic drugs)。

(一)抗抑郁症药

案例导入:患者男性,47岁,中学特级教师,近半年来出现了难以入睡、早醒、睡眠不佳的情况。患者自感头脑不灵活,工作能力极度低下,无法胜任简单的工作;对任何外界事物无兴趣,不敢外出,整天呆坐在家中,已有3个月不能工作。患者自我感觉很差、话少,活动较之前减少,性格迥然改变,一改以往开朗、乐观、好动的性格,变得呆板、迟钝、自卑。

抑郁症(depression)是一种常见的精神疾病,目前全世界抑郁症的发病率高达11%。患者临床表现为情绪低落、思维迟缓、运动抑制、悲观失望、睡眠障碍等,严重者常出现自伤冲动或自杀观念。据报道,抑郁症患者的自杀率比一般人群高20倍,该病严重危害着人类的身心健康。

抑郁症的发生与遗传、生物化学、心理、社会和环境等多种因素有关,其发病机制至今尚未完全清楚。单胺假说是目前公认的假说,该假说认为中枢单胺类递质5-HT、NA和DA功能不足与抑郁症关系密切,尤其是5-HT信号减弱被认为是抑郁症的生物学基础。抗抑郁症药(antidepressants)主要通过提高中枢单胺递质功能或降低受体敏感性,从而达到治疗目的。各类抗抑郁症药的作用位点如图8-3-2所示。

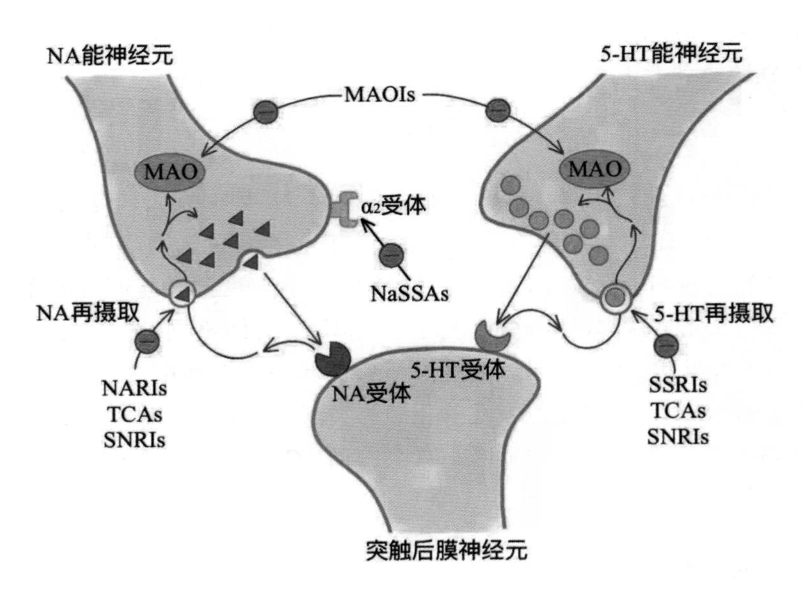

图 8-3-2 抗抑郁药的作用机制

1.三环类抗抑郁药(TCAs)

三环类抗抑郁药的应用始于 20 世纪 50 年代末，是第一代环类抗抑郁症药，包括丙咪嗪(imipramine)、阿米替林(amitriptyline)、氯丙咪嗪(clomipramine)、多塞平(doxepin)。丙咪嗪是最先应用的三环类抗抑郁药。目前临床较常用的是阿米替林，该类药物属于非选择性单胺摄取抑制剂，主要阻断 NA 和 5-HT 递质的再摄取，从而使突触间隙的递质浓度升高，促进突触的传递功能而发挥抗抑郁作用；此外还可阻断 M 胆碱受体和 β 肾上腺素受体。三环类抗抑郁药用于治疗各种原因引起的抑郁症，因选择性低及不良反应多，故目前该类药物已不作为首选。

2.NA 再摄取抑制药(NARIs)

NA 再摄取抑制药的化学结构中有两个苯环和一个杂环，故也属于三环类药物。其作用机制是通过选择性抑制突触前膜 NA 的再摄取，增强中枢神经系统 NA 的功能，从而发挥抗抑郁作用，包括地昔帕明、马普替林、去甲替林、普罗替林、阿莫沙平。NARIs 用于治疗以脑内 NA 缺乏为主的抑郁症，这类药物的特点是起效快，镇静作用、抗胆碱作用和降压作用均比 TCAs 弱。

3.选择性 5-HT 再摄取抑制药(SSRIs)

选择性 5-HT 再摄取抑制剂是目前开发最多的一类抗抑郁新药，其与 TCAs 的结构不同，但对 5-HT 再摄取的抑制作用选择性强，对其他递质和受体作用甚微。SSRIs 保留了与 TCAs 相似的疗效，并克服了 TCAs 的诸多不良反应，比较安全，已成为第一线抗抑郁药。临床常用药物包括氟西汀、帕罗西汀、舍曲林、氟伏沙明、西酞普兰等。

4.5-HT 及 NA 再摄取抑制剂(SNRIs)

5-HT 及 NA 再摄取抑制剂是继 SSRIs 后，在 20 世纪 90 年代初开发研制的抗抑郁症药。SNRIs可同时抑制5-HT和NA的再摄取，而对肾上腺素能受体、胆碱能受体及组胺受体无亲和力。该类药的安全性及耐受性较好，主要用于治疗抑郁症和广泛性焦虑症，也可用于治疗强迫症和惊恐发作，对SSRIs无效的严重抑郁症患者也有效。常用药物包括文拉法辛、度洛西汀及曲唑酮等。

5.NA和特异性5-HT能抗抑郁药(NaSSAs)

NA和特异性5-HT能抗抑郁药是近年来开发的，具有对NA和5-HT双重作用机制的新型抗抑郁药，代表药物为米氮平(mirtazapine)，其抗抑郁作用机制为阻断突触前膜上的α_2肾上腺素受体，削弱NA和5-HT释放的抑制作用，使NA和5-HT释放增加。

(二)抗精神病药

案例导入：患者女性，22岁，自两年前开始变得不合群，坚持说自己肩负着拯救国家的使命，并说有个人总是在她耳边说话，指导她的行动。医生诊断其患有精神分裂症，开了一些药物让她服用。服药后，该患者的症状有所缓解，但感觉头晕乏力，体重也增加了不少，整个人变得怪怪的。后来未能规律服药，自己感觉脑子变得麻木，曾企图自杀，医生又给她加开了抗抑郁的药物。

氯丙嗪

氯丙嗪(chlorpromazine)又名冬眠灵(wintermine)，是第一个问世的吩噻嗪类抗精神病药，为此类药物的典型代表。

【体内过程】

氯丙嗪口服吸收慢而不规则，2～4 h血药浓度达峰值。肌内注射吸收迅速，15～30 min血药浓度达高峰。血浆蛋白结合率为90%以上，V_d为10～20 L/kg，$t_{1/2}$约为6 h。该药主要在肝代谢，代谢产物经肾排泄。

【药理作用】

氯丙嗪的药理作用有以下方面：

1.中枢神经系统作用

(1)镇静作用和抗精神病作用：氯丙嗪对中枢神经系统有抑制作用，可起到安定效果(neuoleptic effect)。精神分裂症患者服用氯丙嗪后，能消除幻觉、妄想，迅速控制兴奋躁动状态，减轻思维障碍，使患者恢复理智，情绪稳定，生活能够自理。

(2)镇吐作用：氯丙嗪有较强的镇吐作用，但不能对抗前庭刺激引起的呕吐。

(3)对体温调节的作用：氯丙嗪对下丘脑体温调节中枢有很强的抑制作用，不但可降低发热机体的体温，还能降低正常体温，其降温作用随环境温度而变化。

2.对自主神经系统的作用

氯丙嗪可阻断α受体及M胆碱受体，可致血管扩张、血压下降、口干、便秘和视力模糊等。

【临床应用】

氯丙嗪有以下临床应用：

1.治疗精神分裂症

作为一种强安定药，氯丙嗪多用于治疗精神分裂症。该药对急性患者效果显著，但不能根治，需长期用药甚至终身治疗；对慢性精神分裂症患者疗效较差。

2.治疗呕吐和顽固性呃逆

氯丙嗪可用于治疗药物和疾病所致的呕吐，对顽固性呃逆也有显著疗效，但对晕动症引起的呕吐无效。

3.低温麻醉与人工冬眠

氯丙嗪配合物理降温（冰袋、冰浴）可用于实施低温麻醉，以减少心、脑等重要脏器的耗氧量，有利于某些手术的进行。氯丙嗪与其他中枢抑制药（哌替啶、异丙嗪）合用，可使患者深睡，降低其体温、基础代谢及组织耗氧量，增强患者对缺氧的耐受力，减轻机体对伤害性刺激的反应，此种状态称为“人工冬眠”。人工冬眠多用于严重创伤、感染性休克、高热惊厥、中枢性高热及甲状腺危象等病症的辅助治疗。

【不良反应及处理】

锥体外系反应是长期大量服用抗精神病药后最常见的共同不良反应，患者通常表现为帕金森病样表现、静坐不能及急性肌张力障碍等，原因是氯丙嗪阻断了黑质-纹状体通路的 D_2 受体，使纹状体中的 DA 功能减弱，ACh 的功能相对增强。长期服用氯丙嗪后，在部分患者中还可引起迟发性运动障碍，表现为口-舌-颊三联征，即吸吮、舔舌、咀嚼不自主的刻板运动及四肢舞蹈样动作，其机制可能是因 DA 受体长期被阻断，受体敏感性增加或反馈性促进突触前膜 DA 释放增加所致。除此之外，使用氯丙嗪后还可出现药源性精神异常、惊厥与癫痫、过敏反应、心律失常及内分泌系统紊乱等，应予注意。

氯氮平

氯氮平（clozapine）属于苯二氮䓬类，为第一种不典型的抗精神病药。目前在我国，许多地区已将其作为治疗精神分裂症的首选药。

本药可特异性阻断中脑-边缘系统和中脑-皮质系统的 D_4 受体，而对黑质-纹状体的 D_2 受体亲和力弱，故锥体外系反应轻；亦可阻断 5-HT_{2A} 受体，协调 5-HT 与 DA 系统的相互作用和平衡，是广谱神经安定药。氯氮平主要用于其他抗精神病药无效或锥体外系反应明显的患者，对Ⅰ型和Ⅱ型精神分裂症患者都有效，对慢性患者亦有效。其几乎无锥体外系反应，亦无内分泌方面的不良反应，但可引起粒细胞减少，严重者可致粒细胞缺乏，应常规行血象检查。

利培酮

利培酮（risperidone）是投入临床使用的第二代非典型抗精神病药物。该药对 D_2 受体和 5-HT_2受体有较强的阻断作用，对其他受体作用弱。利培酮对精神分裂症阳性症状及阴性症状均有效，其具备有效剂量小、用药方便、见效快、不良反应轻等优点，自 20 世纪 90 年代应用于临床以来，很快便在全球推广应用，已成为治疗精神分裂症的一线药物。

（三）抗躁狂症药

抗躁狂症药物（antimania drug）主要用于治疗以情绪高涨、烦躁不安、活动过度和思维/言语不能自制为特征的躁狂症，包括锂盐、抗精神病药（氯丙嗪、氟哌啶醇、氯氮平、利培酮）、抗癫痫药（卡马西平、丙戊酸钠）、钙通道阻滞药（维拉帕米），其中碳酸锂是治疗躁狂症最常用的药物。碳酸锂的作用机制尚未阐明，其对躁狂症患者有显著疗效，有效率为 80%。锂盐安全范围较窄，最适浓度为 0.8～1.5 mmol/L，超过1.5 mmol/L即可出现中毒，使用时应随时监测。

扩展阅读

双相障碍患者的自杀风险是普通人群的 10 倍，25%～50%的双相障碍患者有过自杀行为，其中 11%～19%的人自杀身亡，年轻的双相障碍患者首诊后第一年尤其容易发生自杀。锂是第二周期第Ⅰ主族的轻金属元素，普遍存在于地壳中。19 世纪 40 年代，澳大利亚精神科医生约翰·凯德（John Cade）通过动物实验、“以身试药”和临床试验等多种方式，确定了锂盐是治疗双相情感障碍的有效药物。直至今日，锂盐仍是治疗双相情感障碍的最主要药物之一，其大大降低了患者的自杀率。虽说与其他抗精神病药物一样，锂盐并不能使患者得到完全根治，但其确实治疗和挽救了众多生命，使他们重拾尊严，勇敢地活下去，重新回归家庭和工作中。凯德的这一创举成为锂盐医用历史的一道分水岭，也永远改变了双相障碍及其他一系列精神障碍的治疗手段。令人惊叹的是，凯德仅用一种简单的无机物就控制了难以治愈的精神失调症，这在无机物中是个奇迹，也是药物史上的一个奇迹，其机理仍有待我们探索。

六、镇痛药

镇痛药（analgesics）为一类选择性作用于中枢神经系统特定部位，能消除或减轻疼痛，同时可缓解疼痛引起的不愉快情绪的药物。

（一）阿片类药物

阿片（opium）是罂粟科植物罂粟（papaer somniferam）未成熟蒴果浆汁的干燥物，含有 20 多种生物碱。阿片类镇痛药包括从阿片中提取的天然有镇痛作用的生物碱、部分合成的此类生物碱衍生物以及全合成的与之有类似作用的药物，如吗啡（morphine）、美沙酮（methadone）、哌替啶（mepridine）、芬太尼（fentanyl）、可待因（codeine）、纳丁啡（nalbuphin）、喷他佐辛（pentazocine，镇痛新）等。

大部分阿片类药物口服易吸收，但口服的生物利用度较低，皮下注射、肌内注射、鼻黏膜和口腔黏膜给药吸收较好。阿片类药物能通过胎盘进入胎儿体内，因胎儿的血-脑屏障发育不完全，故产科使用时应予注意，以免引起新生儿呼吸抑制。阿片类药物的极性代谢产物多经肾脏排出。

【药理应用】

阿片类药物对中枢神经系统及外周均有广泛的药理作用。

1.中枢神经系统

(1)镇痛。阿片类药物能产生强大的镇痛作用，同时可以减轻患者对疼痛的恐惧感。

(2)欣快感。给疼痛患者或成瘾者给予阿片类药物之后，常可产生欣快感；某些患者或正常人可能感到烦躁不安。

(3)镇静。阿片类药物常使患者嗜睡、意识模糊，一些正常的行动可能受影响，但并不造成记忆丧失。

(4)呼吸抑制。所有的阿片类药物都可抑制脑干的呼吸中枢，造成严重的呼吸抑制，使肺泡内的 $PaCO_2$ 升高，可造成脑血管扩张，增加颅内压。更重要的是，阿片类药物可抑制中枢神经系统对血中 CO_2 的敏感性，因此禁用于哮喘、慢性呼吸道阻塞性疾病患者。

(5)镇咳。阿片类药物能抑制咳嗽反射，常用于治疗病理性咳嗽，其中可待因应用最为广泛。

(6)缩瞳。阿片类药物能使瞳孔缩小，针尖样瞳孔是阿片类药物中毒的特殊表现。

2.外周作用

(1)对心血管的作用。阿片类药物可使外周血管扩张，在一些心血管系统处于应激状态的患者中，可能发生低血压，以直立性低血压最为常见。

(2)对胃肠道的作用。阿片类药物可抑制胃肠道运动，造成便秘，此为药物对外周和中枢的阿片受体共同作用的结果。阿片类药物可使胆道平滑肌，尤其是奥狄氏(Oddi's)括约肌收缩，可能引起胆绞痛。

【体内过程】

阿片类药物可与机体各部位的特异性阿片受体结合，产生多种药理作用。研究发现，凡是外源性阿片类药物高亲和力结合位点附近，往往存在若干种较高浓度的具有阿片类活性的内源性肽类物质，这些物质被称为阿片肽(opioid peptides)，如脑啡肽、强啡肽等。不同的阿片肽对不同阿片受体的亲和力各异，而不同受体又介导不同的生物活性。

阿片受体存在于中枢神经系统(脑和脊髓)中，在脑内的分布广泛而不均一。阿片受体有多种亚型，每种受体亚型与某些特定类型的阿片样物质有更高的亲和力，而且不同亚型的受体介导不同的效应群。在神经和其他组织中，已经确定了三种阿片受体：μ 受体、δ 受体和 κ 受体，其蛋白质的一级结构均通过分子克隆技术得到了确定，其分子结构与功能的关系也得到了深入的研究。

扩展阅读

阿片中包含20多种生物碱，其主要的镇痛成分吗啡在1803年被分离，1925年确定了其分子结构并实现了化学合成，成为临床上普遍应用的强效镇痛药。但是到20世纪50年代，吗啡镇痛作用的确切机制仍不清楚。我国老一辈药理学家在这方面做出了杰出的贡献：1959年，胥彬和周金熙教授发现，在小鼠脑内注射微量吗啡后产生了明显的镇痛作用，说明吗啡直接作用于脑中枢，但其发挥作用的确切部位仍不清楚。当时正读研究生的邹冈选择了这个课题，他和技术人员吴时祥一起改用家兔进行实验，提出了第三脑室周围灰质是吗啡产生镇痛作用的部位的最新观点。1962年，邹冈和他的导师张昌绍教授联名在《生理学报》上发表了这项研究结果。接着，他们又发现在家兔第三脑室周围灰质注射微量吗啡专一性拮抗剂烯丙吗啡，能够对抗随后静脉注射吗啡产生的镇痛作用，进一步证实了吗啡在脑内产生镇痛作用的部位。1964年，这两项研究合并成一篇论文，在《中国科学》上用英文发表，受到了国外学者的高度重视，曾被反复引述，成为吗啡和痛觉研究领域中的一篇经典文献，并被担任过德国药理学会副会长的赫兹(H. S. K. Hertz)等国际著名药理学家誉为研究吗啡作用原理的“里程碑”。

分子水平上，阿片受体与G蛋白偶联，发挥对细胞膜离子通道、细胞内钙离子浓度以及蛋白磷酸化的调节作用。阿片类药物对神经细胞主要有两条直接的调节通路：一是关闭突触前膜电压敏感钙离子通道，减少神经递质的释放(包括乙酰胆碱、去甲肾上腺素、谷氨酸、5-羟色胺以及P物质)；二是开放突触后膜钾离子通道，使突触后膜处于超极化状态，从而抑制冲动传导。

【临床应用】

阿片类药物的临床应用有以下方面：

(1)缓解疼痛。阿片类药物对缓解各种疼痛均有效，因其成瘾性和耐受性，故一般仅用于其他镇痛药物无效的急性锐痛和严重创伤、烧伤等引起的疼痛、晚期癌症患者的持续性疼痛等。

(2)治疗急性肺水肿。静脉注射吗啡对于左心衰竭突发急性肺水肿而引起的呼吸困难有良好的效果，其确切作用机制尚不清楚，可能是由于吗啡扩张外周血管，降低外周阻力；同时，吗啡的中枢镇静作用可以减轻患者的焦虑和恐惧情绪，使心脏的负担减轻，从而缓解症状。

(3)治疗腹泻。阿片类药物可用于治疗各种类型的腹泻，如腹泻为感染所致，需联合使用有效的药物控制感染。

【不良反应】

阿片类药物的不良反应与注意事项如下：

(1)耐受性与依赖性。多次反复使用阿片类药物会产生耐受性,耐受性的形成与用药剂量、给药间隔以及用药时程等因素都有密切的关系。阿片类药物之间存在交叉耐受性。阿片类药物还可产生依赖性,此时如果停止给药,就会产生一系列戒断症状。由于阿片类药物能产生欣快感等精神方面的作用及成瘾性,故成瘾者会出现病态人格和明显的强迫性觅药行为(complulsive drug-seeking behavior),对社会及其家庭危害极大,故本类药物的生产、销售及使用必须遵守国家的有关法律法规,严格进行管理。

(2)急性中毒。阿片类药物过量可引起中毒,主要表现为昏迷、深度呼吸抑制及瞳孔极度缩小(针尖样瞳孔)等表现,常伴有血压下降、严重缺氧及尿潴留,呼吸麻痹是致死的主要原因。阿片类药物中毒可使用纳洛酮进行治疗,常用 0.4~0.8 mg静脉注射,必要时可重复一次,同时应注意及时采用人工呼吸、适量给氧等对症治疗。

(二)常用阿片类药物

根据其镇痛效力、结构特点以及对受体产生的作用,临床常用的阿片类药物分类如下:

1.强激动药

(1)菲类化合物:此类药物的代表药物有吗啡(morphine)、氢化吗啡(hydromorphine)、海洛因(heroin)等。

(2)二苯甲烷类药物:此类药物的代表药物是美沙酮(methadone)。美沙酮的药效学特点与吗啡非常相似,其镇痛强度和效果与吗啡几乎相同,但其作用时间较吗啡长。美沙酮可以口服,且耐受性和依赖性的发生较吗啡更为缓慢,而且对美沙酮成瘾的患者突然停药所产生的戒断症状明显轻于吗啡,但持续的时间较长,因此美沙酮可以作为吗啡或海洛因的替代品,来进行戒毒治疗。

(3)苯基哌啶类药物:此类药物的代表药物有哌替啶(pethidine)和芬太尼(fentanyl)。

2.中等强度激动药

可待因(codeine)属菲类化合物,其镇痛效果低于吗啡,常被作为镇咳药使用,可与阿司匹林等非甾体类镇痛抗炎药物配伍,制成复方制剂。其他属于二苯甲烷类的丙氧芬(propoxyphene,美沙酮的类似物)、苯基哌啶类的地芬诺酯(diphenoxylate)及其代谢产物地芬诺辛(defenoxin)等均属中等程度效力的阿片受体激动剂。

3.混合性激动-拮抗药和部分激动药

这类药主要包括纳布啡(nalbuphine)、喷他佐辛(pentazocine,镇痛新)等。

4.阿片受体拮抗剂

纳洛酮(naloxone)和纳曲酮(naltrexone)均为阿片受体的完全拮抗剂。纳洛酮主要用于治疗阿片类药物过量中毒,口服无效,注射给药后药效维持时间为 1~4 h。纳曲酮口服吸收良好,但大部分经肝脏首过消除而失效,其作用维持时间长于纳洛酮,$t_{1/2}$约为10 h。

(三)其他镇痛药

其他镇痛药包括曲马朵(tramadol)、布桂嗪及罗通定等。

(娄海燕)

第九章　消化系统疾病学基础与药物干预

第一节　肝脏疾病

一、概述

肝脏是机体的重要器官，许多因素如代谢、中毒、微生物、循环障碍和肿瘤等均可造成肝脏的损害。肝脏的主要原发疾病为病毒性肝炎、酒精性肝病和肝细胞性肝癌。肝脏具有强大的代偿能力，早期损伤临床表现常不明显，严重损伤可造成肝功能衰竭，甚至可危及生命。

（一）肝脏疾病的病因和分类

1.病毒性肝炎

已知多种病毒，如EB病毒、巨细胞病毒、疱疹病毒、黄热病病毒、腺病毒和肠病毒等均可导致肝脏的炎症反应。病毒性肝炎（viral hepatitis）是指嗜肝病毒（肝炎病毒）导致的肝脏炎症。目前认为，肝炎病毒有甲、乙、丙、丁、戊、庚六种类型。

（1）甲型肝炎病毒：甲型肝炎病毒（hepatitis A virus，HAV）可引起甲型肝炎，其特点为经消化道感染，潜伏期短（2～6周），可散发或造成流行。甲型肝炎病毒通过肠道上皮，经门静脉系统到达肝脏，病毒在肝细胞内复制，通过细胞免疫机制导致肝细胞损伤。甲型肝炎一般呈急性起病，大多数可痊愈，极少发生急性重型肝炎，没有病毒携带者。

（2）乙型肝炎病毒：乙型肝炎病毒（hepatitis B virus，HBV）是我国主要的慢性肝炎的致病病毒，主要经血液、吸毒、密切接触或母婴垂直传播。HBV感染后可引起以下几种临床类型：①急性乙型肝炎，患者大多数可完全康复，清除病毒；②非进展性慢性肝炎；③进展性慢性肝炎，最终可导致肝硬化；④急性重型肝炎；⑤无症状携带者状态。HBV的病毒结构中有一核心抗原（乙型肝炎核心抗原，HBcAg）、核心区多肽转录物（乙型肝炎相关抗原，HBeAg）和糖蛋白外壳（乙型肝炎表面抗原，HBsAg）。在感染的肝细胞表面可分泌大量HbsAg，使机体免疫系统（特别是$CD8^+$ T细胞）识别并杀伤感染的肝细胞,导致肝细胞坏死或凋亡。当机体缺乏有效的免疫反应时,则表现为携带者状态。

(3)丙型肝炎病毒:丙型肝炎病毒(hepatitis C virus,HCV)感染是导致慢性肝病的重要原因之一,是西方国家人群发生慢性肝炎的主要原因。HCV 主要通过注射和输血传播。HCV 是单链 RNA 病毒,丙型肝炎病毒感染者中,约 3/4 可演变成慢性肝炎,其中 20%可进展为肝硬化,少部分可发展为肝细胞性肝癌。

(4)丁型肝炎病毒:丁型肝炎病毒(hepatitis D virus,HDV)为复制缺陷型 RNA 病毒,必须与 HBV 复合感染才能复制,其可与 HBV 同时感染或在 HBV 携带者中再感染,亦可引起急性重型肝炎。

(5)戊型肝炎病毒:戊型肝炎病毒(hepatitis E virus,HEV)为单链 RNA 病毒,主要经消化道途径传播,可经污染的水源造成流行,大多数病例预后良好。

(6)庚型肝炎病毒:庚型肝炎病毒(hepatitis G virus,HGV)感染主要发生在透析的患者中,主要传播途径是通过污染的血液或血制品传播,也可能经性传播,部分患者可变成慢性肝炎。此型病毒是否为真正的肝炎病毒尚有争议。

2.药物或毒物所致肝脏疾病

肝脏作为主要的代谢和解毒器官,药物和毒物均可导致不同程度的损害。其中,药物、毒物或代谢产物直接造成的肝细胞损害称为药物或毒物所致的肝脏疾病;酗酒者可因乙醇的毒性作用引起肝脏损伤,称为酒精性肝病。此类疾病常见的病理改变包括脂肪肝、酒精性肝炎等,部分患者可发展为肝硬化。

3.自身免疫性肝炎

自身免疫性肝炎曾被称为自身免疫性活动性肝炎,患者血清学检查无病毒感染的依据,可见多克隆高丙种球蛋白血症,血中自身抗体阳性,免疫抑制治疗有效。

4.肝细胞性肝癌

肝细胞性肝癌为肝细胞恶性增殖导致的恶性肿瘤。

(二)肝脏疾病的病理改变

1.变性

肝细胞变性表现为细胞肿胀,细胞质疏松呈网状,肝细胞肿大呈球形,称气球样变。电镜下可见内质网扩张,囊性变,核糖体脱失,线粒体肿胀。当三酰甘油在肝细胞内积聚时,称为肝脂肪变(steatosis,见图 9-1-1)。

2.坏死和凋亡

当肝细胞受到较强损伤时,可发生细胞坏死,表现为肿胀、破裂、溶解消失(溶解性坏死)。细胞的凋亡表现为单个肝细胞的皱缩、胞质嗜酸,核可破碎成几块。肝细胞凋亡常见于病毒性肝炎。

3.炎症

肝损伤出现急性或慢性炎细胞浸润称为肝炎。中毒性或缺血性肝细胞坏死会引起炎症反应。细胞毒性淋巴细胞可直接导致表达某些抗原的肝细胞被破坏,这是肝细胞损伤的常见机制。

4.再生

肝细胞寿命较长，在组织切除或细胞坏死后肝细胞可大量增殖，修复受损的肝脏组织。

5.纤维化

肝脏的炎症和中毒性损伤均可引起纤维化。一般来说，肝脏的纤维化多为不可逆的。纤维化时，胶原的沉积对肝脏血流和肝细胞灌注有明显的影响。早期纤维化可沿汇管区周围或中心静脉周围分布，或胶原直接沉积在狄氏(Disse)腔内。随着纤维化的不断进展，肝脏逐渐被分割成由纤维包绕的结节，最终形成肝硬化(见图 9-1-2)。

6.携带者状态

携带者状态(carrier state)是指无明显症状或仅为亚临床表现的慢性肝炎，患者病毒抗原阳性，而无明显的进行性肝细胞损害，多由 HBV 和 HDV 感染所致。

图 9-1-1 肝脂肪变性

肝细胞内可见脂肪空泡样脂肪滴

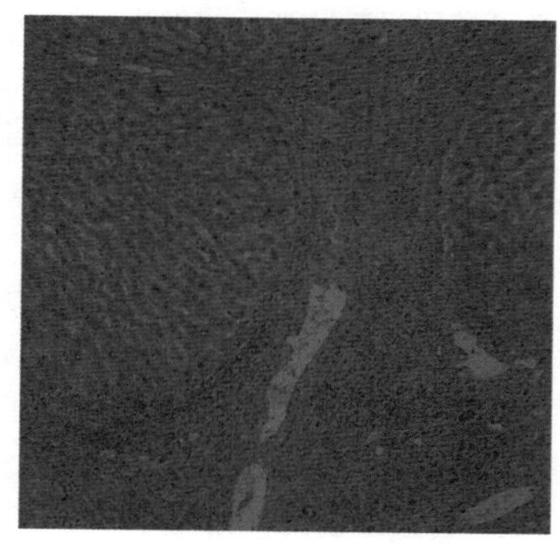

图 9-1-2 肝硬化

肝小叶被广泛增生的纤维组织分割形成假小叶

二、肝硬化

肝硬化(cirrhosis)是各种原因所致的肝终末期病变，细胞外间质增加致肝内广泛纤维化，肝质地变硬者均称肝硬化。其特点为：①肝脏弥漫性的肝小叶结构破坏；②弥漫的纤维组织增生；③肝细胞再生，形成不具有正常结构的“假小叶”。假小叶指的是正常肝小叶结构被破坏，广泛增生的纤维组织将肝细胞再生结节分割包绕成大小不等、圆形或椭圆形的肝细胞团。

(一)病因与发病机制

肝硬化的病因是纤维组织增生导致肝脏的弥漫纤维化，其形成原因与肝窦内星形细胞激活分泌大量胶原及汇管区肌纤维母细胞激活产生大量胶原有关。另外，库普弗细胞和淋巴细胞可释放细胞因子和化学因子，调节星形细胞中纤维生成的基因表达，如转化生长因子-β(TGF-β)及其受体、基质金属蛋白酶等。在早期，胶原蛋白增生并沉积在汇管区和肝小叶内，尚未形成小叶内间隔，称为肝纤维化。随着纤维化的持续发展，大量 I

型和Ⅲ型胶原沉积于狄氏腔，使小叶结构改建，形成假小叶及结节，产生大量纤维间隔，称为肝硬化。肝硬化是慢性肝病发展的必经阶段。

（二）病理改变

肝硬化通常是炎症、肝细胞变性、坏死、纤维化和肝细胞再生改建原结构的动态病变过程。这些变化使细结节型肝硬化（结节直径均小于3 mm，纤维间隔很细）变成粗结节型肝硬化（结节大小不一，多数结节直径在3 mm以上，甚至2～3 cm）。结节内可含有汇管区或中央静脉。

（三）临床表现

肝硬化在临床上主要表现为门静脉高压（portal hypertension）和肝功能衰竭。

1.门静脉高压

门静脉狭窄、肝硬化、严重弥漫性肝脂肪变、右心衰竭、缩窄性心包炎、肝静脉阻塞等因素都可导致门静脉高压的发生，具体可表现为：

（1）腹水（ascites）：腹水是指腹腔内液体的过多积聚，主要与下列因素有关：①门静脉高压使肝窦内压力升高，肝硬化时白蛋白合成减少，低白蛋白血症导致液体向狄氏腔隙流动；②肝淋巴液回流受阻，渗入腹腔；③因肝功能障碍，灭活醛固酮减少，出现继发性高醛固酮血症，导致水钠潴留。

（2）侧支循环形成：由于门静脉内压力升高，经门静脉回流的血液无法正常回流，需经侧支循环回到体静脉，造成胃底-食管下段、腹壁和直肠静脉丛曲张。胃底-食管下段和直肠静脉丛曲张严重或受摩擦时可能引起破裂出血，诱发肝性脑病或大出血，造成患者死亡。

（3）充血性脾大：长期淤血导致脾大，常继发脾功能亢进，严重时可引起贫血。

（4）胃肠道淤血：长期的静脉回流不畅会影响胃肠的消化吸收功能，患者可有食欲缺乏、腹胀等症状。

2.肝功能衰竭

肝功能衰竭（hepatic failure）为肝脏疾病最严重的临床表现形式。肝功能衰竭时，因肝细胞损害，患者表现为黄疸和肝内酶含量升高；因合成和分泌白蛋白障碍而出现低蛋白血症；因凝血酶和凝血因子合成不足而出现出血；因雌激素灭活不足而出现男性乳腺发育；还可有高氨血症、肝性脑病、肝肾综合征等表现。

（王建丽）

第二节　肝性脑病

肝脏是人体最大的腺体，也是最大的代谢器官，参与机体的多种生理活动。当体内外各种致病因素严重损害肝脏细胞（包括肝实质和非实质细胞），使其物质代谢、生物转化、分泌、凝血、解毒及免疫等多种功能发生程度不等的障碍时，称为肝功能不全(hepatic insufficiency)。急性大量肝细胞坏死、慢性肝病终末期等导致的严重肝功能不全称为肝衰竭，患者可发生肝性脑病、肝肾综合征等。本部分主要介绍肝性脑病(hepatic encephalopathy，HE)。

肝性脑病是由急、慢性肝功能不全引起的，以中枢神经系统功能代谢紊乱为基础(排除其他已知脑病)的中枢神经系统功能失调，临床上表现为一系列神经精神综合征和(或)出现肝性昏迷的症状。

肝性脑病的临床表现可从轻微的精神异常如反应迟钝、易激惹、健忘、注意力不集中、嗜睡、性格改变、行为异常，到逐渐加重的异常表现如言语不清、书写及定向障碍、肌张力升高、扑翼样震颤乃至昏睡、昏迷等。

一、发病机制

肝性脑病是在多种因素的影响下发生的，其机制较复杂，目前多认为是毒物积聚和机体代谢严重紊乱协同作用所致。其病理生理基础普遍认为是肝细胞功能衰竭，与门/腔静脉之间形成代偿或手术造成的侧支分流，使来自肠道的许多可影响神经活性的毒性产物未被肝脏解毒和清除，经侧支进入体循环，透过通透性增强的血-脑屏障而至脑部，引起大脑功能紊乱。

发生肝性脑病时的体内代谢、功能紊乱是多方面的，其发病机制迄今尚未完全阐明，可能是多种因素综合作用后的结果。目前相关的学说主要有氨中毒学说、假性神经递质学说、血浆氨基酸失衡学说及γ-氨基丁酸学说等。

(一)氨中毒学说

氨中毒学说是最早提出，也是最重要的肝性脑病学说之一。正常人体内氨(NH_3)的生成和清除保持动态平衡。临床研究发现，约80%的肝性脑病患者血液及脑脊液中氨浓度比正常人高出2～3倍；肝硬化患者如进食大量高蛋白饮食或摄入含氮物质，易诱发肝性脑病，若采取降血氨及限制蛋白质饮食等措施可使病情好转。动物实验亦表明，氨能引起异常的神经毒性症状。这些均提示肝性脑病的发生与氨代谢障碍有密切关系，这也是氨中毒学说的依据。

1.血氨升高的机制

氨清除不足和(或)产氨增加均可导致血氨升高，其中以前者占主导地位。

(1)氨清除不足：通常情况下，肠道吸收的氨经门静脉进入肝脏，在肝内经鸟氨酸循环合成尿素，然后经肾脏排出体外。鸟氨酸循环生成1分子尿素，清除2分子氨，消耗3分子ATP。当肝功能严重障碍时，由于代谢障碍，所需的ATP供给不足，加之鸟氨酸循环所需的酶系统严重受损，导致由氨合成尿素减少而使血氨升高。此外，因门脉高压形成侧支循环或门/体静脉吻合术后，肠道吸收的氨可绕过肝脏，直接进入体循环而使血氨升高(见图9-2-1)。

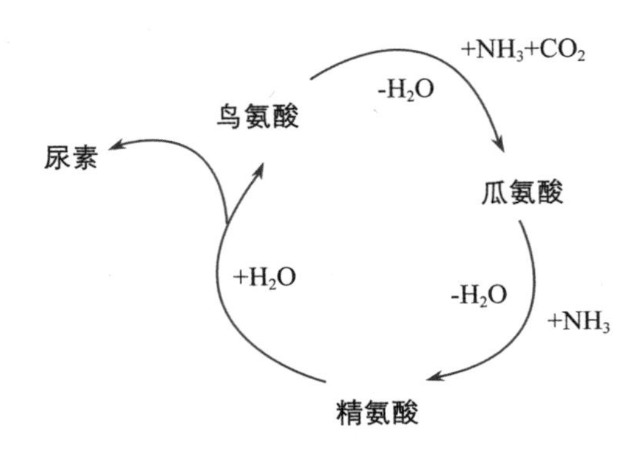

图 9-2-1　肝脏鸟氨酸循环

(2)产氨增加:血氨主要来源于肠道所产生的氨。正常时,人体肠道每天约产生4 g氨,经门静脉入肝,转变为尿素而被解毒。当发生以下情况时,会出现血氨升高,包括:①肝脏功能严重障碍时,由于门脉高压,门静脉回流受阻,导致胃肠道淤血、水肿,肠蠕动减弱及胆汁分泌减少,致使食物的消化、吸收及排空都发生障碍,导致肠道细菌活跃,食物中残留的氨基酸可被细菌分解,产氨增加;②门脉高压侧支循环形成时,易发生上消化道出血,肠道内滞留的血液蛋白质在肠道细菌的作用下,生成较多的氨;③严重肝功能障碍常合并肝肾综合征,导致弥散至肠道的尿素增多,产氨增多。此外,肝性脑病患者因神经精神症状而致肌肉收缩运动增多,使腺苷酸分解增加,而患者此时以蛋白质分解代谢为主,也可引起内源性产氨增加。

2.氨对脑的毒性作用

由于血液偏酸性,因此正常情况下,99%的血氨是以铵离子(NH_4^+)的形式存在,不易透过血-脑屏障。碱中毒时,血液中分子氨(NH_3)增多且易进入脑内,引起脑功能障碍。此外,肝衰竭导致的机体内稳态紊乱可增加血-脑屏障的通透性,也可使进入脑内的NH_3增多。NH_3对脑组织的毒性作用主要表现为以下方面:

(1)干扰脑细胞的能量代谢:大脑皮质是人类精神和意识活动的高级中枢,神经细胞的代谢和功能正常是保持意识清醒和精神正常的基本条件。脑功能复杂且活动频繁,需要大量能量。脑细胞所需能量主要依赖血液中葡萄糖的有氧氧化。NH_3可通过影响葡萄糖生物氧化过程中的多个环节,干扰脑的能量代谢,包括:①NH_3能抑制丙酮酸脱羧酶的活性,阻碍丙酮酸的氧化脱羧过程,使乙酰辅酶A生成减少,影响三羧酸循环的正常进行,造成ATP生成不足;②进入脑内的NH_3与α-酮戊二酸结合,生成谷氨酸,一方面消耗大量还原型辅酶Ⅰ(NADH),阻碍呼吸链中的递氢过程,另一方面又消耗了脑内三羧酸循环的重要中间产物α-酮戊二酸,使脑细胞内的三羧酸循环不能正常进行;③NH_3与谷氨酸结合成谷氨酰胺,这一过程需要消耗大量ATP,进入脑内的NH_3使ATP消耗增多而产生减少,导致脑细胞完成各种功能所需的能量严重不足,不能维持中枢神经系统的兴奋活动。

(2)引起脑内神经递质改变:正常情况下,脑内兴奋性神经递质与抑制性神经递质保持平衡。发生肝性脑病时,由于进入脑内的 NH_3 增多,可引起神经递质的平衡发生改变,包括:①NH_3 与中枢兴奋性递质谷氨酸结合,生成谷氨酰胺(中枢抑制性递质),谷氨酸因消耗而减少,而谷氨酰胺增多;②NH_3 抑制乙酰辅酶 A 的生成,乙酰辅酶 A 与胆碱结合生成的乙酰胆碱(兴奋性神经递质)减少;③中枢抑制性递质 γ-氨基丁酸(GABA)增多(见后文所述)。因此,氨的增多使脑内的神经递质平衡失调,兴奋性递质减少,抑制性递质增多,引起中枢神经系统功能紊乱。

(3)抑制神经细胞膜的离子转运:NH_3 可干扰神经细胞膜上的 Na^+-K^+-ATP 酶(钠泵)的活性,使复极后膜的离子转运发生障碍,静息膜电位降低,从而抑制神经元细胞膜的兴奋性。氨离子可与 K^+ 竞争,通过细胞膜上的钠泵进入细胞内,造成细胞内缺钾,从而影响 Na^+、K^+ 在神经细胞膜内外的正常分布,干扰神经的传导活动。

血氨升高引起肝性脑病的机制如图 9-2-2 所示。

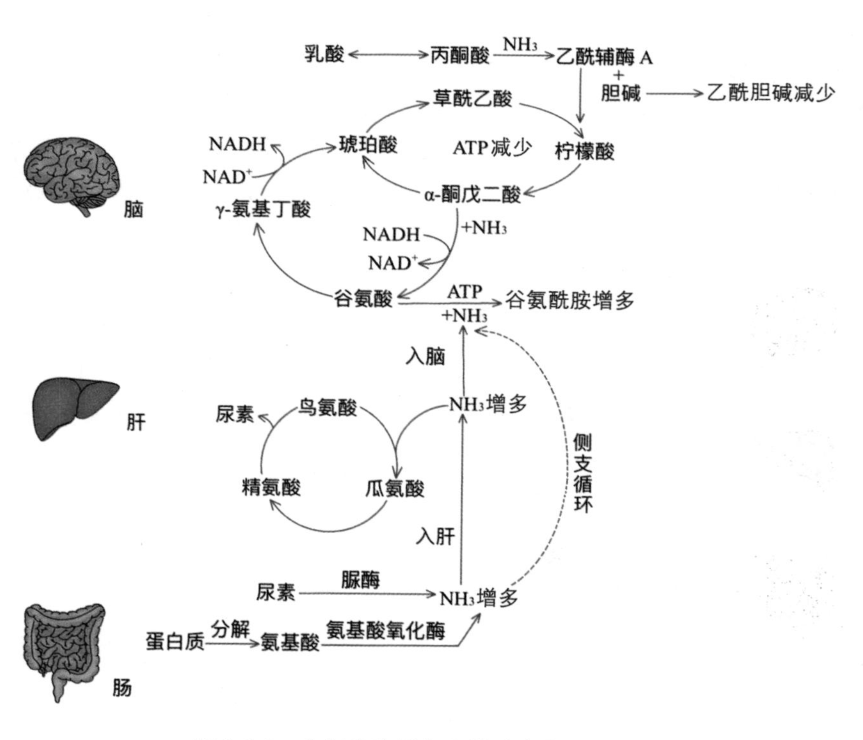

图 9-2-2 血氨升高引起肝性脑病的机制

虽然目前有大量临床和实验证据支持氨中毒学说,但仍存在氨中毒学说难以解释的现象:约 20% 的肝性脑病患者血氨正常,而部分血氨明显升高的肝硬化患者并不发生肝性脑病;还有些肝性脑病患者的昏迷程度与血氨水平无平行关系。以上说明氨中毒学说尚不能完全解释肝性脑病的发病机制。

(二)假性神经递质学说

假性神经递质(false neurotransmitter)是指化学结构与正常神经递质十分相似,但其生物学效能仅为正常神经递质 1/100~1/10 的物质,如羟苯乙醇胺、苯乙醇胺等。

1.假性神经递质的形成

食物中的蛋白质在肠内分解成氨基酸,其中芳香族氨基酸(如苯丙氨酸、酪氨酸)在未被小肠吸收前,可先经肠道细菌的脱羧酶作用生成苯乙胺和酪胺。肝功能正常时,这些胺类在肝内单胺氧化酶的作用下被氧化分解而清除;当肝功能严重障碍或门-体侧支循环建立后,这些胺类可直接进入门脉系统,未被分解或经侧支循环绕过肝,经体循环透过血-脑屏障进入脑组织。在脑细胞非特异性 β-羟化酶的作用下,苯乙胺和酪胺生成苯乙醇胺和羟苯乙醇胺。

2.假性神经递质的致病作用

正常神经递质的生成过程为:脑神经细胞内的苯丙氨酸在苯丙氨酸羟化酶的作用下生成酪氨酸,酪氨酸在酪氨酸羟化酶的作用下生成多巴,多巴在多巴脱羧酶的作用下生成多巴胺,多巴胺在多巴胺羟化酶的作用下生成去甲肾上腺素。正常生理情况下,去甲肾上腺素和多巴胺是维持脑干网状上行激动系统的兴奋性递质,当脑干中假性神经递质苯乙醇胺和羟苯乙醇胺增多时,可竞争性地取代去甲肾上腺素和多巴胺,被肾上腺素能神经元所摄取,但其释放后产生的生理效应远较正常神经递质弱,从而引起脑干网状结构上行激动系统的唤醒功能障碍,机体出现意识障碍乃至昏迷(见图 9-2-3)。

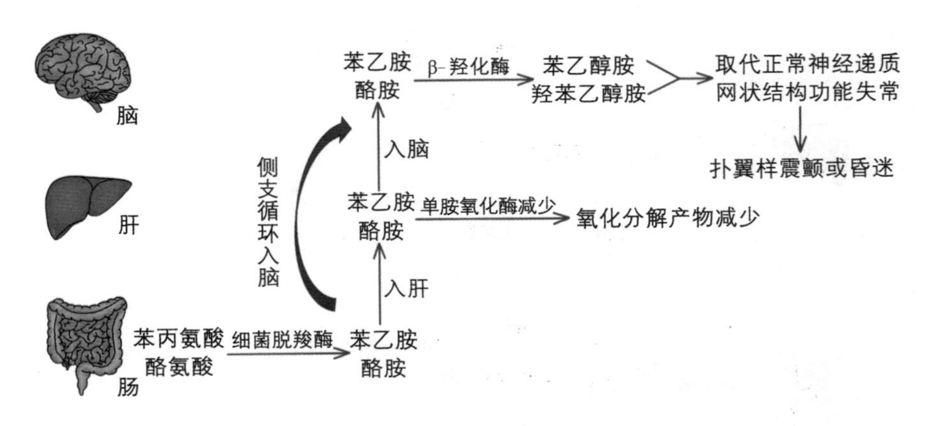

图 9-2-3 假性神经递质引起肝性脑病的机制

假性神经递质学说也存在一定的片面性,仍不能完全解释肝性脑病的发病机制。

(三)血浆氨基酸失衡学说

正常人的血浆中,支链氨基酸(branched chain amino acid,BCAA)包括亮氨酸、异亮氨酸等,芳香族氨基酸(aromatic amino acid,AAA)主要为苯丙氨酸、酪氨酸、色氨酸等。BCAA 与 AAA 的正常比值为 3~3.5。当肝功能受损时,芳香族氨基酸升高,支链氨基酸降低,其比值常下降至 0.6~1.2。

1.血浆氨基酸比例失衡的发生机制

肝细胞功能严重障碍时，胰岛素和胰高血糖素灭活减少，两者在血中含量升高，但以胰高血糖素的升高更为明显，胰岛素/胰高血糖素的比值下降，体内分解代谢大于合成代谢，促使大量氨基酸从机体组织蛋白中分解而释放入血。BCAA 主要在骨骼肌中分解，而 AAA 主要通过肝脏分解代谢。因此，肝脏代谢功能障碍会引起 AAA 分解代谢不足，AAA 的血浆浓度急剧升高；而体内氨基酸分解代谢的增强可促进肌肉组织对 BCAA 的摄取利用，故血浆 BCAA 的含量降低或变化不明显，最终导致 BCAA/AAA 比值降低。

2.血浆氨基酸比例失衡的后果

在正常生理 pH 值范围内，AAA 与 BCAA 在通过血-脑屏障时会竞争同一转运载体。当 BCAA/AAA 比值明显下降时，芳香族氨基酸的转运不受支链氨基酸的竞争性抑制，会大量进入脑内，作为假性神经递质干扰脑细胞功能。由此可见，血浆氨基酸失衡学说实际为假性神经递质学说的补充和发展。

(四)γ-氨基丁酸学说

γ-氨基丁酸(GABA)由谷氨酸经肠道细菌脱羧酶催化而来，急性肝功能衰竭患者血清 GABA 水平显著升高，同时血-脑屏障对 GABA 的通透性明显升高，导致进入脑内的 GABA 增多，受体也增多。GABA 是中枢神经系统中的主要抑制性神经递质，可与突触后神经元表面上的 GABA 受体特异性结合，引起氯通道开放，增加 Cl^- 内流，使神经细胞内的 Cl^- 增多，神经细胞的静息电位处于超极化状态，从而发挥突触后抑制作用，产生肝性脑病。

二、诱因

肝性脑病常由某些因素诱发所致，这些诱因可加重脑性毒素的潴留与蓄积，使血-脑屏障的通透性升高，脑的敏感性增强。

(一)氮负荷增加

氮的负荷过度是诱发肝性脑病最常见的诱因。肝硬化患者常伴有食管下段胃底静脉曲张，食入粗糙食物或腹压升高时，曲张的静脉易发生破裂，大量血液进入消化道，血液中的蛋白质在肠道细菌的作用下，生成大量氨、硫醇等毒物；出血还可造成循环血量减少和血压下降，肝、脑、肾等重要器官灌流不足，导致缺血、缺氧，从而促进疾病的发生。此外，摄入过量蛋白饮食、输血等导致外源性氮负荷过度，低钾性碱中毒或呼吸性碱中毒、便秘等也常诱发肝性脑病。

(二)血-脑屏障的通透性增加

正常状态下，神经毒性物质不能通过血-脑屏障，而细胞因子增加、能量代谢障碍、严重肝病合并的高碳酸血症、脂肪酸以及饮酒等因素均可使血-脑屏障的通透性增加，神经毒物入脑增多，参与肝性脑病的发病过程。

(三)脑敏感性升高

严重肝病患者体内神经毒物增多，脑对药物或氨等毒性物质的敏感性升高，当使用止痛、镇静、麻醉以及氯化铵等药物时，则易诱发肝性脑病；感染、缺氧、电解质紊乱等也可增强脑对毒性物质的敏感性，从而诱发肝性脑病。例如，严重感染可使全身各组织分解代谢增强，体内产氨增多；感染可直接损害肝脏功能，氨合成尿素减少。此外，细菌、毒素及其产物也可使血-脑屏障的通透性升高，增强脑对毒性物质的敏感性，促进肝性脑病的发生发展。

三、肝性脑病的防治

（一）消除诱因

消除诱因的措施包括：①防止上消化道大出血：有肝硬化合并食管下段胃底静脉曲张的患者，应避免进食粗糙的食物。②减少氮负荷：肝病患者要严格控制蛋白质摄入量，减少组织蛋白质的分解，减少肠源性毒性物质的产生。③防止便秘：肝病患者应注意防止便秘，以减少肠道有毒物质的吸收和腹压增加。④预防肝性脑病：肝病患者应注意预防因利尿、放腹水、低血钾、碱中毒等情况诱发肝性脑病。⑤慎重用药：由于肝病患者血-脑屏障通透性增强，脑敏感性升高，因此用药要慎重，特别是止痛、镇静、麻醉等药物，以防止诱发肝性脑病。

（二）降低血氨

降低血氨的措施包括：①口服乳果糖等，降低肠道 pH 值，减少肠道产生氨，减少氨的吸收且有利于氨的排出；②口服新霉素等，抑制肠道细菌产氨；③通过注射谷氨酸、精氨酸等氨基酸制剂，降低血氨；也可口服或注射支链氨基酸，从而提高支链氨基酸和芳香族氨基酸的比值。

（三）应用左旋多巴

左旋多巴能通过血-脑屏障进入脑内，经脱羧酶作用生成多巴胺，取代假性神经递质，恢复神经系统的功能。

（四）纠正水、电解质和酸碱平衡紊乱

肝性脑病患者尤其要注意纠正碱中毒。

（王建丽）

第三节　消化系统药物

案例导入：患者男性，29 岁，经常加班熬夜，饮食不规律。近一个月来，因常在下午 4～5 点及凌晨 4～5 点出现上腹痛、嗳气、腹胀等症状而就医。胃镜检查显示十二指肠溃疡，幽门螺杆菌感染阴性，医生给予雷贝拉唑、达喜治疗，嘱定期复查。

消化系统主要由胃肠道、肝脏、胰腺和胆囊组成，其主要功能包括摄入、容纳和消化食物，吸收营养，排出废物。消化系统的功能调节主要通过神经和内分泌激素的双重作用来实现。消化系统疾病属于常见病、多发病，主要症状有消化性溃疡、消化不良、恶心呕吐、腹泻、便秘等。本部分主要介绍治疗消化性溃疡和消化系统功能障碍的药物。

一、治疗消化性溃疡的药物

消化性溃疡(peptic ulcer)主要指发生于胃和十二指肠的慢性溃疡，其发病机制复杂，尚未完全阐明。目前认为，消化性溃疡的发生主要与胃壁和十二指肠壁周围同时存在的致溃疡因素和防御因素失衡有关，即致溃疡因素强于防御因素。致溃疡因素主要包括胃酸、胃蛋白酶、幽门螺杆菌(HP)感染、外源性胃损伤化学物质(如非甾体抗炎药和酒精)等，防御因素主要包括胃黏膜、黏液-碳酸氢盐屏障、保护性前列腺素等。另外，精神紧张、焦虑、吸烟和饮食不当也有促进溃疡病发生的作用。

临床上常用的治疗消化性溃疡的药物主要分为以下几种：①抗酸药；②抑制胃酸分泌药，包括 H_2 受体阻断药、H^+-K^+-ATP 酶抑制药和 M 胆碱受体阻断药；③胃黏膜保护药；④抗幽门螺杆菌药。

(一)抗酸药

抗酸药

抗酸药(antiacids)为弱碱性物质，常用药物有氢氧化镁、氢氧化铝、碳酸氢钠等。

【药理作用与机制】

抗酸药口服后，在胃内直接中和胃酸，升高胃液的 pH 值。因胃蛋白酶由胃蛋白酶原在酸性环境(pH 值为 1.5～5.0)中转变而来，当胃液 pH 值达到 4 时，胃蛋白酶开始失活，从而减轻其对胃黏膜的侵袭作用，缓解溃疡病的疼痛症状。某些药物(如氢氧化铝、三硅酸镁等)除中和胃酸外，还能覆盖于溃疡面和胃黏膜上，形成胶状保护层，防止胃酸、胃蛋白酶的再度侵袭，有利于溃疡面愈合。

【临床应用】

抗酸药主要用于治疗消化性溃疡和反流性食管炎。

【不良反应】

抗酸药作用时间较短，单药使用易出现腹胀、嗳气、腹泻、碱血症等不良反应，故大多组成复方制剂以增强疗效，减少不良反应，如临床上常用的抗酸药“达喜”即为铝碳酸镁合剂。

(二)抑制胃酸分泌药

胃酸由胃壁内的壁细胞分泌，并受神经分泌、内分泌、旁分泌等多种内源性因素调节。食物相关刺激(如食物的外观和味道)可激活中枢神经系统，通过迷走神经释放 ACh，后者可直接作用于壁细胞上的 M 胆碱受体，激活 H^+-K^+-ATP 酶(质子泵)，促进胃酸分泌；同时，ACh 可作用于肠嗜铬样细胞（enterochromaffin-like cell，ECL 细胞）上的相应受体，促进 ECL 细胞释放组胺（histamine，HA），HA 可与壁细胞上的组胺 H_2 受体结合，进而通过 H^+-K^+-ATP 酶促进胃酸的分泌。另外，ACh 可作用于 G 细胞，促进 G 细胞释放胃泌素，胃泌素一方面可直接作用于壁细胞上的 CCK2 受体，激活 H^+-K^+-ATP 酶，促进胃酸分泌，另一方面还可作用于 ECL 细胞上的相应受体，促进 HA 的释放，进而促进胃酸分泌（见图 9-3-1）。

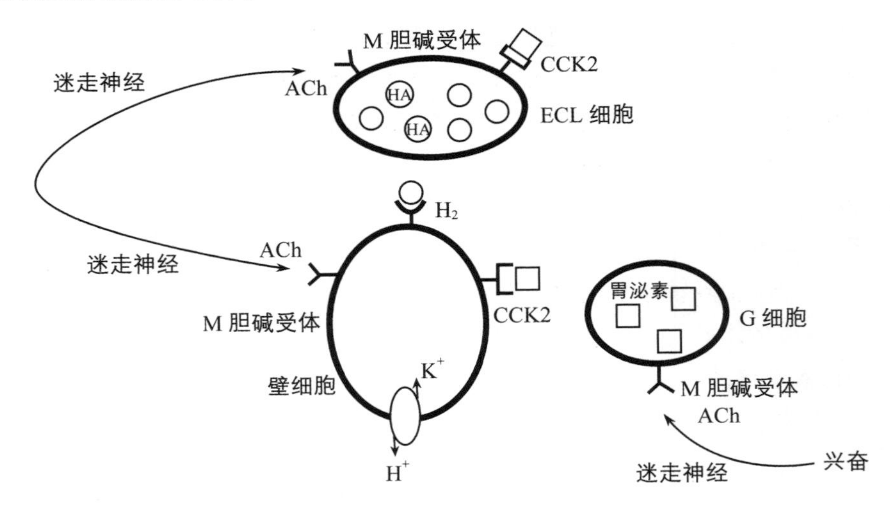

图 9-3-1 胃酸分泌及调节

H_2 受体阻断药

常用的 H_2 受体阻断药（H_2-receptor antagonists）包括西咪替丁（cimetidine）、雷尼替丁（ranitidine）、尼扎替丁（nizatidine）和罗沙替丁（roxatidine）等。

【药理作用】

H_2 受体阻断药通过竞争性地阻断壁细胞的 H_2 受体，抑制胃酸的分泌，其中抑制以基础胃酸分泌为主的夜间胃酸分泌作用最强，对胃泌素及 M 胆碱受体激动药引起的胃酸分泌也有抑制作用。H_2 受体阻断药抑制胃酸分泌的作用较抗胆碱药强而持久，治疗溃疡病疗程短，溃疡愈合率较高，不良反应较少。

【临床应用】

H_2 受体阻断药常用于胃和十二指肠溃疡、胃酸分泌过多症、反流性食管炎的治疗，也可用来预防应激性溃疡。

【不良反应】

本类药物不良反应的发生率较低，可见恶心、呕吐、腹泻和便秘等消化道反应，偶有头痛、眩晕、语言不清和幻觉等中枢神经系统症状。因西咪替丁有抗雄激素作用，故部分男性患者用药后会出现乳腺增生，女性患者可发生溢乳症。长期应用停药后可能出现反跳性胃酸分泌增加。

H^+-K^+-ATP 酶抑制药

H^+-K^+-ATP 酶抑制药即质子泵抑制剂（proton pump-inhibitor，PPI），常用药物有奥美拉唑、兰索拉唑、雷贝拉唑等。

【药理作用】

H^+-K^+-ATP 酶（质子泵）是胃酸分泌过程的最终组成部分，PPI 将其作为靶标，使 H^+-K^+-ATP酶失活，因此是一类特异性高、作用强大而持久的抗消化性溃疡药。同时，H^+-K^+-ATP酶抑制药还有一定的抗幽门螺杆菌作用，是目前应用最广的抑制胃酸分泌药。

【临床应用】

H^+-K^+-ATP 酶抑制药在临床上主要用于治疗消化性溃疡、反流性食管炎、上消化道出血、卓-艾综合征（胃泌素瘤）及幽门螺杆菌感染等。

【不良反应】

本类药物不良反应较少，一般可见头痛、头晕、失眠、恶心、呕吐、腹胀、腹泻、便秘、腹痛等，偶见皮疹、外周神经炎等症状。长期应用可因胃酸浓度过低，引起胃内细菌过度生长。

胆碱受体阻断药

本类药物的代表药物为哌仑西平（pirenanpine），其通过选择性地阻断 M_1 胆碱受体，抑制胃酸分泌。但由于其胃酸分泌抑制作用较弱、不良反应较多等原因，目前已很少用于治疗溃疡。

（三）胃黏膜保护药

胃黏膜屏障主要由细胞屏障和黏液-碳酸氢盐屏障组成。其中，细胞屏障由胃黏膜细胞顶部的细胞膜和细胞间的紧密连接组成，有抵抗胃酸和胃蛋白酶的作用；黏液-碳酸氢盐屏障有润滑作用，同时可形成 pH 值梯度，阻止 H^+ 向黏膜内弥散，保护胃黏膜免受胃酸和胃蛋白酶的侵害。

米索前列醇

米索前列醇（misoprostol）为前列腺素 E_1 的类似物，可与胃壁细胞的前列腺素受体结合，抑制胃酸分泌，同时抑制胃蛋白酶的分泌。该药可促进黏液和碳酸氢盐分泌，增强黏液-碳酸氢盐屏障的作用，增加胃黏膜血流，促进胃黏膜受损上皮细胞的重建和增殖，增强细胞屏障。临床上用于预防非甾体抗炎药引起的胃溃疡、十二指肠溃疡，孕妇及前列腺素过敏者禁用。

硫糖铝

硫糖铝(sucralfate)可在酸性胃液中形成一种黏稠的多聚体,黏附于胃、十二指肠黏膜表面,在溃疡面形成保护屏障,有利于上皮细胞的再生,促进溃疡愈合。此外,其可与胃蛋白酶结合使其活性降低,减少胃黏膜的损伤;可促进胃、十二指肠黏膜合成前列腺素E_2,从而增强胃、十二指肠黏膜的细胞屏障和黏液-碳酸氢盐屏障;可增强表皮生长因子、碱性成纤维细胞生长因子的作用,促进溃疡愈合;还可抑制幽门螺杆菌的繁殖。临床上用于治疗胃及十二指肠溃疡、反流性食道炎、幽门螺杆菌感染,以及对抗各种损伤因子对胃黏膜的损害,但不宜与碱性药物合用。

胶体次枸橼酸铋

胶体次枸橼酸铋(colloidal bismuth subcitrate,枸橼酸铋钾)具有较弱的中和胃酸的作用,可抑制胃蛋白酶的活性;促进前列腺素合成,增加黏膜血流量,增加碳酸氢盐分泌,刺激黏膜细胞再生,增强胃黏膜的屏障能力;杀灭幽门螺杆菌。临床上主要用于治疗胃及十二指肠溃疡、慢性胃炎及幽门螺杆菌感染等。该药不良反应少而轻,可使舌染黑,口中有氨味,出现黑便。

(四)抗幽门螺杆菌药

扩展阅读

2005年的诺贝尔生理学或医学奖授予了两位从事幽门螺杆菌研究的功臣——澳大利亚珀斯(Perth)皇家医院的医生罗宾·沃伦(Robin Warren)和巴里·马歇尔(Barry J. Marshall),以表彰他们发现了幽门螺杆菌以及幽门螺杆菌在胃炎和消化性溃疡发病中的作用。1983年,沃伦和马歇尔从人胃黏膜中分离出了幽门螺杆菌,随后发现幽门螺杆菌感染与消化性溃疡密切相关:十二指肠溃疡患者的幽门螺杆菌阳性率为93%~97%,胃溃疡患者的幽门螺杆菌阳性率为70%,且幽门螺杆菌阳性与溃疡病的复发有关。根除幽门螺杆菌感染可使消化性溃疡的复发率从80%降至5%左右。

常用的抗幽门螺杆菌药分为三类,第一类为铋剂,第二类为H^+-K^+-ATP酶抑制药,这两类药抗幽门螺杆菌作用较弱,单用疗效较差;第三类为抗菌药,如阿莫西林、庆大霉素、甲硝唑、呋喃唑酮、甲红霉素、四环素等。单一的抗菌药亦很难根除幽门螺杆菌感染,临床上往往多种药物联合应用,常用的药物联用方案包括:①奥美拉唑、阿莫西林、甲硝唑或呋喃唑酮;②奥美拉唑、克拉霉素、阿莫西林或甲硝唑或呋喃唑酮;③胶体次枸橼酸铋、四环素或阿莫西林、甲硝唑;④胶体次枸橼酸铋、克拉霉素、甲硝唑或呋喃唑酮。

二、消化功能调节药

(一)助消化药

助消化药多为消化液成分或促进消化液分泌的药物，能促进食物消化，包括胃蛋白酶(pepsin)、胰酶(pancreatin)、乳酶生(lactasin)等，常用于消化不良、腹胀及小儿消化不良性腹泻等的治疗。

(二)止吐药

呕吐是一种复杂的保护性反射活动，可由多种因素诱发，由呕吐中枢和延髓催吐化学感受区(chemoreceptor trigger zone，CTZ)来调控，化学药物及放射病和尿毒症产生的内源性物质可直接刺激 CTZ 引起呕吐。另外，一些外周刺激也能通过反射引起恶心、呕吐，如胃、十二指肠黏膜等内脏的感觉神经、咽部迷走神经的感觉神经末梢受刺激后，视觉和内耳前庭的位置感觉改变等均可引起呕吐。临床常用的止吐药包括以下几类：

1.H_1受体阻断剂

苯海拉明(diphenhydramine)、茶苯海明(dimenhydrinate)等 H_1 受体阻断剂(H_1-receptor antagonist)具有中枢镇静作用和止吐作用，可用于预防和治疗晕动病、内耳性眩晕病。

2.M 胆碱受体阻断剂

东莨菪碱(scopolamine)、阿托品(atropine)等 M 胆碱受体激动药产生的止吐作用与以下机制有关：阻断呕吐反射中的中枢 M 胆碱受体，阻断迷走神经和内脏神经传入的冲动，抑制前庭小脑通路的传导等。该类药主要用于预防恶心呕吐和抗晕动病。

3.多巴胺受体拮抗药

氯丙嗪(chloropromazine)具有阻断延髓 CTZ 的多巴胺 D_2受体的作用，大剂量时可降低呕吐中枢的神经活动，可减轻化学治疗引起的恶心、呕吐，但不能有效控制强致吐化疗药物(如顺铂、阿霉素等)引起的恶心、呕吐。

4.5-HT_3受体阻断剂

昂丹司琼(ondansetron)等 5-HT_3受体阻断剂(5-HT_3 receptor antagonists)可选择性阻断中枢及迷走神经传入纤维上的 5-HT_3受体，产生明显的止吐作用。该药对一些具有强致吐作用的化疗药引起的呕吐有迅速且强大的抑制作用，但对晕动病及去水吗啡引起的呕吐无效。

(三)增强胃肠动力药

本类药物可增加胃肠道的运动和收缩，加速胃的正向排空，防止食物反流。常用药物有多潘立酮(domperidone，吗丁啉)、甲氧氯普胺(metoclopramide)，临床上用于治疗慢性功能性消化不良引起的胃肠运动障碍(如恶心、呕吐等)、胃轻瘫、反流性食管炎等。

(四)止泻药与吸附药

腹泻是临床上最常见的消化系统症状之一，主要针对病因进行治疗，如细菌感染引起的腹泻应给予抗菌药物，非感染性腹泻患者可适当给予止泻药物，防止发生脱水。地芬诺酯(diphenoxylate,苯乙哌啶)为人工合成的哌替啶衍生物,可激动阿片受体,减少胃肠推进性蠕动,临床上用于治疗急、慢性功能性腹泻。鞣酸蛋白(tannalbin)为收敛剂,可使肠黏膜表面的蛋白质凝固、沉淀,从而减轻刺激,减少炎性渗出物,发挥收敛、止泻作用,临床上用于急性肠炎、非细菌性腹泻的治疗。药用炭(medical charcoal)和活性炭(activated charcoal)为吸附剂,能吸附肠道内的气体、毒物等,具有止泻和阻止毒物吸收的作用。

(五)泻药

泻药是指刺激肠蠕动、润滑肠道、软化粪便、促进排泄的药物,主要用于治疗功能性便秘,可分为:①刺激性泻药,如酚酞(phenolphthalein,果导)口服后遇胆汁或碱性肠液形成可溶性钠盐,刺激结肠肠壁蠕动,同时具有抑制肠内水分吸收的作用,适用于治疗慢性便秘;②渗透性泻药,如硫酸镁(magnesium sulfate)大量口服后在肠道内不吸收,增加肠内容积,刺激肠壁增加推进性蠕动,常用于外科术前或结肠镜检查前排空肠内容物;③润滑性泻药,如液状石蜡(liquid paraffin)通过局部润滑并软化粪便而发挥导泻作用。

(六)利胆药

利胆药是具有促进胆汁分泌或胆囊排空作用的药物,如熊去氧胆酸(ursodeoxycholic acid)可降低胆汁的胆固醇饱和指数,促使胆固醇从结石表面溶解;亦可抑制肠道吸收食物和胆汁中的胆固醇,减少肠道其他胆盐的肝-肠循环,拮抗疏水性胆汁酸的细胞毒作用。

(陈琳)

第十章　心血管系统疾病学基础与药物干预

第一节　心血管系统疾病

心血管系统疾病是严重威胁人类健康和生命的一组疾病。近年来，心血管系统疾病及其并发症所引起的死亡率仍在上升。心血管系统疾病种类繁多，本部分主要介绍常见的心脏及血管系统疾病。

一、动脉粥样硬化

动脉硬化(arteriosclerosis)是一类以动脉壁增厚、变硬和弹性减退为特征的动脉疾病，包括动脉粥样硬化(atheroslerosis,AS)、动脉中层钙化(arterial medial calcification)和细动脉硬化(arteriolosclerosis)三种类型。其中，动脉粥样硬化是心血管系统中最常见的疾病，也是老年人最常见的死亡原因之一。在中国，动脉粥样硬化的发病率有逐年上升的趋势。动脉粥样硬化的主要病理改变为脂质在动脉内膜沉积，伴随平滑肌细胞和结缔组织的增生，逐渐发展可形成动脉粥样硬化斑块。

(一)病因

动脉粥样硬化的病因仍不十分清楚，下列因素被视为动脉粥样硬化的危险因素：

1.高脂血症

高脂血症(hyperlipidemia)是指血浆中胆固醇(total cholesterol,TC)和(或)三酰甘油(triglyceride,TG)异常升高，是动脉粥样硬化的危险因素，高胆固醇血症尤其是动脉粥样硬化的主要危险因素。

血脂在血液中以脂蛋白的形式转运，因此高脂血症实际上是指高脂蛋白血症。脂蛋白根据密度大小，可分为乳糜微粒(chylomicron,CM)、极低密度脂蛋白(very low density lipoprotein, VLDL)、中间密度脂蛋白(intermediate density lipoprotein,IDL)、低密度脂蛋白(low density lipoprotein,LDL)和高密度脂蛋白(high density lipoproteins,HDL)。

LDL是血浆胆固醇的主要成分，主要作用是将胆固醇运送到外周血液。LDL被认为是致动脉粥样硬化的因子，与动脉粥样硬化的发生密切相关。相比之下，HDL可动员动脉粥样硬化斑块中的胆固醇，并将其运输到肝脏，在胆汁中排泄。HDL还有抗氧化作用，防止LDL氧化，并可以抑制LDL与血管内皮细胞受体结合而减少其摄取。因此，HDL具有较强的抗动脉粥样硬化发生的作用。VLDL和CM也与动脉粥样硬化的发生有密切关系。

2.高血压

高血压(hypertension)是动脉粥样硬化的一个主要危险因素。高血压可以引起内皮损伤和功能障碍，使内膜对脂质的通透性增加；高血压还能直接影响动脉壁结缔组织的代谢。与高血压发病有关的血管紧张素、肾素等可以改变动脉壁的代谢，这些因素均可促进动脉粥样硬化的发生。

3.吸烟

吸烟会引起血液中一氧化碳浓度升高，造成内皮细胞的损伤，并刺激内皮细胞释放生长因子，促进血管中膜平滑肌细胞向内膜的迁移及增生。多环芳烃是香烟烟雾中的一类化合物，也会诱发动脉粥样硬化。大量吸烟可使LDL氧化为氧化型LDL(oxidized LDL，ox-LDL)，后者具有更强的致动脉粥样硬化作用。

4.糖尿病

糖尿病患者的血液中VLDL和TG的水平明显升高，HDL水平降低，显著增加了发生动脉粥样硬化的风险。血糖高可以导致LDL糖基化，促进血液单核细胞迁入内膜及转变为泡沫细胞。

5.高胰岛素血症

血中胰岛素水平升高，HDL水平降低，动脉壁平滑肌细胞增生，冠状动脉心脏病的发病率升高。

6.年龄

动脉粥样硬化斑块是一个典型的缓慢进展的过程，随着年龄的增加，其病变的严重程度逐渐升高。

7.性别

在其他因素相同的情况下，女性绝经前的动脉粥样硬化的发病率低于同年龄组的男性，绝经期后这种差别消失，可能与雌激素能够降低血液胆固醇的水平、改善血管内皮功能有关。

8.遗传

遗传因素是动脉粥样硬化的危险因素，动脉粥样硬化有家族聚集现象。研究发现，许多基因对脂质的摄取、代谢和排泄会产生影响，这些基因及其产物的变化，以及它们与饮食因素的相互作用可能是导致高脂血症最常见的原因。

除此之外，肥胖、缺乏锻炼、感染因素、疾病因素(如甲状腺功能减退、库欣综合征和肾病综合征等)也被认为和动脉粥样硬化的发生有关。

(二)发病机制

动脉粥样硬化的发病机制复杂，尚未完全阐明。目前存在多种学说，如损伤-应答反应学说、脂质深入学说、血液动力学说、慢性炎症学说、单克隆学说和血栓镶嵌学说等。其中损伤-应答反应学说得到了较多的公认，该学说认为动脉粥样硬化是动脉壁对内皮损伤的一种慢性反应，单核细胞源性的巨噬细胞、氧化修饰的脂蛋白、T淋巴细胞以及动脉壁的内皮细胞和平滑肌细胞的相互作用促进了动脉粥样硬化的进展。

损伤-应答反应学说对动脉粥样硬化的发展过程的阐释如下：①内皮损伤和功能障碍引起血管通透性增加，白细胞黏附和血栓形成；②LDL及ox-LDL在血管壁上的积聚；③单核细胞黏附在内皮细胞上，随后向内膜下迁移并转化为巨噬细胞和泡沫细胞；④血小板黏附；⑤活化的血小板、巨噬细胞和从中膜迁移入内膜的平滑肌细胞等释放多种活性因子；⑥平滑肌细胞增生，细胞外基质积聚；⑦细胞外和细胞内（巨噬细胞和平滑肌细胞）的脂质积聚。

1.脂质的作用

动脉粥样硬化的严重程度与血浆总胆固醇或LDL水平显著相关。通过饮食或药物降低血液胆固醇水平可延缓动脉粥样硬化的发展，促进某些斑块消退。高脂血症促进动脉粥样硬化形成的机制是：慢性高脂血症，特别是高胆固醇血症可直接损害内皮细胞的功能，使内皮细胞通透性增加；另外，发生高脂血症时，LDL被内皮细胞和巨噬细胞产生的自由基氧化修饰为ox-LDL，ox-LDL不能完全降解，可与单核-吞噬细胞的清道夫受体（scavenger receptor）结合形成富含脂质的巨噬细胞，称为泡沫细胞，多种清道夫受体介导了ox-LDL的细胞效应，平滑肌细胞也可以通过LDL受体相关蛋白摄取修饰的脂质，转化为泡沫细胞。修饰后的脂蛋白对内皮细胞、平滑肌细胞和巨噬细胞具有细胞毒性作用，还会刺激生长因子、细胞因子和趋化因子的释放，对血液中的单核细胞也具有较强的趋化作用，可通过内皮细胞黏附分子使单核细胞黏附增加。

2.内皮细胞损伤的作用

内皮细胞损伤是损伤-应答反应学说的基石。机械剥脱、血流动力学改变、免疫复合物沉积、辐射、化学物质、吸烟、感染等均可以引起内皮细胞的损伤。然而，早期的动脉粥样硬化病变开始于内皮细胞形态完整的动脉内膜，因此非剥脱性内皮功能障碍在动脉粥样硬化的形成中可能更为重要。内皮细胞功能障碍使内皮通透性增加，白细胞黏附增强且内皮细胞的基因产物表达改变。早期动脉粥样硬化中内皮细胞发生功能障碍的具体途径和影响因素尚不完全清楚，虽然香烟烟雾中的毒素、同型半胱氨酸等多种因素均与其发生有关，但血流动力学紊乱和高胆固醇血症被认为是引起血管内皮功能障碍的最重要的两个原因。

3.平滑肌细胞的作用

动脉内膜平滑肌细胞增殖和细胞外基质沉积可将脂肪条纹转化为成熟的动脉粥样硬化斑块，此与动脉粥样硬化病变的进展相关。与中膜平滑肌细胞不同，内膜平滑肌细胞具有增殖和合成表型。由于渗入脂质的刺激，黏附于内皮的血小板、单核细胞、内皮细胞和平滑肌细胞可释放一些生长因子，如血小板源性生长因子（platelet-derived growth factor，PDGF）、纤维母细胞生长因子和转化生长因子-α等，它们一方面可以促进平滑肌细胞增殖,另一方面也可以刺激平滑肌细胞合成细胞外基质(特别是胶原蛋白),从而稳定动脉粥样硬化斑块。

4.炎症的作用

炎症存在于动脉粥样硬化形成的各个阶段,与动脉粥样硬化斑块的形成密切相关。在动脉粥样硬化的发病过程中,多种炎症细胞和炎症因子起着重要的作用。

在动脉粥样硬化的早期,内皮细胞激活,表达IL-8、单核细胞趋化蛋白-1(monocyte chemoattractant protein-1,MCP-1)、细胞间黏附分子-1(intercellular adhesion molecule-1,ICAM-1)、血管黏附分子-1(vascular cell adhesion molecule-1,VCAM-1)、P-选择素、E-选择素等因子。这些因子可以促进单核细胞和淋巴细胞与内皮细胞黏附,许多细胞和细胞因子参与了这一过程,如内皮细胞、巨噬细胞、淋巴细胞(T细胞和B细胞)、树突状细胞(DC)、血管平滑肌细胞、黏附分子和TNF-α等,使大量LDL被修饰为ox-LDL。单核细胞在趋化蛋白的作用下迁入内皮下间隙,转化为巨噬细胞,巨噬细胞吞噬ox-LDL,转变为巨噬细胞源性的泡沫细胞,后者是动脉粥样硬化早期病变脂纹的主要成分。

在动脉粥样硬化的进展期,活化的巨噬细胞产生活性氧,促进低密度脂蛋白的氧化,并产生生长因子,促进平滑肌细胞的增殖。活化的巨噬细胞产生趋化因子,使白细胞进入斑块内,还产生IL-1等细胞因子促进白细胞的黏附。激活的T淋巴细胞通过与巨噬细胞相互作用,使T淋巴细胞和巨噬细胞产生炎症介质(如干扰素-γ),其反过来可以激活巨噬细胞、内皮细胞和平滑肌细胞。大量巨噬细胞和其他细胞因子浸润血管壁,分泌基质金属蛋白酶(matrix metalloproteinase,MMP),降解斑块细胞外基质中的胶原纤维,导致斑块破裂、出血和血栓形成。浸润性肥大细胞一旦激活,可释放大量的介质和酶,可能对动脉粥样硬化的病变产生重要影响。

许多炎症因素是动脉粥样硬化和缺血性心脏病的危险因素,其中C反应蛋白(C-reactive protein,CRP)是动脉粥样硬化最主要的生化标志物。CRP的固有循环形式是五聚体,主要由IL-6、IL-1β和TNF-α刺激肝脏产生并释放入血液循环,与LDL结合并存在于动脉粥样硬化斑块中。健康人群的血管壁中检测不到CRP,但在动脉粥样硬化形成的早期阶段即可检测到,并且CRP在动脉粥样硬化的进展过程中会发生累积。因此,CRP被认为是动脉粥样硬化的敏感指标。

(三)病理变化

1.脂纹(fatty streak)

脂纹是动脉粥样硬化的早期病变,肉眼可见平坦或微隆起于内膜表面的斑点或条纹;显微镜下观察可见内皮下有大量的泡沫细胞,大多数泡沫细胞为巨噬细胞源性的泡沫细胞。

2.纤维斑块(fibrous plaque)

纤维斑块肉眼观可见斑块不规则地隆起于内膜表面,呈淡黄色或瓷白色。动脉粥样硬化的纤维斑块有三种主要成分:①平滑肌细胞、巨噬细胞和T细胞;②细胞外基质,包括胶原纤维、弹性纤维和蛋白聚糖;③细胞内和细胞外脂质。光镜下,可见纤维斑块表面有一个纤维帽，其由大量胶原纤维、蛋白多糖和平滑肌细胞构成，纤维帽下面可见泡沫细胞、细胞外脂质、平滑肌细胞和炎细胞。

3.粥样斑块(atheromatous plaque)

粥样斑块为动脉粥样硬化的典型病变，肉眼观可见斑块呈灰黄色，既隆起于内膜表面，又向深部压迫内膜；光镜下可见纤维帽的胶原纤维发生玻璃样变性，纤维帽下有大量无定形物质（坏死物和细胞外脂质）和胆固醇结晶，有时可见钙化，斑块底部和边缘可见肉芽组织及少量淋巴细胞和泡沫细胞。

4.继发性病变

动脉粥样硬化的继发性病变是指在纤维斑块和粥样斑块的基础上继发的改变，常见的继发性病变有斑块内出血、斑块破裂、血栓形成、钙化、动脉瘤形成以及血管腔狭窄。动脉粥样硬化的临床并发症有很多，这些并发症包括缺血性心脏病（心肌梗死）、脑血管意外、动脉瘤形成、周围血管疾病等。

二、高血压

高血压(hypertension)是指体循环动脉血压持续升高，其诊断标准为持续的舒张压不低于90 mmHg和(或)收缩压不低于140 mmHg，是一种可导致终末器官损害的临床综合征。高血压可分为原发性高血压(primary hypertension)和继发性高血压(secondary hypertension)。原发性高血压又称为特发性高血压(essential hypertension)，约95%的高血压病例为原发性高血压；继发性高血压是指由于肾脏疾病、嗜铬细胞瘤或其他疾病引起的一种症状或体征，又称为症状性高血压(symptomatic hypertension)。

(一)病因

高血压的病因有以下方面：

1.遗传因素

多种研究表明，原发性高血压是一种多基因遗传病，具有明显的家族聚集性。研究发现，父母一方或双方有原发性高血压家族史的儿童，高血压的患病概率升高。虽然对于高血压发病确切的定位基因还没有定论，但目前认为，原发性高血压是一种受多个基因遗传影响，受多种因素作用的疾病。另外，高血压患者、有高血压家族史者及血压正常者的血清中存在一种激素样物质，可以抑制细胞膜的 Na^+-K^+-ATP 酶的活性，导致细胞内 Na^+ 和 Ca^+ 的浓度增加，从而加强细小动脉壁平滑肌的收缩，促使血压升高。

2.精神因素

长期的精神紧张会引起高血压的发生。精神长期或反复处于紧张状态时，会造成全身细小动脉痉挛，外周血管阻力增加，导致血压升高。

3.生活习惯

膳食结构不合理、钠盐（氯化钠）摄入量高的人群，高血压患病率升高，而钾盐摄入量与血压水平呈负相关。吸烟、饮酒均为高血压的危险因素，另外，摄入过多的饱和脂肪酸也可使血压升高。

4.年龄、性别因素

高血压的发病率有随年龄增长而升高的趋势,40 岁以上者发病率高。在更年期以前,原发性高血压女性患者的发病率低于男性,但更年期以后发病率与男性无差别,甚至高于男性。

5.药物的影响

避孕药、激素等均可影响血压。

6.体力活动

运动较少的人群高血压发病率高于运动较多的人群。研究表明,高血压患者做有氧运动可使血压降低。

7.超重和肥胖

肥胖是高血压最重要的危险因素,超重(尤其是内脏脂肪过度增长)是高血压的主要诱因。

(二)发病机制

原发性高血压的发病机制是多因素的,是由环境因素及多种遗传因素共同作用的结果。

1.肾素-血管紧张素-醛固酮系统(RAAS)

RAAS 是调节血压的重要的内分泌系统,在肾素-血管紧张素转化酶的作用下生成的血管紧张素Ⅱ(AngⅡ)可直接收缩小动脉,增加外周阻力;同时可刺激肾上腺分泌醛固酮,促进水钠潴留,最终引起血压升高;RAAS 还可使交感神经活性增加,并且释放儿茶酚胺,促进血管释放缩血管因子,并促使神经垂体分泌抗利尿激素,增加血容量。

2.交感神经系统

交感神经系统在高血压的发病方面起着重要的作用。交感神经兴奋后,释放神经递质去甲肾上腺素增多,从而引起外周血管阻力升高,血压上升,也可以通过释放肾上腺素、多巴胺影响血管收缩;交感神经系统还可以通过调节肾抗尿钠排泄机制来维持血容量和血压,交感神经系统活性增加可使尿钠排泄减少,从而引起水钠潴留,其也可促进肾上腺髓质释放儿茶酚胺。

3.胰岛素

高血压患者多伴有高胰岛素血症和胰岛素抵抗,其可能的机制为:

(1)高胰岛素血症时,细胞膜上的 Na^{+}-K^{+}-ATP 酶活性降低,影响细胞膜上钠钾泵的活性,使肾小管对钠和水的重吸收增加,导致水钠潴留。

(2)高胰岛素血症可增加交感神经的活性,使儿茶酚胺释放增加,血管紧张性增强。

(3)胰岛素可以促进细胞增殖,通过直接刺激血管平滑肌细胞的增殖可促进动脉壁脂质的沉积。

(4)胰岛素可引起 Ca^{2+} 升高和 Mg^{2+} 降低,增加血管对缩血管物质的敏感性。高胰岛素血症可使细胞分解脂肪的功能亢进,导致细胞释放大量游离脂肪酸,引起内皮细胞功能异常,致使一氧化氮合酶活性下降,降低血管对舒血管物质的敏感性。

(5)高胰岛素血症患者同型半胱氨酸的水平较胰岛素水平正常者更高。同型半胱氨酸可通过肾脏结构和功能损害、胰岛素抵抗、血管内皮功能失调等多种途径引起血压升高。

4.基因多态性

基因多态性与原发性高血压的发生发展相关联。血管紧张素转化酶基因、醛固酮合成酶基因、骨形成蛋白7基因等基因多态性与原发性高血压相关,其中以RAS与血压调节关系的研究较多。在RAS中,主要的活性肽为AngⅡ,AngⅡ主要通过其1型受体(AT1R)对血压的调节发挥作用。研究发现,在RAS相关基因中,M235T、G2350A和T174M、MboI、G-6A和BG/I等血管紧张素转化酶、血管紧张素原和肾素基因多态性的插入/缺失改变与原发性高血压有关。

5.炎症反应

炎症可以促进高血压的发生,与高血压密切相关的细胞炎性因子包括TNF-α、IL-6等。

(三)病理变化

高血压分为良性高血压和恶性高血压两类,二者的病理变化各异。

1.良性高血压

良性高血压(benign hypertension)可以分为三期,分别是功能紊乱期(第一期)、动脉病变期(第二期)和内脏病变期(第三期)。

第一期功能紊乱期为高血压的早期阶段,此期出现全身细小动脉间歇性的痉挛收缩,但血管没有器质性病变。

第二期动脉病变期的病变包括细动脉硬化和小动脉硬化。

(1)细动脉硬化:细动脉硬化即细动脉玻璃样变,由于细动脉长期或反复痉挛,导致管壁通透性增加,血浆蛋白渗入内皮下间隙,凝固成为均质的玻璃样物质,是高血压的主要病变特征。

(2)小动脉硬化:小动脉硬化主要累及脑的小动脉、肾弓形动脉、肾小叶间动脉等,表现为小动脉中膜平滑肌细胞增生、肥大,胶原纤维和弹性纤维增生;小动脉内膜中的弹性膜分裂,并伴有胶原纤维和弹性纤维增生。

第三期内脏病变期的病变包括心脏病变、肾脏病变、脑病变和视网膜病变。

(1)心脏病变:高血压患者如心脏处于代偿期时,心腔并不扩张,称为向心性肥大(concentric hypertrophy),发生肥大的心脏可重达400 g以上(正常情况下约为250 g),左室壁增厚达1.5～2.0 cm(正常人约为1 cm),乳头肌和肉柱增粗;但失代偿时心肌收缩力降低,出现心腔扩张,称为离心性肥大(eccentric hypertrophy),严重时可出现心衰。

(2)肾脏病变:高血压的肾脏病变主要是原发性固缩肾的改变,典型的表现为双肾对称性缩小,质地变硬,表面呈细颗粒状;切面可见肾皮质变薄,肾盂及脂肪组织增多。镜下可见肾入球小动脉玻璃样变及肌型小动脉硬化,肾小球因缺血而发生纤维化和玻璃样变,所属肾小管因缺血而萎缩、消失,间质则有结缔组织增生和淋巴细胞的浸润。

(3)脑病变:高血压患者的脑病变包括脑水肿、脑软化和脑出血。由于脑内细小动脉的痉挛和硬化,可发生脑水肿,严重时可发生高血压脑病和高血压危象;细小动脉硬化致使供血区脑组织缺血出现多个小软化灶,称为脑软化;脑出血是高血压最严重的并发症之一,常发生在基底节和内囊,其次为大脑白质、小脑等,出血区脑组织可完全被破坏,形成囊腔,其内充满血凝块。

(4)视网膜病变:高血压患者视网膜中央动脉常发生硬化。

2.恶性高血压

恶性高血压(malignant hypertension)也称急进性高血压(accelerated hypertension),该病较少见,多见于青壮年,患者血压升高明显,常超过230/130 mmHg,病变进展快。该病可由良性高血压恶化而来,或起病即为急进性高血压。

恶性高血压特征性的病变表现为坏死性细动脉炎(necrotizing arteriolitis)和增生性小动脉硬化(hyperplastic arteriolosclerosis),患者大多死于尿毒症、脑出血或心力衰竭。

(孙妍琳)

第二节　心功能不全

心脏作为循环系统中心的“泵”,通过舒缩活动推动全身血液循环,满足机体的代谢需求。在生理条件下,心输出量(cardiac output)随机体的代谢需要而变化,可满足机体在静息和运动时的需要,具有很强的心力储备(cardiac reserve)。

心功能不全(cardiac insufficiency)是指心肌舒缩功能降低或心室充盈受限引起的心脏泵血功能降低。心功能不全早期,通过代偿机制可以满足日常代谢对心排血量的需要时,为心功能不全的代偿期。一旦心肌舒缩功能和(或)心室充盈严重受损,心排血量不能满足组织代谢的需要时,则为心功能不全的失代偿期,即心力衰竭(heart failure,HF),患者表现出心输出量减少和静脉淤血相关的症状和体征。心力衰竭是许多心血管系统疾病共同的终点,引起心力衰竭的原因包括容量负荷或压力负荷过重、心脏充盈受限、心肌细胞丢失或心肌细胞收缩力下降等。由于慢性心衰患者伴有肺循环和(或)体循环淤血,故称之为充血性心力衰竭(congestive heart failure,CHF)。

一、病因和分类

(一)病因

1.原发性心肌损伤

(1)缺血性心肌损伤:冠心病、心肌缺血、心肌梗死是引起心力衰竭最常见的原因之一。

(2)心肌炎和心肌病:各种类型的心肌炎及心肌病均可导致心力衰竭,以病毒性心肌炎及原发性扩张型心肌病最为常见。

2.继发性心肌损伤

某些疾病可引起继发性心肌损伤,如心肌代谢障碍性疾病,以糖尿病心肌病最为常见;其他如继发于甲状腺功能亢进或降低的心肌病、心肌淀粉样变性等。

3.心室负荷过重

(1)压力负荷(后负荷)过重:压力负荷过重见于高血压、主动脉瓣狭窄、肺动脉高压、肺动脉瓣狭窄等左/右心室收缩期射血阻力增加的疾病。患者的心肌代偿性肥厚以克服升高的阻力,保证射血量,久之终致心肌结构、功能发生改变而失代偿。

(2)容量负荷(前负荷)过重:容量负荷过重见于心脏瓣膜关闭不全、血液返流及左/右心或动/静脉分流等先天性心血管病。此外,伴有全身循环血量增多的疾病(如慢性贫血、甲状腺功能亢进症、围生期心肌病等)也会导致心脏容量负荷增加。早期患者可出现心室腔代偿性扩大,心肌收缩功能尚能代偿,但心脏结构和功能发生改变超过一定限度后,即出现失代偿表现。

4.心室舒张及充盈障碍

心包疾病、房室瓣狭窄、限制性心肌病等引起心脏舒张和充盈障碍,可导致心输出量降低。心包炎可限制心室充盈,即使心肌舒缩性正常也会出现心输出量降低。

(二)诱因

患有基础心脏疾病的患者,其心力衰竭症状往往由一些增加心脏负荷的因素所诱发,包括:

(1)感染,其中呼吸道感染是最常见、最重要的诱因,感染性心内膜炎也不少见,常因其发病隐匿而易漏诊。

(2)心律失常,如心房颤动、快速性心律失常以及严重缓慢性心律失常均可诱发心力衰竭。

(3)血容量增加,如钠盐摄入过多,静脉液体输入过多、过快等。

(4)过度体力消耗或情绪激动,如妊娠后期及分娩过程、暴怒等。

(5)治疗不当,如不恰当地停用利尿药或降血压药等。

(6)原有心脏病变加重或并发其他疾病,如冠心病发生心肌梗死,风湿性心瓣膜病出现风湿活动,合并甲状腺功能亢进或贫血等。

(三)分类

心力衰竭可有多种分类方法:按照发生部位,心力衰竭可分为左心衰、右心衰和全心衰;按照发生速度,可分为急性心衰和慢性心衰。2016 年,《欧洲心力衰竭指南》以左心室射血分数(LVEF)为基础,提出了新的心衰分类方法,即按照心室射血分数分类:射血分数降低的心衰(HfrEF,LVEF 小于 40%)、射血分数处于中间值的心衰(HFmrEF,LVEF 为 40%~49%)和射血分数保留的心衰(HFpEF,LVEF 不低于 50%)。而按照心力衰竭的严重程度分类时,通常采用美国纽约心脏病学会(New York Heart

Association,NYHA)的分级和美国心脏病学会(American College of Cardiology,ACC/AHA)的分期(见表 10-2-1)。

表 10-2-1 心力衰竭的 NYHA 分级和 ACC/AHA 分期

NYHA 分级		ACC/AHA 分期	
Ⅰ级	一般体力活动无症状	A 期	患者存在心力衰竭的高危险因素(高血压、糖尿病、冠心病),尚无心脏结构或功能异常,无体征
Ⅱ级	轻微体力活动受限,一般体力活动即可导致疲劳、心悸、呼吸困难或心绞痛,休息后缓解	B 期	患者尚无心力衰竭症状,已有结构性心脏损伤,如既往发生过心肌梗死、瓣膜病等
Ⅲ级	明显体力活动受限,低于一般人的体力活动即可导致疲劳、心悸、呼吸困难或心绞痛	C 期	患者既往或目前已出现心衰症状,伴有结构性心脏损伤
Ⅳ级	不能进行任何体力活动	D 期	难治性终末期心力衰竭,患者有进行性结构性心脏病,需要特殊的治疗策略

二、代偿机制

当心肌收缩力受损和(或)心室超负荷血流动力学因素存在时,机体可通过神经-体液调节系统动用心力储备,以下代偿机制可使心功能在一定时间内维持相对正常的水平。

(一)神经-体液调节机制

心脏排血量不足时,心腔压力升高,机体全面启动神经-体液机制进行代偿,包括以下几种机制:

1.交感-肾上腺髓质系统激活

心力衰竭患者血中去甲肾上腺素水平升高,作用于心肌 β_1 肾上腺素能受体,增强心肌收缩力并提高心率,从而提高心输出量;但同时周围血管收缩,心脏后负荷增加及心率加快,均可使心肌耗氧量增加。去甲肾上腺素对心肌细胞有直接毒性作用,可促使心肌细胞凋亡,参与心室重塑的病理过程。此外,交感神经兴奋还可使心肌应激性增强,促进心律失常。

2.RAAS 激活

心输出量降低可致肾血流量降低,刺激肾素的释放,增加 AngⅡ的产生。RAAS 激活后,心肌收缩力增强,周围血管收缩,维持血压,调节血液的再分配,保证心、脑等重要脏器的血供,并促进醛固酮分泌,导致水、钠潴留,增加体液量及心脏前负荷,起到代偿作用。但 RAAS 激活的同时可促进心脏和血管重塑,加重心肌损伤和心功能障碍。

3.体液因子的改变

除了上述主要的神经-体液系统的代偿机制外,另有众多体液调节因子参与心血管系统的调节，并在心肌和血管重塑中起重要作用。其中，心房钠尿肽（atrial natriuretic peptide，ANP）、脑钠尿肽（brain natriuretic peptide，BNP）和 C 型钠尿肽（CNP）等可直接作用于血管，引起血管扩张，促进盐和水的排泄，并抑制肾素、醛固酮和加压素的分泌。循环钠尿肽的生物标志物是诊断心衰的重要辅助手段，BNP 和 N 末端前 BNP（NT-proBNP）是心衰相对敏感的标志物。此外，还有内皮源性血管活性物质，由血管内皮细胞产生，局部作用可促进血管舒张（如一氧化氮、缓激肽和前列环素）或血管收缩（如内皮素Ⅰ）。

（二）心脏本身的代偿

从血流动力学的角度看，心力衰竭可能是由于心肌收缩或舒张功能受损导致的心输出量降低。心输出量是每搏输出量（stroke volume，SV）与心率（heart rate，HR）的乘积，而心室前负荷、后负荷和心肌收缩性是影响每搏输出量的基本因素（见图 10-2-1）。为了维持心输出量，心脏本身可以通过三种代偿机制快速动用心力储备：①儿茶酚胺的释放增加可以通过增加心率来增加心输出量；②回流到心脏的血液增多（前负荷）导致肌节收缩增加（心肌异长自身调节机制）；③心肌收缩力增强。这三种代偿机制能在短时间内维持心输出量，使心功能维持在相对正常的水平。在前负荷和后负荷长期增加时，心室的结构、代谢和功能出现改变的慢性代偿适应性反应称为心室重塑（ventricular remodeling），但任何一种代偿机制均作用有限，最终会导致失代偿，出现心力衰竭。

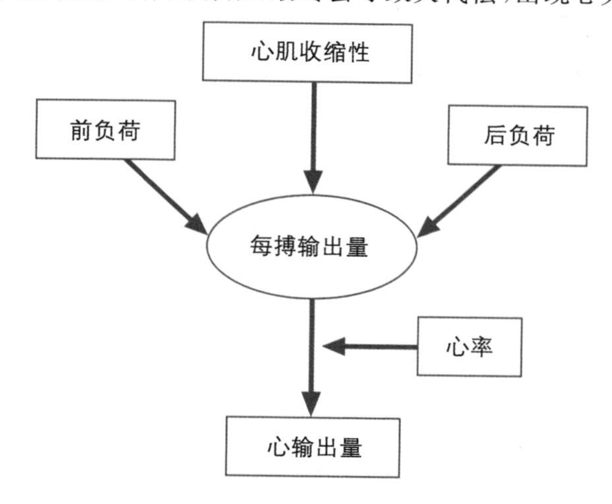

图 10-2-1 影响心输出量的因素

1.心率加快

心功能损伤时，由于心输出量减少，对主动脉弓和颈动脉窦压力感受器的刺激减弱，而心腔残留血量增多，刺激心房和心室的容量感受器；此外，缺氧、酸中毒可刺激主动脉体和颈动脉体的化学感受器，兴奋交感神经，反射性地引起心率加快。心率加快是一种易被快速动员的代偿反应，往往贯穿于心功能不全发生和发展的全过程中。但是，心率加快会使心肌耗氧量增加，如果心率过快（成人超过 180 次/分），心脏舒张期将明显缩短，不但减少冠脉灌流量，使心肌缺血、缺氧加重，而且会缩短心室充盈时间，减少充盈量，反而会降低心输出量。

2.心肌紧张源性扩张

回心血量可以在一定程度上调控心肌的收缩能力。根据弗兰克-斯塔林（Frank-Starling）定律，肌节长度为 1.7～2.2 μm时，心肌收缩能力随心脏前负荷（心肌纤维初长度）的增加而增加；当心脏收缩功能受损时，由于每搏输出量降低，心室舒张末期容积增加，前负荷增加，导致肌节拉长（长度不超过2.2 μm），粗、细肌丝接近最佳重叠状态，有效横桥数增多，细肌丝对 Ca^{2+} 的敏感性增加，心肌收缩力增强，每搏输出量代偿性增加。这种伴有心肌收缩力增强的心腔扩大称为心脏紧张源性扩张（tonogenic dilation），有利于将心室内过多的血液及时泵出。但是，心脏紧张源性扩张的代偿能力也是有限的，当前负荷过大，舒张末期容积或压力过高时，心室扩张使肌节长度超过2.2 μm，有效横桥的数目反而减少，心肌收缩力降低，每搏输出量减少。长期容量负荷过重会引起心力衰竭及扩张型心肌病，患者的心室明显扩大，粗、细肌丝不能重叠而丧失收缩能力，这种失代偿的心脏扩张称为肌源性紧张（myogenic dilation）。心室舒张末期容积增加，回心血量增多，心输出量增加，但同时也导致心室舒张末期压力升高，心肌耗氧量增加，心房压、静脉压随之升高，达到一定程度时，可出现肺循环和（或）体循环静脉淤血，同时冠状动脉灌流受阻，加重心肌损伤。

3.心肌收缩性增强

心功能受损时，由于交感-肾上腺髓质系统兴奋，儿茶酚胺释放增加，通过激活 β_1 肾上腺素受体，使胞质内 cAMP 浓度增加，激活蛋白激酶 A，细胞膜上的 L 型钙通道开放，增加 Ca^{2+} 内流；另外，还可促进肌质网内 Ca^{2+} 释放，使胞质内的 Ca^{2+} 浓度迅速上升，心肌收缩力增强。在心功能损伤的急性期，心肌收缩性的增强对于维持心输出量和血流动力学稳态是十分必要的代偿和适应机制；而在慢性心力衰竭时，心肌 β_1 肾上腺素受体脱敏，血浆中虽存在大量儿茶酚胺，但正性肌力作用显著减弱。

4.心室重塑

心脏包含多种细胞类型，包括心肌细胞（约占总细胞数的 30%，但占心脏总重的 70%～80%）、成纤维细胞、血管平滑肌细胞、内皮细胞和免疫细胞。由于大多数心肌细胞不能分裂，故心肌肥大与心肌细胞增大有关。心室重塑是指心脏损伤和（或）血流动力学负荷异常后，心室的质量、体积、形状和心脏成分的变化。在组织学水平上，由病理性心肌细胞肥大、心肌细胞凋亡、肌成纤维细胞增殖和间质纤维化共同参与心室结构的改变，伴有相关的心室容积和结构的改变。心室重塑通过改变心室的几何结构而产生机械负荷，加速心衰的进展。

心室重塑是在细胞和分子水平上发生的一系列复杂的反应，包括：①心肌细胞肥大；②心肌细胞收缩特性的改变；③心肌细胞通过坏死、凋亡和自噬性细胞死亡，发生进行性丢失；④β 肾上腺素能受体脱敏；⑤心肌能量和代谢异常；⑥细胞外基质的重塑。心肌肥大伴随着心肌细胞内的改变，包括钙处理、代谢和基因表达改变、细胞死亡（例如凋亡和自噬)以及细胞外基质(纤维化)和血管生成的变化。

心室重塑可表现为心肌肥大(myocardial hypertrophy)和心肌细胞表型(phenotype)改变。

(1)心肌肥大:心肌肥大在心室重塑中起关键作用,是心脏事件的独立危险因素。病理性心肌肥大与高水平的神经-体液介质的产生、血流动力学超载、心肌细胞损伤和丢失有关。根据心脏的几何形状变化,心肌肥大可以分为向心性肥大和离心性肥大。向心性肥大指的是长期压力超负荷,使心肌肌节呈并联性增生,心肌细胞增粗,心室壁增厚,但心室内径不变或减小,心肌细胞的厚度增加通常大于长度增加,增加的心室壁厚度维持正常的室壁应力,常见于高血压或主动脉瓣狭窄等;离心性肥大指的是长期容积超负荷,心肌肌节呈串联性增生,心肌细胞变长变宽,心室壁厚度增加,心室扩张,表现为心室容积增大,常见于二尖瓣或主动脉瓣关闭不全、扩张型心肌病等心脏疾病(见图 10-2-2)。

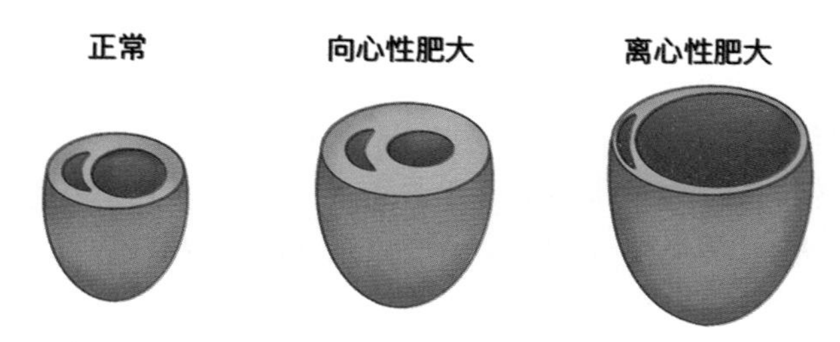

图 10-2-2 心肌肥大的表现形式

根据拉普拉斯(Laplace)定律($S=Pr/2h$),心室壁应力(S)与心室压力(P)和心腔半径(r)成正比,与心室壁厚度(h)成反比。心肌肥大最初被认为是一种适应性反应,目的是减少心室壁应力,从而降低耗氧量。

(2)心肌细胞表型改变:心肌细胞表型改变是指由心肌所合成的蛋白质的种类变化所引起的心肌细胞"质"的改变。心力衰竭相关的血流动力学改变,以及去甲肾上腺素、AngⅡ、肿瘤坏死因子和多种细胞因子等通过不同的信号转导通路,调节相应基因(如 *c-fos*、*c-jun* 和 *c-myc*)的表达改变,可使心肌结构和功能蛋白的分子表型发生改变。此时,成年心肌细胞中处于静止状态的胎儿基因可被激活,合成胎儿型蛋白质(如胎儿型肌球蛋白重链、轻链,肌钙蛋白和磷酸肌酸激酶)增加;而成年型的功能基因表达受到抑制,发生同工型蛋白之间的转换,引起细胞表型改变。表型改变的心肌细胞在细胞膜、线粒体、肌质网、肌原纤维及细胞骨架等方面均与正常心肌有差异,其能量代谢失衡,导致心肌细胞失去正常的收缩能力。

(三)心脏以外的代偿

心功能不全时,交感-肾上腺髓质系统兴奋,引起肾素释放,从而增加循环中 AngⅡ和醛固酮的水平。心脏以外的代偿包括:

1.血容量增加

RAAS 的激活促进钠和水潴留,增加血容量。尽管这些神经激素机制通过维持血压进行代偿，但会引起外周血管收缩、心肌细胞肥大、心肌细胞死亡和心肌纤维化，最终引起心脏和循环的终末器官改变，以及晚期心衰的过度水钠潴留。

2.血流重新分布

外周血管选择性收缩，可引起全身血流重新分布，主要表现为皮肤、骨骼肌与内脏器官的血流量减少，其中以肾血流量的减少最为明显，而心、脑血流量不变或略增加，这样既能防止血压下降，又能保证重要器官的血液供应。但外周器官长期供血不足，可导致脏器功能减退；另外，外周血管长期收缩也会导致心脏后负荷增大，使心输出量减少。

3.红细胞增多

体循环淤血和血流速度减慢可引起循环性缺氧，肺淤血和肺水肿又可引起乏氧性缺氧。慢性缺氧时，骨髓造血功能增加，红细胞和血红蛋白生成增多，提高了血液携氧的能力。但红细胞过多会使血液黏滞度和血流阻力增加，加重心脏负荷。

4.组织细胞利用氧的能力增强

组织细胞利用氧的能力增强主要表现在以下方面：①细胞内线粒体数量增多，细胞色素氧化酶活性增强；②磷酸果糖激酶活性增强，使细胞从糖酵解中获得能量补充；③肌肉中肌红蛋白含量增多，增强携氧能力。通过组织细胞自身代谢、功能与结构的调整，细胞利用氧的能力得以增强，以克服供氧不足带来的不利影响。但随着心功能的恶化，长时间和不断加重的缺氧会引起细胞的代谢和功能损伤。

三、心力衰竭的发生机制

心肌的收缩性主要取决于心肌的收缩蛋白、可供利用的ATP含量和胞质内游离Ca^{2+}浓度。心脏收缩和舒张异常通常归因于心肌结构损伤、能量代谢障碍，以及兴奋-收缩偶联障碍。

(一)心脏结构受损

1.心肌细胞坏死

心肌细胞在严重的缺血、缺氧、致病微生物(细菌和病毒)感染或药物(如阿霉素)毒性等损伤性因素的作用下，因溶酶体破裂，大量溶酶体酶(特别是蛋白水解酶)释放，引起细胞成分自溶，导致心肌细胞发生坏死，心肌收缩性严重受损。在临床上，引起心肌细胞坏死最常见的原因是急性心肌梗死。一般而言，当梗死面积达左室面积的23%时，便可发生急性心力衰竭。

2.心肌细胞凋亡

心力衰竭通常与细胞凋亡(程序性细胞死亡)导致的心肌细胞丢失有关。与坏死过程不同，凋亡细胞最初表现为细胞体积皱缩而细胞膜保持完整；然而，随着凋亡过程的继续，心肌细胞最终死亡。刺激心肌细胞肥大的增殖信号(如TNF-α)会促进细胞凋亡。在心脏中，细胞凋亡可引发恶性循环：细胞凋亡导致心脏泵血压力增加，从而导致心肌肥大以及细胞的进一步凋亡。

3.心肌结构改变

由于成纤维细胞活化和心肌细胞死亡、内皮素释放等因素导致胶原沉积，心肌细胞和心脏间质中的胶原蛋白网络结构发生紊乱。结缔组织增加了心脏室壁的僵硬度，并使舒张压曲线向左偏移。最后，心室逐渐扩张，出现心力衰竭。

(二)心肌能量代谢障碍

心脏将储存在脂肪酸和葡萄糖中的化学能转化为机械能，以保证对能量的需求。心肌能量代谢障碍包括能量生成、储存和利用三个环节。衰竭心脏的代谢和能量生产模式与胎儿心脏的模式相似。

1.心肌能量生成障碍

心脏能量生成的来源包括游离脂肪酸和葡萄糖，经 β 氧化或糖酵解处理，代谢产物进入三羧酸循环和线粒体呼吸链，通过氧化磷酸化产生 ATP。能量生成受损会使心肌细胞 ATP 供应不足而降低心功能。影响高能磷酸盐产生和利用的最重要因素是心肌细胞供氧减少。心肌梗死时，冠状动脉血流受损，导致氧和能量底物供需失衡，并产生大量活性氧(reactive oxygen species，ROS)，损伤线粒体，导致能量生成障碍。

2.心肌能量转化储存障碍

线粒体中产生的高能磷酸键通过磷酸肌酸(creatine phosphate，CP)，以能量贮存的形式转移至胞质，此反应依赖肌酸磷酸激酶(creatine phosphate kinase，CK)催化：CK 将高能磷酸键转移给肌酸生成 CP，CP 透过线粒体膜转移至胞质中，再经 CK 催化将高能磷酸键转移给 ADP 生成 ATP，供耗能部位消耗。CK 是由脑型亚单位(B)和肌型亚单位(M)两个亚单位组成的二聚体，在肥大的心肌细胞中，高活性 MM 型 CK(成人型)出现到 MB 型 CK(胎儿型)的亚型转换，可使能量转化及储存发生障碍。

3.心肌能量利用障碍

心肌对能量的利用是指把 ATP 储存的化学能转化成为心肌收缩的机械能的过程。在收缩期，Ca^{2+} 与肌钙蛋白 C 结合，位于肌球蛋白头部的 ATP 酶水解 ATP，为横桥的形成与滑动提供能量，并影响肌球蛋白与肌动蛋白的亲和力。衰竭的心肌细胞中，肌球蛋白头部的 ATP 酶活性降低，其机制主要与心肌调节蛋白的改变有关，如肌球蛋白轻链的胎儿型同工型增多，肌钙蛋白 T 亚单位的胎儿型同工型(TnT4)增多等，使肥大心肌肌球蛋白头部的 ATP 酶活性降低，利用 ATP 产生机械能发生障碍。此外，酸中毒也可抑制肌球蛋白 ATP 酶的活性，使心肌收缩性降低。

(三)心肌兴奋-收缩偶联障碍

心肌兴奋-收缩偶联是心肌兴奋的电信号转化为收缩的机械活动的过程，Ca^{2+} 的周期性变化在心脏收缩中起关键作用。心脏起搏细胞产生心脏动作电位，使 Ca^{2+} 通过位于 T 小管肌膜上的 L 型 Ca^{2+} 通道(L-type Ca^{2+} channels，LTCC)进入心肌细胞。Ca^{2+} 与肌质网(sarcoplasmic reticulum，SR)膜上的利阿诺定(ryanodine)受体(RyR)结合，导致肌质网中储存的 Ca^{2+} 释放到细胞质中，这一过程称为 Ca^{2+} 诱导的 Ca^{2+} 释放。细胞内 Ca^{2+} 浓度的增加增强了细肌丝内 Ca^{2+} 与肌钙蛋白 C 的结合，令肌钙蛋白 C 发生转位，引起构象变化，触发粗肌丝肌球蛋白和细肌丝肌动蛋白的相互作用，肌球蛋白头部的 ATP 水解，将肌动蛋白拉向肌球蛋白头部，从而缩短肌节长度，引起心肌收缩。Ca^{2+} 被肌质网 Ca^{2+}-ATP 酶泵入 SR 或通过 Na^{+}/Ca^{2+} 交换器(NCX)泵出细胞，胞浆 Ca^{2+} 逆浓度梯度返回 SR，结束收缩并启动心肌细胞的舒张过程(见图 10-2-3)。

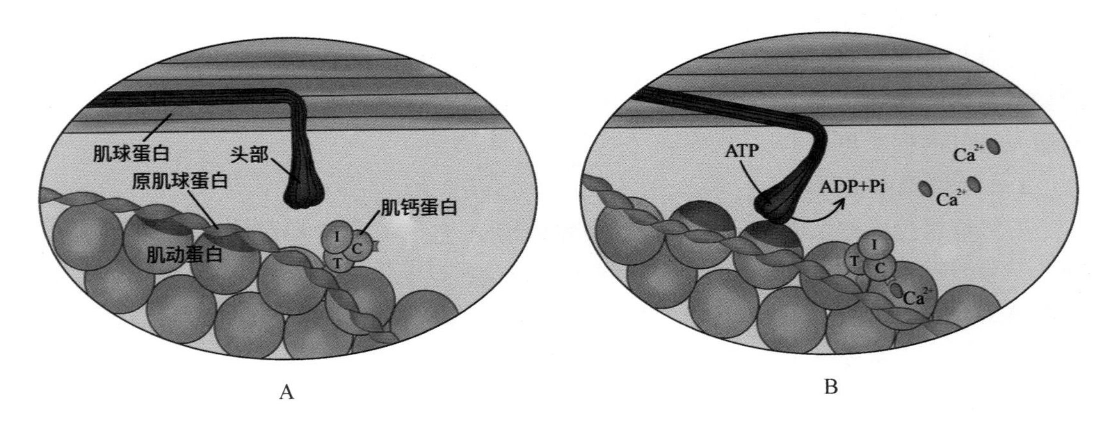

图 10-2-3 心肌的兴奋-收缩偶联过程

在心力衰竭患者的心脏中，Ca^{2+} 转运异常是导致心肌收缩及舒张功能障碍的始动因素和中心环节。

1.心肌细胞膜 Ca^{2+} 转运障碍

LTCC 在钙转运过程中起着中心作用，LTCC 功能障碍或数量减少会导致心肌肥大和心力衰竭。T 管的失调也会导致收缩功能障碍，因为 T 管中的 LTCC 与相对 SR 膜中的 RyR2 密切相关，其对于快速、同步地从 SR 中释放 Ca^{2+} 是必需的。

2.肌质网 Ca^{2+} 转运功能障碍

肌质网通过摄取、储存和释放三个环节维持胞质 Ca^{2+} 的动态变化，从而调节心肌的舒缩功能。当发生以下情况时，会出现肌浆网钙转运功能障碍：

(1)肌质网 Ca^{2+} 摄取能力减弱：肌质网对 Ca^{2+} 的摄取主要通过肌质网 Ca^{2+}-ATP 酶(sarco endoplasmic reticulum Ca^{2+}-ATPase，SERCA2α)来实现。β-肾上腺素能神经兴奋可激活腺苷酸环化酶(adenylate cyclase，AC)，使 cAMP 生成增加。cAMP 可诱导蛋白激酶(protein kinase, PK)，调节 L 型钙通道释放 Ca^{2+}；也可激活肌醇三磷酸(inositol 1, 4, 5-triphosphate，IP3)信号转导通路，刺激肌质网释放 Ca^{2+}；此外，cAMP 依赖性蛋白激酶的 β-腺苷能激活受磷蛋白(phospholamban，PLB)发生磷酸化，促进 Ca^{2+} 的摄取。在肥大或衰竭的心肌细胞中，SERCA2α 的表达或活性减少，或 PLB 磷酸化减弱导致对钙泵抑制作用增强，使肌质网摄取 Ca^{2+} 能力下降，Ca^{2+} 在胞浆中积聚。

(2)肌质网 Ca^{2+} 储存量减少，这是因摄取能力下降导致肌质网贮存的 Ca^{2+} 量减少所致。

(3)肌质网 Ca^{2+} 释放减少，这一方面是因为肌质网储存 Ca^{2+} 减少，另一方面是因为衰竭的心肌细胞中 RyR 表达或活性下降，并出现过度磷酸化，出现肌质网的 Ca^{2+} 泄漏(calcium leak)，导致心肌细胞收缩时可从肌质网释放的 Ca^{2+} 池减少。

3.肌钙蛋白与 Ca^{2+} 结合障碍

心肌细胞酸中毒时，H^+ 与 Ca^{2+} 竞争性结合肌钙蛋白 C 的 Ca^{2+} 结合位点，即使胞质中的 Ca^{2+} 浓度已上升到收缩阈值，也无法与肌钙蛋白结合，心肌的兴奋-收缩偶联因而受阻。此外，H^+ 浓度升高使肌质网中钙结合蛋白与 Ca^{2+} 的亲和力增大，使肌质网在心肌收缩时不能释放足量的 Ca^{2+}。

(四)心肌舒张功能障碍

心肌舒张是一种 ATP 依赖性过程，由 SERCA2α 向肌质网摄取细胞质 Ca^{2+} 和胞膜泵出 Ca^{2+} 进行调节。心脏舒张功能不全的机制大体上可分为两大类：一类是缺血时 ATP 浓度降低导致能量供应不足，Ca^{2+} 回摄入肌质网及泵出胞外的耗能过程受损，导致主动舒张功能障碍，如冠心病、心肌缺血时，在出现收缩功能障碍前即可出现舒张功能障碍；另一类是心室顺应性降低及充盈障碍，心肌肥厚(如高血压及肥厚型心肌病)引起心肌僵硬度增加和心肌胶原含量增加，导致舒张功能障碍，心率过度增加会使舒张期充盈时间缩短，心室充盈不足。

(五)心脏各部分舒缩协调障碍

为保持心功能的稳定，心脏各部分、左右心之间、房室之间以及心室本身各区域的舒缩活动处于高度协调的状态，收缩与舒张不同步会大大降低心输出量。

四、心功能不全时临床表现的病理生理基础

心输出量降低引起的器官组织灌流量减少和肺循环或体循环静脉淤血是心衰患者的主要特征，表现为相应的症候群，如疲劳和呼吸困难等。

(一)心输出量减少

1.心脏泵血功能降低

(1)心输出量减少及心脏指数降低：心输出量和心脏指数(cardiac index，CI)是评价心脏泵血功能的重要指标。心脏泵血功能受损的早期阶段，心力储备减少。随着心功能不全的发展，心输出量显著降低，常常依赖升高的充盈压或(和)增快的心率才能满足组织代谢的需求。严重心功能不全时，卧床静息时的心输出量也显著降低，多数患者心输出量低于3.5 L/min，心脏指数低于2.2 L/(min·m^2)。

(2)射血分数降低：射血分数(ejection fraction，EF)是每搏输出量占左心室舒张末期容积(left ventricular end diastolic volume，LVEDV)的百分比，能较准确、敏感地反映心肌收缩能力。心力衰竭时，每搏输出量降低而 LVEDV 增大，EF 降低。在静息状态下，正常人的 EF 约为 60%，心功能不全代偿期时 EF 降低(低于 50%)，心力衰竭时一般低于 45%。

此外，反映心肌收缩性的指标，如等容收缩期心室内压上升的最大速率($+dp/dt_{max}$)，以及反映心肌舒张性的指标，如等容舒张期心室内压下降的最大速率($-dp/dt_{max}$)，在

心功能不全时也有不同程度的降低。

(3)心室充盈受损：心力衰竭患者伴有心室容积增大和射血分数降低。心功能障碍时，收缩末期心室残余血量增多，舒张能力降低，心室充盈受限，机体代偿调节使回心血量增多，从而使心室舒张末压升高和(或)舒张末期容积增大。临床上，通常以肺毛细血管楔压(pulmonary capillary wedge pressure，PCWP)反映左心房压和左心室舒张末压(left ventricular end diastolic pressure，LVEDP)，以中心静脉压(central venous pressure，CVP)反映右心房压和右心室舒张末压(right ventricular end diastolic pressure，RVEDP)。

(4)心率增快：由于交感神经系统兴奋，患者在心功能不全早期即有明显的心率增快。随着每搏输出量的进行性降低，心输出量的维持对心率增快的依赖程度也会增大，因此心悸常是心功能不全患者早期和最明显的症状。过快的心率不但会使心输出量降低，还可造成心肌缺血、缺氧而加重心肌损害。

2.器官血流的重新分配

心输出量减少引起的神经-体液系统的激活，表现为血浆儿茶酚胺、血管紧张素Ⅱ和醛固酮含量升高，各器官血流重新分配。

(1)动脉血压的变化：急性心力衰竭时(如急性心肌梗死)，由于心输出量锐减，导致动脉血压下降，甚至发生心源性休克；慢性心力衰竭时，由于交感-肾上腺髓质系统兴奋，导致外周阻力增大、心率加快以及血容量增多等，动脉血压可维持在正常范围内。在慢性心力衰竭患者中，由于交感神经-体液调节系统的过度激活，约50%的患者可出现动脉血压升高。

(2)器官血流重新分配：一般而言，心功能不全早期，心、脑血流量可维持在正常水平，而皮肤、骨骼肌、肾脏及其他内脏的血管床因含α肾上腺素受体较多，在交感神经兴奋时收缩较为明显，故血流量显著减少。当心功能衰竭时，心、脑血流量亦可减少。

(二)静脉淤血

慢性心力衰竭时，神经-体液调节机制持续激活，血容量增加和容量血管收缩导致前负荷增加，心输出量减少，循环血量增多，常以静脉淤血与组织水肿为突出表现。

1.体循环淤血

体循环淤血见于右心衰竭及全心衰竭，主要表现为颈静脉充盈或怒张，肝肿大及肝功能损害，胃肠道淤血及动脉血液灌流不足，水肿等。水肿是右心衰竭以及全心衰竭的主要临床表现之一，称为心性水肿(cardiac edema)。受重力的影响，心性水肿在体位低的下肢表现最为明显，严重者还可伴发腹水及胸水等。毛细血管血压升高是心性水肿的始发因素，而肾血流量减少可引起肾小球滤过率降低和醛固酮分泌增加，造成水钠潴留，促进水肿的发展。此外，由于胃肠道淤血引起的食物消化吸收障碍及肝淤血造成的肝功能损伤可导致低蛋白血症，又会进一步加重心性水肿。

2.肺循环淤血

肺淤血水肿常以呼吸困难为主要表现，其机制是肺淤血、肺间质水肿刺激了肺泡毛细血管旁J受体，引起反射性浅快呼吸；其他因素包括肺泡顺应性降低，气道阻力增加，

呼吸肌和(或)膈肌疲劳,贫血等。随着右心衰竭和三尖瓣返流的发生,呼吸困难程度反而减轻。呼吸困难常见的几种表现形式如下:

(1)劳力性呼吸困难(dyspnea on exertion)。劳力性呼吸困难是左心衰竭的早期表现,患者仅在体力活动时出现呼吸困难,休息后消失。其发生机制是:①体力活动时四肢肌肉收缩,挤压静脉,使回心血量增加,加重肺淤血;②体力活动时心率加快,加重心肌缺血、缺氧,并且心脏舒张期缩短,左心室充盈减少,加重肺淤血;③体力活动时机体耗氧量增加,但衰竭的左心室不能相应地提高心排血量,因此缺氧进一步加重,刺激呼吸中枢,使呼吸加快加深,出现呼吸困难。

(2)夜间阵发性呼吸困难(paroxysmal nocturnal dyspnea,PND)。患者夜间入睡后,因突感胸闷、憋喘而惊醒,并被迫坐起,常伴有剧烈咳嗽并咳粉红色泡沫样痰,这称为夜间阵发性呼吸困难。其发生机制是:①患者入睡后处于平卧位,下肢静脉回流增多,水肿液吸收入血液循环也增多,加重肺淤血;②夜间入睡后迷走神经紧张性升高,小支气管收缩,气道阻力增大;③熟睡后中枢对传入刺激的敏感性降低,只有当肺淤血程度较为严重,动脉血氧分压降低到一定程度时,方能刺激呼吸中枢使患者惊醒,因而突感到严重呼吸困难。若患者在气促、咳嗽的同时伴有哮鸣音,则称为心性哮喘(cardiac asthma)。

(3)端坐呼吸(orthopnea)。端坐呼吸通常是心力衰竭的晚期表现,患者在静息时已出现呼吸困难,平卧时加重,故被迫采取半卧位或端坐位以减轻呼吸困难的程度。其发生机制是:①端坐位时下肢血液回流减少,肺淤血减轻;②膈肌下移,胸腔容积增大,肺活量增加,通气改善;③端坐位可减少下肢水肿液的吸收,使血容量降低,减轻肺淤血。端坐呼吸是左心衰竭造成严重肺淤血的表现。

(李思颖)

第三节 心血管系统药物

一、抗高血压药

高血压是严重危害人类健康的常见病,未应用降压药者的血压不低于140/90 mmHg(18.7/12.0 kPa)即可诊断为高血压。绝大多数(约 90%)高血压病因未明,称为原发性高血压,继发性高血压仅占 10%左右。选择合适的抗高血压药能有效地控制血压,防止或减少心、脑、肾等重要器官损伤,从而提高患者的生活质量,延长患者的寿命。

形成动脉血压的基本因素为心排血量和外周血管阻力,参与血压调节的器官主要为心、血管、脑和肾等,心血管活动的调节涉及神经、体液等因素。抗高血压药物通过作用于上述器官,调整神经-体液紊乱,减少心排血量和(或)降低外周血管阻力,从而发挥作用。根据抗高血压药物的作用机制或部位的不同，可将其分为利尿降压药、钙通道阻滞药、肾素-血管紧张素系统抑制药、交感神经抑制药和血管扩张药，如表 10-3-1 所示。

表 10-3-1 抗高血压药物的分类与代表药物

<table>
<tr><th colspan="3">分类</th><th>代表药物</th></tr>
<tr><td colspan="3">利尿降压药</td><td>氢氯噻嗪</td></tr>
<tr><td colspan="3">钙通道阻滞药</td><td>硝苯地平、氨氯地平</td></tr>
<tr><td rowspan="3">肾素-血管紧张素系统抑制药</td><td colspan="2">血管紧张素转化酶抑制药</td><td>卡托普利</td></tr>
<tr><td colspan="2">血管紧张素 1 型受体阻断药</td><td>氯沙坦</td></tr>
<tr><td colspan="2">肾素抑制药</td><td>阿利吉仑</td></tr>
<tr><td rowspan="6">交感神经抑制药</td><td colspan="2">中枢性降压药</td><td>可乐定</td></tr>
<tr><td colspan="2">神经节阻断药</td><td>樟磺咪芬</td></tr>
<tr><td colspan="2">去甲肾上腺素能神经末梢阻滞药</td><td>利舍平、胍乙啶</td></tr>
<tr><td rowspan="3">肾上腺素受体阻断药</td><td>β 受体阻断药</td><td>普萘洛尔、美托洛尔</td></tr>
<tr><td>α 受体阻断药</td><td>哌唑嗪</td></tr>
<tr><td>α、β 受体阻断药</td><td>拉贝洛尔、卡维地洛</td></tr>
<tr><td rowspan="2">血管扩张药</td><td colspan="2">直接舒张血管平滑肌药</td><td>肼屈嗪、硝普钠</td></tr>
<tr><td colspan="2">钾通道开放药</td><td>米诺地尔</td></tr>
</table>

目前国内外常用的抗高血压药是利尿药、钙通道阻滞药、β 受体阻断药、血管紧张素转化酶抑制药和血管紧张素 1 型受体阻断药。中枢性降压药和血管扩张药等已较少单独应用。

（一）利尿药

各类利尿药（diuretics）单用即有降压作用，并可增强其他降压药的作用。利尿降压药包括高效、中效和低效利尿药，临床治疗高血压以噻嗪类利尿药为主，其中氢氯噻嗪（hydrochlorothiazide）最为常用。

噻嗪类利尿药降低动脉血压的确切机制尚不清楚，其初期降压作用可能是通过排钠利尿，减少血容量及心排血量。长期应用噻嗪类利尿药后，虽然血容量和心排血量可逐渐恢复至用药前的水平，但外周血管阻力和血压仍持续降低，其可能的机制是因排钠而降低了血管平滑肌内 Na^{+} 的浓度，进而通过 Na^{+}-Ca^{2+} 交换机制，使胞内 Ca^{2+} 减少，从而降低血管平滑肌对缩血管物质的反应性。

噻嗪类利尿药是治疗高血压的基础药物，其安全、有效、价廉，长期用药无明显耐受性，可单用或与其他抗高血压药联合应用以治疗各类高血压，其中单用适用于治疗轻、中度高血压。大规模临床研究证明，高血压患者长期应用小剂量噻嗪类药物能较好地控制血压，降低心、脑血管并发症的发生率和病死率，显著提高患者的生活质量；长期大剂量应用噻嗪类利尿药常致电解质、糖、脂质代谢改变，并可提高血浆肾素的活性。患者适度限钠或将噻嗪类利尿药与留钾利尿药、β受体阻断药、血管紧张素转化酶抑制药、血管紧张素Ⅱ受体阻断药合用可避免或减少不良反应。吲达帕胺(indapamide)属于非噻嗪类利尿药，其不良反应少，不引起血脂改变，对伴有高脂血症的高血压患者，可用吲达帕胺替代噻嗪类利尿药。

（二）钙通道阻滞药

钙通道阻滞药(calcium channel blockers，CCB)能选择性地阻断电压门控性 Ca^{2+} 通道，减少细胞外 Ca^{2+} 内流，松弛血管平滑肌，降低外周血管阻力，使血压下降。钙通道阻滞药分为二氢吡啶类（如硝苯地平等）、苯烷胺类（如维拉帕米等）和苯硫氮䓬类（如地尔硫䓬等）。各类钙通道阻滞药对心脏和血管的选择性不同，以苯烷胺类对心脏的作用最强，二氢吡啶类对血管的作用较强，苯硫氮䓬类介于两者之间。

硝苯地平

【药理作用】

硝苯地平(nifedipine)的降压作用快而强，虽然周围血管扩张可反射性地引起心率加快，心排血量增加，血浆肾素活性升高，但较直接扩血管药作用要弱，加用β受体阻断药可避免这些作用并能增强降压效应。硝苯地平对糖、脂质代谢无不良影响。

【临床应用】

硝苯地平对各型高血压均有降压作用，可单用或与利尿药、β受体阻断药、血管紧张素转化酶抑制药合用。普通制剂易引起交感神经反射性地兴奋，已不常用；缓释与控释剂型使用方便，不良反应较少，适应于高血压病的长期治疗。

【不良反应】

硝苯地平常见的不良反应有头痛、颜面潮红、眩晕、心悸、踝部水肿等。

本类药物还包括尼群地平(nitrendipine)、拉西地平(lacidipine)、氨氯地平(amlodipine)等，其作用与硝苯地平相似，但降压作用温和而持久，适用于各型高血压的治疗。不良反应同硝苯地平。

（三）肾素-血管紧张素系统抑制药

肾素-血管紧张素系统(renin-angiotensin system，RAS)是由肾素、血管紧张素及其受体构成的重要体液系统，在心血管活动和水、电解质的平衡调节中起着十分重要的作用。RAS 活性的变化与高血压、充血性心力衰竭等心血管疾病的发生发展密切相关。作用于 RAS 的抗高血压药有血管紧张素转化酶抑制药(angiotensin converting enzyme inhibitors，ACEI)、血管紧张素 1 型受体阻断药(angiotensin type 1 receptor blockers，ARB)和肾素抑制药(renin inhibitors)，如图 10-3-1 所示。

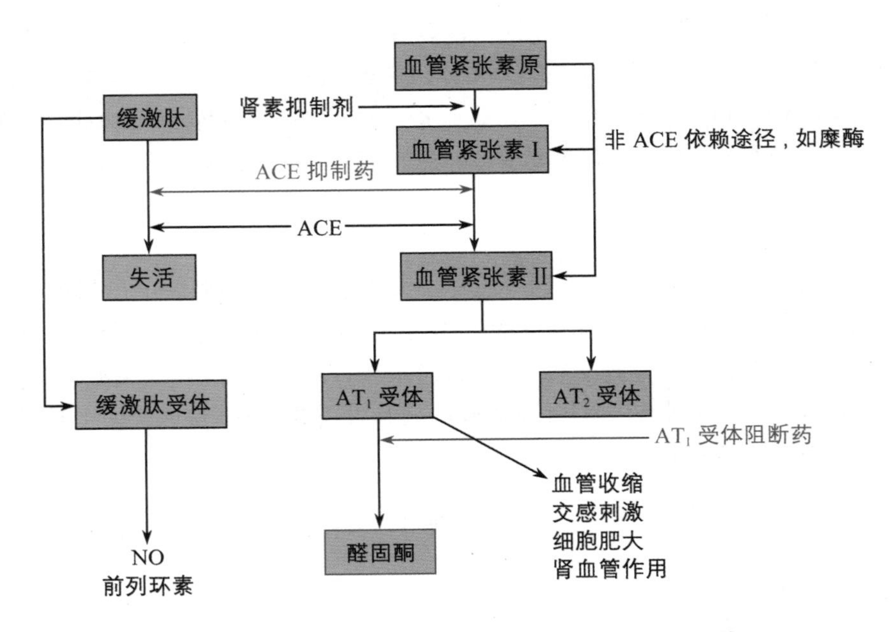

图 10-3-1　肾素-血管紧张素系统及其抑制药的作用环节

1.ACEI

卡托普利(captopril)为第一个口服有效的 ACEI。随后，又相继开发出了一系列高效、长效的 ACEI。根据化学结构的不同，可将 ACEI 分为三类：①含巯基(—SH)的，如卡托普利、阿拉普利(alacepril)；②含羧基(—COOH)的，如依那普利(enalapril)、赖诺普利(lisinopril)、喹那普利(quinapril)、培哚普利(perindopril)；③含次磷酸基(—POOR)的，如福辛普利(fosinopril)。目前临床应用的 ACEI 有二十余种，这类药物既能有效地降低血压，对心功能不全及缺血性心脏病等也有疗效。

【药理作用与机制】

ACE 是一种大分子含锌酸性糖蛋白，ACEI 与 Ang Ⅰ 或缓激肽可竞争性地结合 ACE，与 ACE 结合后使其失去活性。ACEI 的降压机制是：①通过抑制 ACE，减少 AngⅡ 的生成以及升高缓激肽水平；②舒张血管，降低外周阻力；③减少醛固酮分泌，促进水钠排泄，减轻水钠潴留；④抑制交感神经活性；⑤改善血管内皮功能；⑥抑制或逆转心血管的病理性重构。

【临床应用】

ACEI 适用于各型高血压，轻、中度高血压患者单用 ACEI 常可以控制血压，与利尿药及 β 受体阻断药合用能增强疗效，用于治疗重度或顽固性高血压。ACEI 尤其适用于伴有慢性心功能不全、缺血性心脏病、糖尿病肾病的高血压患者，可延缓病情的发展，显著改善患者的生活质量。与其他降压药比较，ACEI 具有以下特点：①降压时不伴有反射性心率加快，对心排血量无明显影响；②可预防和逆转心肌与血管构型的重建；③增加肾血流量，保护肾脏；④改善胰岛素抵抗，预防和逆转肾小球基底膜的糖化，不引起电解质紊乱和脂质代谢改变。

【不良反应与注意事项】

刺激性干咳是ACEI常见的不良反应，也是患者被迫停药的主要原因，其他不良反应还有低血压、高血钾、血管神经性水肿等。卡托普利可出现青霉胺样反应，如皮疹、瘙痒、嗜酸性粒细胞增多、味觉异常或消失等，这可能与其含巯基(—SH)有关。孕妇及双侧肾动脉狭窄的患者禁用。

2.ARB

ARB能特异性地与AT_1受体结合，阻断不同代谢途径生成的AngⅡ作用于AT_1受体，从而抑制AngⅡ的心血管作用。AT_1受体阻断药无咳嗽、血管神经性水肿等不良反应。

最初发现的ARB为沙拉新(saralasin)，因其属肽类不能口服，且作用时间短并存在部分激动效应，从而限制了其临床应用。非肽类ARB包括氯沙坦(losartan)、厄贝沙坦(irbesertan)、缬沙坦(valsartan)、坎替沙坦(candesartan)、替米沙坦(telmisartan)等，它们具有受体亲和力高、选择性强、口服有效、作用时间长、无激动效应等优点。

【药理作用与机制】

氯沙坦为第一个用于临床的ARB，其在体内转化为活性产物EXP-3174，有非竞争性拮抗AT_1受体的作用。选择性地阻断AT_1受体后，AngⅡ的缩血管作用及增强交感神经活性的作用将受到抑制，导致血压降低。氯沙坦的长期降压作用可能还与调节水、盐平衡，抑制心血管肥厚有关。氯沙坦对肾功能具有保护作用，对患有高血压的肾病患者，该药在降压的同时能保持正常的肾小球滤过率，增加肾血流量与排钠，减少蛋白尿。大规模临床试验证明，氯沙坦能降低心血管疾病的病死率。

【临床应用与不良反应】

ARB适用于各型高血压患者，对伴有糖尿病、肾病和慢性心功能不全的患者有良好的疗效；与利尿药或钙通道阻滞药合用时，可增强降压疗效。本类药物的不良反应较少，禁用于孕妇、哺乳期妇女及双侧肾动脉狭窄患者。

3.肾素抑制剂

阿利吉仑(aliskiren)是一种可口服的非肽类低分子量肾素抑制剂，于2007年3月6日获得美国FDA的上市批准。该药的问世提供了一种新的抑制RAS的方法。阿利吉仑可以单独或与其他降压药(如噻嗪类利尿剂或ARB等)合用，但单独用药或合并用药的长期抗高血压作用仍有待观察，其对心、肾等靶器官的保护作用以及耐受性和不良反应也需要更多的研究来证实。

(四)β受体阻断药

β受体阻断药最初用于治疗心绞痛，在临床应用中偶然发现该类药物能使心绞痛合并高血压的患者血压降低，随后的研究证实普萘洛尔和其他β受体阻断药(如纳多洛尔、美托洛尔、阿替洛尔)均能有效地降低血压。目前该类药物是治疗高血压的常用药物。

【药理作用与机制】

β受体阻断药虽然在脂溶性、对β_1受体的选择性、内在拟交感活性以及膜稳定作用等方面差异很大,但均为有效的降压药。本类药物起效较缓慢,连续用药数周后才出现显著疗效。长期应用β受体阻断药可降低心、脑血管并发症的发生率和病死率。

β受体阻断药的降压作用可能与下述机制有关:①阻断心脏β_1受体,降低心排血量;②阻断肾小球旁器的β_1受体,减少肾素分泌,从而抑制RAS的活性;③阻断中枢β受体,使外周交感神经活性降低;④阻断外周去甲肾上腺素能神经末梢突触前膜的β_2受体,抑制正反馈调节作用,减少去甲肾上腺素的释放;⑤促进前列环素的生成。

【临床应用】

β受体阻断药是安全、有效、价廉的降压药,可用于治疗各型高血压,以高肾素活性、高血流动力学的青年高血压患者更为适宜。本类药物一般不引起水钠潴留,与利尿药合用可加强降压作用;与利尿药和扩血管药联合应用能有效治疗重度或顽固性高血压。

【不良反应及注意事项】

普萘洛尔等非选择性β受体阻断药可升高三酰甘油的水平,降低HDL。长期应用该类药物后突然停药,可加重冠心病症状,并可使血压反跳性升高,故停药前宜逐步减量。非选择性β受体阻断药能延缓使用胰岛素后血糖水平的恢复,不稳定型糖尿病和经常出现低血糖反应的患者使用时应十分慎重。本类药禁用于严重左心室功能不全、窦性心动过缓、房室传导阻滞及支气管哮喘患者。

(五)α、β受体阻断药

拉贝洛尔(labetalol)、卡维地洛(carvedilol)等能阻断α和β受体,其阻断β受体的作用比阻断α_1受体的作用强,对α_2受体无作用。本类药通过阻断α_1、β受体,降低外周血管阻力而产生降压作用,适用于治疗各型高血压。

(六)其他抗高血压药

1.中枢降压药

中枢降压药包括甲基多巴、可乐定、利美尼定、莫索尼定等,其中甲基多巴通过激动孤束核α_2肾上腺素受体而产生降压作用;可乐定的降压作用除通过α_2肾上腺素受体介导以外,还与激动延髓嘴端腹外侧区的咪唑啉I_1受体有关;利美尼定、莫索尼定主要作用于咪唑啉I_1受体(见图10-3-2)。甲基多巴的不良反应较重,现已少用。

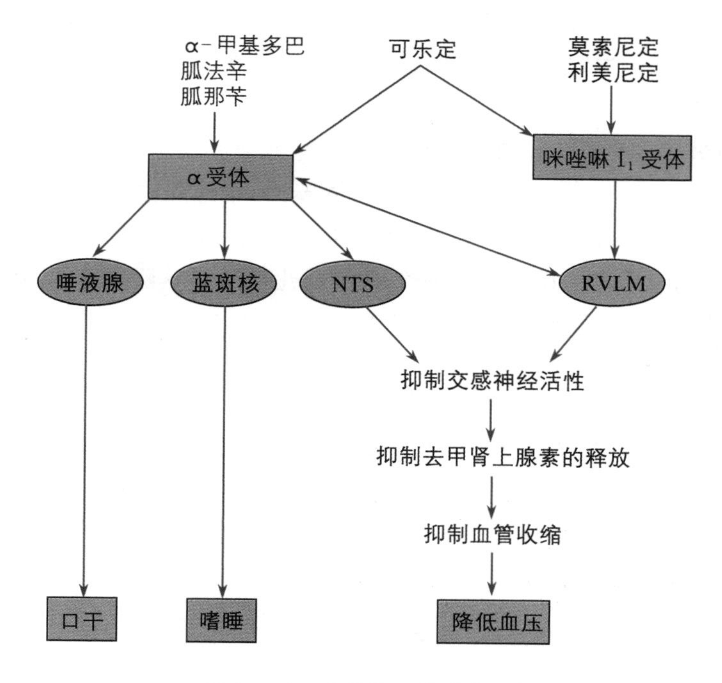

图 10-3-2　中枢降压药的作用机制

可乐定

可乐定(clonidine)的主要降压机制是激动延髓嘴端腹外侧区的咪唑啉 I_1 受体及延髓孤束核 α_2 受体,减少血管运动中枢的交感冲动,使外周交感神经活性降低,导致血管扩张,血压下降,适用于治疗中度高血压。本药不影响肾血流量和肾小球滤过率,能抑制胃肠道腺体分泌和平滑肌运动,故适用于肾性高血压或兼患消化性溃疡的高血压患者。可乐定与利尿药合用有协同作用。可乐定能激动蓝斑核和外周唾液腺的 α_2 肾上腺素受体,可引起嗜睡、口干等不良反应,其他不良反应有恶心、眩晕、鼻黏膜干燥等。长期应用本药可致水钠潴留,与利尿药合用能避免;突然停药可出现短时间的交感神经亢进现象,表现为心悸、出汗、血压突然升高等。可乐定不宜用于高空作业或驾驶机动车辆的人员,以免因精神不集中、嗜睡而导致事故发生。

2.α_1 受体阻断药

本类药物可选择性地阻断 α_1 受体,而对 α_2 受体的阻断作用较弱,可降低动脉阻力,增加静脉容量,降低血压,但不易引起反射性心率加快。现用于临床的 α_1 受体阻断药有哌唑嗪(prazosin)、特拉唑嗪(terazosin)、多沙唑嗪(doxazosin)等,适用于治疗各型高血压,单用治疗轻、中度高血压,治疗重度高血压时与利尿药和 β 受体阻断药合用,可增强降压效果。本类药物可阻断膀胱颈、前列腺、尿道等处的 α_1 受体,改善前列腺肥大患者的排尿困难症状,因此适用于高血压合并前列腺肥大者。长期治疗还可降低血浆三酰甘油、总胆固醇、LDL 的浓度，升高 HDL 的浓度。本类药物的主要不良反应是“首剂现象”（直立性低血压），长期用药可致水钠潴留，加服利尿药可维持其降压效果。

3.血管扩张药

血管扩张药包括直接舒张血管平滑肌药和钾通道开放药。根据对动脉及静脉选择性的差异，可将其分为主要扩张小动脉药（如肼屈嗪、米诺地尔、二氮嗪等）和对动脉、静脉均有舒张作用的药物（如硝普钠）。本类药物通过松弛血管平滑肌、降低外周血管阻力产生降压作用，长期应用可因反射性的神经-体液变化而减弱其降压作用，因此不宜单独应用，常与利尿药和 β 受体阻断药等合用，以提高疗效，减少不良反应。

肼屈嗪

肼屈嗪（hydralazine，肼苯哒嗪）通过直接松弛小动脉平滑肌降低外周阻力而降压。该药对静脉的作用较弱，一般不引起直立性低血压，在降压的同时能反射性地兴奋交感神经，增加血浆肾素的活性，适用于治疗中、重度高血压，常与其他降压药合用。老年人或伴有冠心病的高血压患者慎用，以免诱发或加重心绞痛。

硝普钠

硝普钠（nitroprusside sodium）通过扩张动脉和静脉，降低外周血管阻力和心排血量而降压。该药口服不吸收，需静脉滴注给药，30 s 内起效，2 min 内可获最大降压效应，停药3 min内血压回升。硝普钠属硝基扩血管药，其作用机制与 NO 的释放相关，主要用于治疗高血压危象，也用于外科手术麻醉时控制性降压以及治疗难治性慢性心功能不全。呕吐、出汗、头痛、心悸等不良反应均为过度降压所引起；连续大剂量应用时，可因血中的代谢产物硫氰酸盐水平过高而发生中毒。

米诺地尔

米诺地尔（minoxidil）为 K^+ 通道开放药，主要开放 ATP 敏感性 K^+ 通道，促进 K^+ 外流，使细胞膜超极化，电压依赖性钙通道难以激活，从而阻止 Ca^{2+} 内流，导致血管舒张而降压。同类药物还有二氮嗪（diazoxide）、尼可地尔（nicorandil）、吡那地尔（pinacidil）、克洛卡林（chromakalim）等。该药主要用于治疗难治性的严重高血压，不宜单用，与利尿药和 β 受体阻断药合用可避免水钠潴留和交感神经反射性地兴奋，主要不良反应有水钠潴留、心悸、多毛症。

（七）抗高血压药的合理应用

高血压病因不明，难以根治，需要终身治疗。治疗高血压的目的不仅是降低血压，更重要的是保护靶器官，降低并发症的发生率和病死率。高血压人群如不经合理治疗，平均寿命较正常人可缩短 15～20 年。因此，必须告知患者建立“有效治疗”与“终生治疗”的概念。有效治疗即普通高血压患者的血压降至140/90 mmHg以下，老年人的收缩压降至150 mmHg以下，有糖尿病或肾病的高血压患者的血压降至130/80 mmHg以下。

抗高血压药物种类繁多、各有特点，其疗效存在很大的个体差异，因此应根据病情并结合药物特点合理用药，一般来说应做到以下几点：

1.根据高血压的程度选用药物

对轻、中度高血压患者，开始采用单药治疗，可首选 ACEI、ARB、钙通道阻滞药、利尿药、β受体阻断药等。长效抗高血压药物优于短效制剂，其降压持续、平稳，并有可能保护靶器官。

2.根据病情特点选用药物

(1)高血压合并心功能不全或支气管哮喘者，宜用利尿药、ACEI、哌唑嗪等，不宜用β受体阻断药。

(2)高血压合并肾功能不良者，宜用 ACEI、钙通道阻滞药。

(3)高血压合并窦性心动过速，年龄在 50 岁以下者，宜用β受体阻断药。

(4)高血压合并消化性溃疡者，宜用可乐定。

(5)高血压伴潜在性糖尿病或痛风者，宜用 ACEI、α_1受体阻断药和钙通道阻滞药，不宜用噻嗪类利尿药。

(6)发生高血压危象及脑病时，宜静脉给药以迅速降低血压，可选用硝普钠、二氮嗪，也可用高效利尿药如呋塞米等。

(7)对老年高血压患者，上述第一线药物均可应用，注意要避免使用能引起直立性低血压的药物(如大剂量利尿药、α_1受体阻断药等)和影响认知能力的药物(如可乐定等)。

3.联合用药

抗高血压药物联合用药的目的是增加降压疗效，加强对靶器官的保护，减少不良反应。当一种抗高血压药物无效时，可改用作用机制不同的另一种抗高血压药。单药治疗降压未达到目标时，可采用联合用药。联合用药应从小剂量开始，并应采用作用机制不同的药物，以提高疗效，减少不良反应。例如，氢氯噻嗪与 ACEI 或β受体阻断药合用，后两者可消除氢氯噻嗪激活 RAS 的作用；又如，β受体阻断药与肼屈嗪合用，β受体阻断药能减慢心率，抑制肾素分泌，可取消肼屈嗪加快心率与促进肾素分泌的作用。

4.平稳降压

血压不稳定可导致靶器官损伤，因此提倡使用长效降压药物以减小血压的波动性，保证药物的降压谷值/峰值大于 50%。此外，治疗高血压应长期、系统用药，不宜中途随意停药，更换药物时亦应逐步替代。

5.个体化治疗

治疗高血压应个体化，主要根据患者的年龄、性别、种族、病情程度、并发症等情况制定治疗方案，维持和改善患者的生存质量，延长寿命。在选药个体化的同时，剂量的个体化也非常重要，因为不同患者或同一患者在不同病程时期所需的剂量不同，或由于药物可能存在遗传代谢多态性，导致不同的患者虽病情相似，但所需的剂量也不同。所以，应根据“最佳疗效及最少不良反应”的原则，对每一位患者选择最适宜的剂量。

二、治疗慢性充血性心力衰竭的药物

慢性充血性心力衰竭(chronic congestive heart failure,CHF)是多种病因所致的各类心脏疾病的终末阶段,是一种超负荷心肌病。绝大多数情况下,CHF 患者因心肌收缩力减弱使心排血量不能满足机体代谢的需要,导致器官、组织血液灌流不足,同时出现肺循环和(或)体循环淤血的表现;少数情况下,患者的心肌收缩力尚可使心排血量维持正常,但由于异常升高的左室充盈压,使肺静脉回流受阻,从而导致肺循环淤血。CHF 的临床表现为以组织血液灌流不足及肺循环和(或)体循环淤血为主要特征的一种综合征,其症状复杂,预后严峻,是当今心血管疾病中的顽症。目前,药物治疗仍是治疗 CHF 的主要手段。

根据药物的作用及作用机制,治疗 CHF 的药物可分为肾素-血管紧张素-醛固酮系统抑制药、β 受体阻断药、利尿药、强心苷类药及其他治疗 CHF 的药物(见表 10-3-2)。

表 10-3-2 抗 CHF 药物的分类与代表药物

分类		代表药物
肾素-血管紧张素-醛固酮系统抑制药	血管紧张素转化酶抑制药	卡托普利、依那普利
	血管紧张素 1 型受体阻断药	氯沙坦
	醛固酮拮抗药	螺内酯
β 受体阻断药		美托洛尔、卡维地洛
利尿药		氢氯噻嗪、呋塞米
强心苷类药		地高辛
其他治疗 CHF 的药物	血管扩张药	硝普钠、硝酸异山梨酯、肼屈嗪、哌唑嗪
	非苷类正性肌力药	米力农、维司力农
	钙通道阻滞药	氨氯地平
	钙增敏药	左西孟旦

传统的 CHF 药物治疗目标仅限于缓解症状,改善血流动力学变化,如提高心排血量、心脏指数,降低 LVEDP 等。而现代治疗 CHF 的目标还应包括致力于防止并逆转心肌肥厚,提高患者的生活质量,降低 CHF 患者的病死率和改善预后。

当前治疗 CHF 的标准药物是 ACEI、β 受体阻断药合用利尿药,前二者能降低病死率,利尿药则有辅助效果。CHF 患者如有收缩功能障碍,可加用地高辛,该药能缓解症状,改善患者的生活质量,但并不影响病死率。醛固酮受体阻断药加用于标准药物时,能进一步降低病死率,也值得应用。

(一)肾素-血管紧张素-醛固酮系统抑制药

血管紧张素转化酶抑制药

临床常用于治疗 CHF 的 ACEI 有卡托普利(captopril)、依那普利(enalapril)、西拉普利(cilazapril)、福辛普利(fosinopril)、雷米普利(ramipril)等。

【治疗 CHF 的作用机制】

ACEI 治疗 CHF 的作用机制如下:

1)抑制 ACE 的活性

ACEI 可使血液及组织中 AngⅡ的含量降低,减弱 AngⅡ的收缩血管作用,亦可减少 AngⅡ引起的醛固酮释放,减轻水钠潴留。同时,ACEI 可抑制缓激肽的降解,促进 NO 和 PGI_2生成,发挥扩血管、降低心脏负荷的作用。

2)对血流动力学的影响

ACEI 能降低全身血管阻力(对动脉的扩张作用大于静脉),增加心排血量,降低左室充盈压和室壁张力,改善心脏的舒张功能。此外,ACEI 还可降低肾血管阻力,增加肾血流量。

3)抑制心肌肥厚及血管重构

长期应用(治疗时间不少于半年)ACEI 即使在血压未降的情况下,仍能有效阻止和逆转心室及血管重构,改善心功能。

4)抑制交感神经活性

ACEI 通过其抗交感作用而进一步改善心功能,同时直接或间接降低血中儿茶酚胺和 AVP、ET 的含量,提高副交感神经张力。

5)保护血管内皮细胞

ACEI 能逆转血管内皮细胞的功能损伤,抵抗氧自由基损伤,改善血管的舒张功能,发挥抗心肌缺血和保护心肌的作用,也有利于治疗 CHF。

【临床应用】

ACEI 是治疗 CHF 的基础药物,对各阶段 CHF 患者均有作用,能消除或缓解 CHF 的症状,增加患者的运动耐量,提高患者的生活质量,防止和逆转心肌重构,降低病死率。

血管紧张素 1 型受体阻断药

血管紧张素 1 型受体(AT_1)阻断药可直接阻断 AngⅡ与 AT_1 结合,对 ACE 途径及非 ACE 途径产生的 AngⅡ均有拮抗作用,能预防及逆转心血管重构,降低 CHF 患者的再住院率和病死率。该药的抗 CHF 作用与 ACEI 相似,且因其对缓激肽途径无影响,故使用后不引起干咳、血管神经性水肿等不良反应。

醛固酮拮抗药

醛固酮除由肾小管的盐皮质激素受体(mineralocorticoid receptors,MRs)介导而发

挥保 Na^{+}、排 K^{+}、排 Mg^{2+} 作用外，还通过其他靶组织（如心脏、血管、脑）中的 MRs 介导使 CHF 恶化。在常规治疗的基础上，加用醛固酮拮抗药可防止 CHF 恶化，明显降低 CHF 患者的病死率。醛固酮拮抗药如螺内酯（spironolactone）、依普利酮（eplerenone）是 CHF 药物治疗的又一进步。

（二）利尿药

利尿药是治疗 CHF 的传统用药之一，可促进钠、水排泄，减少血容量，降低心脏前负荷，消除或缓解静脉淤血及其所致的肺水肿和外周水肿，对 CHF 伴有水肿或有明显淤血者尤为适用。虽然单用利尿药不能降低 CHF 患者的死亡率，但利尿药至今仍是 CHF 基础治疗中不可缺少的标准辅助用药。

治疗轻度 CHF 可单独应用噻嗪类；对中、重度 CHF，可口服高效利尿药或噻嗪类与留钾利尿药合用；对严重 CHF、慢性 CHF 急性发作、急性肺水肿或全身水肿者，宜静脉注射呋塞米。目前推荐的利尿药使用方法为小剂量给药，同时合用 ACEI、β 受体阻断药及小剂量地高辛。

利尿药引起的电解质平衡紊乱，尤其是排钾利尿药引起的低钾血症，是 CHF 诱发心律失常的常见原因之一，因此在使用利尿药时，除配合低盐膳食外，必要时应补充钾盐或合用留钾利尿药。长期大量应用利尿药还可导致糖代谢紊乱及高脂血症。

（三）β 受体阻断药

β 受体阻断药治疗 CHF 由以往的禁忌到现在的提倡使用，是近年来 CHF 治疗的重要进展之一。目前只有美托洛尔（metoprolol）、比索洛尔（bisoprolol）、卡维地洛（carvedilol）与奈必洛尔（nebivolol）被证实不仅能改善 CHF 患者的左心室功能，而且能改善预后，其中卡维地洛的治疗效果较为显著，美国 FDA 已批准将卡维地洛作为正式治疗 CHF 的药物。

【治疗 CHF 的作用机制】

β 受体阻断药治疗 CHF 的作用机制如下：

1）对心功能与血流动力学的作用

β 受体阻断药对心功能的影响是双向的，其短期效应表现为血压下降，心率减慢，充盈压上升，心排血量下降，心功能恶化。这种对心脏的立即抑制效应就是传统认为 CHF 时禁用 β 受体阻断药的依据。但长期用药后，β 受体阻断药可通过减慢心率，延长左心室充盈时间，增加心肌血流灌注，减少心肌耗氧量，而明显改善心功能与血流动力学变化。这种长期用药后心功能的改善说明，其治疗 CHF 的作用可能由其他机制所介导。

2）抑制交感神经过度兴奋和上调 β 受体

交感神经系统激活是 CHF 时神经-体液变化的最重要因素，β 受体阻断药作用于交感神经系统的机制为：①通过阻断心脏 β 受体，拮抗交感神经对心脏的作用，防止高浓度 NA 对心脏的损害；②防止过量儿茶酚胺所致的大量 Ca^{2+} 内流，避免心肌细胞坏死；③通过上调衰竭心肌 β 受体的数量及恢复其信号转导能力，改善其对儿茶酚胺的敏感性等作用来治疗 CHF。卡维地洛兼有阻断 α_1 受体、抗氧化等作用，表现为较全面的抗交感神经作用。

3)抑制 RAAS 的激活

β受体阻断药通过抑制 RAAS 的激活,减少肾素、血管紧张素的释放,使血管扩张,减少水钠潴留,减轻心脏的前负荷及后负荷;还可减慢心率和减少心肌耗氧量,从而改善心肌缺血和心室的舒张功能,对 CHF 的病理生理机制和血流动力学效应产生良好的影响。

4)抗心律失常与抗心肌缺血作用

β受体阻断药具有明显的抗心肌缺血及抗恶性心律失常作用,后者也是其降低 CHF 患者病死率和猝死率的重要机制,因而能减少急性心血管事件及猝死的发生,改善 CHF 患者的预后。

【临床应用与注意事项】

β受体阻断药对扩张型心肌病及缺血性 CHF 有效,长期应用可阻止临床症状恶化,改善心功能,降低猝死及心律失常的发生率。在临床上应用β受体阻断药治疗 CHF 时,应注意下列情况:

(1)观察时间应较长。一般来说,β受体阻断药的心功能改善平均奏效时间为 3 个月(心功能改善与治疗时间呈正相关),即其慢性效果显著。

(2)应从小剂量开始。β受体阻断药用于 CHF 的起始剂量一般低于最终目标剂量的 1/10,然后逐渐增加至使患者既能够耐受又不致引起 CHF 的剂量;如开始剂量偏大将导致 CHF 加重。

(3)在充分使用利尿药、ACEI 或地高辛的基础上再应用。除此之外,还应正确选择病种,β受体阻断药对扩张型心肌病 CHF 的疗效最好。

(4)某些疾病禁忌使用。严重心动过缓、左心室功能衰竭、重度房室传导阻滞、低血压及支气管哮喘者慎用或禁用β受体阻断药。

(四)强心苷类

强心苷(cardiac glycosides)是一类历史悠久的具有强心作用的苷类化合物,主要用于 CHF 的治疗,也可用于治疗某些心律失常。临床上最常用的强心苷类药物为地高辛(digoxin),其他还有洋地黄毒苷(digitoxin)、毛花苷 C(lanatoside C)、毒毛花苷 K(strophanthin K)等。

【药理作用与机制】

强心苷类的药理作用与机制如下:

1)心脏作用

(1)正性肌力作用:强心苷对心脏具有高度的选择性,能显著加强衰竭心肌的收缩力,增加心排血量,其正性肌力作用有以下特点:①加快心肌纤维的缩短速度,使心肌收缩敏捷,因此舒张期相对延长;②加强衰竭心肌收缩力的同时,并不增加心肌耗氧量,甚至使心肌耗氧量有所降低;③增加 CHF 患者的心排血量,但不增加正常人的心排血量。

强心苷可与心肌细胞膜上的 Na^{+}-K^{+}-ATP 酶结合并抑制其活性,使细胞内的 Na^{+}

增加，又通过 Na^{+}-Ca^{2+} 双向交换机制，最终导致细胞内 Ca^{2+} 的浓度增加，加强心肌收缩力（见图 10-3-3）。

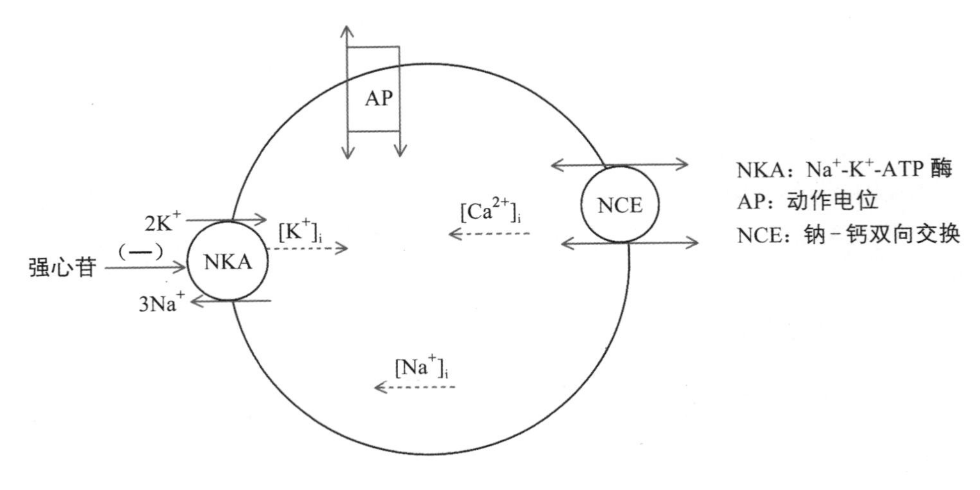

图 10-3-3　强心苷的作用机制

（2）负性频率作用：治疗剂量的强心苷对正常心率影响小，但对心率加快及伴有房颤的 CHF 患者则可显著减慢其心率。这一作用主要是继发于强心苷的正性肌力作用，使心排血量增加，反射性地兴奋迷走神经而使心率减慢。此外，强心苷还可直接兴奋迷走神经，增加窦房结对乙酰胆碱的反应性。

（3）对传导组织和心肌电生理特性的影响：治疗剂量的强心苷可增强迷走神经的活性，其神经末梢释放的乙酰胆碱可抑制起搏电流，并使乙酰胆碱敏感的钾通道开放频率增加，加速 K^{+} 外流，增加最大舒张电位，与阈电位距离加大，自律性下降，减慢窦性频率。强心苷还能提高浦肯野纤维的自律性，并缩短其有效不应期，通过直接抑制 Na^{+}-K^{+}-ATP 酶，使细胞内失 K^{+}，降低最大舒张电位而接近阈电位，从而提高心肌细胞的自律性；同时，由于最大舒张电位绝对值的减小，导致除极发生在较小膜电位时，因此除极速率降低，动作电位幅度缩小，故有效不应期缩短，这是强心苷中毒时出现室颤或室性心动过速的机制基础。

减慢房室结传导是强心苷加强迷走神经活性，减慢 Ca^{2+} 内流的结果。缩短心房有效不应期也由迷走神经活性增强，促进 K^{+} 外流所介导，这是强心苷使房扑转为房颤的原因。

2）对神经-内分泌系统的作用

中毒量的强心苷可增强交感神经的活性，同时重度抑制 Na^{+}-K^{+}-ATP 酶，使胞内 Na^{+}、Ca^{2+} 大量增加，K^{+} 明显减少，从而引起各种心律失常。中毒量的强心苷亦可兴奋延脑催吐化学感受区，引起呕吐。

3）对肾脏的作用

地高辛对 CHF 患者有明显的利尿作用，这是正性肌力作用后肾血流量增加所致，并与其直接抑制肾小管 Na^{+}-K^{+}-ATP 酶，减少肾小管对 Na^{+} 的重吸收，促进 Na^{+} 和水的排出有关。

4)对血管的作用

强心苷能直接收缩血管，增加外周阻力，升高血压。但 CHF 患者用药后不升高或仅略升高血压，这是因为强心苷对交感神经活性的直接或间接抑制超过了其缩血管效应，使外周阻力有所下降，局部血流增加。

【临床应用】

强心苷类的临床应用如下：

1)治疗 CHF

强心苷主要用于治疗以收缩功能障碍为主的 CHF，对伴房颤或心室率快的 CHF 疗效较好；对心肌外机械因素影响所致的 CHF，如严重二尖瓣狭窄及缩窄性心包炎所致的 CHF 患者无效。

强心苷治疗 CHF 的优点是作用较持久，无耐受现象，有神经内分泌样作用，又有口服制剂。但由于缺乏正性松弛作用，长效作用差，又不能延长生存时间，毒性大，安全范围小，故其使用较为受限。但对有症状的收缩功能障碍者，轻、中度 CHF 窦性心律患者，强心苷仍是可用药物之一。

2)治疗心律失常

(1)心房纤颤：强心苷可加强迷走神经活性，减慢房室结的传导，使过多冲动隐匿在房室结中，不能通过房室结下传到心室，从而减慢心室频率。用药后，多数患者的房颤并不停止，但循环障碍却可得到纠正。

(2)心房扑动：强心苷是治疗心房扑动最常用的药物，能不均一地缩短心房不应期而引起折返激动，使房扑转为房颤，然后发挥其治疗房颤的作用而获得疗效。某些患者在房扑转为房颤后停用强心苷，常可恢复窦性节律。

(3)阵发性室上性心动过速：因强心苷兴奋迷走神经活性而有效，但少用。应注意的是，强心苷中毒时也会出现阵发性室上性心动过速，因此用药前应先鉴别其发病原因。

目前，临床上使用强心苷类药物时一般采用无负荷量(no-loading dose)的维持量法，即按一级消除动力学的规律，每日给予维持量，经 4～5 个 $t_{1/2}$，能使血药浓度达到稳态而发挥疗效，可减少中毒的发生率。肾功能减退者、老人，基本病因为缺血性心脏病、心肌病及肺源性心脏病等患者应酌减剂量。

【不良反应及防治】

强心苷类药物治疗的安全范围小，一般治疗量已接近中毒剂量的 60%。不良反应常见胃肠道反应，如厌食、恶心、呕吐、腹泻等。剧烈呕吐可导致失钾而加重强心苷中毒，应减量或停药，并注意补钾，但应注意区别其是否是由于强心苷用量不足，导致 CHF 未被控制所致。中枢神经系统症状可见头痛、疲乏、眩晕、恶梦、谵妄、幻觉，偶见惊厥，还有黄/绿视症及视力模糊等视觉障碍。最严重的不良反应是心脏毒性反应，常见室上性或室性心律失常及房室传导障碍，其中以室性早搏出现得较早且较多见，约占心脏反应的33％，其他依次为房室传导阻滞、房室结性心动过速、房性过速兼房室阻滞、室性过速、窦性停搏等。

不良反应的防治方面，首先应注意去除诱发因素，及时停药。对过速性心律失常者可静脉滴注钾盐，轻者可口服。因细胞外 K^+ 可阻止强心苷与心肌细胞膜上的 Na^+-K^+-ATP 酶结合，故能阻止中毒反应的发展。对严重者还需用苯妥英钠，该药可与强心苷竞争 Na^+-K^+-ATP 酶，恢复其活性；也可用利多卡因解救室性心动过速及心室纤颤。对危及生命的极严重中毒者，宜用地高辛抗体 Fab 片段作静脉注射，它能迅速结合并中和地高辛，使后者脱离 Na^+-K^+-ATP 酶而解除毒性，80 mg Fab片段可拮抗1 mg地高辛。

对强心苷中毒时的心动过缓或Ⅱ～Ⅲ度房室传导阻滞等缓慢型心律失常者不宜补钾，宜用阿托品解救，无效时采用快速起搏。

【药物相互作用】

药物相互作用方面，奎尼丁可使地高辛的血药浓度升高一倍，其他抗心律失常药如胺碘酮、钙通道阻滞药、普罗帕酮等也能提高地高辛的血药浓度，因此合用时宜酌减地高辛的用量。苯妥英钠因能增加地高辛的清除而降低地高辛的血药浓度；拟肾上腺素药可提高心肌自律性，使心肌对强心苷的敏感性升高而导致强心苷中毒；排钾利尿药可致低血钾而加重强心苷的毒性。

（五）其他治疗 CHF 的药物

1.血管扩张药

血管扩张药因能迅速降低心脏的前、后负荷而可改善急性心力衰竭的症状。血管扩张药扩张静脉可减少静脉的回心血量，降低前负荷，缓解肺部淤血症状；还可扩张小动脉，降低外周阻力，降低心脏后负荷，增加心排血量，缓解组织缺血症状。

硝酸酯类

硝酸甘油(nitroglycerin)、硝酸异山梨酯(isosorbide dinitrate)等硝酸酯类药物主要用于扩张静脉，降低前负荷，略降后负荷。该类药物可使静脉容量增加而降低右房压，从而明显减轻肺淤血及呼吸困难等症状；还可选择性地扩张心外膜下的冠状血管，增加冠脉血流量，提高心室的收缩及舒张功能。本类药物尤适用于冠心病、肺楔压升高的 CHF 患者，但应用时易产生耐受性。

肼屈嗪

肼屈嗪(hydralazine)可扩张小动脉，降低后负荷，增加心排血量，也可较明显地增加肾血流量。因其能反射性地激活交感神经及 RAAS，故长期单独应用时难以维持疗效。肼屈嗪主要用于肾功能不全或对 ACEI 不能耐受的 CHF 患者。

硝普钠

硝普钠(nitroprusside sodium)能扩张小静脉和小动脉，降低心脏的前、后负荷，增加心排血量。该药作用快，静脉给药后 2～5 min 起效，故可快速控制危急的 CHF。硝普钠适用于需迅速降低血压和肺楔压的急性肺水肿、高血压危象等危重病例。

哌唑嗪

哌唑嗪(prazosin)为选择性的 α_1 受体阻断药，能扩张动脉及静脉，降低前负荷及后负荷，增加心排血量。哌唑嗪久用效果差，易引起直立性低血压。

2.非苷类正性肌力作用药

经临床试验证明，非苷类正性肌力药短期内应用可获得一定的疗效，长期应用时不良反应多，可增加病死率，甚至缩短患者的生存时间，故不宜作为常规治疗用药。

(1)儿茶酚胺类：CHF 时交感神经处于激活状态，心脏的 β_1 受体下调，β 受体与 G_S 蛋白脱偶联，对儿茶酚胺类药物及 β 受体激动药的敏感性下降，因此 β 受体激动药的作用难以奏效，反而可因心率加快、心肌耗氧量增多而对 CHF 不利，故 β 受体激动药不宜用于 CHF 的常规治疗，其主要用于强心苷疗效不佳或禁忌者，尤其是伴有心率减慢或传导阻滞的患者。本类药物包括多巴胺(dopamine)、多巴酚丁胺(dobutamine)、异波帕明(ibopamine)等。

多巴酚丁胺

多巴酚丁胺对心肌的 β_1 受体有相对选择性，对 β_2 和 α 受体作用弱，能明显增强心肌收缩力，降低血管阻力，减轻心脏的前、后负荷，增加心排血量，主要用于治疗终末期收缩功能障碍的心力衰竭患者，其缺点是降低肺动脉压作用不强，久用易脱敏失效。

(2)磷酸二酯酶抑制药(phosphodiesterase inhibitor，PDEI)：PDEI 通过抑制 PDEⅢ而明显增加心肌细胞内 cAMP 的含量，后者在心肌细胞内通过激活蛋白激酶 A 使 Ca^{2+} 通道磷酸化，促进 Ca^{2+} 内流而增加细胞内 Ca^{2+} 的浓度，增加心肌收缩性，发挥正性肌力作用。此外，cAMP 还可扩张动、静脉，使心脏负荷降低，缓解心衰症状，是一类正性肌力扩血管药(inodilating drugs)或强心扩血管药(inodilators)，其代表药物有米力农(milrinone，甲氰吡酮)、氨力农(amrinone，氨吡酮)和维司力农(vesnarinone)等。

米力农

米力农抑制 PDEⅢ的作用与正性肌力作用呈正相关，严重 CHF 者短期静脉给药可明显改善心脏的收缩功能和舒张功能，缓解症状，提高运动耐力。米力农的不良反应较氨力农少，但仍可引起室上性及室性心律失常、低血压、心绞痛样疼痛及头痛等。

3.钙通道阻滞药

钙通道阻滞药作用于 CHF 的机制为：①扩张外周动脉作用强，可降低总外周阻力，减轻心脏的后负荷，改善 CHF 的血流动力学障碍；②具有降压和扩张冠脉的作用，可对抗心肌缺血；③改善舒张期功能障碍，可缓解钙超载，改善心室的松弛性和僵硬度。但也有报道称，短效钙通道阻滞药如硝苯地平(nifedipine)、地尔硫䓬(diltiazem)、维拉帕米

(verapamil)等可使 CHF 症状恶化，增加 CHF 患者的病死率，其原因不明，可能与钙通道阻滞药的负性肌力作用及反射性激活神经-内分泌系统等有关，因此短效钙通道阻滞药不适用于 CHF 的治疗。

长效钙通道阻滞药，如氨氯地平(amlodipine)和非洛地平(felodipine)的作用出现较慢，维持时间较长，舒张血管的作用强而负性肌力作用弱，且反射性地激活神经-内分泌方面的不利作用较弱，降低左室肥厚的作用与 ACEI 相当，可用于 CHF 的治疗。钙通道阻滞药的最佳适应证是继发于冠心病、高血压病以及舒张功能障碍的 CHF，尤其是其他药物无效的病例。

4.钙增敏药

钙增敏药(calcium sensitizers)是近年来发现的新一代用于治疗 CHF 的药物，其可在不增加细胞内 Ca^{2+} 浓度的情况下，通过多种机制调节肌丝对 Ca^{2+} 的反应，增强心肌收缩力。此外，钙增敏药也可激活 ATP 敏感的钾通道，使血管扩张，改善心脏的供血供氧，减轻心脏负荷，降低心肌耗氧量，具有正性肌力作用和血管扩张作用，是开发正性肌力药物的新方向。钙增敏药具有舒张延缓和提高舒张期张力的不良反应，故其疗效有待于大规模的临床研究。匹莫苯(pimobendam)、左西孟旦(levosimendan)、噻唑嗪酮(thiadizinone)都属于钙增敏药。

三、抗心绞痛药

心绞痛(angina pectoris)是缺血性心脏病的常见症状，是一种由冠状动脉供血不足引起的心肌短暂急剧缺血、缺氧综合征。心绞痛持续发作如不及时治疗，可发展为心肌梗死。心绞痛的主要病理生理机制是心肌需氧与供氧的平衡失调，致使心肌暂时性地缺血缺氧。任何引起心肌组织对氧的需求量增加和(或)冠脉狭窄、痉挛致心肌组织供血供氧减少的因素，都可成为诱发心绞痛的诱因。因此，增加心肌组织供氧、降低心肌组织对氧的需求量是治疗心绞痛的主要措施，冠状动脉粥样硬化斑块变化、血小板聚集和血栓形成是诱发不稳定型心绞痛的重要因素，故抗血小板药和抗血栓药也有助于心绞痛的防治。

临床上用于治疗心绞痛的药物主要有硝酸酯类、β 受体阻断药、钙通道阻滞药及抗血小板药；一些新型的抗心绞痛药，如 ACEI 可通过血管保护作用及改善心肌张力等环节，而在抗心绞痛的治疗中也能起到较好的作用；尼可地尔(nicorandil)通过促进 K^+ 通道开放、扩张血管而产生抗心绞痛作用。下面主要介绍目前临床上常用的三类抗心绞痛药物：硝酸酯类、β 受体阻断药以及钙通道阻滞药。

(一)硝酸酯类

硝酸酯类(nitrate esters)药物包括硝酸甘油(nitroglycerin)、硝酸异山梨酯(isosorbide dinitrate，消心痛)、单硝酸异山梨酯(isosorbide mononitrate)、戊四硝酯(pentaerithrityl tetranitrate)等。本类药物均有硝酸多元酯结构(见图 10-3-4)，分子中的—O—NO_2是发挥疗效的关键，故它们的作用相似，只是显效快慢和维持时间有所不同，其中以硝酸甘油最为常用。

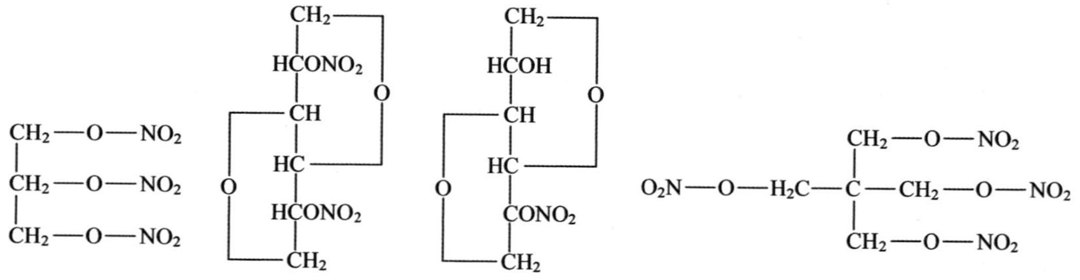

硝酸甘油 硝酸异山梨酯 单硝酸异山梨酯 戊四硝酯

图 10-3-4 常用硝酸酯类药物的化学结构

硝酸甘油

硝酸甘油用于治疗心绞痛已有百余年的历史，其具有起效快、疗效确切、经济方便等优点，至今仍是临床上防治心绞痛的最常用药物。硝酸甘油口服因受首关消除等的影响，其生物利用度仅为 8%，故临床上多采用舌下含服或外用(软膏或贴膜)。

【药理作用与机制】

硝酸甘油对血管平滑肌的松弛作用是其防治心绞痛的作用基础，其具体作用机制包括以下方面：

1)降低心肌耗氧量

最小有效剂量的硝酸甘油即可舒张静脉(容量血管)，使回心血量减少，减轻心脏前负荷，缩小心室容积，降低心室壁张力，从而减少心肌耗氧量。较大剂量的硝酸甘油可舒张较大的动脉，对小动脉、毛细血管前括约肌作用较小，最终结果是外周血管扩张，降低心脏的射血阻抗，减少左心室后负荷，从而降低心肌耗氧量。虽然扩张血管后由于血压降低，可反射性地引起心率加快而增加心肌耗氧量，但上述作用的综合结果是使心脏的总耗氧量降低，缓解心绞痛。

2)扩张冠脉，增加缺血区的血液灌注

硝酸甘油可选择性地舒张较大的心外膜血管、输送血管和侧支血管，而对小的阻力血管舒张作用较弱。心肌缺血区的阻力血管因缺血缺氧、代谢产物堆积而处于高度扩张状态，这样就导致非缺血区的阻力比缺血区大，用药后血液顺压力差从输送血管经侧支血管流向阻力较小的缺血区，增加缺血区的血液供应。

3)降低左室充盈压，增加心内膜下的区域供血

冠脉循环的特点是心内膜下的血液灌注易受心室壁张力及室内压的影响，故心绞痛急性发作时，左心室舒张末期压力升高，使心内膜下区域缺血最为严重。由于硝酸酯类药物能扩张静脉和动脉，故可使左心室舒张末期的压力降低，改善心肌的顺应性，降低对

心内膜下血管的压力，进而增加心内膜下区域的血液灌注。

4）保护心肌细胞，减轻缺血性损伤

硝酸甘油可释放 NO，促进内源性的 PGI_2、降钙素基因相关肽（calcitonin gene-related peptide，CGRP）等物质生成与释放，这些物质对心肌细胞具有直接保护作用。此外，硝酸甘油通过产生 NO 而抑制血小板聚集，也有利于心绞痛的治疗。

在血管平滑肌内，硝酸甘油经谷胱甘肽转移酶的催化释放出 NO，NO 与巯基（—SH）相互作用生成亚硝基硫醇，后者与可溶性鸟苷酸环化酶（guanylyl cyclase，GC）活性中心的 Fe^{2+} 结合，使之结构改变而活化，促进血管平滑肌细胞内 cGMP 的生成增多。cGMP 可激活 cGMP 依赖性蛋白激酶（cGMP dependent protein kinase），抑制 Ca^{2+} 内流和减少细胞内 Ca^{2+} 释放，从而降低细胞内的 Ca^{2+} 浓度，使肌球蛋白轻链（myosin light chain，MLC）去磷酸化，阻止肌球蛋白（myosin）与肌动蛋白（actin）的相互作用，松弛血管平滑肌，舒张血管。

【临床应用】

舌下含服硝酸甘油能迅速缓解各种类型的心绞痛，在预计可能发作前用药也可预防发作。对急性心肌梗死者，多采用静脉给药，这样不仅能降低心肌耗氧量，增加缺血区的供血，还可抑制血小板聚集和黏附，从而缩小梗死范围。此外，由于硝酸甘油可降低心脏的前、后负荷，因此也可用于心衰的治疗。硝酸甘油还可舒张肺血管，降低肺血管阻力，改善肺通气，适用于急性呼吸衰竭及肺动脉高压患者。

【不良反应与注意事项】

硝酸甘油的主要不良反应是由血管扩张引起的，常见面、颈部皮肤潮红及搏动性头痛，后者是由于脑膜血管扩张、颅内压升高所致，因此颅脑外伤、颅内出血者禁用。该药剂量过大时可使血压过度下降，冠状动脉灌注压过低，并可反射性地兴奋交感神经，加快心率，加强心肌的收缩性，反而可使耗氧量增加而加重心绞痛发作。超剂量时还会引起高铁血红蛋白血症，表现为呕吐、发绀等。

硝酸甘油连续应用 2 周左右可出现耐受性，剂量大小、用药频度、给药途径、剂型等都会影响耐药性的产生。用药剂量大或反复应用过频易产生耐受性。不同类型的硝酸酯之间存在交叉耐受性，停药 1～2 周后耐受性可消失。

硝酸酯类的同类药物还有硝酸异山梨酯和单硝酸异山梨酯等，其作用及机制与硝酸甘油相似，但作用较弱，起效较慢，优点是作用维持时间较长，主要口服，用于心绞痛的预防和心肌梗死后心衰的长期治疗。

扩展阅读

1847年，意大利科学家索布雷洛(A. Sobrero)发现，用硝酸和硫酸处理甘油，可以得到一种液体，这种液体在剧烈震动时可以爆炸。1862年，经过多年的反复试验，瑞典科学家诺贝尔(A. B. Nobel)发明了用少量普通炸药引爆硝酸甘油的方法并获得了专利。1879年，英国伦敦威斯敏斯特医院的威廉·默雷尔(William Morel)提出，将硝酸甘油稀释后就可以转变成一种比较安全的物质，该物质可以用来治疗心绞痛。

在经过近百年不懈地研究后，硝酸甘油有效缓解心绞痛的作用机制才得以被发现：其源自一氧化氮。1953年，美国药理学家罗伯特·佛契哥特(Robert Furchgott)博士发表了首篇关于ACh和组胺致兔离体血管条收缩的论文，其结论与给动物整体注射ACh产生舒张作用的观点相反，并给出了血管平滑肌上同时含有运动性和抑制性两种胆碱能受体的假设。但在1978年，在佛契哥特的实验室内，发现干预收缩血管的胆碱能M胆碱受体激动剂氨甲酰胆碱(carbachol CCh，一种ACh类似物)并不使离体的兔主动脉环收缩，反而总使其舒张。佛契哥特认真仔细地复核了实验的每一个步骤，设计了精妙的“三明治”血管灌流模型，并敢于纠正自己既往的错误观点，在《自然》杂志上发表论文，指出ACh的舒血管作用依赖于血管内皮释放的某种可扩散的物质。此后，经多个实验室的研究，这种可扩散的物质正是一氧化氮，从而首次发现了气体分子可在生物体内发挥信号传递作用，开辟了医学研究的全新领域。1998年，诺贝尔委员会将当年的诺贝尔生理学或医学奖授予佛契哥特博士及另外两位科学家路易斯·伊格纳罗(Louis Ignarro)和菲里德·穆拉德(Ferid Murad)。

(二)β受体阻断药

β受体阻断药于20世纪60年代开始用于心绞痛的治疗，这类药物可使心绞痛发作次数减少，降低心肌耗氧量，增加患者的运动耐量，缩小心肌梗死范围，是继硝酸酯类药物之后出现的又一类治疗缺血性心脏病的药物。临床上可用于治疗心绞痛的此类药物有十余种，包括普萘洛尔(propranolol)、吲哚洛尔(pindolol)、噻吗洛尔(timolol)及选择性β_1受体阻断药阿普洛尔(alprenolol)、美托洛尔(metoprolol)、醋丁洛尔(acebutolol)等，其中普萘洛尔、美托洛尔、阿替洛尔是临床上最为常用的抗心绞痛药物。

【药理作用与机制】

β受体阻断药治疗心绞痛的药理作用与机制如下：

1)降低心肌耗氧量

β受体阻断药通过阻断β_1受体，可使心率减慢，心脏舒张期延长；通过抑制心肌收缩力，降低血压，可明显降低心肌耗氧量，这是此类药物抗心绞痛作用的主要机制。但需要注意的是，此类药物抑制心肌收缩力可增加心室容积，延长心室射血时间，导致心肌耗氧量增加，但总效应仍是减少心肌的耗氧量。临床上常将本类药物与硝酸酯类药物合用，以抵消其不良反应，并可产生协同作用。

2)改善心肌缺血区的供血

阻断冠脉血管的β受体后，非缺血区与缺血区血管张力差增加，促使血液流向已代偿性扩张的缺血区，从而增加缺血区的血流量。另外，由于心率减慢，心舒张期相对延长，有利于血液从心外膜血管流向易缺血的心内膜区；也可增加缺血区的侧支循环，增加缺血区的血液灌注量。

3)其他作用

本类药物因能拮抗β受体，故可抑制脂肪分解酶的活性，减少心肌游离脂肪酸的含量；改善心肌缺血区对葡萄糖的摄取和利用，改善糖代谢，减少耗氧；促进氧合血红蛋白结合氧的解离，从而增加组织供氧。

【临床应用】

临床应用方面，对硝酸酯类不敏感或疗效差的稳定型心绞痛患者，β受体阻断药可使发作次数减少，对伴有心律失常及高血压者尤为适用。β受体阻断药能降低近期有心肌梗死者心绞痛的发病率和死亡率。

对冠状动脉痉挛诱发的变异型心绞痛不宜应用β受体阻断药。β受体阻断药对心肌梗死也有效，能缩小梗死区的范围，但因其能抑制心肌收缩力，故应慎用。β受体阻断药和硝酸酯类合用时，宜选用作用时间相近的药物，通常以普萘洛尔与硝酸异山梨醇酯合用为多。β受体阻断药能对抗硝酸酯类所引起的反射性心率加快和心肌收缩力增强，硝酸酯类可缩小β受体阻断药所致的心室容积增大和心室射血时间延长，因此两药合用能协同降低耗氧量，减少用量，不良反应也可减少。

β受体阻断药一般宜口服给药，因剂量的个体差异大，故应从小量开始，逐渐增加剂量。停用β受体阻断药时应逐渐减量，如突然停用可导致心绞痛加剧和(或)诱发心肌梗死。对严重心功能不全、低血压、支气管哮喘、有哮喘既往史及心动过缓者不宜应用。长期应用β受体阻断药对血脂也有影响。本类药物禁用于血脂异常的患者。

(三)钙通道阻滞药

钙通道阻滞药是临床用于预防和治疗心绞痛的常用药，特别是对变异型心绞痛的疗效较好，其抗心绞痛的作用机制为：

1)降低心肌耗氧量

钙通道阻滞药能使心肌收缩力减弱，心率减慢，血管平滑肌舒张，血压下降，心脏负荷减轻，从而使心肌耗氧量减少。

2)舒张冠状血管

钙通道阻滞药对冠脉中较大的输送血管及阻力小血管均有扩张作用，特别是对处于痉挛状态的血管有显著的解除痉挛作用，从而可增加缺血区的血液灌注。此外，本类药物还可增加侧支循环，改善缺血区的供血和供氧。

3)保护缺血的心肌细胞

钙通道阻滞药通过抑制外钙内流,减轻缺血心肌细胞的 Ca^{2+} 超载而保护心肌细胞,对急性心肌梗死者能缩小梗死范围。

4)抑制血小板聚集

钙通道阻滞药可阻滞 Ca^{2+} 内流,降低血小板内的 Ca^{2+} 浓度,抑制血小板聚集。

由于钙通道阻滞药有显著解除冠状动脉痉挛的作用,因此变异型心绞痛是其最佳的适应证,此外对稳定型心绞痛及急性心肌梗死等也有效。钙通道阻滞药因有松弛支气管平滑肌的作用,故更适合伴有支气管哮喘的心肌缺血患者使用。本类药物抑制心肌作用较弱,因而较少诱发心衰;因其扩张外周血管恰好适用于心肌缺血伴外周血管痉挛性疾病,故多用于此类患者的治疗。钙通道阻滞药与β受体阻断药联合应用,特别是硝苯地平与β受体阻断药合用更为安全,二者合用对降低心肌耗氧量能起协同作用:β受体阻断药可消除钙通道阻滞药引起的反射性心动过速,后者则可抵消前者的缩血管作用。临床研究证明,钙通道阻滞药与β受体阻断药合用对心绞痛伴高血压及运动时心率显著加快者最适用。

硝苯地平

硝苯地平以扩血管作用为主,其扩张冠状血管的作用强,可解除冠脉痉挛,对变异型心绞痛的效果好;因其降压作用很强,可反射性地加快心率,增加心肌耗氧量,故其对稳定型心绞痛的疗效不及普萘洛尔,两者合用可提高疗效,不良反应也相应减少。

维拉帕米

维拉帕米可用于稳定型和不稳定型心绞痛,其扩张冠状血管的作用也较强,但扩张外周血管的作用弱于硝苯地平,较少引起低血压,抗心律失常作用明显,因此特别适用于伴有心律失常的心绞痛患者。维拉帕米与β受体阻断药合用可明显抑制心肌收缩力和传导速度,故应慎用。

地尔硫䓬

地尔硫䓬的作用强度介于硝苯地平和维拉帕米之间,变异型心绞痛、稳定型心绞痛和不稳定型心绞痛患者都可用。

(刘慧青)

第十一章　呼吸系统疾病学基础与药物干预

呼吸系统直接与外界相通，容易受到外界环境的影响而发生各种常见疾病，且许多疾病的病程呈慢性，肺功能逐渐损害，对人类健康构成了重大危害。空气污染、吸烟、人口老龄化、新发呼吸道传染病等均可以改变呼吸系统疾病学，从而使呼吸系统疾病的基础研究和临床实践不断面临新的挑战。

第一节　缺　氧

氧是维持生命活动所必需的物质。成年人在静息状态下的需氧量约为 250 mL/min，而体内氧储量仅有 1500 mL。因供氧减少或利用氧障碍引起细胞发生代谢、功能和形态结构异常变化的病理过程称为缺氧(hypoxia)。缺氧是造成细胞损伤的最常见原因之一，也是存在于多种疾病中的基本病理过程之一，同时也是高原、航空航天、坑道和密闭环境中常见的现象。

一、常用的血氧指标

(一)血氧分压

血氧分压(partial pressure of oxygen，PO_2)是指物理溶解于血液中的氧所产生的张力，又称血氧张力(oxygen tension)。正常人动脉血氧分压(arterial partial pressure of oxygen，PaO_2)约为 100 mmHg，该指标受吸入气体的氧分压和外呼吸功能状态的影响。静脉血氧分压(venous partial pressure of oxygen，PvO_2)为 40 mmHg，由组织摄氧量和氧利用能力决定。

(二)血氧容量

血氧容量(oxygen binding capacity，CO_{2max})为 100 mL 血液中的血红蛋白(hemoglobin，Hb)完全氧合后的最大带氧量，取决于血液中血红蛋白的量及其与氧结合的能力。在氧充分饱和时，1 g 血红蛋白可结合 1.34 mL 氧气，正常成人血红蛋白含量为 15 g/dL，因此正常血氧容量为 20 mL/dL。

（三）血氧含量

血氧含量（oxygen content in blood，CO_2）为 100 mL 血液的实际带氧量，包括结合于血红蛋白中的氧量和血浆中溶解的氧量。正常情况下，血液中溶解的氧量仅为 0.3 mL/dL，故血氧含量主要指 100 mL 血液中 Hb 所结合的氧量，主要取决于血氧分压和血氧容量。正常人动脉血氧含量（CaO_2）约为 19 mL/dL，静脉血氧含量（CvO_2）约为 14 mL/dL，动脉-静脉血氧含量差（$Ca\text{-}vO_2$）反映了组织摄氧量。

（四）血氧饱和度

血氧饱和度（oxygen saturation，SO_2）即血红蛋白氧饱和度，是指血红蛋白与氧结合的百分数，主要取决于 PO_2。SO_2 与 PO_2 的关系曲线呈“S”形，称为氧解离曲线（oxygen dissociation curve，ODC，见图 11-1-1）。正常动脉血氧饱和度（SaO_2）为 95%～97%，静脉血氧饱和度（SvO_2）为 75%。P_{50} 是血氧饱和度为 50%时的氧分压，能反映血红蛋白与氧的亲和力，正常情况下为 26～27 mmHg。当红细胞内 2，3-二磷酸甘油酸（2，3-diphosphoglyceric acid，2，3-DPG）增多、酸中毒、CO_2 增多及血温升高时，血红蛋白与氧的亲和力降低，氧解离曲线右移，反之则左移。SO_2 的计算公式如下：

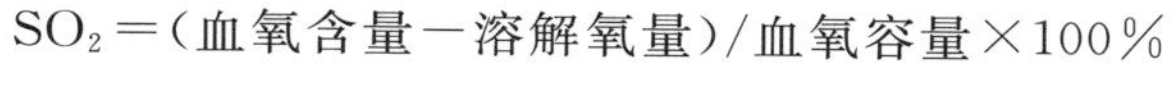

$$SO_2 = (\text{血氧含量} - \text{溶解氧量}) / \text{血氧容量} \times 100\%$$

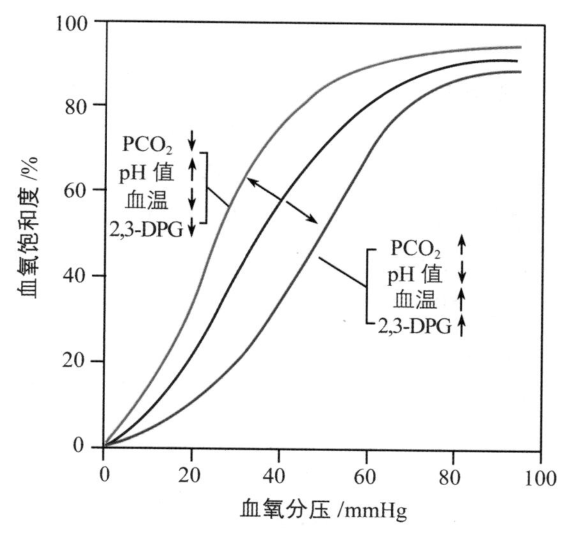

图 11-1-1　氧合血红蛋白解离曲线及影响因素

二、缺氧类型及发病机制

空气中的氧经外呼吸进入血液并输送到组织细胞，经内呼吸为细胞所利用。整个呼吸过程中的任一环节发生障碍，都可以引起缺氧。根据缺氧的原因及血氧变化特点，可将其分为四种类型（见图 11-1-2）。

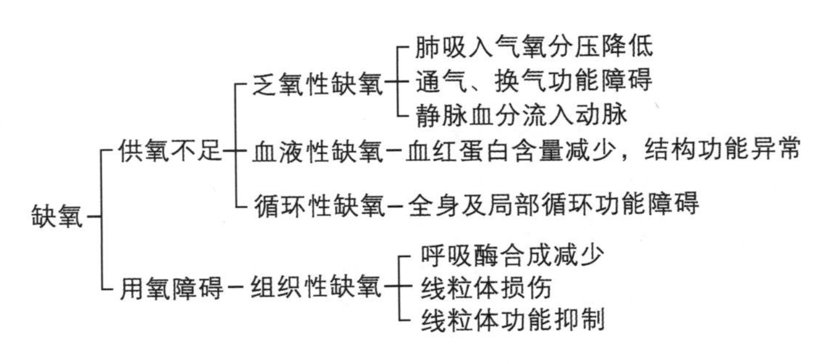

图 11-1-2　缺氧的原因分类

(一)乏氧性缺氧

以动脉血氧分压及动脉血氧含量降低为基本特征的缺氧称为乏氧性缺氧(hypoxic hypoxia),又称为低张性缺氧(hypotonic hypoxia)。

造成低张性缺氧的原因主要有:①吸入气氧分压过低:多见于海拔 3000～4000 m 及更高的高原或高空,或通气不良的矿井和坑道内。因吸入气 PO_2 过低,导致肺泡进行气体交换的氧不足,组织供氧不足,造成细胞缺氧。②外呼吸功能障碍:肺通气和(或)肺换气功能障碍可引起肺泡气 PO_2 降低和(或)肺泡扩散到血氧中的氧减少,PaO_2 和血氧含量不足。③静脉血分流入动脉:见于某些先天性心脏病,因右心压力高于左心,未经氧合的静脉血直接掺入左心动脉血中,导致 PaO_2 降低。

低张性缺氧的特点是动脉血的氧分压、氧含量及血氧饱和度均降低,出现低氧血症(hypoxemia)。因血红蛋白无明显变化,故血氧容量一般是正常的,但慢性缺氧患者可因红细胞和血红蛋白代偿性增加而使血氧含量增加。由于血液-细胞间的氧分压差减小,故动脉-静脉血氧含量差一般也是减少的,但慢性缺氧可使组织利用氧的能力代偿性增强,故动脉-静脉血氧含量差也可变化不显著。正常情况下,毛细血管中脱氧血红蛋白的平均浓度为 2.6 g/dL;低张性缺氧时,动脉血和静脉血中氧合血红蛋白含量降低,脱氧血红蛋白增多。当毛细血管血液中脱氧血红蛋白的平均浓度超过 5 g/dL 时,皮肤和黏膜呈青紫色,称为发绀(cyanosis)。

(二)血液性缺氧

血红蛋白是血液中运输氧的主要载体,由于血红蛋白质或量的改变,导致血液携带氧的能力降低而引起的缺氧称为血液性缺氧(hemic hypoxia)。

血液性缺氧的原因主要有:①血红蛋白含量减少,如贫血。②一氧化碳(carbon monoxide,CO)中毒:CO 可与血红蛋白结合形成碳氧血红蛋白(carboxyhemoglobin, HbCO),CO 与血红蛋白的亲和力是氧的 210 倍。当吸入气中含有 0.1%的 CO 时,血液中将有 50%的血红蛋白成为碳氧血红蛋白而失去携氧能力。③高铁血红蛋白血症:正常状态下,血红蛋白中的铁主要以二价铁的形式存在。亚硝酸盐、过氯酸盐等氧化剂可使血红素中的二价铁氧化成三价铁,形成高铁血红蛋白(methemoglobin, $HbFe^{3+}OH$),导致高铁血红蛋白血症(methemoglobinemia)。高铁血红蛋白中的三价铁因与羟基结合牢固，从而失去了结合氧的能力。当血红蛋白分子的四个二价铁有一部分被氧化成三价铁后，剩余的二价铁与氧的亲和力增强，导致氧解离曲线左移，血红蛋白向细胞释放氧减少。

血液性缺氧的特点是血氧容量和血氧含量降低或血红蛋白氧亲和力过高，而由于外呼吸功能正常，故 PaO_2 及血氧饱和度正常。严重贫血的患者面色苍白，即使合并低张性缺氧，其脱氧血红蛋白也不易达到 5 g/dL，所以不会出现发绀。碳氧血红蛋白颜色鲜红，故 CO 中毒的患者皮肤黏膜呈现樱桃红色。

（三）循环性缺氧

循环性缺氧（circulatory hypoxia）是指因组织血流量减少引起的组织供氧不足，又称为低动力性缺氧（hypokinetic hypoxia）。

循环性缺氧的原因主要有：①组织缺血：由于动脉压降低或动脉阻塞造成的组织灌注量不足，如休克和心力衰竭时心输出量减少，造成全身组织供血不足。组织缺血引起的缺氧称为缺血性缺氧（ischemic hypoxia）。②组织淤血：静脉压升高可使血液回流受阻，毛细血管床淤血造成组织缺氧，称为淤血性缺氧（congestive hypoxia）。

循环性缺氧的特点为动脉-静脉血氧含量差增大，动脉血氧分压、氧容量、氧含量和氧饱和度均正常。由于缺血或淤血造成的血流缓慢，使血液流经组织毛细血管的时间延长，细胞从单位容量血液中摄取的氧量增多，造成静脉血氧含量降低，动脉-静脉血氧差增大。但由于供应组织的血液总量降低，因此弥散到组织细胞的总氧量仍不能满足细胞的需要，从而发生缺氧。

（四）组织性缺氧

在组织供氧正常的情况下，因组织、细胞对氧的利用障碍导致的缺氧称为组织性缺氧（histogenous hypoxia）或氧利用障碍性缺氧（dysoxidative hypoxia）。

组织性缺氧的原因主要有：①线粒体功能受抑制：正常情况下，细胞内 80%～90% 的氧在线粒体内通过氧化磷酸化过程还原成水，并产生 ATP，供给能量。线粒体中的细胞色素分子通过可逆性氧化还原反应进行电子传递，是氧化磷酸化的关键步骤。任何影响线粒体电子传递或氧化磷酸化的因素都可引起组织性缺氧，如氰化物（CN^-）、砷化物、甲醇等。②线粒体损伤：细菌毒素、大剂量放射线照射、高压氧等可损伤线粒体结构，引起线粒体功能障碍。③维生素缺乏：维生素 B_1、维生素 B_2（核黄素）、维生素 PP（烟酰胺）等是许多氧化还原酶的辅酶，严重缺乏时呼吸酶合成减少，可影响氧化磷酸化过程。

组织性缺氧的血氧变化特点是动脉-静脉血氧含量差减小，动脉血氧分压、血氧含量、血氧容量和血氧饱和度均正常。由于细胞生物氧化过程受损，不能充分利用氧，故静脉血氧分压和静脉血氧含量均高于正常，动脉-静脉血氧含量差减小。

各型缺氧的血氧变化特点如表 11-1-1 所示。

表 11-1-1 各型缺氧的血氧变化特点

缺氧类型	动脉血氧分压	血氧容量	动脉血氧含量	动脉血氧饱和度	动脉-静脉血氧含量差
乏氧性缺氧	↓	N 或 ↓	↓	↓	↓ 或 N
血液性缺氧	N	↓ 或 N	↓	N	↓
循环性缺氧	N	N	N	N	↑
组织性缺氧	N	N	N	N	↓

注：↓ 表示降低，↑ 表示升高，N 表示不变。

（张晓鲁）

第二节 呼吸衰竭

案例导入：患者男性，64 岁，反复咳嗽咳痰近 29 年，活动后心悸气短 15 年。近来出现发热，咳黄痰一周，痰液不易咳出；近一天来出现头痛、嗜睡。患者有吸烟史 40 年，每天 20～30 支。查体见体温 38.8 ℃，脉搏 102 次/分，呼吸 28 次/分，血压 136/82 mmHg。患者神志清楚，颈静脉怒张，桶状胸，语颤减弱，双肺叩诊呈过清音，听诊闻及双肺呼吸音减弱，有散在湿啰音，剑下心搏明显，心率 102 次/分，心律整齐，各瓣膜区无杂音；肝颈静脉回流征(＋)，腹软，肝肋下 4 cm，质软，触痛，脾未触及；腹水征(－)，双下肢凹陷性水肿。血常规示白细胞 15×10^9/L，嗜中性粒细胞 0.88；血气分析结果示 PaO_2 为 52 mmHg，$PaCO_2$ 为 64 mmHg。诊断为慢性支气管炎急性发作、阻塞性肺气肿、肺心病(失代偿)右心功能不全、Ⅱ型呼衰。

完整的呼吸功能包括外呼吸、内呼吸和气体运输功能。肺的主要生理功能是外呼吸功能，即输送 O_2 到全身组织用于代谢，并排出代谢的主要副产物 CO_2，以维持机体血气平衡和内环境稳定。肺还具有防御、免疫、代谢等非呼吸功能。许多病理因素可导致肺功能障碍，引起肺部疾病和生命活动的异常。

呼吸衰竭(respiratory failure)是外呼吸功能，即肺通气或(和)肺换气功能严重障碍的结果，可导致动脉血氧分压降低，伴有或不伴有二氧化碳分压升高。诊断呼吸衰竭的主要血气标准是 PaO_2 低于 60 mmHg(8 kPa)，$PaCO_2$ 高于 50 mmHg(6.67 kPa)。按照诊断标准，呼吸衰竭必有 PaO_2 降低。根据 $PaCO_2$ 是否降低，呼吸衰竭可分为低氧血症型呼吸衰竭(Ⅰ型)和高碳酸血症型呼吸衰竭(Ⅱ型)；根据发病机制的不同，呼吸衰竭可分为通气障碍型呼吸衰竭和换气障碍型呼吸衰竭；根据原发部位的不同，呼吸衰竭可分为中枢性呼吸衰竭和外周性呼吸衰竭；根据发病急缓，呼吸衰竭可分为急性呼吸衰竭和慢性呼吸衰竭。

一、病因和发病机制

外呼吸包括肺通气和肺换气两个基本的环节，前者指肺泡气与外界气体交换的过程，后者指肺泡气与血液之间的气体交换过程。

（一）阻塞性通气不足

阻塞性通气不足(obstructive hypoventilation)属于肺通气障碍，是指气道口径狭窄或阻塞引起的呼吸气流阻力增加。成人气道阻力正常为 0.1～0.3 kPa・s/L，呼气时略高于吸气时。影响气道阻力的因素有气道内径、长度和形态、气流速度和形式(层流、湍流)、气体特性等，其中气道内径是影响气道阻力的最主要因素。气管痉挛、管壁肿胀或纤维化，管腔被黏液、渗出物、异物等阻塞，肺组织弹性降低以致对气道管壁的牵引力减弱等，均可使气道内径变窄或不规则，从而增加气流阻力，引起阻塞性通气不足。生理情况下，气道阻力 80%以上由直径大于 2 mm 的支气管与气管产生，只有不到 20%由直径小于 2 mm 的外周小气道产生。气道阻塞可分为大气道阻塞与小气道阻塞，大气道阻塞指喉、气管、大支气管的狭窄和阻塞，常见病因有炎症、水肿、异物、肿瘤压迫或阻塞气道，以及声带麻痹、喉痉挛等。阻塞若位于胸外(如声带麻痹、炎症、水肿等)，吸气时气流经病灶引起压力降低，可使阻塞部位气道内压明显低于大气压，导致气道狭窄加重；呼气时则因气道内压大于大气压而使阻塞减轻，患者出现吸气性呼吸困难(inspiratory dyspnea)。阻塞若位于中央气道的胸内部位，吸气时由于胸膜腔内压降低，使气道内压大于胸膜腔内压，故使阻塞减轻；用力呼气时，由于胸膜腔内压而压迫气道，使气道狭窄加重，患者表现为呼气性呼吸困难(expiratory dyspnea)。小气道阻塞发生于内径小于 2 mm的小气道，小气道管壁薄，无软骨支撑，又与周围肺泡结构紧密相连，故容易受胸膜腔内压改变的影响。小气道受累常见于慢性阻塞性肺病，其不仅可使管壁增厚、痉挛、顺应性降低，而且管腔也可被分泌物堵塞；肺泡壁的损坏还可降低对细支气管的牵引力，使小气道阻力大大增加，患者表现为呼气性呼吸困难(见图 11-2-1)。

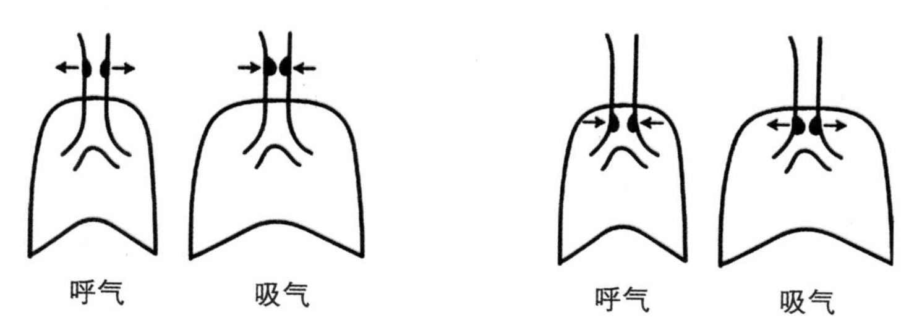

图 11-2-1　不同部位气道阻塞导致的呼气与吸气时气道阻力的变化

小气道阻塞患者用力呼气时，可引起小气道闭合，从而导致严重的呼气性呼吸困难。用力呼气时，胸膜腔内压和气道内压均大于大气压，随气流呼出气道，气道内压力由小气道到中央气道逐渐下降，通常将气道内压与胸膜腔内压相等的气道部位称为等压点

(equal pressure point)。正常人的等压点位于软骨性气道，胸膜腔内压不会压缩气道。小气道狭窄时，气流通过狭窄区会出现压差增大，使阻塞部位以后的气道压低于正常，以致等压点由大气道上移至无软骨支撑的膜性小气道，用力呼气时胸膜腔内压将导致小气道受压而闭合。

(二)限制性通气不足

正常成人在静息时的有效通气量约为 4 L/min。限制性通气不足(restrictive hypoventilation)属于肺通气障碍，是指由于肺通气的动力减弱或弹性阻力增加，造成肺泡扩张受限引起的肺泡通气不足。通常情况下，吸气是吸气肌收缩引起的主动过程，呼气则是肺泡弹性回缩和肋骨与胸骨借重力作用复位的被动过程，主动过程更易发生障碍。引起限制性通气不足的非肺源性原因主要包括：①中枢或周围神经器质性病变，如脑外伤、脑炎等引起的呼吸肌活动障碍；②过量镇静药、麻醉药引起的呼吸中枢抑制，呼吸肌疲劳、呼吸肌萎缩、呼吸肌无力等引起的呼吸肌本身的收缩功能障碍；③严重的胸廓畸形、胸膜纤维化等导致的胸廓顺应性降低；④胸腔大量积液或张力性气胸压迫肺，使肺扩张受限。肺源性原因主要包括：①严重的肺纤维化、肺水肿导致的肺组织硬化；②肺泡表面活性物质减少导致的肺顺应性降低，使肺泡扩张的弹性阻力增大而导致限制性通气不足。

(三)肺泡通气不足

总肺泡通气量不足时，氧的吸入和二氧化碳的排出均受阻，会使肺泡气氧分压(alveolar PO_2，P_AO_2)下降和肺泡气二氧化碳分压(alveolar PCO_2，P_ACO_2)升高，流经肺泡毛细血管的血液不能充分动脉化，导致 PaO_2降低和 $PaCO_2$升高，最终出现Ⅱ型呼吸衰竭。

(四)肺换气功能障碍

肺换气功能障碍包括弥散障碍、肺泡气-血流比例失调以及解剖分流增加。

1.弥散障碍

弥散障碍(diffusion impairment)是指由肺泡膜面积减少或肺泡膜异常增厚和弥散时间缩短引起的气体交换障碍，常见原因有：①肺泡膜面积减少。肺泡组织的总重量只有约250 g，但是其总表面积却达到了约 75 m^2。静息时参与换气的肺泡面积为 35～40 m^2，由于储备量大，因此只有当肺泡膜面积减少一半以上时，才会出现换气功能障碍，常见于肺实变、肺不张、肺叶切除等。②肺泡膜厚度增加。肺泡膜的薄部为气体交换的部位，由肺泡上皮、毛细血管内皮及两者共有的基底膜所构成，厚度不到 1 μm，是气体交换的部位。肺水肿、肺泡透明膜形成、肺纤维化及肺泡毛细血管扩张或稀血症导致血浆层变厚时，可因弥散距离增加而使弥散速度减慢。③弥散时间减少。因血流速度加快，肺毛细血管血液流经肺泡的时间缩短，会使肺泡气与血液之间的气体交换时间缩短。肺泡膜病变患者在静息时一般不出现血气异常，在体力负荷增加等使心输出量增加和肺血流加快时，血液和肺泡接触时间过于缩短，会导致低氧血症。

2.肺泡气-血流比例失调

血液流经肺泡时，能否进行有效的换气还取决于肺泡通气量与血流量的比例。正常成人在静息状态下，肺泡每分钟通气量(V_A)约为 4 L，每分钟肺血流量(Q)约为 5 L，两者的比率(V_A/Q)约为 0.8。健康人肺各部分通气与血流的分布是不均匀的：直立位时，由于重力的作用，吸气时流向肺上部肺泡的气量较少，使肺泡通气量自上而下递增；重力对血流的影响更大，肺血流量自上而下递增更加明显。因此，肺部的 V_A/Q 自上而下递减，正常青年人肺尖 V_A/Q 可高达 3.0，而肺底部仅有 0.6，且随着年龄的增长，这种差别更大。当肺发生病变时，由于肺病变轻重程度与分布的不均匀，导致各部分肺的通气与血流比例不一，可能造成严重的肺泡通气与血流比例失调，导致换气功能障碍。这是肺部疾病引起呼吸衰竭最常见，也是最重要的机制之一。

肺泡气-血流比例失调的主要类型有：①部分肺泡通气不足，见于支气管哮喘、慢性支气管炎、阻塞性肺气肿引起的气道阻塞，以及肺纤维化、肺水肿等引起的限制性通气障碍，其分布往往是不均匀的，可导致肺泡通气的严重不均，病变重的部分肺泡通气明显减少，而血流未相应减少，甚至还可因炎症性充血等使血流增多，使 V_A/Q 显著降低，以致流经这部分肺泡的静脉血未经充分动脉化便掺入动脉血中。这种情况类似动脉-静脉短路，故称功能性分流(functional shunt)，又称静脉血掺杂(venous admixture)(见图 11-2-2)。②部分肺泡血流不足，见于肺动脉栓塞、弥散性血管内凝血、肺动脉炎、肺血管收缩等，出现部分肺泡血流减少，V_A/Q 可显著大于正常，肺泡血流少而通气多，导致肺泡通气不能充分被利用，称为无效腔样通气(dead space like ventilation)。无论是部分肺泡通气不足引起的功能性分流增加，还是部分肺泡血流不足引起的无效腔样通气，均可导致 PaO_2 降低，而 $PaCO_2$ 可正常或降低，极严重时也可升高。

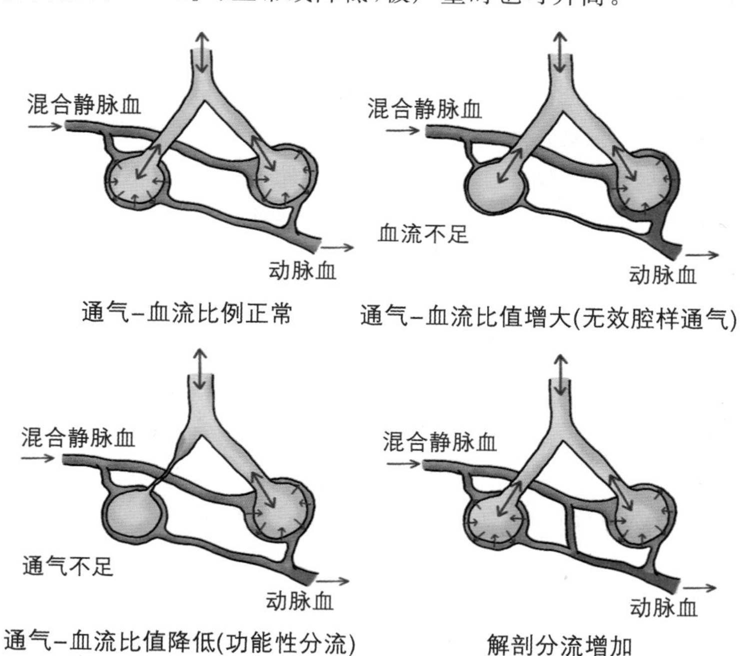

图 11-2-2 肺泡通气-血流比例失调和解剖分流增加

3.解剖分流增加

解剖分流(anatomic shunt)是指一部分静脉血经支气管静脉和极少的肺内动脉-静脉交通支直接流入肺静脉。生理情况下肺内即存在解剖分流,但只占心输出量的2%~3%。解剖分流的血液完全未经气体交换过程,称为真性分流(true shunt)。支气管扩张症可伴有支气管血管扩张和肺内动脉-静脉短路开放,可使解剖分流量增加。肺实变、肺不张时,病变肺泡完全无通气功能,但仍有血流,流经的血液完全未进行气体交换而掺入动脉血,类似解剖分流,属真性分流。吸入纯氧 30 min 后可有效提高功能性分流的 PaO_2,而对真性分流的 PaO_2 则无明显改善作用,可用于二者的鉴别。

在呼吸衰竭的发病机制中,单纯通气不足、单纯弥散障碍、单纯肺内分流增加或单纯无效腔增加的情况较少见,往往是几个因素同时存在或相继发生作用。例如,发生休克肺(急性呼吸窘迫综合征,acute respiratory distress syndrome,ARDS)时,既有由肺不张引起的肺内分流,又有由微血栓形成和肺血管收缩引起的无效腔样通气,还有由肺水肿、肺泡内透明膜形成引起的气体弥散功能障碍等多种因素的影响。

二、呼吸衰竭代谢功能改变

呼吸衰竭时发生的低氧血症、高碳酸血症以及由此引起的酸碱平衡紊乱可影响全身各系统的代谢和功能。首先是引起一系列代偿适应性反应,以改善组织的供氧,调节酸碱平衡和改变组织器官的功能、代谢,以适应新的内环境。呼吸衰竭严重时(如机体代偿不全),可出现严重的代谢功能紊乱。

(一)酸碱平衡及电解质紊乱

呼吸衰竭时出现的酸碱平衡及电解质紊乱包括:①代谢性酸中毒:Ⅰ型和Ⅱ型呼吸衰竭时均有低氧血症,严重缺氧使无氧代谢增强,乳酸等酸性物质产物增多,可引起代谢性酸中毒。呼吸衰竭时会出现功能性肾功能不全,肾小管排酸保碱功能降低,以及引起呼吸衰竭的原发病或病理过程,如感染、休克等均可导致代谢性酸中毒。血液电解质主要变化为血清钾浓度及氯浓度升高。②呼吸性酸中毒:Ⅱ型呼吸衰竭时大量二氧化碳潴留、高碳酸血症型呼吸衰竭可引起呼吸性酸中毒,伴有高血钾和低血氯。③呼吸性碱中毒:Ⅰ型呼吸衰竭时因缺氧引起肺过度通气,可出现呼吸性碱中毒,此时可出现血钾浓度降低,血氯浓度升高。④代谢性碱中毒:给呼吸衰竭患者使用人工呼吸机、过量利尿剂或 $NaHCO_3$ 等可引起医源性代谢性碱中毒。一般而言,呼吸衰竭时常发生混合性酸碱平衡紊乱。

(二)呼吸系统变化

呼吸衰竭的低氧血症、高碳酸血症可引起呼吸中枢兴奋性改变,进而引起呼吸强度、频率、节律的变化。PaO_2(低于 60 mmHg)降低作用于颈动脉体与主动脉体化学感受器,可反射性地增强呼吸运动,PaO_2 低至 30 mmHg 时肺通气量最大。缺氧对呼吸中枢有直接抑制作用,当 PaO_2 继续降低至低于 30 mmHg 时,其抑制作用可大于反射性兴奋作用而使呼吸抑制。$PaCO_2$ 升高可作用于中枢化学感受器,使呼吸中枢兴奋,引起呼吸加深加快,当 $PaCO_2$ 超过 80 mmHg 时,则抑制呼吸中枢,此时呼吸运动主要靠动脉血低氧分压对血管化学感受器的刺激而得以维持。在这种情况下，氧疗只能吸入较低浓度(30%)、低流速的氧，以免缺氧完全纠正后反而抑制呼吸，加重高碳酸血症而使病情更加恶化。

引起呼吸衰竭的呼吸系统疾病本身也会导致呼吸运动的变化，如阻塞性通气障碍时，由于气流受阻，使呼吸运动加深，根据阻塞位于胸内或胸外，可表现为吸气性呼吸困难或呼气性呼吸困难。肺顺应性降低所致的限制性通气障碍可因牵张感受器或肺毛细血管旁感受器受刺激，而反射性地引起呼吸运动变浅而快。呼吸衰竭时，如存在长时间增强的呼吸运动，呼吸肌耗氧量增加，加上血氧供应不足，可能导致呼吸肌疲劳，使呼吸肌收缩力减弱，呼吸变浅变快。中枢性呼吸衰竭时呼吸浅而慢，可出现潮式呼吸、间歇呼吸、抽泣样呼吸、叹气样呼吸等呼吸节律紊乱。

(三)循环系统变化

一定程度的PaO_2降低和$PaCO_2$升高可兴奋心血管运动中枢，使心率加快，心肌收缩力增强，外周血管收缩，加上呼吸运动增强使静脉回流增加，导致心输出量增加。脑血管与冠脉主要受局部代谢产物(如腺苷等)的调节，从而导致血流分布的改变，有利于保证心、脑的血液供应。严重的缺氧和二氧化碳潴留可直接抑制心血管中枢和心脏活动，扩张血管，导致血压下降，心肌收缩力下降，心律失常等。

呼吸衰竭可累及心脏，引起右心肥大、扩张与功能衰竭，即肺源性心脏病(pulmonary heart disease，corpulmonale)。肺源性心脏病患者的心功能失代偿时，有半数会出现肺动脉楔压升高，有左心功能不全，说明呼吸衰竭也可累及左心。

(四)中枢神经系统变化

中枢神经系统对缺氧最为敏感，当PaO_2降至60 mmHg时，可出现智力和视力轻度减退；如PaO_2迅速降至40 mmHg以下，可发生中枢神经系统功能障碍，如头痛、不安、定向与记忆障碍、精神错乱、嗜睡，以致惊厥、昏迷。二氧化碳潴留使$PaCO_2$超过80 mmHg时，可引起头痛、头晕、烦躁不安、言语不清、扑翼样震颤、精神错乱、嗜睡、抽搐、呼吸抑制等，称二氧化碳麻醉(carbon dioxide narcosis)。

呼吸衰竭引起的脑功能障碍称为肺性脑病(pulmonary encephalopathy)，主要见于Ⅱ型呼吸衰竭患者。发生肺性脑病的根本原因是低氧血症、高碳酸血症及酸碱平衡紊乱，患者的早期表现常有头痛、头晕、神志恍惚、定向力障碍，随着病情加重出现嗜睡、谵妄、抽搐、昏迷及颅内压升高、脑疝等。肺性脑病主要的发病机制为：①缺氧和CO_2潴留使脑血管扩张充血；②缺氧和酸中毒能损伤脑血管内皮，使其通透性升高，导致脑间质水肿；③缺氧影响脑细胞膜上Na^+-K^+泵的功能，引起细胞内Na^+及水增多，形成脑细胞水肿；④脑充血、水肿可使颅内压升高，缺氧和酸中毒还可导致脑细胞能量代谢障碍，ATP生成减少；⑤酸中毒可增加脑细胞内谷氨酸脱羧酶的活性，使γ-氨基丁酸生成增多，导致中枢抑制；⑥酸中毒还可增加磷脂酶的活性，使溶酶体水解酶释放，引起脑细胞和组织的损伤。

(五)肾功能变化和胃肠变化

呼吸衰竭时，肾可受损，轻者尿中出现蛋白、红细胞、白细胞及管型等，严重时可发生急性肾功能衰竭，出现少尿、氮质血症和代谢性酸中毒。此时肾结构往往无明显改变，为功能性肾衰竭。

严重缺氧可使胃壁血管收缩，降低胃黏膜的屏障作用；CO_2潴留可增强胃壁细胞碳酸酐酶的活性，使胃酸分泌增多。因此，呼吸衰竭时可出现胃肠黏膜糜烂、坏死、出血与溃疡形成等病变。

（张晓鲁）

第三节 呼吸系统药物

呼吸系统疾病常伴有咳嗽、咳痰和喘息等症状，临床上常使用镇咳药、祛痰药和平喘药针对疾病的病因和症状进行治疗，还能有效预防疾病并发症的发生。

一、平喘药

案例导入：患者男性，25 岁，自 6 岁开始被诊断患有哮喘，当接触猫或狗等宠物、天气变化或者剧烈运动时，他的哮喘便会急性发作，发作时出现呼吸困难、憋闷，此时听诊可闻及哮鸣音。为此，该患者必须随身携带吸入性药物沙丁胺醇以备不时之需，同时还需要长期吸入倍氯米松。

支气管哮喘(asthma)简称哮喘，常发生于幼儿和青少年，是有多种细胞和细胞组分参与的慢性变态反应性炎症疾病，可见支气管黏膜的嗜酸性粒细胞及淋巴细胞等炎症细胞浸润，并释放多种炎症介质引起支气管痉挛和气道高反应性，其主要临床表现为反复发作的喘息、气急，伴或不伴胸闷或咳嗽等症状，病理特征为慢性支气管炎症、气道高反应性、广泛可逆性支气管狭窄及支气管重构(见图 11-3-1)。

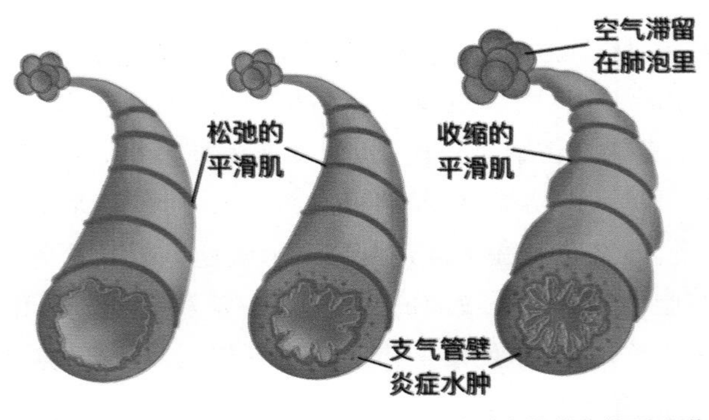

图 11-3-1 哮喘患者的呼吸道变化

哮喘的发生机制如图 11-3-2 所示。哮喘的治疗包括对因治疗和对症治疗。对因治疗可使用糖皮质激素控制炎症,有效地缓解疾病的进程,也可用抗过敏药物预防哮喘发作;对症治疗使用的药物包括支气管扩张药(β_2肾上腺素受体激动药、茶碱类药物、抗胆碱药等),其也是支气管哮喘急性发作时缓解气道痉挛的首选治疗。

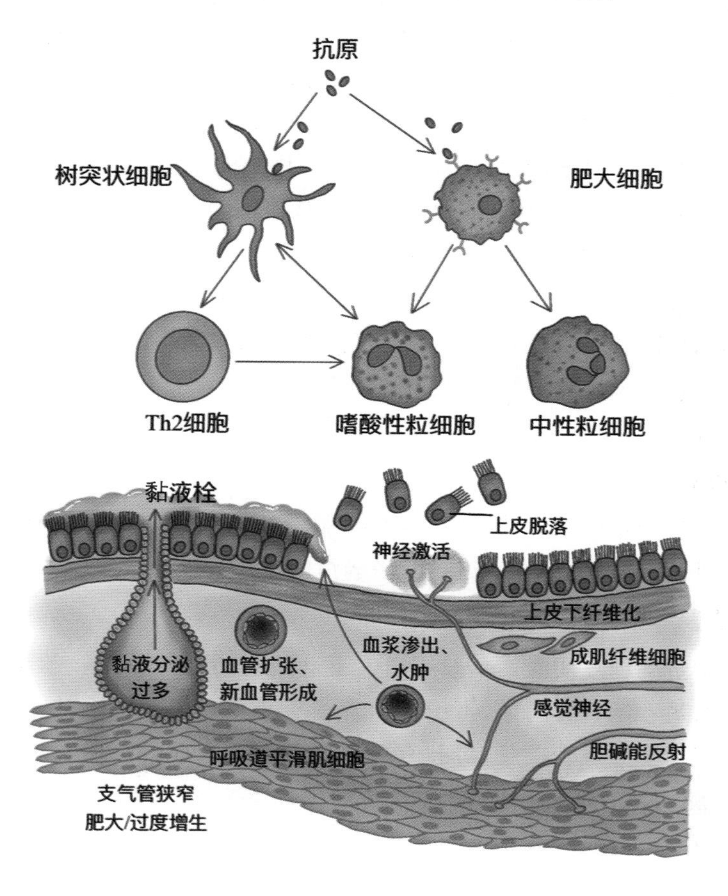

图 11-3-2　哮喘的发生机制

(一)抗炎平喘药

糖皮质激素类抗炎平喘药通过抑制气道炎症反应,可达到长期防止哮喘发作的效果,已成为平喘药物中的一线药物。糖皮质激素在治疗哮喘时主要以吸入为主,这种给药方式在呼吸道局部应用药物,可发挥强大的局部抗炎作用,而全身性不良反应轻微。全身应用该类药物(如氢化可的松、泼尼松和地塞米松)作用广泛,但不良反应多(详见第四章第二节甾体类抗炎药),一般仅在吸入型糖皮质激素无效时使用。

糖皮质激素类药物

【药理作用】

糖皮质激素吸入后，可通过多种机制抑制哮喘患者的呼吸道炎症反应，主要包括：①抑制多种参与哮喘发病的炎症细胞及免疫细胞，如可抑制循环中的嗜酸性粒细胞、巨噬细胞、中性粒细胞、T淋巴细胞等的功能；减少嗜酸性粒细胞、巨噬细胞和肥大细胞在支气管的聚集，减少炎症介质和IgE的释放，并加速肺脏局部炎症细胞的凋亡。②抑制细胞因子与炎症介质的产生，抑制多种细胞因子、趋化因子、黏附分子的产生；诱导生成脂皮素(lipocortin)，其可抑制磷脂酶 A_2 的活性，从而抑制花生四烯酸炎症代谢产物的生成；抑制诱导型一氧化氮合成酶和环氧化酶-2(COX-2)，阻断炎症介质的产生，发挥抗炎作用。③抑制气管高反应性，如抑制炎症和免疫反应，降低哮喘患者吸入抗原、胆碱受体激动剂、二氧化硫、冷空气以及运动后的支气管收缩反应，降低哮喘患者的气管高反应性。④增强支气管以及血管平滑肌对儿茶酚胺的敏感性，加强体内儿茶酚胺类物质的支气管扩张及血管收缩作用，有利于缓解支气管痉挛和黏膜肿胀。

【临床应用】

糖皮质激素类药物用于慢性哮喘患者，特别是支气管扩张药不能很好控制病情的患者。长期应用可减少或终止哮喘发作，减轻病情的严重程度。

【不良反应】

吸入常用剂量的糖皮质激素一般不产生不良反应，但在吸入后，有80%～90%的药物沉积在咽部并被吞咽到胃肠道，可引起咽部或全身不良反应。例如，长期用药后可因药物在局部残留而发生声音嘶哑、口腔真菌感染等不良反应；此外，在治疗剂量下，糖皮质激素对下丘脑-垂体-肾上腺皮质轴的功能无明显抑制作用，但吸入大剂量(超过0.8 mg/d)则会产生抑制作用。

临床上常用倍氯米松(beclomethasone)，其为地塞米松的衍生物，局部抗炎作用比地塞米松强百倍，吸入后能很好地控制哮喘病情，而全身作用轻微。本类药物还有布地奈德(budesonide，BUD)、曲安奈德(triamcinolone acetonide，TAA)、丙酸氟替卡松(fluticasone propionate)及氟尼缩松(flunisolide，FNS)，它们与倍氯米松具有相似的局部抗炎作用。

(二)抗过敏平喘药

本类药物有抗过敏作用和轻度的抗炎作用，其平喘作用起效较慢，因此不宜用于哮喘急性发作期的治疗，临床上主要用于预防哮喘发作，还可用于皮肤过敏症等其他过敏性疾病的治疗。

炎症细胞膜稳定药：色甘酸钠

色甘酸钠(disodium cromoglycate)极性很高，口服仅1%被吸收；静脉注射后迅速从血浆消除，$t_{1/2}$为 3～4 min。

【药理作用与机制】

色甘酸钠无直接扩张支气管的作用，但可抑制特异性抗原以及非特异性刺激引起的支气管痉挛，其作用及机制主要包括三个方面：①稳定肥大细胞膜：通过加速钙通道关闭，抑制钙内流，从而稳定肥大细胞膜，阻止抗原诱导的脱颗粒，减少释放过敏介质；②抑制气道感觉神经末梢的功能与气道神经源性炎症：抑制二氧化硫、冷空气、运动等非特异性刺激引起的支气管痉挛；③阻断炎症细胞介导的反应：抑制炎症细胞如巨噬细胞和嗜酸性粒细胞介导的炎症反应，因此长期应用色甘酸钠可减轻气道高反应性。

【临床应用】

色甘酸钠临床主要用于预防哮喘发作，患者须在接触哮喘诱因前 7～10 天用药，对过敏性、运动性、非特异性的外源性刺激引起的哮喘有较好的预防作用。

【不良反应】

色甘酸钠不良反应少见，少数患者吸入药物后有咽喉和气管刺激症状，出现支气管痉挛，甚至诱发哮喘，必要时可同时吸入 β_2受体激动药预防。

H_1受体阻断药：酮替芬

与色甘酸钠相同，酮替芬（ketotifen，噻哌酮）可抑制炎症介质释放，还有强大的 H_1组胺受体阻断作用。对各型哮喘有一定的预防作用，尤其对儿童哮喘患者疗效好；糖皮质激素依赖型哮喘患者，应用本品，可减少激素用量；并能加强 β_2受体激动药的平喘作用，预防和逆转 β_2受体的“向下调节”。口服给药，部分患者可见镇静、疲倦、头晕、口干等不良反应。

白三烯调节药：扎鲁司特

白三烯类（leukotrienes，LTs）是花生四烯酸经 5-脂氧合酶（5-LOX）代谢后的产物，其中 LTB_4 与炎症细胞的趋化有关。半胱氨酰白三烯类（cysteinyl leukotrienes，CysLTs，包括 LTC_4、LTD_4、LTE_4）与产生炎症效应（如平滑肌痉挛、微血管渗漏、促进黏液分泌等）有关，在哮喘发病的过程中，许多炎症介质参与气管的炎症变化，但仅有白三烯类调节药（leukotriene modifiers）有较好的抗哮喘作用。目前，用于临床的本类药物有半胱氨酰白三烯受体 1（CysLT1）拮抗药和 5-LOX 抑制药两类，统称为白三烯调节药，以扎鲁司特（zafirlukast）为代表。

【体内过程】

扎鲁司特口服给药，血浆蛋白结合率超过 99%，$t_{1/2}$为 8～16 h。

【药理作用与机制】

扎鲁司特是选择性 CysLT1 的竞争性拮抗药，可阻断 LTC_4、LTD_4、LTE_4介导的炎症效应。本品可拮抗 LTD_4、抗原、运动、冷空气、二氧化硫、血小板激活因子诱导的支气管痉挛,还能抑制支气管炎症及抗原诱导的迟发性支气管收缩反应。扎鲁司特可减少哮喘患者糖皮质激素及 β_2 受体激动药的用量。

【临床应用】

扎鲁司特可用于以下情况:①轻度至中度慢性哮喘的预防和治疗,主要用于成人及6岁以上儿童支气管哮喘的长期治疗和预防。其中,对轻、中度哮喘患者既可单用,也可作为糖皮质激素的替代药物;对长效 β_2 受体激动药与糖皮质激素合用的患者,可作为 β_2 受体激动药的替代用药。扎鲁司特尤其适用于阿司匹林哮喘的患者,还可用于伴有鼻息肉、过敏性鼻炎的患者,但本品单用主要用于慢性哮喘的预防和治疗,不适用于急性哮喘发作的治疗。②对严重哮喘患者的辅助治疗:对糖皮质激素抵抗型哮喘患者,或吸入糖皮质激素和 β_2 受体激动药治疗的严重哮喘患者,本品可作为辅助用药用以增强疗效,或减少激素用量。

【不良反应】

扎鲁司特可有轻度头痛、咽炎、鼻炎、胃肠道反应及转氨酶升高等不良反应,停药后可消失,妊娠期及哺乳期妇女慎用。除扎鲁司特之外,临床常用的 CysLT1 受体拮抗药还包括孟鲁司特(montelukast)和普仑司特(pranlukast),其药理作用及临床应用与扎鲁司特相似。

齐留通(zileuton)为 5-LOX 抑制药,其除可抑制半胱氨酰白三烯类的作用外,还能抑制 LTB_4 的作用,在临床应用方面与扎鲁司特相似。

(三)支气管扩张药

支气管扩张药是常用的平喘药,是哮喘急性发作(支气管痉挛)的首选药物,也可用于慢性阻塞性肺病和慢性支气管炎伴喘息的治疗,主要包括 β 肾上腺素受体激动药、茶碱类药物及抗胆碱药。

β 肾上腺素受体激动药:沙丁胺醇

β 肾上腺素受体激动药起效较快,主要用于控制哮喘及减轻喘息性支气管炎的症状。根据对受体选择性的不同,用于平喘的 β 受体激动药可分为非选择性药物和选择性药物两类,前者包括肾上腺素、异丙肾上腺素,除了平喘作用外,对心血管也有较强作用,应慎用;后者对呼吸道的选择性高,疗效较好而不良反应少,是控制哮喘症状的首选药。根据药物半衰期的长短,选择性 β_2 受体激动药又可分为短效 β_2 受体激动药(short-acting beta 2 receptor agonist,SABA)和长效 β_2 受体激动药(long-acting beta 2 receptor agonist,LABA)。沙丁胺醇(salbutamol)是本类药物的代表。

【体内过程】

沙丁胺醇属于短效选择性 β_2 受体激动药,气雾吸入后 10～15 min 作用达高峰,维持 3～6 h,$t_{1/2}$ 为 3.8 h。口服后 30 min 起效,血浆浓度的达峰时间为 1～3 h,$t_{1/2}$ 为 2.7～5 h。

【药理作用与机制】

沙丁胺醇的主要特点是对支气管平滑肌 β_2 受体的作用远大于对心脏 β_1 受体的作用，对 α 受体基本无作用，因此对呼吸道有高选择性。其支气管扩张作用与异丙肾上腺素相近，但作用更持久，对心脏的兴奋作用轻微。对慢性顽固性哮喘患者，由于不能有效抑制炎症基本过程，仅能控制症状而不能根治，因此需要配合其他有效的抗炎药物进行治疗。

本类药物的作用机制主要是通过兴奋支气管平滑肌上的 β_2 受体，激活腺苷酸环化酶(adenylate cyclase，AC)，增加细胞内环磷酸腺苷(cAMP)的合成，进而激活 cAMP 依赖的蛋白激酶，引起支气管平滑肌舒张；此外，还有一定程度的抑制肥大细胞释放炎症介质、降低毛细血管通透性、促进黏液-纤毛系统清除等功能，这些功能有助于加强其平喘作用。

【临床应用】

沙丁胺醇主要用于治疗支气管哮喘、喘息型支气管炎及其他伴有支气管痉挛的呼吸道疾病，以吸入给药最为常见，可减少全身的不良反应。但在哮喘急性发作时，因气道痉挛，导致吸入给药效果不佳，此时应首选静脉给药。

【不良反应及注意事项】

沙丁胺醇的不良反应包括：①心脏反应：一般治疗量时少见，如超过治疗量数倍至数十倍或者静脉给药时，仍可引起心脏反应，甲状腺功能亢进及原有心律失常的患者应慎用。②骨骼肌震颤：本类药物可兴奋骨骼肌慢收缩纤维的 β_2 受体，引起肌震颤，好发于四肢和面颈部，可随用药时间延长而逐渐减轻或消失。③代谢紊乱：β_2 受体激动药可增加肌糖原分解，引起血中乳酸、丙酮酸升高，同时产生酮体。糖尿病患者应用时应注意，以免引起酮中毒或乳酸性酸中毒。本品能兴奋骨骼肌细胞膜上的 Na^+-K^+-ATP 酶，使 K^+ 进入细胞内而引起血钾过低，过量应用或与糖皮质激素合用时，可能引起低钾血症，必要时可补充钾盐。④耐受性：长期应用沙丁胺醇可使机体的 β 受体下调，导致部分患者疗效降低，停药 1～2 周后可恢复敏感性。沙丁胺醇可与其他类型的平喘药交替应用，以减少耐受性的产生。

其他短效 β_2 受体激动药还有特布他林(terbutaline)，其基本作用与沙丁胺醇相似，但作用强度较沙丁胺醇弱；可口服、气雾吸入给药，皮下注射给药可替代肾上腺素控制哮喘急性发作。

福莫特罗(formoterol)、沙美特罗(salmeterol)为长效选择性 β_2 受体激动药，与沙丁胺醇相比，它们的作用强而持久，一次吸入给药后作用可持续 12 h。除支气管平滑肌扩张作用外，其还有明显的抗炎作用，用于慢性哮喘与慢性阻塞性肺病的维持治疗与预防发作，不良反应与其他沙丁胺醇类药物相似。

此外，非选择性 β 受体激动药肾上腺素对 α、β 受体均有强大的激动作用，可通过激动 β_2 受体扩张支气管平滑肌，激动黏膜血管的 α 受体收缩血管，减轻黏膜充血水肿，改善肺通气功能。但因其作用广泛，可引起心动过速、心律失常、血压升高及手指震颤等不良反应，因此只适用于皮下注射以迅速缓解哮喘急性发作症状；而选择性β受体激动药异丙肾上腺素对β_1、β_2受体均有明显的激动作用，气雾吸入或注射给药主要用于控制哮喘急性症状。异丙肾上腺素有明显的心脏兴奋作用，可诱发心动过速、心律失常和心绞痛，目前已逐渐被β_2受体选择性激动药所取代。

茶碱类

茶碱(theophylline)是甲基黄嘌呤类衍生物，因难溶于水，故临床上常制成复盐使用，如氨茶碱(茶碱与乙二胺的复盐)、胆茶碱(茶碱与胆碱的复盐)等。

【体内过程】

茶碱类药物口服吸收快而完全，成人$t_{1/2}$为5～6 h，儿童约3.7 h。

【药理作用与机制】

茶碱类药物作用较广，有平喘、强心、利尿、扩张血管、兴奋中枢等作用，其平喘作用机制较复杂，主要包括以下几种：

(1)扩张支气管平滑肌。引起支气管平滑肌扩张是茶碱类药物的主要作用，该作用弱于β_2受体激动药，其机制包括：①抑制磷酸二酯酶(PDE)，使支气管平滑肌细胞内cAMP的降解减少，cAMP水平升高，舒张支气管平滑肌。但茶碱在体内的有效血药浓度范围对酶活性的抑制不明显，不足以产生明显的作用，因此茶碱类药物扩张支气管平滑肌的作用有其他机制。②促进内源性肾上腺素释放，间接引起支气管扩张。③阻断腺苷受体，减轻内源性腺苷诱发的支气管收缩作用。

(2)抗炎作用。近年来发现，长期应用小剂量茶碱类药物后，可抑制肥大细胞、巨噬细胞、嗜酸性粒细胞等炎症细胞的功能，减少呼吸道T细胞的数量，降低毛细血管的通透性，抑制支气管炎症，降低气管的反应性。

(3)增强呼吸肌(主要是膈肌)的收缩力，并促进支气管的纤毛运动。茶碱类药物可减轻因呼吸道阻塞、呼吸负荷增加造成的呼吸肌疲劳，增加膈肌的收缩力，还可促进纤毛运动而加速纤毛对痰液的清除，这些作用对慢性哮喘患者尤为重要。

【临床应用】

茶碱类药物的扩张支气管作用不及β_2受体激动药，其起效慢，一般情况下应用较少。对于β_2受体激动药不能控制的急性哮喘病例，氨茶碱静脉注射可收到令人满意的疗效。慢性哮喘患者可口服茶碱制剂防止发作，如能掌握适宜的剂量，可获得令人满意的疗效；氨茶碱还可以直肠给药，对夜间哮喘发作者可使用茶碱类的缓释制剂。本类药物还能缓解慢性阻塞性肺病以及心源性哮喘患者的喘息症状。

【不良反应】

茶碱类药物的治疗窗较窄，其不良反应的发生率与其血药浓度密切相关，当血药浓度超过20 μg/mL时易发生不良反应，包括：①胃肠反应：茶碱有较强的胃肠道刺激作用，易引起恶心、呕吐、食欲缺乏。②中枢兴奋：多见不安、失眠、易激动等症状，必要时可用镇静药对抗。③急性毒性：静脉注射茶碱类药物过快或浓度过高时，可引起心动过速、心律失常、血压骤降、谵妄、惊厥、昏迷等，甚至因呼吸、心跳停止而死亡。因此，静脉注射茶碱类药物时应充分稀释并且缓慢注射，以防止急性毒性的发生，儿童应用更应谨慎。

抗胆碱药：异丙托溴铵

异丙托溴铵(ipratropium)是阿托品的异丙基衍生物，为季铵盐，口服不吸收，采用气雾吸入给药。本品对支气管平滑肌具有较高的选择性作用，对心血管系统的作用不明显，也不影响痰液分泌和痰液的黏稠度，对伴有迷走神经功能亢进的哮喘和喘息性支气管炎患者有较好的疗效，对其他类型哮喘的疗效不如 β_2 受体激动药。异丙托溴铵一般用作 β_2 受体激动药耐受时的替代药，或与 β_2 受体激动药联合应用。本药不良反应少见，少数患者有口干、口苦感。

本类药物还有氧托溴铵(oxitropium)和异丙东莨菪碱(isopropylscopolamine)，其药理作用与异丙托溴铵相似。

二、镇咳药

咳嗽是呼吸系统疾病的主要症状，是一种保护性反射，可促进呼吸道内的痰液和异物排出，有保持呼吸道清洁与畅通的作用。因此，痰液较多、痰液黏稠的患者一般不宜应用镇咳药，以免痰液滞留造成支气管阻塞甚至窒息，但剧烈而频繁的咳嗽严重影响生活和休息，或可能引起手术创口裂开、尿失禁和晕厥等并发症时，则应谨慎使用镇咳药。对无咳出物的刺激性干咳，一般需要应用镇咳药。

镇咳药按其作用机制可分为两类：中枢性镇咳药(central antitussives)和外周性镇咳药(peripheral antitussives)。中枢性镇咳药通过抑制延髓咳嗽中枢发挥镇咳作用，又可分为成瘾性(narcotic antitussives)镇咳药和非成瘾性(non-narcotic antitussives)镇咳药；外周性镇咳药通过抑制咳嗽反射弧中的感受器、传入神经、传出神经或效应器中的任一环节而发挥镇咳作用。有些镇咳药兼有中枢和外周两种作用。

(一)中枢性镇咳药

成瘾性镇咳药：可待因

成瘾性镇咳药主要指阿片类生物碱，其中作用最强的是吗啡，但由于其严重的成瘾性、呼吸抑制等不良反应，故仅用于晚期支气管癌或主动脉瘤引起的剧烈咳嗽，或急性肺梗死、急性左心衰竭伴有的剧烈咳嗽。目前临床上仅使用可待因(codeine)等成瘾性较小的药物作为镇咳药。

【体内过程】

可待因可口服和肌内注射，生物利用度为 40%～70%，$t_{1/2}$ 为 3～4 h。

【药理作用与机制】

可待因又称甲基吗啡，属于阿片类生物碱。可待因能选择性地抑制延脑的咳嗽中枢，其镇咳作用强而迅速，疗效可靠，镇咳强度约为吗啡的 1/4；此外，可待因还有中等程度的镇痛作用，其镇痛强度为吗啡的 1/12～1/7，但强于解热镇痛药。可待因的成瘾性、呼吸抑制、便秘、耐受性等均较吗啡弱。目前在筛选镇咳药时，常用可待因作为标准镇咳药进行对比评价。

【临床应用】

临床上，可待因用于治疗各种原因引起的剧烈干咳，对胸膜炎干咳伴胸痛者尤为适用，但不宜反复应用，以免成瘾；也不宜用于痰液黏稠、痰量多者，以免影响痰液排出。

【不良反应】

可待因长期用药可产生耐受性和成瘾性。治疗量时不良反应少见，偶有恶心、呕吐、便秘及眩晕；大剂量(60 mg)可抑制呼吸中枢，并可发生烦躁不安等兴奋症状，小儿过量可引起惊厥。

非成瘾性镇咳药：右美沙芬与喷托维林

成瘾性镇咳药存在成瘾、呼吸抑制等问题，对此，近年来已研制出较多的非成瘾性中枢镇咳药，用于替代可待因等成瘾性镇咳药，其代表药物为右美沙芬和喷托维林。

右美沙芬(dextromethorphan)的镇咳作用与可待因相似或更强，无镇痛作用，亦无成瘾性和耐受性，治疗量对呼吸中枢无抑制作用，安全范围大，偶有轻度头痛、头晕、口干、便秘、恶心等不良反应。右美沙芬主要用于治疗干咳，除了单独应用外，还可用于组成多种复方制剂治疗感冒咳嗽。

喷托维林(pentoxyverine，咳必清)为人工合成的镇咳药，其镇咳作用强度约为可待因的 1/3。喷托维林通过抑制延髓咳嗽中枢镇咳，同时可轻度抑制支气管内感受器及传入神经末梢，使痉挛的支气管平滑肌松弛，降低气道阻力，因此兼有外周镇咳作用。该药物还有轻度阿托品样和局部麻醉作用，适用于各种原因引起的干咳，反复应用无成瘾性，偶有轻度头痛、头晕、口干、恶心和腹泻等不良反应。青光眼、前列腺肥大和心功能不全者慎用。

(二)外周性镇咳药

苯佐那酯(benzonatate)是外周性镇咳药，其疗效较可待因差，有较强的局部麻醉作用，可选择性地抑制肺牵张感受器，阻断迷走神经反射，抑制咳嗽冲动的传导，产生镇咳作用。该药主要用于治疗呼吸系统疾病，如支气管炎、胸膜炎等引起的咳嗽，常见不良反应有轻度嗜睡、头痛、鼻塞及眩晕等。

那可丁(noscapine，narcotine)可抑制肺牵张反射引起的咳嗽，同时有兴奋呼吸中枢的作用。该药无成瘾性，可用于治疗阵发性咳嗽，不宜用于痰多者。

二氧丙嗪(dioxopromethazine，双氧异丙嗪)兼有抗组胺、平滑肌解痉、抗炎和局麻作用,并有中枢抑制作用,临床上用于治疗咳嗽及过敏性疾病。

三、祛痰药

祛痰药(expectorants)能使痰液的黏稠度降低,排出呼吸道内的积痰,减少痰液对呼吸道黏膜的刺激,间接起到镇咳、平喘的作用,也有利于控制继发感染。祛痰药主要分为两大类:一类是痰液稀释药,其通过增加痰液中的水分含量稀释痰液,包括恶心性祛痰药和刺激性祛痰药;另一类是黏痰溶解药,其通过降低痰液的黏稠度或调节黏液成分,使痰液容易排出,包括黏痰溶解剂及黏液调节剂。

(一)痰液稀释药

恶心性祛痰药

本类药物口服后会刺激胃黏膜,通过迷走神经反射,促进支气管腺体分泌增加;同时,少量药物可分泌至呼吸道,提高管腔内渗透压,保留水分并稀释痰液。通过以上两个作用,该类药可使呼吸道液体分泌增加,使痰液稀释易于咳出。该类药的祛痰作用温和,对呼吸道急、慢性炎症效果较好。

氯化铵(ammonium chloride)是恶心性祛痰药的代表,其治疗量祛痰作用不强,大剂量可引起恶心、呕吐,过量或长期服用可造成酸中毒和高血钾,是祛痰合剂的主要成分之一,溃疡病、肝肾功能不全者慎用。此外,碘化钾(potassium iodide)和愈创木酚甘油醚(guaifenesin)也有恶心祛痰作用。

刺激性祛痰药

本类药物可刺激支气管分泌,促进痰液稀释并易于咳出,常用药物为愈创木酚甘油醚(glyceryl guaiacolate),其除了有祛痰作用外,还有较弱的抗菌防腐作用,可减轻痰液的恶臭,主要用作祛痰合剂的组成成分,不良反应有恶心、胃肠不适等。

(二)黏痰溶解药

黏痰溶解剂

痰液难于排出的主要原因是黏度过高。痰液的黏性主要来自分泌物中的黏蛋白和DNA。由气管、支气管腺体及杯状细胞分泌的酸性黏蛋白是白色黏痰的主要成分,其可由不同的化学键(二硫键、氢键等)交叉连接,构成凝胶网而增加痰液黏度。因此,破坏黏蛋白中的二硫键即可降低痰液黏度。此外,呼吸道感染时,大量炎症细胞破坏,释放出的DNA与黏蛋白结合形成网格样结构,能进一步增加痰液的黏度,形成很难排出的脓性痰。因此,降解痰液中的DNA能溶解脓性黏痰。裂解黏蛋白二硫键的药物主要有乙酰半胱氨酸(acetylcysteine)、羧甲司坦(carbocisteine)、厄多司坦(erdosteine)、美司钠(mesna)、美司坦(mecysteine),降解DNA的药物主要有脱氧核糖核酸酶(deoxyribonuclease, DNAase)。

乙酰半胱氨酸为巯基化合物，可使黏性痰液中的二硫键（—S—S—）裂解，从而降低痰液的黏稠度，使痰液容易咳出，对黏稠的脓性及非脓性痰液均有良好效果，对脓性痰中的 DNA 也有裂解作用。本品可采用雾化吸入或气管内滴入给药，也可口服，用于防治手术后咳痰困难，以及各种疾病引起的痰液黏稠和咳痰困难。本品有特殊的臭味，对呼吸道有刺激性，哮喘患者及呼吸功能不全的老年人慎用。

脱氧核糖核酸酶可使脓性痰中的 DNA 迅速水解成平均为 4 个核苷酸的片段，使原来与 DNA 结合的黏蛋白失去保护，进而产生继发性蛋白溶解，降低痰液黏度并易于咳出。本品与抗菌药合用可使抗菌药易于到达感染灶，从而充分发挥抗菌作用。雾化吸入本品 5 万～10 万单位可治疗有大量脓性痰的呼吸道感染。本品用药后可有咽部疼痛，每次雾化吸入后应立即漱口；长期应用可有变态反应（皮疹、发热等）。急性化脓性蜂窝织炎、有支气管胸腔瘘管的活动性结核病患者禁用。

黏痰调节剂

本类药物主要作用于气管、支气管的黏液产生细胞，促使其分泌黏滞性低的分泌物，使呼吸道分泌液的流变性恢复正常，痰液由黏变稀，易于咳出。

溴己新（bromhexine）能抑制呼吸道腺体和杯状细胞合成酸性黏多糖，使之分泌黏滞性较低的小分子黏蛋白，降低痰液的黏度且易于咳出，还有促进呼吸道黏膜的纤毛运动及恶心祛痰作用。本品可口服、雾化或静脉给药，口服后 1 h 起效，3～5 h 达到作用高峰，可维持 6～8 h，用于支气管炎、肺气肿、硅肺、慢性肺部炎症、支气管扩张等有白色黏痰又不易咳出者。本品偶有恶心、胃部不适等不良反应，少数患者有转氨酶升高，溃疡病患者慎用。

本类药物还有溴己新的活性代谢产物氨溴索（ambroxol）和溴凡克新（brovanexine）。氨溴索的作用强于溴己新且毒性小，口服或雾化吸入后 1 h 内起效，可维持 3～6 h；溴凡克新可使痰液中酸性黏多糖的纤维断裂，使黏痰液化，易于咳出。

（张艳）

第十二章　泌尿系统疾病学基础与药物干预

泌尿系统由肾脏、输尿管、膀胱、尿道等器官组成，其主要功能是生成和排泄尿液，清除体内的代谢废物，从而调节机体内环境稳定和水、电解质及酸碱平衡。泌尿系统疾病包括炎症性疾病（见本书第四章炎症部分）、肿瘤性疾病、先天性畸形、遗传性疾病、肾血管疾病以及泌尿道梗阻等，本章主要介绍肾功能不全和利尿药与脱水药。

第一节　肾功能不全

案例导入：患儿男性，9岁，双眼睑浮肿、血尿10天，进行性少尿8天。患儿10天前晨起发现双眼睑浮肿，尿色发红；8天前尿色变浅，但尿量进行性减少，每日为130～150 mL，化验血肌酐498.6 μmol/L（正常范围：44～133 μmol/L），曾给予扩容、补液、利尿、降压等处理，病情仍未明显缓解。患儿两个月来有咽部不适，既往曾有“气管炎、咽炎”病史。查体见体温36.9 ℃，脉搏90次/分，呼吸24次/分，血压145/80 mmHg；重病容，精神差，眼睑水肿，咽稍充血，扁桃体Ⅰ～Ⅱ度肿大，未见脓性分泌物，黏膜无出血点；心肺无异常，腹稍膨隆，肝肋下2 cm，无压痛，双下肢凹陷性水肿。实验室检查见血沉110 mm/h，血清总蛋白60.9 g/L，白蛋白35.4 g/L；血尿素氮36.7 mmol/L（正常范围：2.9～8.2 mmol/L），肌酐546.60 μmol/L，抗链球菌溶血素O为800 IU/L（正常范围：低于500 IU/L）；尿比重1.010，尿蛋白（＋＋），高倍镜下每视野红细胞10～12个，白细胞1～4个。

肾脏在机体中起着多种作用，包括血浆滤过、内源性和外源性化合物的代谢和排泄以及内分泌功能。更重要的是，肾脏是体内液体、酸碱和电解质平衡的主要调节器官，其在广泛的饮食和环境变化中维持体内平衡。

当各种病因引起肾功能严重障碍时，会出现多种代谢产物、药物和毒物在体内蓄积，水、电解质和酸碱平衡紊乱，以及肾脏内分泌功能障碍，从而出现一系列症状和体征，这种临床综合征称为肾功能不全（renal insufficiency）。肾衰竭（renal failure）是肾功能不全的晚期阶段，但在临床应用中，肾衰竭与肾功能不全往往属于同一概念而不加区别。根据病因与发病的急缓，肾功能不全又可分为急性和慢性两种。大多数急性肾功能不全是可逆的，这与慢性肾功能不全的不可逆性进展明显不同。急性或者慢性肾功能不全发展到严重阶段时，均以尿毒症为最终症状。

一、肾功能不全的基本发病环节

肾小球滤过、肾小管的重吸收与分泌以及肾内各种细胞的内分泌与生物代谢活动是肾脏发挥排泄与调节作用的基础，其中任何一个环节发生异常都可导致肾功能不全，其基本发病环节主要包括以下三个方面：

（一）肾小球滤过功能障碍

肾小球仅允许水和小分子物质自由通过，而没有血浆蛋白等大分子的丢失，表现为选择性滤过功能。如果肾小球滤过率下降和（或）肾小球滤过膜的通透性发生改变，均可导致肾小球滤过功能障碍。

1.肾小球滤过率降低

肾小球滤过率(glomerular filtration rate，GFR)是衡量肾脏滤过功能的重要指标。GFR降低主要与以下因素有关：①肾血流量减少；②肾小球有效滤过压降低；③肾小球滤过面积减少。

2.肾小球滤过膜通透性的改变

肾小球滤过膜由三层结构组成，即肾小球毛细血管内皮细胞、基底膜和肾小囊脏层上皮细胞（足细胞），其通透性大小与滤过膜的结构和电荷屏障有关。炎症、损伤和免疫复合物可破坏滤过膜的完整性或降低其负电荷而导致通透性增加，这是引起蛋白尿和血尿的重要原因。

（二）肾小管功能障碍

肾小管具有重吸收、分泌和排泄功能，对调节水、电解质和酸碱平衡，维持机体内环境的稳定起着关键作用。不同区段的肾小管功能特性各异，损伤后所表现的功能障碍也有所不同。

1.近端小管功能障碍

近端小管功能障碍可导致肾性糖尿、氨基酸尿、水钠潴留和肾小管性酸中毒等。此外，近端小管排泄功能障碍还能导致对氨马尿酸、酚红、青霉素及某些泌尿系统造影剂等在体内潴留。

2.髓袢功能障碍

当出现髓袢功能障碍时，肾髓质高渗环境受破坏，原尿浓缩障碍，可出现多尿、低渗或等渗尿。

3.远端小管和集合管功能障碍

远端小管功能障碍可导致钠、钾代谢障碍和酸碱平衡失调。远端小管和集合管在抗利尿激素的作用下，对尿液进行浓缩和稀释。若集合管功能障碍，可出现肾性尿崩症。

(三)肾脏内分泌功能障碍

肾脏可以合成、分泌、激活或降解多种激素和生物活性物质,在血压、水/电解质平衡、红细胞生成与钙磷代谢等的调节中起着重要的作用。肾脏受损可以影响其内分泌功能,并引起机体出现一系列功能代谢紊乱,如高血压、贫血和骨营养不良等。

1.肾素分泌增多

在全身平均动脉压降低、脱水、肾动脉狭窄、低钠血症、交感神经紧张性升高等情况下,均可引起肾素(renin)释放增多,激活肾素-血管紧张素-醛固酮系统(renin-angiotensin-aldosterone system,RAAS),从而提高平均动脉压和促进水钠潴留。

2.肾激肽释放酶-激肽系统功能障碍

肾脏含有激肽释放酶(kallikrein),其中90%来自皮质近曲小管细胞。激肽释放酶通过催化激肽原生成激肽(kinin)。激肽可以对抗血管紧张素的作用,扩张小动脉,使血压下降,同时还可作用于肾髓质乳头部的间质细胞,引起前列腺素(prostaglandin, PG)释放。如果肾激肽释放酶-激肽系统(renal kallikrein kinin system, RKKS)发生障碍,则易促进高血压的发生。

3.前列腺素合成不足

肾髓质间质细胞和髓质集合管上皮细胞合成的前列腺素主要有PGE_2、PGI_2和PGF_2。PGE_2和PGI_2促使血管扩张,降低外周阻力,降低平滑肌对缩血管物质的反应性,并且促进水钠排泄,因此具有强大的降压作用。肾脏出现功能障碍或受损时,可使前列腺素合成不足,这可能是肾性高血压的另一个重要发病环节。

4.促红细胞生成素合成减少

促红细胞生成素(erythropoietin, EPO)是由近球细胞、肾小球上皮细胞或肾髓质产生的一种多肽类激素。EPO能促进红系祖细胞的增殖与分化,并促进骨髓内网织红细胞释放入血,使红细胞生成增多。慢性肾病患者由于肾组织进行性破坏,EPO生成明显减少,导致红细胞生成减少,进而可出现肾性贫血。

5.1,25-二羟基维生素D_3减少

肾脏是体内唯一能生成1,25-二羟基维生素D_3[1,25-dihydroxycholecalciferol,1,25-$(OH)_2D_3$]的器官。1,25-$(OH)_2D_3$具有促进小肠对钙、磷的吸收,动员骨钙和使骨盐沉积的作用,是骨更新、重建的重要调节因素。肾脏发生器质性损害时,由于1α-羟化酶生成障碍,可使1,25-$(OH)_2D_3$生成减少,从而诱发肾性骨营养不良。

二、急性肾衰竭

急性肾衰竭(acute renal failure,ARF)是指各种原因引起的双肾泌尿功能在短期内急剧障碍,导致代谢产物在体内迅速积聚,水、电解质和酸碱平衡紊乱,出现氮质血症、高钾血症和代谢性酸中毒,并由此发生机体内环境严重紊乱的临床综合征。ARF是临床上较为常见的一种急危重症,病情凶险,但若能及时诊断、治疗,则大多数ARF患者的肾脏功能可以恢复正常。

尽管 ARF 概念明确，但缺乏统一的诊断标准。2005 年，国际肾脏病学界和急救医学界提出了“急性肾损伤”(acute kidney injury，AKI)的概念，并建议将 ARF 更名为 AKI。AKI 是指多种病因引起的肾功能快速下降而出现的临床综合征。与 ARF 相比，AKI 的提出更强调对这一综合征进行早期诊断、早期治疗的重要性。

(一)病因和分类

急性肾衰竭的病因有很多，一般根据发病环节，可将其分为肾前性、肾性和肾后性三大类。但如果肾前性或肾后性急性肾衰竭比较严重或者持续较久，则均可转为肾性急性肾衰竭。

1.肾前性急性肾衰竭

肾前性急性肾衰竭(prerenal failure)是指肾脏血液灌流量急剧减少所致的急性肾衰竭。肾前性急性肾衰竭具有可逆性，因为肾组织并无病变，一旦肾灌注及时恢复，肾功能可迅速恢复，因此这种肾衰竭也称为功能性肾衰竭，常见于各型休克早期，其具体机制如图 12-1-1 所示。

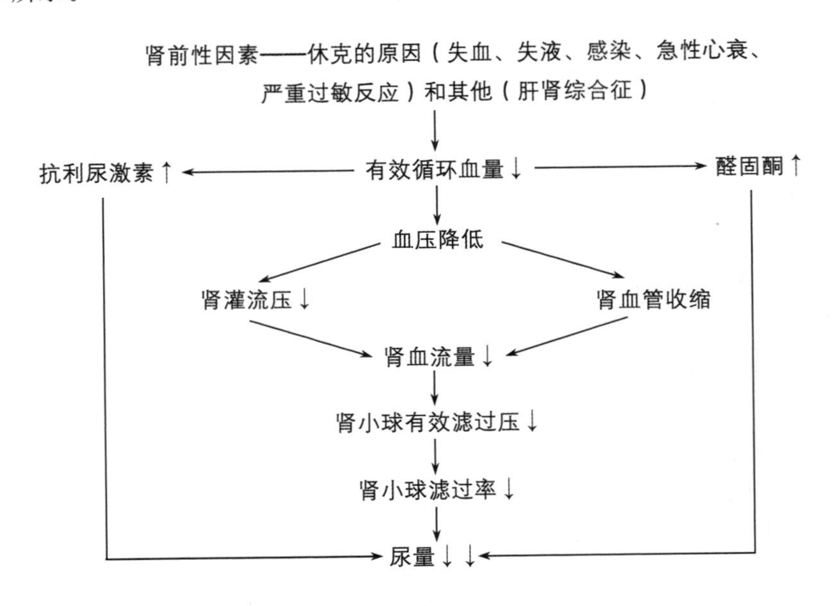

图 12-1-1 肾前性急性肾衰竭的发生机制

2.肾性急性肾衰竭

肾性急性肾衰竭(intrarenal failure)是由于各种原因引起肾实质病变而产生的急性肾衰竭，又称器质性肾衰竭(parenchymal renal failure)，为急性肾衰竭的常见类型，是临床上常见的危重病变，其主要病因可概括为：

(1)急性肾小管坏死：急性肾小管坏死(acute tubular necrosis，ATN)是引起肾性 ARF 的最常见、最重要原因。导致 ATN 的因素主要包括肾缺血、再灌注损伤以及肾中毒。在许多病理条件下，肾缺血与肾中毒常同时或相继发生作用。例如，肾中毒可引起局部血管痉挛而致肾缺血；反之，肾缺血时也常伴有毒性代谢产物在体内蓄积。

(2)肾小球、肾间质和肾血管疾病：可见于急性肾小球肾炎、狼疮性肾炎和过敏性紫癜性肾炎等引起的肾小球损伤；急性间质性肾炎、药物过敏等导致的肾间质损伤；肾小球毛细血管血栓形成等微血管疾病，以及肾动脉狭窄等大血管病变。

扩展阅读

引起肾中毒的毒物有很多，可将其概括为外源性肾毒物和内源性肾毒物两类。常见的外源性肾毒物包括：①药物，如氨基糖苷类抗生素、四环素类和两性霉素B等，静脉注射或口服X射线造影剂也可直接损伤肾小管；②有机溶剂，如四氯化碳、乙二醇和甲醇等；③重金属，如汞、铅等化合物；④生物毒素，如生鱼胆、蛇毒、蜂毒等。内源性肾毒物主要包括血红蛋白、肌红蛋白和尿酸等。如输血时血型不合或疟疾等引起的溶血，挤压综合征等严重创伤引起的横纹肌溶解症，过度运动、中暑等引起的非创伤性横纹肌溶解症等可从红细胞和肌肉中分别释出血红蛋白和肌红蛋白，经肾小球滤过而形成肾小管色素管型，堵塞并损害肾小管，引起ATN。

3.肾后性急性肾衰竭

由肾以下尿路(从肾盏到尿道口)梗阻引起的肾功能急剧下降称为肾后性急性肾衰竭(postrenal failure)，常见于双侧输尿管结石、盆腔肿瘤和前列腺肥大等引起的尿路梗阻。肾后性ARF早期并无肾实质损害，如及时解除梗阻，肾的泌尿功能可迅速恢复，其具体机制如图12-1-2所示。

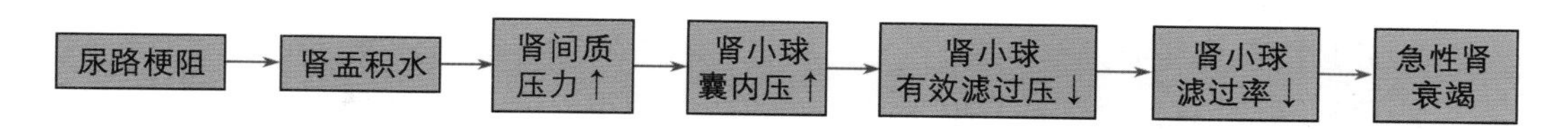

图12-1-2 肾后性急性肾衰竭的发生机制

(二)发病机制

急性肾衰竭的发病机制十分复杂，至今尚未完全阐明。不同原因所致ARF的机制不尽相同，但其中心环节均为GFR降低。肾前性及肾后性ARF时GFR降低的机制已如前述，下面主要围绕ATN引起的少尿型ARF的发病机制进行论述。

1.肾血管及血流动力学异常

虽然发生ATN时，细胞损伤以肾小管上皮细胞为主，但引起肾功能障碍和内环境持续紊乱的中心环节仍是GFR降低。肾血管及血流动力学的异常是ARF初期GFR降低和少尿的主要机制。

(1)肾灌注压降低：当系统动脉血压低于80 mmHg，有效循环血量减少的程度超过肾脏自身调节的范围时，肾脏血液灌流量即明显减少，GFR降低。

(2)肾血管收缩：肾皮质血管收缩的机制主要与以下因素有关：①交感-肾上腺髓质

系统兴奋：皮质肾单位分布在肾皮质外1/3，其入球小动脉对儿茶酚胺敏感，因而皮质呈缺血样改变。②RAS系统激活：因肾皮质中的肾素含量丰富，故RAS系统激活，致使肾皮质缺血更甚。③肾内收缩因子（如内皮素，endothelin，ET）及舒张因子（如一氧化氮，nitric oxide，NO）释放失衡，这种失衡可加强肾血管的持续收缩，使GFR降低。

（3）肾毛细血管内皮细胞肿胀：肾毛细血管内皮细胞肿胀主要与细胞内钠、水潴留和细胞内Ca^{2+}超载有关。肾细胞水肿，特别是肾毛细血管内皮细胞肿胀可使血管管腔变窄，血流阻力增加，肾血流量减少。

（4）肾血管内凝血：急性肾衰竭患者的血液黏度升高，血和尿中纤维蛋白降解产物（fibrin degradation product，FDP）增多，部分患者的肾小球毛细血管内有纤维蛋白和血小板沉积。

2.肾小管损伤

ATN时，肾小管细胞可因缺血、缺血后再灌流、毒物以及缺血与中毒共同作用引起损伤。虽然在初始阶段，不同病因引起的细胞代谢和功能改变各有不同，但最终引起的细胞功能改变和组织结构的损伤类似，表现为肾小管细胞的重吸收与分泌功能紊乱，以及肾小管细胞的坏死性损伤（necrotic lesion）和凋亡性损伤（apoptotic lesion）。肾小管细胞的严重损伤和坏死脱落可导致肾小管阻塞、原尿返漏和管-球反馈（tubuloglomerular feedback，TGF）机制失调。

（1）肾小管阻塞：肾缺血、肾中毒引起肾小管坏死时的细胞脱落碎片，异型输血时的血红蛋白，挤压综合征时的肌红蛋白，均可在肾小管内形成各种管型，阻塞肾小管管腔，使原尿不易通过，引起少尿。同时，由于管腔内压升高，使肾小球囊内压增加，有效滤过压降低，导致GFR减少。目前认为，在某些急性肾衰竭的持续少尿中，肾小管阻塞可能是导致GFR降低的重要因素。

（2）原尿返漏：在持续肾缺血和肾毒物作用下，肾小管上皮细胞发生变性、坏死、脱落，原尿通过受损肾小管壁处返漏入周围肾间质，除直接造成尿量减少外，还可引起肾间质水肿，压迫肾小管，造成囊内压升高，使GFR减少，出现少尿。

（3）管-球反馈机制失调：管-球反馈是在肾单位水平上的自身调节，即当肾小管液中的溶质浓度和流量改变时，其信号通过致密斑和肾小球旁器感受、放大和传递，从而改变肾小球的灌流和GFR，达到平衡。肾缺血或肾中毒对肾小管各段损伤的程度不同，近曲小管和髓袢更容易受到损害，因而对Na^{+}和Cl^{-}的重吸收减少，使远曲小管内液中的Na^{+}和Cl^{-}浓度升高，刺激远曲小管起始部的致密斑，从而引起肾小球旁器分泌肾素，促进AngⅡ生成并收缩入球小动脉及出球小动脉，使GFR降低。

3.肾小球滤过系数降低

肾缺血和肾中毒时，肾小球滤过系数降低，这也是导致GFR降低的机制之一。肾小球滤过系数的降低与肾小球毛细血管内皮细胞肿胀、足细胞足突结构变化、滤过膜上的窗孔大小及密度减少有关。此外，肾缺血或肾中毒可促进许多内源性及外源性的活性因子释放，如AngⅡ和血栓素A_2（thromboxane A_2，TXA_2）等可引起肾小球系膜细胞收缩，从而引起肾小球滤过面积减少，降低肾小球滤过系数。

总之，肾缺血和肾中毒等因素导致的肾血管及血流动力学改变、肾小管损伤和肾小球滤过系数降低，是 ATN 引起的少尿型急性肾衰竭的主要发病机制。

（三）发病过程及功能代谢变化

急性肾衰竭按其发病时尿量是否减少，可分为少尿型 ARF 和非少尿型 ARF。少尿型 ARF 的发病过程包括少尿期、移行期、多尿期和恢复期四个阶段。

1.少尿期

少尿期为病情最危重的阶段，可持续数天至数周，持续愈久，预后愈差。此期不仅尿量显著减少，而且还伴有严重的内环境紊乱，常有以下主要的功能代谢变化：

（1）尿量及尿液成分的变化：发病后尿量迅速减少而出现少尿（低于 400 mL/d）或无尿（低于 100 mL/d），尿比重低，常固定于 1.010～1.015，尿钠高，还可出现血尿、蛋白尿、管型尿等。功能性 ARF 肾小管功能未受损，而 ATN 所致的器质性 ARF 有严重的肾小管功能障碍。因此，功能性急性肾衰竭和由 ATN 引起的肾性急性肾衰竭虽然都有少尿，但尿液成分却有本质上的差异，这是临床鉴别诊断的重要依据（见表 12-1-1）。

表 12-1-1　功能性肾衰竭与器质性肾衰竭的主要区别

	功能性肾衰竭	器质性肾衰竭
尿比重	＞1.020	＜1.015
尿渗透压/（mmol/L）	＞500	＜350
尿钠/（mmol/L）	＜20	＞40
尿肌酐/血肌酐/（Ucr/Scr）	＞40	＜20
尿沉渣镜检	基本正常	可见坏死脱落的上皮细胞、红细胞、白细胞、各种管型
尿蛋白	—	＋～＋＋＋＋
甘露醇试验	尿量增加	尿量不增加

（2）水中毒：急性肾衰竭时，主要由于尿量减少，体内分解代谢加强以致内生水增多，因治疗不当输入葡萄糖溶液过多等原因而引起水中毒。发生水中毒时，除可出现全身软组织水肿以外，水分还可向细胞内转移而引起细胞内水肿。严重时可发生脑水肿、肺水肿和心力衰竭，为 ARF 的常见死因之一。

（3）高钾血症：高钾血症是 ARF 患者的最危险变化，常为少尿期致死原因。其主要发生原因包括：①尿量减少使钾随尿排出减少；②组织损伤和分解代谢增强，使钾大量释放到细胞外液中；③酸中毒时，细胞内钾离子外逸；④输入库存血或食入含钾量高的食物或药物等。

（4）代谢性酸中毒：ARF 引起的代谢性酸中毒具有进行性、不易纠正的特点。其发生原因包括：①GFR 降低，使酸性代谢产物在体内蓄积；②肾小管分泌 H^+ 和 NH_4^+ 的能力降低，使 $NaHCO_3$ 重吸收减少；③分解代谢增强，固定酸产生增多。

(5)氮质血症:血中尿素、肌酐、尿酸等非蛋白氮(non-protein nitrogen,NPN)含量显著升高称为氮质血症(azotemia)。正常人血中尿素氮含量为2.9~8.2 mmol/L,肌酐为44~133 μmol/L。氮质血症的发生主要是由于肾脏排泄功能障碍和体内蛋白质分解增加(如感染、中毒、组织严重创伤等)所致。

2.移行期

当尿量增加到每日大于400 mL时,标志着患者已度过危险的少尿期,进入移行期,提示肾小管上皮细胞已开始修复再生,是肾功能开始好转的信号。在移行期,肾功能尚处于刚开始修复的阶段,氮质血症、高钾血症和酸中毒等内环境紊乱还不能立即改善。

3.多尿期

在多尿期,患者的每日尿量可达3000 mL或更多。多尿期产生多尿的机制是:①肾血流量和肾小球滤过功能逐步恢复正常;②肾小管上皮细胞开始再生修复,但是新生的肾小管上皮细胞功能尚不成熟,钠、水重吸收功能仍低下;③肾间质水肿消退,肾小管内管型被冲走,阻塞解除;④少尿期潴留在血中的尿素等代谢产物经肾小球大量滤出,产生渗透性利尿。

多尿期早期阶段,血中尿素氮等仍明显升高,此后随着尿量继续增加,尿素氮等水平逐渐趋于正常。此外,由于尿量明显增加,水和电解质大量排出,因此患者易发生脱水、低钾血症和低钠血症。多尿期持续1~2周后,可进入恢复期。

4.恢复期

多尿期过后,肾功能已显著改善,尿量逐渐恢复正常,血尿素氮和血肌酐基本恢复到正常水平,水、电解质和酸碱平衡紊乱得到纠正。此时,坏死的肾小管上皮细胞已被再生的肾小管上皮细胞所取代,但肾小管的功能需要数月甚至更长时间才能完全恢复。

ATN引起的ARF病情虽然严重,但只要处理得当,多数患者的肾功能可望逐渐恢复正常。少数患者由于肾小管上皮细胞和基底膜破坏严重,可出现肾组织纤维化而转变为慢性肾衰竭。

非少尿型ARF是指患者在进行性氮质血症期内,每日尿量持续在400 mL以上,甚至可达1000~2000 mL。少尿型与非少尿型ARF可以相互转化,少尿型ARF经利尿或脱水治疗有可能转化为非少尿型ARF;而非少尿型ARF如果因忽视而漏诊或治疗不当,也可转变为少尿型ARF,提示预后不良。

(四)急性肾衰竭的防治原则

急性肾衰竭的防治原则包括:①积极治疗原发病或控制致病因素;②纠正内环境紊乱,包括纠正水和电解质紊乱,处理高钾血症,纠正代谢性酸中毒,控制氮质血症和透析治疗等措施;③抗感染和营养支持;④针对发生机制用药,如使用自由基清除剂、RAAS阻断剂、钙通道阻滞药、能量合剂、膜稳定剂等。

三、慢性肾衰竭

各种慢性肾脏疾病引起肾单位慢性进行性、不可逆性破坏,以致残存的肾单位不足以充分排出代谢废物和维持内环境稳定，导致代谢产物在体内积聚，水、电解质和酸碱平衡紊乱，以及肾内分泌功能障碍，并伴有一系列临床症状的病理过程，称为慢性肾衰竭(chronic renal failure，CRF)。CRF是各种慢性肾脏疾病持续进展的共同结局，其发展呈渐进性，病程迁延，病情复杂，常以尿毒症为结局而导致患者死亡。

(一)病因

凡能引起肾实质慢性破坏的疾病，均能导致慢性肾衰竭，按其解剖部位可分为：①肾小球疾病，见于慢性肾小球肾炎、糖尿病肾病、系统性红斑狼疮等；②肾小管间质疾病，见于慢性肾盂肾炎、尿酸性肾病、肾结核等；③肾血管疾病，见于高血压性肾小动脉硬化、结节性多动脉炎等；④尿路慢性梗阻，见于肿瘤、前列腺肥大、尿路结石等。

在我国，慢性肾小球肾炎是引起慢性肾衰竭的最常见原因；而在西方发达国家，糖尿病肾病是引起慢性肾衰竭的首要原因，其次是高血压性肾损害，这两种病因在我国亦呈上升趋势。

(二)发病机制

CRF的发病机制复杂。目前认为，CRF进行性发展有多种病理生理过程参与，这一系列过程的相互作用及共同发展导致肾单位不断损伤，肾功能进行性减退，最终发展为终末期肾衰竭。

1.原发病的作用

各种慢性肾脏疾病和继发于全身性疾病的肾损害导致肾单位破坏并使其功能丧失的机制不尽相同，有些疾病以损伤肾小球为主，有些疾病则以损伤肾小管及破坏肾间质为主。

2.继发性进行性肾小球硬化

目前认为，继发性进行性肾小球硬化是导致继发性肾单位功能丧失的重要因素，其发生主要与以下机制有关：

(1)健存肾单位血流动力学的改变：1960年，布里克(N. S. Bricker)提出了“健存肾单位假说”(intact nephron hypothesis)，认为各种损害肾脏的因素持续不断地作用于肾脏，造成病变严重部分的肾单位功能丧失，而另一部分损伤较轻或未受损伤的残存或健存肾单位加倍工作以进行代偿，从而适应机体的需要。当代偿不足以完成肾脏的排泄和调节等功能时，机体则表现出水、电解质紊乱及酸碱失衡等CRF的症状。因此，健存肾单位的多少，是决定CRF发展的重要因素。

(2)肾小球过度滤过假说：20世纪80年代初，勃伦纳(B. Brenner)等对健存肾单位假说进行了修正，提出了“肾小球过度滤过假说”(glomerular hyperfiltration hypothesis)，亦称“三高学说”。该学说认为，部分肾单位被破坏后，健存肾单位血流动力学发生改变，单个健存肾单位的血流量和血管内流体静压升高，使GFR相应升高，形成肾小球高压力、高灌注和高滤过的“三高”状态。健存肾单位的过度灌注和过度滤过导致肾小球纤维化和硬化，进一步破坏健存肾单位，导致继发性肾单位丧失，从而促进肾衰竭的发生。肾小球过度滤过是CRF发展至尿毒症的重要原因之一。

(3)矫枉失衡(trade-off)学说:矫枉失衡学说的中心论点是机体肾小球滤过率降低的适应过程中发生了新的失衡,这种失衡使机体进一步受到损害。当肾损害引起肾单位进行性减少时,为了排出体内过多的溶质(如血磷过高),机体可通过分泌某些体液因子(如 PTH)来影响肾小管上皮细胞的转运功能,减少对滤液中磷的重吸收,以增加磷的排泄,使血磷水平趋向正常。显然,这种适应性反应的目的是稳定内环境,起到"矫正"的作用,但这些体液因子(如 PTH)除影响肾小管功能外,长期超量也可影响机体其他系统的功能,如除由于溶骨活动增强而引起肾性骨营养不良外,软组织坏死、皮肤瘙痒与神经传导障碍等也会相继发生,从而使内环境进一步紊乱,出现失衡。

(4)系膜细胞增殖和细胞外基质产生增多:系膜细胞增殖及细胞外基质增多和聚集是肾小球硬化机制的关键。体内外多种物质(包括内毒素、免疫复合物等)均可导致肾小球系膜细胞增殖和释放多种细胞因子,使细胞外基质产生增加并沉积,从而发生肾小球纤维化和硬化。当各种原发性病理损伤使部分肾小球受损,功能性肾单位减少时,可引起肾小球发生一系列代偿性改变,包括系膜细胞增殖及细胞外基质合成代谢加强等。这种肾小球系膜细胞代偿性增殖及细胞外基质增加又会造成另一部分肾小球损害,使功能性肾单位进一步减少以及残存的功能性肾小球进一步代偿,形成恶性循环,最终导致肾小球硬化的肾脏病理改变。

3.肾小管-间质损伤

肾小管-间质的病变程度是反映肾功能下降程度和判断其预后的决定性因素。肾小管-间质损伤的主要病理变化为肾小管肥大或萎缩,肾小管腔内细胞显著增生、堆积,堵塞管腔,间质炎症与纤维化。肾小管-间质损伤是多种病理因素综合作用的结果,其机制主要包括慢性炎症、慢性缺氧和肾小管高代谢。

总之,原发病的作用、继发性进行性肾小球硬化和肾小管-间质损伤是导致 CRF 患者有功能的肾单位不断减少、肾功能丧失的主要机制。另外,还有许多因素可加重 CRF 的进展,主要包括蛋白尿、高血压、高脂血症,其他如尿毒症毒素、营养不良和高血糖等因素也与 CRF 的进展有关。

(三)功能代谢变化

1.尿的变化

(1)尿量的改变:CRF 的早期和中期患者主要表现为夜尿和多尿,晚期发展成为少尿。

(2)尿渗透压的变化:CRF 早期,肾浓缩功能减退而稀释功能正常,患者出现低比重尿或低渗尿(hyposthenuria)。CRF 晚期,肾浓缩功能和稀释功能均丧失,以致尿比重常固定在 1.008~1.012,尿渗透压为 260~300 mmol/L,因此值接近于血浆晶体渗透压,故称为等渗尿(isosthenuria)。

(3)尿成分的变化:CRF 时可出现蛋白尿、血尿和管型尿。

2.氮质血症

CRF 时,由于肾小球滤过功能降低,导致含氮的代谢终产物在体内蓄积,进而引起血中 NPN 含量升高，即出现氮质血症，其中最常见的 NPN 包括血浆尿素氮、血浆肌酐以及血浆尿酸氮。

3.水、电解质和酸碱平衡紊乱

(1)水钠代谢障碍：CRF 时，由于健存肾单位的减少以及肾浓缩与稀释功能障碍，导致肾脏对水代谢的调节适应能力减退。此时，如果水负荷突然发生变化，则易引起水代谢紊乱，具体表现为两个方面：①在摄水不足或由于某些原因丢失水过多时，由于肾对尿的浓缩功能出现障碍，易引起血容量降低和脱水等；②当摄水过多时，由于肾稀释能力障碍，又可导致水潴留、水肿和水中毒等。

水代谢紊乱可引起血钠过高或过低，而钠代谢异常也常合并水代谢障碍。随着 CRF 的进展，有功能的肾单位进一步破坏，肾储钠能力降低。如果钠的摄入不足以补充肾丢失的钠，即可导致机体钠总量的减少和低钠血症。CRF 晚期，肾已丧失调节钠代谢的能力，患者常因尿钠排出减少而致血钠升高。如摄钠过多，则极易导致钠、水潴留，水肿和高血压。

(2)钾代谢障碍：CRF 时，机体对钾代谢平衡的调节适应能力减弱，在内源性或外源性钾负荷剧烈变化的情况下可出现钾代谢失衡。低钾血症见于：①因厌食而摄钾不足；②呕吐、腹泻使钾丢失过多；③长期应用排钾利尿剂，使尿钾排出增多。晚期患者可发生高钾血症，其机制为：①晚期患者因尿量减少而排钾减少；②长期应用保钾类利尿剂；③酸中毒；④感染等使分解代谢增强；⑤溶血；⑥含钾饮食或药物摄入过多。

(3)镁代谢障碍：CRF 晚期，由于尿量减少，镁排出可发生障碍，引起高镁血症。若同时用硫酸镁降低血压或导泻，则更易造成严重的血镁升高。当血清镁浓度超过 3 mmol/L时，可导致反射消失、呼吸麻痹、神志昏迷和心跳停止等严重症状。

(4)钙磷代谢障碍：慢性肾衰竭往往伴有高磷血症和低钙血症。正常情况下，人体有60%～80%的磷通过肾脏随尿液排出。在 CRF 早期，尽管 GFR 降低可引起血磷浓度上升，但为维持钙磷乘积不变，血中游离 Ca^{2+} 减少，进而刺激甲状旁腺分泌 PTH，后者可抑制肾小管对磷的重吸收，使尿磷排出增多，从而维持血磷浓度在正常范围内。发展到 CRF 晚期，由于 GFR 极度下降(低于 30 mL/min)，继发性增多的 PTH 已不能使聚集在体内的磷充分排出，血磷水平将明显升高。同时，PTH 的持续增加又可增强溶骨活动，促使骨磷释放增多，从而形成恶性循环，导致血磷水平不断上升。而为了维持血液中钙磷乘积不变，在 CRF 出现高磷血症时，必然会导致血钙浓度降低。此外，血磷升高时，肠道磷酸根分泌增多，磷酸根可在肠内与食物中的钙结合形成难溶解的磷酸钙，从而妨碍肠对钙的吸收；CRF 时肾毒物可损伤肠道，也会影响肠道内钙、磷的吸收；由于肾实质破坏，1,25-$(OH)_2D_3$生成不足，肠钙吸收也会减少。

(5)代谢性酸中毒：CRF 发生代谢性酸中毒的机制主要与 GFR 降低、肾小管排 NH_4^+ 减少以及肾小管重吸收 HCO_3^- 减少等因素有关。

4.肾性骨营养不良

肾性骨营养不良(renal osteodystrophy)又称肾性骨病，是指 CRF 时，由于钙、磷及维生素D代谢障碍，继发性甲状旁腺功能亢进，酸中毒和铝积聚等所引起的骨病，包括儿童的肾性佝偻病和成人的骨质软化、纤维性骨炎、骨质疏松及骨囊性纤维化等。

5.肾性高血压

由肾实质病变引起的高血压称为肾性高血压(renal hypertension)，为继发性高血压中最常见的一种类型。CRF患者伴发高血压的机制主要包括：①水钠潴留使血容量增多，引起心排血量增加；②肾素-血管紧张素系统激活，血管紧张素Ⅱ可直接引起小动脉收缩和外周阻力增加，又能促进醛固酮分泌，导致水钠潴留，并可兴奋交感-肾上腺髓质系统，引起儿茶酚胺释放和分泌增多；③肾合成PGE_2、PGI_2等扩血管物质减少，引起血管收缩，进一步提高了外周阻力。

6.出血倾向

CRF患者常伴有出血倾向，表现为皮下瘀斑和黏膜出血，如鼻出血、胃肠道出血等，这主要是由于体内蓄积的毒性物质(如尿素、胍类、酚类化合物等)抑制血小板的功能所致。血小板功能障碍可表现为：①凝血因子Ⅲ(磷脂，是凝血因子Ⅸ、凝血因子Ⅹ和凝血酶原的活化场所)的释放受到抑制，因而凝血酶原激活物生成减少；②血小板的黏着和聚集功能减弱，因而出血时间延长。

7.肾性贫血

CRF患者大多伴有贫血，且贫血程度往往与肾功能损害程度一致。肾性贫血(renal anemia)的发生机制与以下因素有关：①促红细胞生成素生成减少，骨髓红细胞生成减少；②体内蓄积的毒性物质(如甲基胍)对骨髓造血功能的抑制；③毒性物质抑制血小板功能所致的出血；④毒性物质使红细胞破坏增加，引起溶血；⑤肾毒物可引起肠道对铁和叶酸等造血原料的吸收减少或利用出现障碍。

(四)慢性肾衰竭的防治原则

CRF的防治原则包括治疗原发病，消除加重肾损伤的因素，饮食控制与营养治疗，透析治疗。

四、终末期肾病

扩展阅读

1840年，皮洛里(P. A. Piorry)和伊赫利特尔(D. I'Heritier)提出了“尿毒症”的概念，又称“尿毒血症”，其最初的含义就是“尿(的毒素)留在血液里”(urine in blood)或“血液被尿液污染”(contaminating the blood with urine)。有学者形象地将尿毒症称作“集各系统症状于一身的综合征”。尿毒症患者需靠透析或肾移植来维持生命，其发生率正在逐年增多。

终末期肾病(end-stage renal disease,ESRD)又称尿毒症(uremia),是指慢性肾病的末期,是各种肾脏疾病发展的最严重阶段。在此期,由于肾单位大量破坏,导致代谢终末产物和毒性物质在体内大量潴留,并伴有水、电解质和酸碱平衡的严重紊乱,以及某些内分泌功能的失调,从而引起一系列自体中毒症状的综合征。

(一)发病机制

尿毒症的发病机制非常复杂,目前认为可能是毒性物质在体内蓄积,水、电解质和酸碱平衡紊乱及某些内分泌功能障碍等多因素综合作用的结果,其中毒性物质蓄积在尿毒症的发病中起着重要作用。比较公认的尿毒症毒素包括甲状旁腺激素、胍类化合物、尿素、多胺和中分子量物质(middle molecular substance,MMS)等。

(二)功能代谢变化

尿毒症期,除水、电解质、酸碱平衡紊乱,贫血、出血倾向,高血压等进一步加重外,患者还可出现各器官系统功能及代谢障碍所引起的临床表现。

1.神经系统

尿毒症患者主要表现为中枢神经系统功能障碍和周围神经病变两种形式。

2.消化系统

消化系统的症状是尿毒症患者最早出现和最突出的症状。早期可表现为厌食,后期可出现恶心、呕吐、腹泻、口腔黏膜溃疡以及消化道出血等症状。

3.心血管系统

尿毒症患者主要表现为充血性心力衰竭和心律失常,晚期可出现尿毒症心包炎。

4.呼吸系统

尿毒症时伴有的酸中毒可引起呼吸加深加快,严重时可出现酸中毒固有的深大呼吸(Kussmaul 呼吸)甚至潮式呼吸。由于尿素经唾液酶分解生成氨,故呼出气可有氨味。肺部并发症包括肺水肿、纤维素性胸膜炎或肺钙化等病变。

5.免疫系统

尿毒症患者极易发生感染,并常以感染为其主要死因之一,这可能是患者免疫功能低下之故。

6.皮肤变化

尿毒症患者常出现皮肤瘙痒、干燥、脱屑和色素沉着等,其中瘙痒可能与毒性物质刺激皮肤感觉神经末梢及继发性甲状旁腺功能亢进所致的皮肤钙沉积有关。患者体内的尿素随汗液排出,在汗腺开口处形成的细小白色结晶称为尿素霜(urea cream)。

7.物质代谢紊乱

尿毒症患者常表现出三大物质代谢紊乱,包括:①糖代谢紊乱:约半数病例伴有葡萄糖耐量降低。②蛋白质代谢紊乱:患者常出现消瘦、恶病质、低蛋白血症等负氮平衡的体征。③脂肪代谢紊乱:患者血中三酰甘油含量升高,出现高脂血症。

(三)尿毒症的防治原则

尿毒症的防治原则是积极治疗原发病,去除加重肾损伤的各种因素,维持内环境稳定;比较有效的方法是透析疗法和肾移植。

（郭晓笋）

第二节　泌尿系统药物

案例导入:患者男性,68 岁。3 年前开始出现劳动后心悸、气短,近半年来发作较前频繁,除常心慌、气促外,还有咳嗽,胃纳差,下肢水肿,有时痰中带血。近日患者症状明显加重,稍动即喘,呼吸困难,不能平卧,少尿。查体发现颈静脉怒张,肝触于肋下 4 cm,双下肢呈凹陷性水肿(++),心率 97 次/分,心尖部闻及Ⅱ级收缩期杂音和中度舒张期杂音,口唇轻度发绀。诊断为充血性心力衰竭,医生诊治医嘱中除应用 ACEI、β 受体阻断剂、地高辛外,还需联用利尿剂。

一、利尿药作用的生理学基础

肾脏的排泄功能是维持机体新陈代谢稳定的重要基础。经肾脏排泄的物质包括有机离子(有机酸和有机碱)、无机离子(电解质)和水等,因此肾脏的排泄功能在保持机体水、电解质和酸碱平衡及排出代谢产物的过程中起着非常重要的作用。

(一)无机离子的排泄

细胞与胞外环境经常进行物质交换,其中溶质(大部分为无机离子)在细胞内外有浓度差,通过不同的机制进行跨膜转运。肾脏排泄无机离子是通过以下七种方式完成的:

1.对流扩散

溶于水中的离子借助水流进出细胞的过程称为对流扩散。

2.简单扩散

简单扩散是脂溶性物质进出细胞的主要方式。

3.通道介导的扩散

通道介导的扩散是指离子通过蛋白构成的通道(channel,又称“孔道”),顺电化学梯度进出细胞,通道开关受电压、化学物质和机械力等因素的门控。在肾脏排泄尿液的过程中,有 K^+、Na^+、Cl^- 等离子通道发挥重要作用。

4.载体介导的扩散

载体介导的扩散(carrier-mediated transport)又称“易化扩散”(facilitated diffusion),是指离子在载体蛋白的帮助下,顺膜内外的电化学梯度进行转运。

5.主动转运

主动转运(active transport)是一种由 ATP 介导的转运(ATP-mediated transport),

其以 ATP 水解提供能量，离子逆膜内外的电化学梯度进行转运。主动转运是一种原发性转运(primary transport)，离子浓度梯度形成的势能是其他离子转运的动力来源。在肾脏排泄的过程中，肾小管基膜的 Na^+-K^+-ATP 酶(Na^+ 泵)为最主要的原发性主动转运形式，可为继发性主动转运(secondary active transport，即同向或反向转运)提供动力。此外，还有 Ca^{2+}-ATP 酶和 H^+-ATP 酶等。

6.同向转运

同向转运(symport，cotransport)属于继发性主动转运，其在主动转运一种离子的同时，带动另一种离子作同方向的转运。具体来说，是在进行原发性主动转运的同时，带不同电荷的离子可通过同向转运体(symporter，cotransporter)作相同方向的运动，倾向于达到保持膜两侧电势差的平衡。在肾脏排泄尿液的过程中，主要有两种同向转运体，即 Na^+-K^+-$2Cl^-$ 同向转运体(袢利尿药的作用靶点)和 Na^+-Cl^- 同向转运体(噻嗪类利尿药的作用靶点)。

7.反向转运

反向转运(antiport，countertransport)亦属于继发性主动转运，其在主动转运一种离子的同时，带动另一种离子作反方向转运。具体来说，是带相同电荷的离子可通过反向转运体(antiporter，countertransporter)进行相反方向的转运，如 Na^+-H^+ 交换体、Ca^{2+}-Na^+ 交换体。近曲小管的碳酸酐酶可催化 CO_2 和水结合成 H_2CO_3，并解离成 H^+ 和 HCO_3^-，以 Na^+-H^+ 交换的方式重吸收 Na^+。

各种不同的转运方式如图 12-2-1 所示。

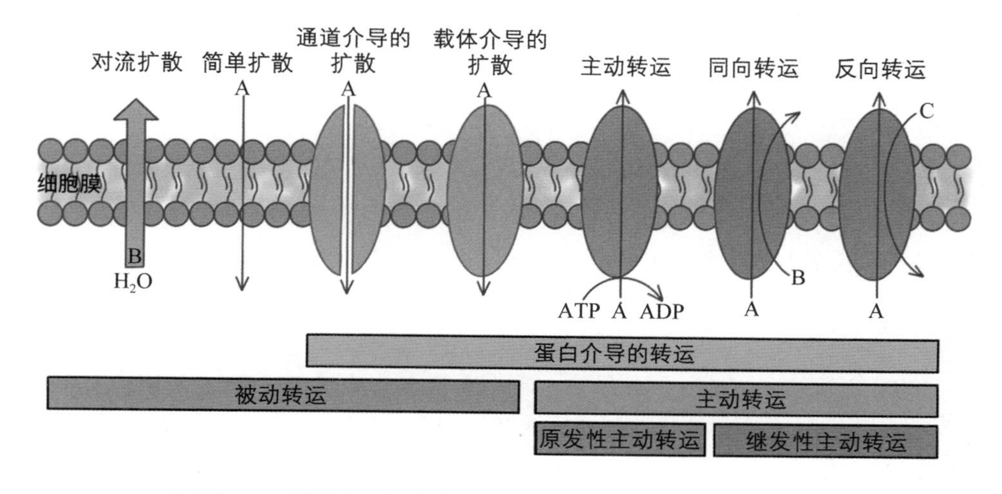

图 12-2-1 不同的转运方式(A、B、C 分别代表三种不同的离子)

(二)有机离子的排泄

肾小管分泌是肾脏排泄有机化合物(如机体代谢产物、药物及其代谢产物等)的方式之一，一般通过近曲小管细胞分泌。首先由 Na^+-K^+-ATP 酶提供转运驱动力(原发性主动转运)，然后由反向或同向转运体作用，分两次(继发性和三次主动转运)分别转运 H^+

或内源性有机酸（α-酮戊二酸或其他二羧酸）。最后，有机酸通过转运体（载体）进行易化扩散（有机碱先通过转运体进入细胞，再通过反向转运排出细胞），最终将有机化合物排入肾小管管腔内（见图 12-2-2）。

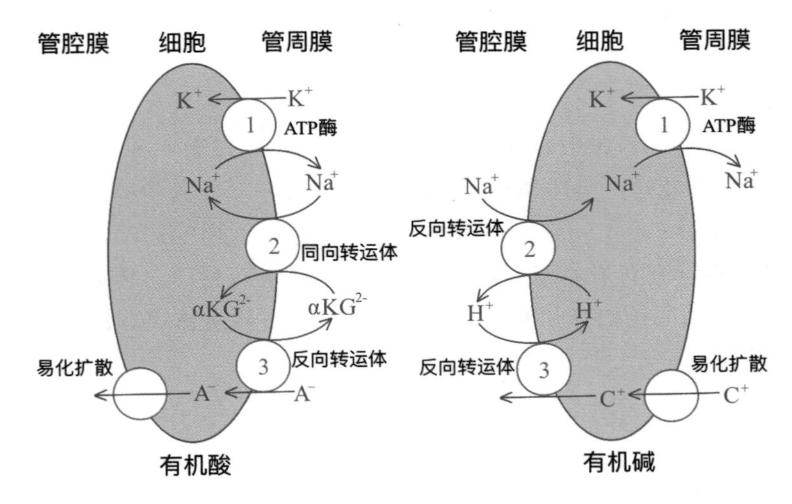

图 12-2-2　有机离子的转运方式

介导肾脏有机化合物分泌的转运体分为介导有机酸分泌的阴离子转运系统（anionic transport system）和介导有机碱分泌的阳离子转运系统（caionic transport system）两类。多种有机酸（或有机碱）可通过同一类转运系统分泌，相互间可产生竞争作用。

（三）水的排泄

扩展阅读

生命有机体中，约 70% 由水组成，所有的生物都需要让水进出细胞。科学家们很早就认为，水分子除了能够以简单扩散的方式通过细胞膜外，还应该存在其他的机制，因为许多细胞对水的通透性的掌控要比简单扩散所能达到的程度高得多，但这种机制究竟是什么却一直未得到阐明。

20 世纪 80 年代中期，美国约翰·霍普金斯大学的彼得·阿格雷（Peter Agre）及其同事在红细胞膜上寻找作为 Rh-因子一部分的蛋白质时，偶然得到了一种含量丰富且非常小的蛋白质。他们很快就分离出了这种蛋白质，并将其命名为 CHIP28（28 表示该蛋白质的分子量为 28×10^3 道尔顿），而且发现该蛋白分子也存在于肾脏细胞等的细胞膜上。最终，通过大量研究，阿格雷等人发现，CHIP28 就是组成水通道的蛋白质，其肽链两个部分形成的半孔（hemipore）组装成为一个允许水分子通过的通道。阿格雷也因此荣获了 2003 年的诺贝尔化学奖。

近年来的研究发现，水的跨膜转运或排泄主要由细胞膜上的水通道(water channel)蛋白或水孔蛋白(aquaporins，AQPs)介导进行，目前发现水孔蛋白有 13 个亚型，分别是 AQP0～AQP12。

水通道在体内水平衡的调节中起着至关重要的作用，参与肾脏水排泄的水通道有 AQP1、AQP2、AQP3、AQP4、AQP6、AQP7、AQP8、AQP11。其中，AQP1、AQP7 分布在近曲小管及髓袢降支，AQP2、AQP3、AQP4 分布在集合管，介导这些部位的水吸收。髓袢升支及远曲小管没有 AQPs 分布，所以对水不通透。AQPs 仅对水有通透作用，具体的转运方向取决于渗透压的高低。在肾髓质有高渗区，因此水可以从髓袢降支转运到肾髓质，也可以从集合管重吸收到肾髓质。AQPs 不同的分布可决定水的流向。AQPs 受体受内外生理及病理因素的调节，改变其表达及在细胞上的分布，从而影响水的吸收和排泄(见图 12-2-3)。

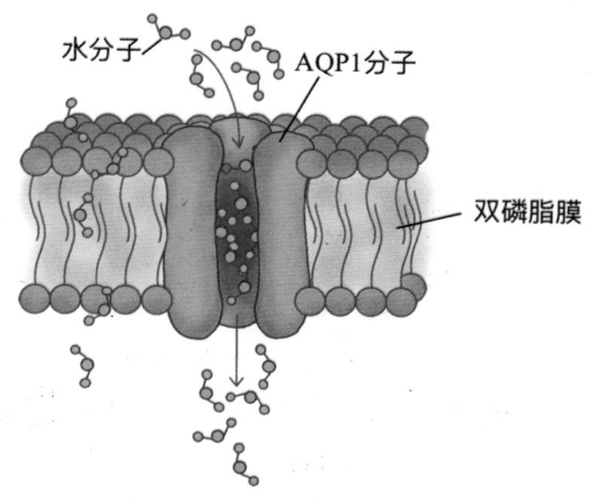

图 12-2-3 细胞膜上的水通道蛋白结构示意图

水通道蛋白的投影密集图显示在双磷脂膜中，4 个 AQP1 分子构成一个四聚体，每个水通道蛋白分子单体的中心存在一个只允许水分子通过的通道管

二、利尿药

利尿药(diuretics)是一类作用于肾脏，可增加 Na^+、Cl^- 等离子及水分的排出，产生利尿作用的药物。利尿药在临床上主要用于治疗心衰、肾衰竭、肾病综合征、肝硬化等引起的水肿，也可用于高血压、肾结石、高钙血症等非水肿性疾病的治疗。

利尿药按其利尿作用部位的不同可分为五类：①袢利尿药(loop diuretics)为高效能利尿药(high efficacy diuretics)，又称 Na^+-K^+-$2Cl^-$ 同向转运体抑制药(inhibitors of Na^+-K^+-$2Cl^-$ cotransporter，inhibitors of Na^+-K^+-$2Cl^-$ symporter)，主要作用于髓袢升支粗段。其既可影响尿液的稀释过程，也能影响尿液的浓缩过程，利尿作用强大，代表药有呋塞米等。②噻嗪类利尿药(thiazide diuretics)为中效能利尿药(moderate efficacy diuretics)，又称 Na^+-Cl^- 同向转运体抑制药(inhibitors of Na^+-Cl^- cotransporter，inhibitors of Na^+-Cl^- symporter)，主要作用于始段远曲小管，影响尿液的稀释过程，利尿作用中等，代表药有氢氯噻嗪等。③保钾利尿药(potassium-retaining diuretics)为低效能利尿药(low efficacy diuretics)，主要作用于末段远曲小管和集合管，有两种机制：拮抗醛固酮的作用(如螺内酯)和拮抗抗利尿激素、抑制上皮细胞上的 Na^+ 通道(如氨苯蝶啶、阿米洛利等)作用。其利尿作用弱，有减少 K^+ 排出的作用。④碳酸酐酶抑制药(carbonic anhydrase inhibitors)，主要作用于近曲小管，可抑制碳酸酐酶的活性，进而减少 H^+-Na^+ 交换及 HCO_3^- 的重吸收。其利尿作用弱，代表药有乙酰唑胺等。⑤渗透性利尿药(osmotic diuretics)，常称为“脱水药”(dehydrant agents)，主要作用于髓袢及肾小管其他部位，代表药有甘露醇等(见图 12-2-4)。

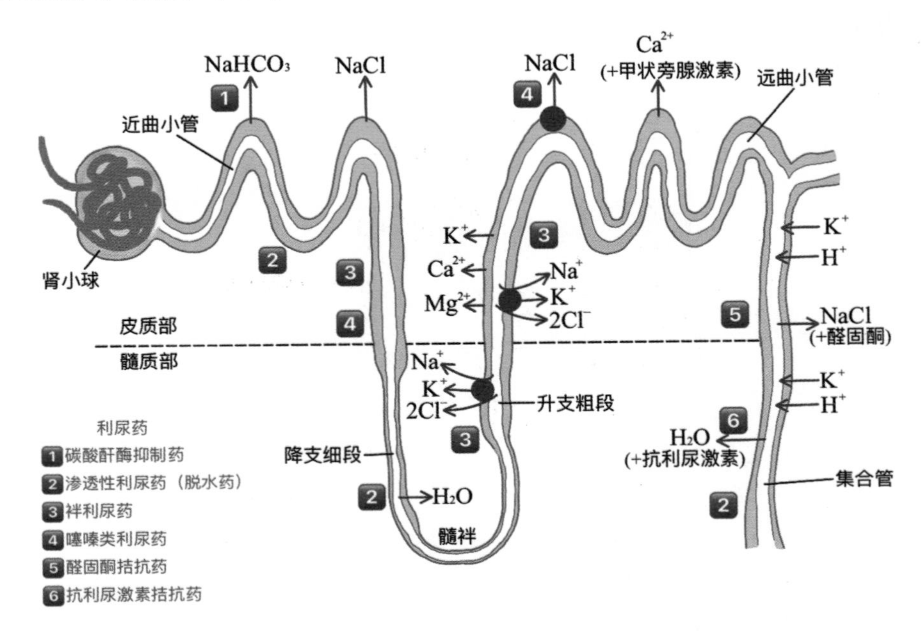

图 12-2-4　利尿药作用于肾小管不同部位的示意图

(一)袢利尿药

袢利尿药对 NaCl 的重吸收具有强大的抑制能力，其利尿作用快速而强大，代表药物有呋塞米、布美他尼、托拉塞米、依他尼酸、阿佐塞米及吡咯他尼等。

呋塞米

呋塞米(furosemide)又名呋喃苯胺酸、速尿，为氨磺酰类化合物，属于磺胺衍生物。

【体内过程】

呋塞米口服易吸收，血浆蛋白结合率为 95%～99%，主要分布于细胞外液中。进入体内后，药物大部分以原形经近曲小管阴离子转运系统分泌，随尿排出，血浆消除 $t_{1/2}$ 约为 1.5 h。

【药理作用与机制】

呋塞米的药理作用与机制如下：

1)利尿作用

呋塞米可与髓袢升支粗段的 Na^+-K^+-$2Cl^-$ 同向转运体可逆性结合，抑制其转运能力，减少 NaCl 的重吸收，降低肾脏的稀释功能；同时可降低髓质间隙的渗透压，明显抑制肾脏的浓缩功能。这两种作用使得其利尿作用非常强大。

呋塞米起效快，口服后半小时起效，可让患者排出大量等渗尿，作用维持 2～3 h。其不仅抑制 Na^+、Cl^- 的重吸收，也抑制 Ca^{2+}、Mg^{2+}、K^+ 的重吸收，因此尿中 Na^+、Cl^-、K^+、Mg^{2+}、Ca^{2+} 排出增多，HCO_3^- 排泄也增加。因呋塞米排出的 Cl^- 多于 Na^+，故长期应用可引起低氯性碱中毒；K^+ 的排出增加可引起低钾血症。大剂量呋塞米可抑制近曲小管的碳酸酐酶活性，使 HCO_3^- 排出增加。

原尿中，25％的 Ca^{2+}、50％～60％的 Mg^{2+} 在髓袢升支粗段被重吸收，因为呋塞米能降低髓袢升支粗段管腔内的正电位，故可降低 Mg^{2+} 和 Ca^{2+} 重吸收的驱动力，增加其排出。长期应用呋塞米可引起低镁血症。虽然 Ca^{2+} 的重吸收也减少，但当尿液流经远曲小管时，Ca^{2+} 仍可被重吸收，所以较少发生低血钙。

2)扩张血管

呋塞米可扩张肾血管，增加肾血流量；还可扩张小静脉，减轻心脏负荷，降低左室充盈压，减轻肺水肿，该作用发生在尿量增加之前，与利尿作用无明显关系，其机制可能与增加前列腺素类的合成以及对动脉阻力血管产生钾离子通道开放效应有关。

【临床应用】

呋塞米的临床应用包括以下方面：

1)治疗严重水肿

呋塞米可用于治疗心、肝、肾等病变引起的各类水肿，但一般不作为首选，多用于其他利尿药无效的严重水肿患者。

2)治疗急性肺水肿和脑水肿

静脉注射呋塞米是治疗急性肺水肿快捷、有效的急救措施，对伴有左心衰竭的肺水肿患者也有效。由于其强大的利尿作用，可导致血液浓缩，血浆渗透压升高，因此也有利于消除脑水肿，对脑水肿合并心力衰竭者尤为适用。

3)治疗急、慢性肾衰竭

早期使用呋塞米对急性肾衰竭有预防作用，因呋塞米可利尿、扩张肾血管，增加肾血流量和肾小球滤过率，促进排钠利尿，维持一定尿量；也可减轻细胞水肿和肾小管阻塞，对肾脏有一定的保护作用。

近年来认为，呋塞米在急性肾衰竭的治疗中主要有以下作用：①降低髓袢升支粗段的代谢，使氧耗降低，可保护上皮细胞，避免损伤加重；②冲刷肾小管，清除管型和结晶等管腔内阻塞物；③降低肾小管中血红蛋白和肌红蛋白等的浓度，防止阻塞肾小管；④促进少尿型肾衰竭转变为多尿型肾衰竭，后者的治疗和液体管理较为容易，但并不改变肾衰竭的病程。

慢性肾衰竭时，根据需要应用呋塞米等袢利尿剂，对增加尿量、防治水钠紊乱、防治高血钾、防治高血压等都有一定的好处。但应注意，呋塞米禁用于无尿的肾衰竭患者。

4)治疗高钙血症

呋塞米可在一定程度上抑制 Ca^{2+} 的重吸收，降低血钙，因此高钙血症危象时，可静脉注射呋塞米进行治疗。

5)加速毒物的排泄

应用呋塞米的同时，配合输液可加速某些毒物的排出，这一作用仅对以原形从肾排出的毒物有效。

【不良反应】

呋塞米的使用剂量以逐步增加为妥，要注意其不良反应，特别是大剂量时更为突出。其不良反应有以下方面：

1)水与电解质紊乱

此不良反应常在过度利尿时引起，表现为低血容量、低血钾、低血钠、低氯性碱中毒等，长期应用还可引起低血镁，以低血钾最为常见。应及时补充钾盐，合用保钾利尿药有一定的预防作用。当低血钾、低血镁同时存在时，应纠正低血镁，因为 Mg^{2+} 有稳定细胞内 K^{+} 的作用。

2)耳毒性

耳毒性表现为眩晕、耳鸣、听力下降，或出现暂时性耳聋等。此不良反应呈剂量依赖性，这可能与内耳淋巴液电解质成分的改变和耳蜗毛细胞损伤有关。常用的同类药中，布美他尼的耳毒性最小。

3)其他不良反应

其他不良反应可见恶心、呕吐、上腹部不适等，大剂量时可引起胃肠道出血。呋塞米和尿酸在排泄时存在竞争性抑制，故用药期间可减少尿酸排出。此外，呋塞米能增强近曲小管对尿酸的重吸收，所以长期用药时可出现高尿酸血症；亦可发生过敏反应。

(二)噻嗪类利尿药

噻嗪类利尿药是临床上常用的一类口服中效能利尿药和典型降压药，根据作用维持时间的不同，可分为：①短效类，作用时间短于 12 h，如氢氯噻嗪(hydrochlorothiazide，双氢克尿噻)和氯噻嗪(chlorothiazide)等；②中效类，作用时间为 12～24 h，如苄噻嗪(benzthiazide)、氢氟噻嗪(hydroflumethiazide)、环噻嗪(cyclothiazide)、三氯噻嗪(trichlormethiazide)等；③长效类：作用时间超过 24 h，如苄氟噻嗪(bendrofluazide)、甲氯噻嗪(methyclothiazide)、环戊噻嗪(cyclopenthiazide)、泊利噻嗪(polythiazide)等。

还有一类利尿作用与噻嗪类相似的非噻嗪类药物，如氯噻酮(chlortalidone)、吲达帕胺(indapamide)等，它们除结构中不含噻嗪环外，其他药理学特点均与噻嗪类相同，故在此一并介绍。

【体内过程】

噻嗪类药物的脂溶性较高，口服后多吸收迅速而完全，主要以原形从肾小管分泌排出，$t_{1/2}$约为 2.5 h。某些脂溶性高的药物(如苄氟噻嗪等)可被肾小管再吸收，故作用维持时间超过 24 h。所有的噻嗪类药物均以有机酸的形式从肾小管分泌，因而可与尿酸分泌产生竞争，使尿酸分泌速率降低。

【药理作用及临床应用】

噻嗪类药物的药理作用及临床应用包括：

1)利尿作用

噻嗪类可抑制始段远曲小管的 Na^+-Cl^- 同向转运体，使 NaCl 的重吸收减少；还可降低肾脏的稀释功能，但对浓缩功能没有影响。本类药物对碳酸酐酶有轻度抑制作用，使 HCO_3^- 排出略有增加；也可增加 K^+ 的分泌。所以服用此类药物后，尿中 Na^+、Cl^-、K^+、Mg^{2+}、HCO_3^- 排出均有增加，久用可致低血钾、低血镁。

与袢利尿药相反，噻嗪类药物可促进远曲小管 PTH 调节的 Ca^{2+} 重吸收，减少尿液中 Ca^{2+} 的浓度，减少钙在肾小管腔内的沉积，抑制因高尿钙所致的肾结石形成，故可用于治疗高尿钙症。

噻嗪类利尿药一般在用药后 1～2 h 内出现利尿作用，但维持时间不同，有短效、中效、长效之分。该类药适用于轻、中度心源性水肿患者；对肾性水肿的疗效与肾功能损害程度有关，受损较轻者使用效果较好；肝性水肿患者慎用，以避免低血钾诱发肝性脑病。

2)降压作用

本类药物是常用的抗高血压药物，早期用药通过利尿作用，可降低血容量而降压；长期用药则主要通过扩张血管的机制而降压(详见第十章抗高血压药部分)。

3)抗利尿作用

噻嗪类药物能明显减少尿崩症患者的尿量及口渴等症状，但机制不明，可能与排 Na^+ 使血浆渗透压降低而减轻口渴感有关。临床上主要用于肾性尿崩症及加压素无效的垂体性尿崩症的治疗。

【不良反应及注意事项】

噻嗪类药物的不良反应及注意事项包括：

1)电解质紊乱

电解质紊乱中，低血钾较多见，还可发生低血钠、低血镁、低血氯等。给药应从小剂量开始，视情况逐渐增加剂量，并宜间歇用药，必要时与保钾利尿药合用。

2)代谢紊乱

长期应用噻嗪类可引起高血糖、高脂血症、高尿酸血症，并可让肾功能减退患者的血尿素氮升高等，此与用药剂量有关。

3)过敏反应

因噻嗪类分子结构中含有磺胺基团，故与磺胺药有交叉变态反应，可见皮疹、血小板减少、光敏性皮炎等。

痛风患者，糖尿病患者，严重肝、肾功能不全患者，高钙血症患者，胰腺炎患者，孕妇及哺乳期妇女等对此类药应慎用。

（三）保钾利尿药

保钾利尿药为低效能利尿药，作用于末段远曲小管和集合管，可轻度抑制 Na^+ 的重吸收，减少 K^+ 的分泌，具有保钾排钠的利尿作用。此类药利尿作用弱，常与其他利尿药合用以增加利尿效果，减少 K^+、Mg^{2+} 的排泄。保钾利尿药包括醛固酮（盐皮质激素）受体拮抗药和肾小管上皮细胞 Na^+ 通道抑制药。

螺内酯

螺内酯（spironolactone，antisterone，安体舒通）的化学结构与醛固酮相似，对后者具有竞争性拮抗作用。

【体内过程】

螺内酯口服易吸收，原形药无明显药理活性，需经肝脏代谢为有活性的坎利酮（canrenone）后才能发挥作用，所以起效缓慢，口服后 1 天左右起效，2～4 天出现最大利尿效应。坎利酮的 $t_{1/2}$ 约为 18 h，停药后作用可持续 2～3 天。

【药理作用与机制】

螺内酯及其代谢产物坎利酮的结构与醛固酮相似，可在远曲小管远段和集合管与醛固酮竞争性地结合受体，阻止醛固酮-受体复合物的形成，从而干扰醛固酮的作用，抑制 Na^+ 的重吸收和减少 K^+ 的分泌，表现为排钠保钾的利尿作用。另外，该药也能干扰细胞内醛固酮活性代谢物的形成，影响醛固酮作用的充分发挥，表现出排钠保钾的作用。

【临床应用】

螺内酯利尿作用弱，起效缓慢而持久，其利尿作用与体内醛固酮的水平有关，对醛固酮升高的水肿患者作用较好，对切除肾上腺的动物无利尿作用。因其抑制 Na^+ 重吸收和利尿作用弱，故在临床上较少单用，常与其他利尿药合用，治疗伴有醛固酮升高的顽固性水肿，如肝硬化、心力衰竭等引起的水肿。用于心力衰竭的治疗时，除通过排 Na^+ 和利尿消除水肿以外，其还可通过抑制心肌纤维化等多方面的作用而改善患者的状况。

【不良反应】

螺内酯的不良反应较轻，可见恶心、呕吐、腹痛、便秘、腹泻及胃溃疡、胃出血等胃肠道反应，故溃疡病患者禁用；少数患者可见头痛、倦怠、步态不稳及精神错乱等中枢神经系统反应。久用可引起高血钾，对肾功能不良的患者尤易发生，常表现为嗜睡、极度疲乏、心率减慢及心律失常等，故肾功能不全者禁用。此外，螺内酯尚有性激素样作用，可引起男性乳腺发育，女性多毛、月经不调等，停药后可消失。

氨苯蝶啶和阿米洛利

氨苯蝶啶（triamterene）和阿米洛利（amiloride）的化学结构不同，但有相同的药理作用，均属于肾小管上皮细胞钠离子通道抑制药。

【体内过程】

氨苯蝶啶的半衰期为 4.2 h，阿米洛利的半衰期为 6～9 h。

【药理作用与机制】

氨苯蝶啶和阿米洛利作用于末段远曲小管和集合管，可阻滞 Na^+ 通道，减少 Na^+ 的重吸收。Na^+ 的重吸收与 K^+ 向管腔的分泌相偶联，Na^+ 重吸收减少，管腔中的负电位变小，可继发性地使 K^+ 向管腔分泌的驱动力减少，因而产生排钠、保钾、利尿作用。因其作用并非竞争性地拮抗醛固酮，故对切除肾上腺的动物仍有保钾利尿作用。

阿米洛利在高浓度时，可阻滞 Na^+-H^+ 和 Na^+-Ca^+ 反向转运子，可能抑制 H^+ 和 Ca^+ 的排泄。

【临床应用】

临床上常与排钾利尿药合用，治疗顽固性水肿。

【不良反应及注意事项】

长期服用可引起高钾血症，肾功能不全患者、糖尿病患者及老年人较易发生，常见恶心、呕吐、腹泻等消化系统症状。氨苯蝶啶可抑制二氢叶酸还原酶，引起叶酸缺乏，故肝硬化患者服用此药可发生巨幼红细胞性贫血。

高血压病、充血性心力衰竭、糖尿病及严重肝肾损害、痛风、低钠血症患者及孕妇慎用。

（四）碳酸酐酶抑制药

乙酰唑胺

乙酰唑胺（acetazolamide）又名醋唑磺胺（diamox），是磺胺类药物的衍生物。

【药理作用与机制】

治疗量时，乙酰唑胺通过抑制碳酸酐酶的活性，抑制近曲小管中约 85%的 HCO_3^- 的重吸收。由于 Na^+ 在近曲小管与 HCO_3^- 结合而排出，因此可减少近曲小管内 Na^+ 的重吸收，但集合管内 Na^+ 重吸收的概率增加，相应地会增加 K^+ 分泌（Na^+-K^+ 交换增多）。因此，本类药可使尿中 HCO_3^-、K^+ 和水的排出增加。由于碳酸酐酶还可参与集合管对酸的分泌，因此集合管也是这类药物利尿作用的一个次要部位。

乙酰唑胺还可作用于肾脏以外的碳酸酐酶，如抑制眼睫状体碳酸酐酶的活性，减少 HCO_3^- 及房水生成，可降低眼内压；作用于脉络丛的碳酸酐酶，可减少脑脊液的生成。

【临床应用】

乙酰唑胺的临床应用有以下方面：

1）治疗青光眼

青光眼为乙酰唑胺使用最广的适应证，因青光眼患者睫状体上皮细胞的碳酸酐酶活性升高，本药可抑制其活性，减少房水的生成，降低眼内压，口服可用于治疗多种类型的青光眼。

2)急性高山病

预防性地口服乙酰唑胺可减轻高山反应中的脑水肿，因乙酰唑胺可减少脑脊液的生成，降低脑脊液及脑组织的 pH 值，减轻高山病的症状，改善机体功能。

3)碱化尿液

用药早期有效，可增加尿中 HCO_3^- 的排出而碱化尿液，促进尿酸及弱酸性药物(如阿司匹林)的排泄；长期应用应注意补充碳酸氢盐。

4)纠正代谢性碱中毒

乙酰唑胺可用于纠正心力衰竭患者过多使用利尿药造成的代谢性碱中毒，或呼吸性酸中毒继发的代谢性碱中毒。

5)其他

乙酰唑胺可用于癫痫的辅助治疗，以及治疗伴有低血钾的周期性瘫痪、严重高磷酸盐血症等。

【不良反应】

乙酰唑胺为磺胺类衍生物，可产生多种过敏反应，如骨髓抑制、皮肤反应、肾损害等；长期用药由于消耗体内贮存的 HCO_3^-，可导致高氯性酸中毒；因其增加尿中 HCO_3^- 的排出，故可引起磷酸盐尿和高尿钙症，长期用药易形成肾结石。本药可增加钾的排出而引起失钾，也可让患者出现四肢及面部麻木感、嗜睡和感觉异常；肾衰竭患者可因药物蓄积出现中枢神经系统毒性。

(五)渗透性利尿药

渗透性利尿药(脱水药)的代表药物有甘露醇、山梨醇、高渗葡萄糖等。此类药物静脉注射给药后，可提高血浆渗透压，产生组织脱水作用；通过肾脏排出体外时，可增加尿液的渗透压，促进水和部分离子排出，产生渗透性利尿作用。本类药物的特点包括：①大剂量静脉注射后不易通过毛细血管进入组织，能提高血浆渗透压；②对机体无明显毒性作用和免疫反应；③在体内不易被代谢，能通过肾小球滤过，但不被肾小管重吸收，可迅速排出体外。

甘露醇

甘露醇(mannitol)可溶于水，临床上主要用 20％的高渗溶液静脉注射或静脉滴注。

【药理作用及临床应用】

甘露醇的药理作用及临床应用包括以下方面：

1)脱水作用

甘露醇水溶性高，静脉注射后不易通过毛细血管渗入组织，在体内不被代谢，可迅速提高血浆渗透压，促使组织间液向血液内转移，对脑、眼前房等具有屏障功能的组织脱水作用更明显。本药是治疗脑水肿、降低颅内压安全而有效的首选药，青光眼患者急性发作及术前应用可降低眼内压。

2)利尿作用

该药经肾小球滤过后，几乎不被肾小管重吸收，因此可使肾小管和集合管中尿液的渗透压升高，管内外渗透压差的改变使水在近曲小管、髓袢降支和集合管的重吸收减少，甚至可将肾间质的水吸入肾小管和集合管，从而产生利尿作用；此外，其可降低髓质高渗区渗透压，增加肾小球的滤过率，也有助于利尿。另外，由于排尿速率的增加，减少了尿液和肾小管上皮细胞的接触时间，也使电解质的重吸收减少。该药早期应用可预防和治疗急性肾衰竭，对肾衰竭伴有低血压者效果较好。

【不良反应】

甘露醇注射过快可产生一过性头痛、视力模糊、眩晕、畏寒等，心功能不全及活动性颅内出血者禁用。

（王进）

第十三章　内分泌系统疾病学基础与药物干预

内分泌系统由内分泌腺、分布于各组织的内分泌细胞及其所分泌的激素组成。内分泌系统和神经系统、免疫系统协同作用，共同调节机体的生长发育、代谢、生殖等过程，并维持内环境稳态。正常情况下，体内各种激素的分泌保持平衡，但在病理条件下出现内分泌功能紊乱，导致激素分泌过多或过少时，则会引起生理功能亢进或减退。内分泌功能减退疾病的治疗包括激素替代治疗和器官/组织/细胞移植治疗等方法，而内分泌功能亢进疾病的治疗可采用手术治疗、药物治疗、放射治疗等。本章主要讨论内分泌系统疾病的药物治疗，其中肾上腺皮质激素的内容详见本书第四章甾体类抗炎药部分。

扩展阅读

人体的内分泌腺主要包括下丘脑和神经垂体（垂体后叶）、松果体、腺垂体（垂体前叶和中叶）、甲状腺、甲状旁腺、内分泌胰腺（包括胰岛和胰岛外的激素分泌细胞）、肾上腺皮质和髓质、性腺（睾丸或卵巢）。此外也有学者认为，应将胸腺和胎盘列为内分泌腺，但它们的主要功能不是内分泌调节。此外有些非内分泌组织的细胞也具有激素和（或）细胞因子的分泌功能，如心房肌细胞（分泌心房钠尿肽）、脂肪细胞（分泌瘦素和脂联素等）、血管内皮细胞（分泌内皮素和一氧化氮）、成纤维细胞（分泌成纤维细胞生长因子等）。内分泌腺和内分泌细胞均属于内分泌系统。

第一节　甲状腺疾病与药物治疗

甲状腺是成年人最大的内分泌腺，位于颈部甲状软骨下方，因形似盾甲而得名。甲状腺分泌的激素称为甲状腺激素（thyroid hormone，TH），为维持机体正常代谢、促进生长发育所必需，分泌不足或过量均可引起疾病，需要进行纠正。

甲状腺功能亢进症(hyperthyriodism)简称“甲亢”，是由于甲状腺激素产生过多引起的以神经、循环、消化等系统兴奋性升高和代谢亢进为主要表现的临床综合征。导致甲亢的原因复杂，其发病机制未明，目前公认这是一种遗传和环境因素共同作用导致的自身免疫病。

甲状腺功能减退症(hypothyriodism)简称“甲减”，是一种由各种原因导致的甲状腺激素合成和分泌减少，或组织利用不足而引起的全身性代谢综合征。

一、甲状腺激素

案例导入：新生儿女性，足月顺产，出生时体重4.6 kg，生后出现胎便排出延迟，嗜睡，少哭少动，目光呆滞，对周围环境刺激反应迟钝，吃奶少但常见腹胀、便秘，体温低于35 ℃。经足跟采血诊断为先天性甲状腺功能减退症，医生告知其父母，孩子需终生补充甲状腺激素，且需定期随访。

甲状腺激素是碘化酪氨酸的衍生物，包括甲状腺素(四碘甲状腺原氨酸，3，5，3′，5′-tetraiodothyronine，T_4)和三碘甲状腺原氨酸(3，5，3′-triodothyronine，T_3)。

扩展阅读

柯林(T. Curling)、法戈(C. H. Fagge)和格尔(W. W. Gull)曾先后在1850年、1871年和1874年提出，甲状腺功能丧失在克汀病和黏液性水肿中发挥着一定的作用。1891年，默里(G. R. Murray)将绵羊甲状腺的提取物用于治疗黏液性水肿患者并获得了成功，从而拉开了甲状腺激素疗法的序幕。1914年，肯德尔(E. C. Kendall)提取出了结晶化的甲状腺素(T_4)，并由哈灵顿(C. R. Harrington)在1926年确定了其分子结构。1952年，格罗斯(J. Gross)和皮特-里瓦斯(R. Pitt-Rivers)报道了另一种活性更强的甲状腺激素——三碘甲状腺原氨酸(T_3)。至此，甲状腺激素的组成得到了阐明。

(一)甲状腺激素的合成与分泌调节

1.甲状腺激素的合成

甲状腺激素由滤泡细胞合成，共分为四步：①摄碘：碘是甲状腺激素合成的原料，甲状腺腺泡细胞通过细胞膜上的碘泵主动转运血液中的碘和碘化物(无机碘)。②碘的活化：甲状腺腺泡上皮细胞摄入的碘在过氧化物酶(peroxidase)的催化下氧化成活性碘。③酪氨酸碘化：活性碘与甲状腺球蛋白(thyroglobulin，TG)分子中的酪氨酸残基结合，生成单碘酪氨酸(monoiodotyrosine，MIT)和双碘酪氨酸(diiodotyrosine，DIT)。④碘化酪氨酸的偶联：在过氧化物酶的作用下，MIT和DIT偶联生成T_3或T_4，其中过氧化物酶是甲状腺激素合成的限速酶。合成后的甲状腺激素储存于TG中，在蛋白水解酶的作用下，TG 分解并释放出 T_3、T_4 进入血液。

2.甲状腺激素的分泌调节

甲状腺激素的分泌受下丘脑-垂体-甲状腺轴的调节，下丘脑分泌促甲状腺激素释放激素（thyrotropin-releasing hormone，TRH），促进垂体前叶分泌促甲状腺激素（thyroid stimulating hormone，TSH），后者可促进甲状腺细胞增生及 T_3、T_4 的合成与释放。血中游离 T_3、T_4 浓度过高时，可对下丘脑及垂体前叶产生负反馈抑制作用。

甲状腺激素的合成、分泌、调节及抗甲状腺药物的作用环节如图 13-1-1 所示。

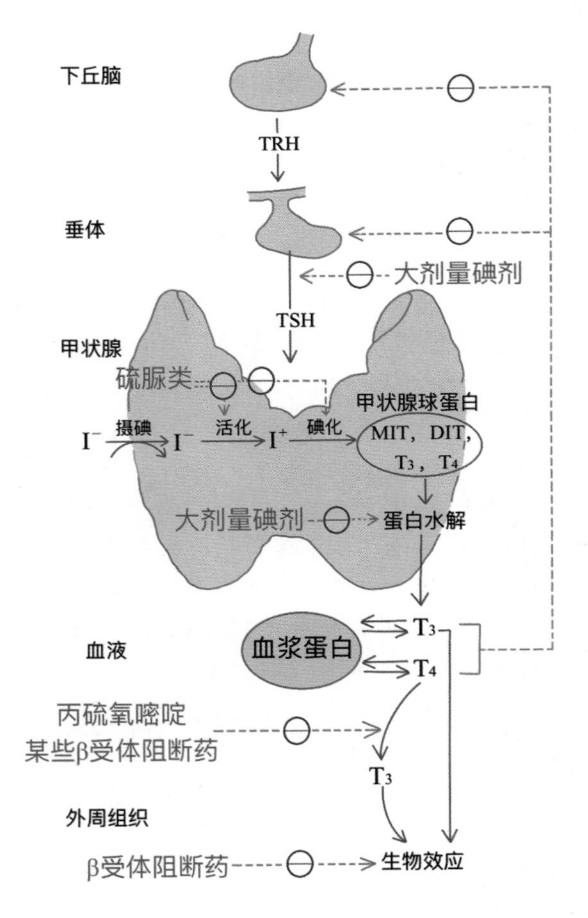

图 13-1-1 甲状腺激素的合成、分泌、调节及抗甲状腺药的作用位点

（二）甲状腺激素的药理作用与临床应用

甲状腺激素口服易吸收，T_3 吸收较恒定，T_4 易受肠内容物等因素影响；二者的血浆蛋白结合率高，T_3 约为 99.5%，T_4 约为 99.95%，可通过胎盘进入胎儿体内，也可分泌进入乳汁，因此妊娠和哺乳期妇女应注意。甲状腺激素的药代动力学特点如表 13-1-1 所示。

表 13-1-1 甲状腺激素的药代动力学特点

药物	口服生物利用度	血药浓度	起效时间	作用强度	$t_{1/2}$
T_3	90%～95%	0.6～1.8 μg/L	快	强	2 天
T_4	50%～70%	4.5～11 μg/L	慢	弱	5 天

1.甲状腺激素的药理作用

甲状腺激素的药理作用包括以下方面：

(1)影响生长发育：甲状腺激素是胎儿和新生儿发育的关键激素，主要影响脑和长骨的发育，先天或幼儿期缺少甲状腺激素会导致以智力低下、身材矮小为特征的克汀病(cretinism，呆小症)，另外甲状腺激素也会影响胎儿肺脏的发育。

(2)促进代谢：甲状腺激素对物质代谢和能量代谢都有影响，可促进氧化，增加氧耗，提高基础代谢率，使人体产热增多。成人甲状腺功能不全时，会出现畏寒、代谢活动降低，严重时可引起黏液性水肿。

(3)提高交感神经系统的敏感性：甲状腺功能亢进时，机体对交感神经递质及肾上腺髓质激素的敏感性升高，可出现皮肤发红、神经过敏、急躁、震颤、心率加快、肠蠕动频率增加等。

(4)心血管效应：甲状腺激素对心血管系统的影响是甲状腺功能异常状态的重要临床后果。甲状腺功能亢进时，可出现心动过速，心脏肥大，外周血管阻力下降，脉压升高；甲状腺功能减退时，可出现心动过缓，心排血指数下降，心包积液，外周血管阻力升高，脉压降低，平均动脉压升高。

2.甲状腺激素作用的分子生物学机制

甲状腺激素的主要作用由受体介导。甲状腺激素受体(thyroid hormone receptor，TR)属于细胞核激素受体超家族，具有 DNA 结合能力。甲状腺激素与核受体结合后，与特定基因调节区启动子的特殊 DNA 序列(甲状腺激素的效应成分)相结合，继而调节基因转录和蛋白质合成。甲状腺激素受体与 T_3 的亲和力比 T_4 大 10 倍。除核受体介导的作用外，甲状腺激素还有非基因组效应和影响细胞结构等作用。

3.甲状腺激素的临床应用

甲状腺激素可用于甲状腺功能减退症，如克汀病、黏液性水肿的替代治疗。

(1)克汀病：甲状腺功能减退始于胎儿或新生儿，应尽早诊治，如治疗及时，患儿发育可正常。

(2)黏液性水肿：宜从小剂量开始，逐渐增大至足量。儿童和青年可迅即采用足量，而老年、循环系统严重疾病及垂体功能减退者须慎用，以防过量诱发或加重原有疾病。

单纯性甲状腺肿的治疗取决于病因，缺碘所致者应补碘。无明显原因者可给予适量甲状腺激素，以补充内源性激素的不足，并可抑制促甲状腺激素的过多分泌，缓解甲状腺组织的代偿性增生肥大。

甲亢患者服用抗甲状腺药物时，加服 T_4 有利于减轻突眼、甲状腺肿大及防止甲状腺功能减退；分化型甲状腺癌术后使用 T_4 将 TSH 抑制到正常水平或正常水平以下，可抑制残存癌细胞的生长，减少复发。

二、抗甲状腺药

案例导入：患者女性，26 岁，两年前无诱因出现心慌、怕热多汗、易饥多食但体重减轻、烦躁易怒等症状，未予重视。近期因双眼球突出伴畏光流泪到眼科就诊，实验室检查发现 T_3、T_4 显著升高伴 TSH 降低，诊断为甲亢，给予甲巯咪唑和普萘洛尔治疗，并计划待病情稳定后进行手术。

甲亢的治疗方法包括外科手术、内科药物治疗等。抗甲状腺药物是治疗各种原因引起的甲亢及其症状的有效手段，常用药物包括硫脲类、碘及碘化物、放射性碘及 β 肾上腺素受体阻断药四类。

（一）硫脲类

硫脲类药物(thioureas)是最常用的抗甲状腺药，根据化学结构的不同，硫脲类药物可分为两类：①硫氧嘧啶类，如甲硫氧嘧啶(MTU)和丙硫氧嘧啶(PTU)；②咪唑类，如甲巯咪唑(他巴唑)和卡比马唑(甲亢平)等。

硫脲类药物口服后吸收迅速，生物利用度为 80%，血浆蛋白结合率为 75%，可进入胎盘和乳汁。

【药理作用与机制】

硫脲类药物的药理作用与机制包括：

1)抑制甲状腺激素的合成

硫脲类药物可抑制甲状腺过氧化物酶介导的反应，减少甲状腺激素的生物合成。其对过氧化物酶无直接抑制作用，而是作为底物，本身被过氧化物酶氧化，影响碘的活化及碘化酪氨酸的偶联。本类药物不影响甲状腺摄碘和已合成激素的释放，故需待体内储存的甲状腺激素耗竭后才能显效。一般需 3～4 周症状才会改善，1～2 个月基础代谢率恢复正常。

2)抑制外周组织的 T_4 转化为 T_3

丙硫氧嘧啶可抑制脱碘酶，减少 T_4 向活性更强的 T_3 转化，因此在治疗重症甲亢和甲亢危象时，该药可作为首选。

3)减弱 β 受体介导的糖代谢

硫氧嘧啶类药物可使心肌和骨骼肌内 β 肾上腺素受体数目减少，腺苷酸环化酶活性降低，从而减弱由 β 受体介导的糖代谢。

4)免疫抑制作用

甲亢的发病常与自身免疫机制异常有关，硫脲类药物能轻度抑制免疫球蛋白的生成，减少甲状腺刺激性免疫球蛋白(thyroid stimulating immunoglobulin，TSI)的水平，因此对甲亢患者有一定的病因治疗作用。

【临床应用】

硫脲类药物的临床应用有以下方面：

1)甲亢的内科治疗

硫脲类药物适用于轻症和不宜手术或放射性碘治疗者。开始时可给予大剂量，当患者的基础代谢率接近正常时，药量可逐渐递减至维持量，疗程1～2年。

2)甲亢术前准备

为减少甲状腺手术患者麻醉和手术后的并发症发生，防止发生甲状腺危象，甲亢患者应在术前服用硫脲类药物，使甲状腺功能恢复或接近正常。必须注意，使用硫脲类药物后会反馈性刺激TSH分泌增多，致使腺体增生，组织脆而充血，不利于手术的进行，因此术前2周左右需加服大量碘剂，使腺体坚实，减少充血，以利于手术的进行。

3)甲状腺危象(thyroid crisis)的治疗

甲亢患者可因感染、外伤、手术等原因出现甲状腺激素大量释放入血，发生高热、虚脱、心力衰竭、肺水肿、电解质紊乱甚至死亡等情况，称为甲状腺危象。对此，除消除诱因、对症治疗外，还应给予大剂量碘剂以抑制甲状腺激素的释放，并同时使用丙基硫氧嘧啶阻止新激素合成，并减少活性T_3的产生。

【不良反应与注意事项】

硫脲类药物的不良反应与注意事项包括：

1)过敏反应

使用硫脲类药物时常见过敏反应，多为皮疹，少数有发热，应密切观察，一般不需停药即可消失。

2)胃肠道反应

胃肠道反应有厌食、呕吐、腹痛、腹泻等。

3)粒细胞缺乏症

粒细胞缺乏症为硫脲类药物最严重的不良反应，但发生率低，常见于老年人，一般在治疗后2～3个月内发生，因此在用药期间应定期检查血常规，并密切关注咽痛、发热等症状的发生。

4)甲状腺肿

长期使用硫脲类药物后，血清甲状腺激素的水平会明显下降，反馈性地增加TSH的分泌，促进腺体代偿性增生，甚至产生压迫症状。

(二)碘剂

碘剂是治疗甲状腺疾病最古老的药物，常用的碘剂包括碘化钾、碘化钠和复方碘溶液(卢戈液，含5%的碘和10%的碘化钾)等。不同剂量的碘剂对甲状腺的作用不同：小剂量碘剂可促进甲状腺激素的合成，可用于治疗单纯性甲状腺肿；大剂量碘剂可产生抗甲状腺作用，可能通过抑制甲状腺球蛋白的蛋白水解酶而抑制甲状腺激素的释放，也可通过抑制过氧化物酶来减少甲状腺激素的合成，且作用迅速；大剂量碘剂还可抑制 TSH 促腺体增生的作用，使腺体缩小变硬，血管减少。

【临床应用】

碘剂的临床应用包括：

1）防治单纯性甲状腺肿

缺碘地区在食盐中按一定比例加入碘剂，可取得令人满意的效果，预防剂量应视缺碘情况而定。

2）大剂量碘剂可用于治疗甲亢

（1）甲亢的术前准备：一般在使用硫脲类药物的基础上，术前 2 周给予复方碘溶液以使甲状腺组织退化，血管减少，腺体缩小，有利于手术进行及减少出血。

（2）甲状腺危象的治疗：大剂量碘剂在发生甲状腺危象时作用迅速，需同时合用丙基硫氧嘧啶和 β 肾上腺素受体阻断药，且在两周内停药。

【不良反应与注意事项】

碘剂的不良反应与注意事项有以下方面：

1）急性过敏

急性过敏可于用药后几小时内发生，突出症状为血管神经性水肿，严重者可因喉头水肿造成窒息。

2）慢性碘中毒

患者服用碘剂后，可能会出现咽喉不适、口中金属味及烧灼感、眼刺激等症状，其严重程度与剂量有关。

3）诱发甲状腺功能紊乱

长期服用碘化物可诱发甲亢或甲减，孕妇及哺乳期妇女应用会引起新生儿甲状腺功能异常。

扩展阅读

近年来，不同国家相继报道了在不缺碘地区给甲状腺功能正常的人和非毒性结节性甲状腺肿患者应用碘化物后诱发甲亢的病例，引起了普遍重视。此外，在缺碘地区用碘化物治疗单纯性甲状腺肿患者也可能诱发甲亢。应用抗甲状腺药物治疗的甲亢患者，在甲状腺功能恢复正常后数月，使用少量碘化物有时也会引起甲亢复发，这一点值得注意。

（三）放射性碘

碘的放射性同位素有 ^{131}I、^{125}I、^{123}I 等，其中 ^{131}I 的 $t_{1/2}$ 约为 8 天，用药后 1 个月其放射性可消除 90%以上，因而应用最广。

甲状腺组织具有高度的摄碘能力，^{131}I 被甲状腺摄取后，产生的 β 射线（占 99%）在组织内的射程为0.5～2 mm，且增生细胞对辐射作用较为敏感，因此放射性碘的辐射作用只限于甲状腺实质，很少波及周围组织，可以起到破坏甲状腺组织，代替手术切除的效应。放射性碘适用于不宜手术、手术后复发、硫脲类药物治疗无效或过敏的甲亢患者，也可用于治疗某些类型的甲状腺癌。另外，因^{131}I还可产生少量γ射线（占1%），可在体表测得，因此也可用其测定甲状腺的摄碘功能。

放射性碘易致甲状腺功能低下，故应严格掌握剂量和密切观察，一旦发生甲状腺功能低下，需及时补充甲状腺激素。另外，卵巢也可浓集碘，可能对遗传产生影响。对于^{131}I是否有致癌和诱发白血病的作用，尚需进一步确定，使用时应慎重。白细胞水平低下者、儿童、孕妇、乳母及严重肝、肾功能不全者禁用。

（四）β肾上腺素受体阻断药

β肾上腺素受体阻断药是甲亢及甲状腺危象时有价值的辅助治疗药，常用的有普萘洛尔、美托洛尔、阿替洛尔等。

（王姿颖）

第二节　糖尿病与药物治疗

案例导入：26岁的美美是同事公认的“女神”，不仅由于她身材窈窕、面容姣好，更源于她几乎从不与别人一起吃饭和住宿，而且无论她走到哪里，一直随身携带一个精致的小包，却不让别人看到里面有什么，颇有几分神秘色彩。近日，由于所在部门正在全力完成一个重要的项目，因此美美也不得不和同事一起吃住在项目组。这天美美在工作时忽然出现恶心、呕吐、烦躁，并呼出烂苹果味气体，进而呼之不应，晕倒在地，被同事们紧急送往医院。医生检查并询问家人后，了解到美美自幼患1型糖尿病，需要每天注射胰岛素。近日由于工作繁忙加之应用不便，美美未能规范地使用药物，引发了糖尿病酮症酸中毒。

糖尿病(diabetes mellitus，DM)是由遗传和环境因素共同引起的一组以高血糖为特征的临床综合征，由于胰岛素绝对或相对不足，患者可出现糖、脂肪、蛋白质和水/电解质的代谢紊乱。糖尿病分为1型糖尿病（type 1 diabetes mellitus，胰岛素依赖性糖尿病，insulin dependent diabetes mellitus，IDDM）、2型糖尿病（type 2 diabetes mellitus，非胰岛素依赖性糖尿病，non-insulin dependent diabetes mellitus，NIDDM）、妊娠糖尿病（gestational diabetes）和其他类型糖尿病四种类型，其中以2型糖尿病最为常见。

糖尿病的危害不仅在于营养物质代谢紊乱，更重要的是长期高血糖引起的急性或慢性并发症，包括以糖尿病肾病、视网膜病变和神经病变为主要表现的微血管病变和以动脉粥样硬化为特征的大血管病变。因此,合理控制血糖,有效预防和治疗糖尿病并发症是目前治疗糖尿病的基本原则。

糖尿病的治疗强调早期、长期、综合和个体化,综合防治包括糖尿病教育、合理营养、运动、药物治疗和血糖监测,其中口服降糖药物是糖尿病的基本用药,1 型糖尿病和妊娠糖尿病及某些 2 型糖尿病患者需应用胰岛素。

一、胰岛素

胰岛素(insulin)是由胰岛 β 细胞分泌的多肽类激素,由两条多肽链共 51 个氨基酸组成,于 1921 年由班廷(F. G. Banting)和贝斯特(C. H. Best)首次发现。1965 年,我国科学家首次人工合成了结晶牛胰岛素。药用胰岛素多从猪、牛胰腺中提取,也可通过 DNA 重组技术人工合成。

扩展阅读

19 世纪初,闵科夫斯基(O. Minkowski)和冯·梅林(J. von Mehring)发现,切除胰腺可导致实验动物血糖水平升高,再将胰腺植入实验动物腹部又可重新控制血糖水平。于是,在接下来的几十年里,欧美国家的一些研究团队致力于从胰腺中提纯出具有降血糖生物活性的物质,但屡屡失败。

1920 年 10 月 30 日,加拿大医学研究者班廷在备课时读到了一份病例报告,称一位患者的胰脏导管被结石堵塞之后,分泌消化酶的消化腺萎缩了,可胰岛细胞却依然存活良好。这给了班廷以启发:胰岛分泌的生物活性物质之所以难以提取,就是因为其本质上是一种蛋白质,因此在提取过程中被胰蛋白酶降解了。于是,在助手贝斯特的帮助下,班廷通过手术结扎了实验动物狗的胰脏导管,等狗的胰脏萎缩之后,再通过手术摘取出来,终于提取出了他们想要的物质,班廷和贝斯特将其命名为"胰岛素"。

【体内过程】

胰岛素作为一种蛋白质,口服易被消化酶破坏,故一般需注射给药。皮下注射吸收快,尤以前臂外侧和腹壁最为明显。胰岛素主要在肝、肾灭活,$t_{1/2}$约 10 min,但作用可维持数小时。

【药理作用】

胰岛素可促进肝脏、脂肪、肌肉等靶组织中糖原和脂肪的储存,从而降低血糖,其药理作用包括:

(1)促进糖原的合成和贮存,加速葡萄糖的氧化和酵解,并抑制糖原分解和异生,从而降低血糖。另外,胰岛素可增加葡萄糖转运体(glucose transporter,GLUT)的合成、重新分布并提高其活性,从而加速葡萄糖的转运。

(2)促进脂肪合成,抑制脂肪分解,减少游离脂肪酸和酮体生成,增加脂肪酸和葡萄糖的转运,并提高其利用率。

(3)增加氨基酸的转运,促进核酸、蛋白质的合成,抑制蛋白质分解。

(4)促进钾离子进入细胞,降低血钾浓度。

(5)加快心率,增强心肌收缩力,减少肾血流量,伴发相关疾病时应注意。

【作用机制】

胰岛素主要作用于膜受体,通过第二信使发挥生物学作用。胰岛素受体由两个 α 亚单位及两个 β 亚单位组成,α 亚单位位于胞外,含胰岛素识别和结合部位;β 亚单位为跨膜蛋白,其胞内部分具有酪氨酸蛋白激酶(tyrosine protein kinase,TPK)活性结构域。胰岛素与 α 亚基结合后,迅速引起 β 亚基的自身酪氨酸磷酸化,激活 β 亚基的 TPK 活性,继而引起一系列活性蛋白(胰岛素受体底物,insulin receptor substrate,IRS)的酪氨酸发生级联磷酸化反应,发挥降血糖等生物效应(见图 13-2-1)。

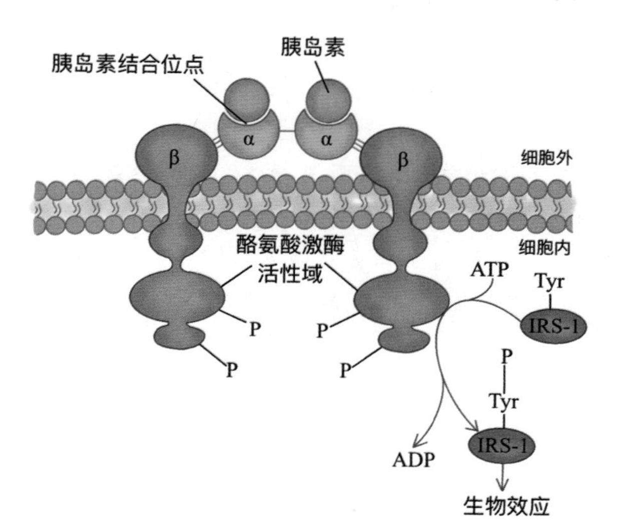

IRS-1：胰岛素受体底物-1
Tyr：酪氨酸
P：磷酸化位点
ATP：三磷酸腺苷
ADP：二磷酸腺苷

图 13-2-1　胰岛素受体结构及信号转导示意图

【临床应用】

胰岛素对各型糖尿病均有效,其为 IDDM 的唯一治疗药物,患者需终生依赖外源性胰岛素;对于 NIDDM,胰岛素主要用于经饮食控制或用口服降血糖药未能控制者。胰岛素是糖尿病患者发生急性或严重并发症时的重要抢救用药,如酮症酸中毒、高渗性高血糖状态等,还可用于糖尿病患者合并重度感染、消耗性疾病、高热、妊娠、创伤及手术和其他应激状态者的治疗。此外,由于胰岛素可促进钾内流,因此可与葡萄糖、氯化钾合用来纠正细胞内缺钾。

目前临床上使用的胰岛素剂型有皮下注射胰岛素、胰岛素泵、吸入型胰岛素、经皮给药胰岛素,以及正在研制中的经鼻给药胰岛素和口服胰岛素。

根据起效快慢、活性达峰时间及作用持续长短，可将胰岛素制剂分为超短效（速效）、短效（普通）、中效、长效及预混型胰岛素等。向普通胰岛素分子中加入珠蛋白、精蛋白等碱性蛋白质，可提高其等电点，降低其溶解度，从而延长作用时间；也可通过加入金属锌的方式来实现。但应注意，此类制剂不能静脉给药，且起效时间慢于普通胰岛素，故不适于急用。近年来，通过基因重组技术研制成功的多种胰岛素类似物（如甘精胰岛素、地特胰岛素）作用时间明显延长。

扩展阅读

糖尿病酮症酸中毒（diabetic ketoacidosis，DKA）是糖尿病的急性并发症，也是一种高血糖危象，是由于胰岛素不足或作用明显减弱和升糖激素不适当升高引起的糖、脂肪和蛋白质严重代谢紊乱综合征，临床上以高血糖、高血酮和代谢性酸中毒为主要表现，治疗原则是立即给予足够的胰岛素，纠正失水、电解质紊乱等异常，同时注意去除诱因。

高渗性高血糖状态（hyperosmolar hyperglycemic state，HHS）是糖尿病严重的急性并发症之一，也是一种高血糖危象，临床上以严重高血糖（伴或不伴酮症酸中毒）、血浆渗透压明显升高、失水和意识障碍为特征性表现。HHS 的发病率低于 DKA，但死亡率可达 DKA 的 10 倍以上。HHS 的治疗原则是纠正高血糖、高渗状态及酸中毒，适当补钾。注意不宜贸然使用大剂量胰岛素，以免血糖下降过快，造成细胞外液中的水分向高渗的细胞内转移，导致或加重脑水肿。

【不良反应】

胰岛素的不良反应有以下几种：

1.低血糖反应

低血糖反应是胰岛素最常见的不良反应，与剂量过大和（或）饮食失调有关，患者可表现为交感神经兴奋症状（饥饿感、出汗、心动过速、焦虑、震颤等），也可表现为中枢神经症状（如昏迷、休克及脑损伤等），严重者可致死。为防止出现严重后果，应教会患者熟知此反应。出现低血糖反应时，轻者可饮用糖水或进食，严重者应立即静脉注射 50%的葡萄糖，同时需注意同其他疾病引起的意识障碍相鉴别，如酮症酸中毒及高渗性高血糖状态导致的昏迷。

2.过敏反应

过敏反应由动物来源的制剂与人的胰岛素结构差异所致，或因制剂纯度较低，由杂质所致，患者一般表现为皮肤瘙痒、红斑、丘疹、硬结或疼痛，偶可引起过敏性休克。出现过敏反应时，可通过更换胰岛素制剂、使用抗过敏药物（组胺受体阻断剂或糖皮质激素）等方法解决。

3.胰岛素抵抗

胰岛素抵抗分为急性抵抗和慢性抵抗。

(1)急性抵抗。急性抵抗发生于感染、手术、创伤、情绪激动等应激状态下,患者血中拮抗胰岛素作用的物质增多;另外酮症酸中毒时,由于血中大量游离脂肪酸和酮体妨碍葡萄糖的摄取和利用,且pH值降低减少了胰岛素与受体的结合,这些因素使胰岛素的作用下降,需短时间内增加胰岛素用量。

(2)慢性抵抗。慢性抵抗指的是临床无明显诱因,连续3天以上且每天需用胰岛素超过200 U的情况。根据作用部位的不同,慢性抵抗可分为:①受体前水平抵抗:胰岛素抗体与胰岛素结合,阻碍胰岛素向靶细胞转运。②受体水平抵抗:高胰岛素血症、老年、肥胖等条件下,靶细胞上的胰岛素受体数目减少。③受体后异常:靶细胞膜上的葡萄糖转运系统及某些酶系统失常,阻碍胰岛素发挥作用。

4.脂肪萎缩或增生

这种情况见于注射部位,女性多于男性,应用纯化胰岛素制剂后已少见。

5.其他不良反应

其他不良反应包括:①体重增加:注射胰岛素后可引起腹部肥胖,老年患者多见。②屈光不正:因胰岛素治疗后血糖迅速下降,会使眼晶状体、玻璃体渗透压改变,晶状体内水分外溢而致视物模糊,屈光率下降,常于2~4周内自愈。

二、口服降血糖药

扩展阅读

1918年,人们发现胍类具有降血糖作用。1926年,胍类降血糖药被正式用于临床,后虽因其肝毒性而一度被终止使用,但却在其基础上诞生了双胍类口服降糖药。20世纪30年代,人们发现磺胺可引起低血糖,但直至1954年,第一个磺酰脲类口服降血糖药甲苯磺丁脲才问世。随后,促胰岛素分泌剂、胰岛素增敏剂及醛糖还原酶抑制剂等口服降糖药相继出现,为NIDDM的治疗提供了更多的用药选择。

常用口服降血糖药包括磺酰脲类、双胍类、胰岛素增敏剂、α-葡萄糖苷酶抑制剂、非磺酰脲类促胰岛素分泌药及新型口服降血糖药。

(一)磺酰脲类

磺酰脲类(sulfonylurea)药物是在磺胺类药物的基础上发展而来的,第一代药物包括甲苯磺丁脲(tolbutamide)、氯磺丙脲(chlorpropamide);第二代的代表药物有格列本脲(glyburide)、格列吡嗪(glipizide),其作用较第一代增强了数十至上百倍;第三代以格列美脲(glimepiride)、格列齐特(gliclazide)为代表,在降血糖作用的基础上还可改变血小板的功能,有助于预防糖尿病的并发症。

【体内过程】

本类药物口服吸收迅速且完全，与血浆蛋白结合率高，多数药物经肝代谢，随尿排出（格列喹酮除外），因此肝肾功能不良者需慎用。

【药理作用与机制】

磺酰脲类的药理作用与机制如下：

1.降血糖作用

磺酰脲类药物对正常人及对胰岛功能尚存的糖尿病患者均具有降血糖作用，对IDDM或胰岛功能严重受损的NIDDM患者无效。其降低血糖的作用机制包括：①刺激胰岛β细胞释放胰岛素：胰岛β细胞膜上含有磺酰脲受体（sulfonylurea receptor，SUR）和偶联的ATP敏感性钾通道及电压依赖性钙通道。磺酰脲类药物与受体结合后，通过阻滞ATP敏感性钾通道阻止钾外流，使细胞膜去极化，进而引起电压依赖性钙通道开放，促进钙内流，胞内钙浓度增加，触发胰岛素释放（见图13-2-2）。②增加胰岛素与靶组织的结合力。③减少糖原合成，降低血清糖原水平。

2.其他作用

磺酰脲类药物的其他作用包括：①抗利尿作用：本类药物中的氯磺丙脲、格列本脲可促进抗利尿激素的分泌并增强其作用，可用于尿崩症患者。②影响凝血功能：格列齐特等第三代药物可降低血小板的聚集和黏附能力，促进纤溶酶原合成，有利于防治糖尿病微血管病变。

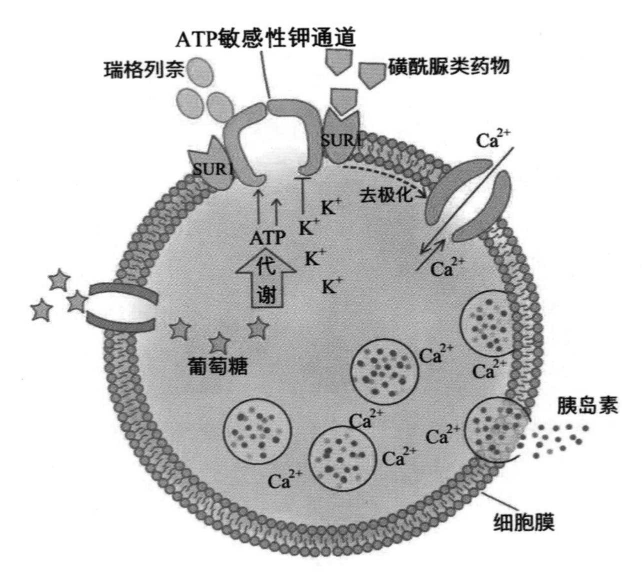

图13-2-2 磺酰脲类药物和瑞格列奈促进胰岛素释放的机制

【临床应用】

磺酰脲类药物用于胰岛功能尚存、单用饮食控制无效的NIDDM患者，用药期间应继续限制饮食。氯磺丙脲也可用于尿崩症的治疗。

【不良反应与注意事项】

磺酰脲类的不良反应与注意事项包括：

1)低血糖反应

低血糖反应是磺酰脲类最常见和最重要的不良反应，与药物剂量过大、饮食配合不当或同时服用其他具有降血糖作用的药物有关，持久性低血糖为严重反应，常见于老年人及肝肾功能不良者。

2)过敏反应

磺酰脲类药物为磺胺衍生物，用药后可能会发生皮肤瘙痒、皮疹、光敏性皮炎等过敏反应。

3)体重增加

磺酰脲类药物可增加非超重肥胖患者的体重。

4)其他

除以上不良反应外，使用磺酰脲类药物还可出现胃肠道刺激、神经系统不良反应等，少数患者可发生粒细胞、血小板减少等血液系统异常，需定期检查。

(二)双胍类

常用的双胍类(biguanides)药物包括二甲双胍(metformin，甲福明)和苯乙双胍(phenformin，苯乙福明)，因苯乙双胍具有明显的导致乳酸性酸血症等严重不良反应，故目前很多国家已停止应用。

【药理作用】

二甲双胍能明显降低糖尿病患者的空腹血糖水平，但对正常人的血糖水平无明显影响，并有使体重下降的趋势。其降糖机制目前仍未完全明确，可能与增加周围组织对胰岛素的敏感性，促进葡萄糖的摄取，降低葡萄糖在肠道的吸收，抑制肝糖原异生，减少肝脏葡萄糖的输出及胰高血糖素的释放等途径有关。

近年来发现，双胍类药物可升高血中胰高血糖素样肽-1(glucagon-like peptide-1，GLP-1)的浓度，具有一定的增加胰岛素敏感性的作用。此外，双胍类药物还有增加纤溶、抑制纤溶酶原激活物抑制物(plasminogen activator inhibitor，PAI-1)、改善血脂谱等作用。

【临床应用】

二甲双胍可单独用于NIDDM患者，也可与磺酰脲类联合应用，增加患者对胰岛素的敏感性，防止和延缓糖耐量异常向糖尿病的进展。

二甲双胍能够显著降低发生糖尿病相关血管并发症的危险，且治疗的同时不增加体重，因而在NIDDM超重患者的治疗方面受到了重视。目前许多国家和国际组织制定的糖尿病防治指南中，推荐将二甲双胍作为超重和肥胖性NIDDM患者控制高血糖的一线用药。

【不良反应】

双胍类药物常见消化道反应，餐中或餐后服用可减轻；偶有过敏反应；罕见乳酸性酸中毒，该不良反应致死率高，多见于苯乙双胍。

(三)胰岛素增敏剂

胰岛素抵抗(insulin resistance，IR)和胰岛β细胞受损是治疗糖尿病面临的两大难题，因此增强靶细胞对胰岛素的敏感性，改善胰岛素抵抗对糖尿病的治疗具有重要意义。噻唑烷二酮类化合物(thiazoliddinediones，TZDs)具有2,4-二酮噻唑烷结构，包括罗格列酮(rosiglitazone)、吡格列酮(pioglitazone)等，可显著改善胰岛素抵抗及相关代谢紊乱，对NIDDM及其心血管并发症均有明显疗效。

【药理作用与机制】

胰岛素增敏剂的药理作用与机制如下：

1)改善胰岛素抵抗，降低高血糖

胰岛素增敏剂能降低骨骼肌、肝脏和脂肪组织的胰岛素抵抗，提高靶细胞对葡萄糖的利用，降低血糖，与磺酰脲类或二甲双胍联合应用效果更为明显。

2)改善脂肪代谢紊乱

胰岛素增敏剂能显著降低NIDDM患者的三酰甘油水平，增加总胆固醇和HDL-C的水平。

3)防治NIDDM患者的大血管及微血管并发症

胰岛素增敏剂能抑制血小板聚集、炎症反应和内皮细胞的增生，抗动脉粥样硬化；还可延缓蛋白尿的发生，减轻糖尿病肾病患者的肾小球损害。

4)改善胰岛β细胞的功能

胰岛素增敏剂能促进胰岛细胞增殖，抗胰岛细胞凋亡，保护胰岛β细胞的功能。

TZDs类药物作用的分子生物学机制与竞争性激活过氧化物酶增殖体受体-γ(peroxidase proliferator receptor-γ，PPAR-γ)，调节胰岛素反应性基因的转录，从而放大胰岛素的作用有关。PPAR-γ激活后，通过下列途径改善胰岛素抵抗：①活化的PPAR-γ与几种核蛋白形成二聚体复合物，促进脂肪细胞分化产生大量小脂肪细胞，增加脂肪细胞总量，提高和改善胰岛素的敏感性，同时可使脂肪组织上胰岛素介导的葡萄糖转运体(glucose transporter-4，GLUT-4)表达增加。②阻止或逆转高血糖对TPK的毒性作用，促进胰岛素受体底物-1(IRS-1)的磷酸化，还可增加胰岛素受体的数量，从而增强胰岛素信号的传递。③降低脂肪细胞TNF-α的表达，改善胰岛素抵抗(已有研究表明，TNF-α通过干扰胰岛素受体酪氨酸磷酸化和增加对抗丝氨酸磷酸化的作用，引起对体内和体外胰岛素的抵抗作用)。④升高脂联素(adiponectin)的水平，改善胰岛β细胞的功能。⑤增加外周组织*GLUT-1*及*GLUT-4*等基因的转录和蛋白合成，增加基础葡萄糖的摄取和转运。⑥抑制血管内皮细胞生长因子(vascular endothelial cell growth factor，VEGF)介导的血管增生反应，降低血管并发症的发生。

【临床应用】

胰岛素增敏剂主要用于缓解 NIDDM,尤其适用于伴有明显胰岛素抵抗者,可单独或与其他口服降糖药及胰岛素合用。

【不良反应】

单独使用胰岛素增敏剂不引起低血糖,但与其他降血糖药物合用时可增加发生低血糖的风险。常见不良反应为体重增加和水肿,与胰岛素联合使用时更加明显,因此禁用于有心衰风险及缺血性心肌病史的患者。其他不良反应包括嗜睡、肌肉和骨骼痛、头痛、消化道症状等。

(四)α-葡萄糖苷酶抑制剂

淀粉是食物中主要的糖类成分,其在唾液和胰淀粉酶的作用下生成寡糖,后者在 α-葡萄糖苷酶(α-glucosidas)的作用下分解成单糖后被小肠吸收。α-葡萄糖苷酶抑制剂(α-glucosidase inhibitors)的结构与寡糖相似,通过在小肠上皮刷状缘与寡糖竞争 α-葡萄糖苷酶而抑制寡糖分解,从而减慢糖类的吸收,控制餐后血糖的升高。

常用药物有阿卡波糖(acarbose)、伏格列波糖(voglibose)等,可与磺脲类、双胍类、噻唑烷二酮类或胰岛素合用,服药期间应增加糖类的比例,并限制单糖的摄入量,以提高药物的疗效。主要不良反应为腹胀排气,单独使用一般不引起低血糖。

(五)非磺酰脲类促胰岛素分泌药

非磺酰脲类促胰岛素分泌药是一类快速作用的促胰岛素分泌药,其作用机制与磺酰脲类药物相似,但在胰岛 β 细胞上的结合位点不同。此类药物的作用快于磺酰脲类,主要通过刺激胰岛素的早时相分泌而降低餐后血糖,其最大的优点是可以模仿胰岛素的生理性分泌,有效地控制餐后高血糖,故又称餐时血糖调节剂(prandial glucose regulator)。此类药物可以单独用于缓解经饮食和运动不能控制的 NIDDM,包括老年和糖尿病肾病患者,也可与其他降糖药物(如二甲双胍)合用。此类药物的代表有瑞格列奈(repaglinide)、那格列奈(nateglinide)等。

(六)新型口服降血糖药

1.胰高血糖素样肽-1(GLP-1)激动剂及二肽基肽酶(DPP-4)抑制剂

胰高血糖素样肽-1(glucagons-like peptide 1,GLP-1)是肠道 L 细胞分泌的一种肠促胰素,与胰岛 α 细胞分泌的胰高血糖素源自同一基因——胰高血糖素原基因。GLP-1 激动后会产生多种作用,包括:①促进胰岛素基因转录,增加葡萄糖依赖性胰岛素的合成和分泌;②刺激 β 细胞的增殖和分化,抑制其凋亡,增加 β 细胞的数量;③强烈抑制胰岛 α 细胞分泌胰高血糖素;④促进胰岛 δ 细胞分泌生长抑素,后者以旁分泌的形式抑制胰高血糖素分泌;⑤抑制食欲与摄食;⑥延缓胃内容物排空等。

由于 GLP-1 在体内可迅速被二肽基肽酶-Ⅳ(dipeptidyl peptidase-Ⅳ,DPP-Ⅳ)降解而失去生物活性,$t_{1/2}$ 短(小于 2 min),临床应用受限,因此长效 GLP-1 受体激动剂及联合使用 DPP-Ⅳ抑制剂为 NIDDM 的治疗提供了新的用药选择。

依克那肽(exenatide)是一种长效 GLP-1 受体激动剂。临床研究证实,该药能在不引起低血糖和不增加体重的基础上治疗 2 型糖尿病。

西他列汀(sitagliptin phosphate) 为 DPP-Ⅳ抑制剂,其通过与 DPP-Ⅳ的活性部位结合,保护内源性 GLP-1 免受 DPP-Ⅳ的降解,使血清 GLP-1 水平升高,导致葡萄糖刺激的胰岛素分泌增加,最终产生降血糖作用。由于 DPP-Ⅳ抑制剂的作用依赖于内源性 GLP-1的分泌,故该药不适用于 GLP-1 分泌有障碍者。

2.胰淀粉样多肽类似物

普兰林肽(pramlintide)是继胰岛素之后第二个获准用于治疗 IDDM 的药物,为胰淀粉样多肽的合成类似物。与天然胰淀粉样多肽相比,普兰林肽较好地克服了天然产物不稳定、易水解、黏稠性大、易凝集等缺陷。研究证实,普兰林肽可通过延缓葡萄糖吸收、抑制胰高血糖素分泌、减少肝糖原生成和释放等作用,降低糖尿病患者的血糖波动频率和幅度,从而起到改善总体血糖控制的效果。该药用于糖尿病患者胰岛素的辅助治疗,但不能替代胰岛素。

3.脂肪酸代谢干扰剂

目前认为,脂肪酸是引起胰岛素抵抗的重要非激素类物质之一。游离脂肪酸可造成葡萄糖氧化减弱及糖原异生增加,也可通过葡萄糖-脂肪酸循环而抑制外周组织对葡萄糖的利用,使血糖升高,进一步加重胰岛素抵抗。脂肪酸代谢干扰剂(fatty acid metabolism disruptor)如依托莫司(etomoxir)可通过抑制肉碱脂酰转移酶Ⅰ(carnitine acyl transferase Ⅰ)而减少脂肪酸氧化,增加对葡萄糖的利用,改善胰岛素抵抗,降低血糖,并有一定程度的调血脂和抗酮血症作用。

4.醛糖还原酶抑制剂

醛糖还原酶(aldose reductase)是聚醇代谢通路中的限速酶,其活性升高与多种糖尿病并发症的发生有关。醛糖还原酶抑制剂(aldose reductase inhibitor)如依帕司他(epalrestat)可有效改善机体聚醇代谢通路的异常,预防和延缓糖尿病并发症的发生。

(王姿颖)

第十四章　感染性疾病与药物干预

感染性疾病(infectious diseases)是指病原生物侵入人体导致人体健康受到损害的各种疾病,包括传染病和非传染性感染性疾病。本部分主要讨论传染病。

扩展阅读

很久以来,国内有不少学者把感染与传染看成同义词,将“感染病”定义为“传染病”。事实上,感染与传染的含义并非完全相同,感染(infection)不一定具有传染性,而传染(communication)实属感染范畴,反之则不能成立。感染是病原体和人体之间相互作用、相互斗争的过程,引起感染的病原体可来自宿主体外,也可来自宿主体内。来自宿主体外的病原体引起的感染称为传染,传染主要指病原体通过一定方式,从一个宿主个体到另一个宿主个体的感染。

第一节　传染病的病理学基础

传染病(communicable diseases)是指由病原微生物感染人体后产生的具有传染性,在一定条件下可造成流行的疾病,属于感染性疾病的一部分。传染病的病理过程取决于病原微生物的性质和机体的反应性,以及能否得到及时有效的治疗。

引起传染病的病原微生物种类繁多,包括朊病毒(prion)、病毒(virus)、细菌(bacteria)、衣原体(chlamydiae)、立克次体(rickettsia)、支原体(mycoplasma)、真菌(fungi)、螺旋体(spirochete)、寄生虫(parasite)等,其中细菌和病毒为最常见的致病微生物。传染病的流行过程必需具备传染源、传播途径和易感人群三个基本环节。传染病的主要传播途径有消化道传播、呼吸道传播、虫媒传播、接触传播和母-婴传播等。

扩展阅读

构成传染和感染过程必须具备三个因素，即病原体、宿主和它们所处的环境，三者之间此消彼长。在漫长的生物进化过程中，病原体与宿主形成了相互依存、相互斗争的关系。有些微生物、寄生虫与人体宿主之间达到了互相适应、互不损害对方的共生状态(commensalism)，如分布在人体消化道、呼吸道、泌尿生殖道及皮肤上的正常微生物群，可形成机体的生物屏障，对外袭性致病微生物起到拮抗作用。但是，这种平衡是相对的，当某些因素导致宿主的免疫功能受损(如应用大剂量糖皮质激素或抗肿瘤药物、放射治疗及患艾滋病等)，或大量应用抗菌药物引起宿主正常微生物群失去平衡，或发生易主或易位(如大肠埃希菌进入泌尿道或呼吸道)时，平衡就不复存在而引起宿主损伤，这种情况称为机会性感染(opportunistic infection)，这些共生菌在特定条件下可以成为致病菌，称为条件致病菌(conditional pathogen)。在病原体与宿主的相互斗争过程中，宿主逐步形成了特异的免疫防御机制。

病原体侵入机体后，有的长期潜伏而不发病，有的进入体内即生长繁殖并引起疾病。传染病的发生发展及结局主要决定于病原体的毒力、数量、侵入部位和宿主的反应性。病原体损伤宿主细胞的机制有三种方式：①病原体接触或进入细胞内，直接引起细胞死亡；②病原体释放内毒素及外毒素杀伤细胞，或释放酶降解组织成分，或损伤血管引起缺血性坏死；③病原体引起机体发生免疫反应，免疫反应虽可抵御入侵的病原体，但也可诱发变态反应而引起组织损伤。在特定条件下，机体的免疫反应亦可引起病理性的免疫损伤，同时引起局部或全身的炎症反应。不同病原体引起病理改变的基本性质属于炎症范畴，随着病变的发展，临床上可出现潜伏期、前驱期、发病期和愈复期的表现。大多数传染病患者通过机体抵抗力增强和适当治疗可获痊愈，并获得一定程度的免疫力。如抵抗力差而又未得到及时有效的治疗，感染可转变为慢性或蔓延扩散，甚至导致宿主死亡。

传染病可在世界各地流行，对人类的健康威胁很大。传染病的发生和发展具有一定的社会性，与社会人群的经济状况、卫生条件、教育水平和生活习惯等有一定的关系。在许多发展中国家，传染病的发病率和死亡率明显高于发达国家，是影响其人群健康的主要疾病，并造成了严重的社会问题。近年来，由于社会经济条件的改善和抗生素的应用，我国传染病的发病率和死亡率均已明显下降，有的病种已经被消灭，如天花；有些也接近被消灭，如麻风、脊髓灰质炎等；而一些原已得到控制的病种，由于种种原因又死灰复燃，其发生率呈上升趋势，如结核病、尖锐湿疣、淋病、梅毒等，并出现了一些新的传染病，如艾滋病(acquired immunodeficiency syndrome, AIDS)、埃博拉出血热(Ebola hemorrhagic fever, EHF)和严重急性呼吸综合征(severe acute respiratory syndrome, SARS)等。

一、细菌感染性疾病

多种细菌感染可引起传染病，如溶血性链球菌感染引起猩红热，白喉棒状杆菌感染引起白喉，炭疽芽胞杆菌感染引起炭疽，脑膜炎奈瑟菌感染引起流行性脑脊髓膜炎，沙门氏菌感染引起伤寒、副伤寒等。本部分以结核分枝杆菌引起的结核病为例，介绍细菌性传染病的疾病学基础。

结核病

结核病(tuberculosis)是由结核分枝杆菌(*M. tuberculosis*)引起的慢性传染病，可侵及许多脏器，如肺、浆膜、滑膜、肠、淋巴结等，以肺结核最为常见，其病变特征是结核结节形成，并伴有不同程度的干酪样坏死。

(一)病因和传播途径

结核分枝杆菌属于放线菌目、分枝杆菌科的分枝杆菌属，为有致病力的耐酸菌，镜下表现为细小、稍弯曲的杆菌，其细胞壁含大量分枝菌酸，具有抗酸性。结核分枝杆菌主要分为人、牛、鸟、鼠等型，对人致病的主要类型为人型和牛型，这两型对外界的抵抗力较强。结核病主要经呼吸道传染，带菌的患者是主要传染源，少数患者可因食入带菌的食物经消化道感染。结核病的发生和发展取决于很多因素，其中最重要的是感染的菌量、毒力的大小和机体的反应性(免疫反应或变态反应)。

扩展阅读

结核病是一种古老的疾病，在我国古代，结核病被叫作“痨病”；在古希腊，结核病被叫作“phtisis”，意指“一种致命性的疾病”。从18世纪开始，结核病又有了一个新名字——“白色瘟疫”。虽然人类一直不断认识结核病并与之抗争，但在19世纪80年代以前，都是徒劳无功，每年都有很多人被结核病夺去生命。1882年，德国科学家罗伯特·科赫(Robert Koch)在肺结核患者的痰中发现了结核分枝杆菌，确立了结核病的病原体，从而为人类战胜结核病明确了战斗目标，这是人类与结核病斗争史上最重要的事件。20世纪初，法国医生卡美特(A. Calmette)和兽医介云(C. Guerin)将牛型结核分枝杆菌接种在培养基上，历经13年，更换培养基达235次，得到的病原菌最终丧失了对人类的致病性和毒性，但仍保持了足够高的免疫原性。1921年，这种减毒牛结核菌活菌苗首次被接种到婴儿身上，后来人们为了纪念这两位发明者，将其命名为“卡介苗”。卡介苗于20世纪30年代开始在全球各地逐渐被推广应用，至今仍为预防结核病的主要手段。

(二)发病机制

结核分枝杆菌是细胞内生长细菌，不产生内毒素及外毒素，其致病性与菌体的结构成分密切相关。结核分枝杆菌含有脂质、蛋白和多糖类三种成分，其中脂质成分与其感染致病特点密切相关，包括：①磷脂(phospholipid)可刺激单核细胞增生，抑制蛋白酶的分解作用，使病灶形成干酪样坏死，还能使炎症灶中的巨噬细胞转变为类上皮细胞，从而形成结核结节；②索状因子(cord factor)是分枝菌酸与海藻糖的复合物，因能使结核分枝杆菌在培养基上生长时呈蜿蜒索状排列而得名，具有破坏细胞线粒体膜，毒害微粒体酶类，引起慢性肉芽肿的作用；③蜡质 D(wax D)是一种肽糖脂与分枝菌酸的复合物，能引起迟发型变态反应；④硫酸脑苷脂(cerebroside sulfate)能抑制吞噬细胞中的吞噬体与溶酶体融合，使脑苷脂在细胞内存活。脂质除可能与细菌的毒力有关外，还可保护菌体不易被巨噬细胞消化。蛋白具有抗原性，与蜡质 D 结合后能使机体发生变态反应，引起组织坏死和全身中毒症状，在形成结核结节中也发挥一定的作用。多糖类可引起局部中性粒细胞浸润，并可作为半抗原参与免疫反应。

由结核分枝杆菌感染引起的细胞免疫和Ⅳ型超敏反应是导致结核病组织破坏和机体修复的基础反应。机体初次感染结核菌时，到达肺泡的结核菌会受到巨噬细胞表面包括甘露糖结合凝集素(mannose binding lectin)和 CR3 在内的多种受体介导的趋化作用，并被巨噬细胞吞噬。由于病菌可抑制吞噬体的成熟并阻止吞噬体的形成，因此在有效的细胞免疫建立以前，结核分枝杆菌在巨噬细胞内可以不受抑制地复制。未致敏的原发性结核病以肺泡腔内和巨噬细胞内结核分枝杆菌增殖为主，表现为全身性血源性播散，但大多数患者在这个阶段无症状或仅有轻微的流感表现。感染 4～8 周后，T 淋巴细胞受到结核菌的抗原刺激，转化为致敏的淋巴细胞，并释放 IFN-γ，IFN-γ 是激活巨噬细胞并抑制结核分枝杆菌感染的关键介质。激活的巨噬细胞可释放多种介质，如 TNF 可促使单核细胞聚集、活化，逐渐转化为上皮样细胞，并可融合为郎格罕斯巨细胞(Langhans giant cell)，形成肉芽肿。IFN-γ 和 TNF 协同作用则可诱导 NO 和自由基水平升高，以杀灭巨噬细胞内的结核菌。局部可出现渗出甚至干酪样坏死，患者可出现发热、乏力及食欲缺乏等全身症状。

人体对结核分枝杆菌的自然免疫力(先天免疫力)是非特异性的，接种卡介苗或受结核菌感染后所获得的免疫力(后天性免疫力)具有特异性，能将入侵的结核菌杀死或严密包围，制止其扩散，使病灶愈合。患者在发生变态反应的同时可获得一定的免疫力，免疫反应能将结核菌杀灭或使病灶局限。若人体免疫力较强而感染的结核菌毒力较弱，可不发病；若人体免疫力低下或感染了毒力较强的结核菌则可致病。

(三)基本病理变化和转化规律

结核病的基本病理变化包括炎性渗出、增生和干酪样坏死，以上三种基本病理变化可以同时发生，在某一个阶段内也可以以某一种病理改变为主，并且有一定的转化倾向。

炎性渗出性病变大多发生于结核病早期或者病情恶化进展的阶段，可以表现为局部的中性粒细胞浸润，随后由巨噬细胞以及淋巴细胞取代，反映病变组织内结核分枝杆菌的量比较多，淋巴细胞活力高，变态反应强。

增生性病变主要发生在机体抵抗力较强时或疾病恢复阶段，主要病理改变为典型的结核结节(见图 14-1-1)。结核结节主要由淋巴细胞、上皮样细胞、朗格罕斯细胞以及成纤维细胞组成,典型的结节中央有干酪样坏死,周围围绕着由巨噬细胞衍生而来的朗格罕斯巨细胞和类上皮细胞。朗格罕斯巨细胞为多核巨细胞,直径可达 300 μm,胞质丰富,核的数目从十几个到几十个不等,细胞核排列在胞质周围呈花环状或马蹄形。

干酪样坏死是病情进展恶化的表现,主要发生于结核分枝杆菌毒力较强、感染的细菌数量较多、机体超敏反应增强及抵抗力下降等情况时。显微镜下,干酪样坏死表现为红染的颗粒状物质,含有大量脂质,肉眼观呈淡黄色,如奶酪样,故称为干酪样坏死。坏死区域逐渐出现肉芽组织增生,最后成为纤维包裹的纤维性干酪性病灶。

在未进行抗结核治疗前,结核病的病理转归主要表现为反复的恶化、播散;随着抗结核化疗药物的应用,结核病的病理转归主要表现为吸收、愈合。

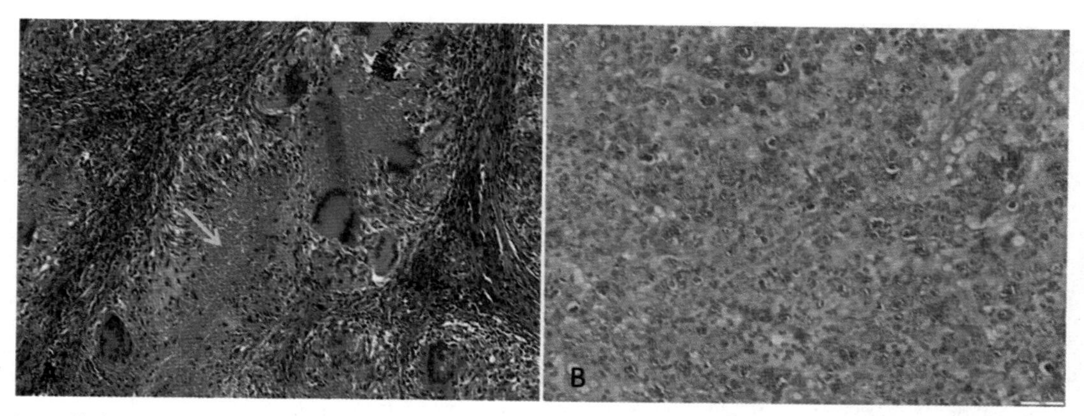

A.HE 染色(×100),中央为干酪样坏死(黄色箭头所指),周围为类上皮细胞、朗格罕斯巨细胞(红色箭头所指)、淋巴细胞及增生的成纤维细胞;B.抗酸染色(×400),显示大量结核分枝杆菌染成红色

图 14-1-1 结核结节

二、真菌感染性疾病

由真菌感染引起的疾病称为真菌病(mycosis)。目前发现的真菌有 10 余万种,与细菌相比,真菌对人类有致病作用者相对较少。近年来,由于广谱抗生素、肾上腺皮质激素、免疫抑制剂及抗肿瘤药物的大量应用,导致真菌病的发病明显增多。尤其是 AIDS 的流行,使真菌病成为 AIDS 患者的重要和常见的机会性感染。

真菌可分为浅表真菌(superficial fungi)、皮下真菌(subcutaneous fungi)、深部真菌(deep-seated fungi)和机会性致病真菌(opportunistic pathogenic fungi)四大类,前两者主要侵犯皮肤和皮下组织,引起浅部真菌病;后两者可引起深部真菌病。深部真菌(如二相真菌)有较强的毒力,为致病真菌,主要为外源性感染;而机会性致病真菌(如假丝酵母菌、曲菌、隐球菌和毛霉菌)毒力较低,为条件致病真菌,多为内源性感染。深部真菌病危害性较大,尤其对免疫抑制患者更可能造成严重的后果。

真菌一般不产生内毒素和外毒素,其致病机制目前尚不完全明了。真菌及其代谢产物具有弱抗原性，其致病作用可能与其在体内繁殖引起的机械性损伤，所产生的酶类、酸性代谢产物引起的损伤以及变态反应导致的组织损伤有关。一般情况下真菌的致病力较弱，只有当机体抵抗力降低时，真菌才能侵入组织并大量繁殖，引起疾病。

真菌病的病变与感染真菌的种属、菌量、毒力，以及宿主的抵抗力、有无原发性疾病、受累部位、病变时期等因素有关。真菌病常见的基本病变有：①轻度非特异性炎：病灶中仅有少量淋巴细胞、单核细胞浸润。②化脓性炎：出现大量中性粒细胞浸润，形成小脓肿，主要见于感染的真菌数量较多、宿主的反应较强烈时，如假丝酵母菌病、曲菌病、毛霉菌病等。③坏死性炎：可见大小不等的坏死灶，常有明显出血，而炎细胞相对较少，多见于机会性感染，如毛霉菌、曲菌感染等。④肉芽肿性炎：常与化脓性病变同时存在。⑤真菌性败血症：真菌可引起全身播散性感染，导致败血症，这常是患者致死的主要原因。上述病变可单独存在，也可同时存在。

真菌感染的病变没有特征性，诊断真菌病的最直接方法是分离培养或证明真菌存在于病变组织或渗出物中。常用的染色方法有六胺银染色和高碘酸雪夫氏染色（periodic acid-Schiff stain，PAS），前者将真菌成分染成棕黑色，后者则染成红色。奥辛蓝和黏液卡红染色用于对隐球菌进行染色。免疫酶标法对鉴别真菌感染也有很大的帮助。

曲霉菌病

曲霉菌病(aspergillosis)是由曲霉菌引起的一种真菌病。引起人类曲霉菌病最常见的致病菌为烟曲菌(aspurgills fumimest)，其主要侵及支气管和肺，也可累及皮肤、外耳道、鼻旁窦、眼眶、心内膜、肾、消化道、中枢神经系统及其他器官组织，严重者可发生败血症。

曲霉菌可在机体许多部位引起病变，以肺部最为常见，常见的病变有化脓性炎症和坏死，伴有肉芽肿形成。曲霉菌常侵入血管引起血栓形成，造成组织缺血、坏死，病灶内可见大量菌丝。曲霉菌菌丝粗细均匀，直径为 2～7 μm，有分隔，为分支状，相互之间常呈 45°锐角。PAS 染色、六胺银染色显示更为清晰(见图 14-1-2)。

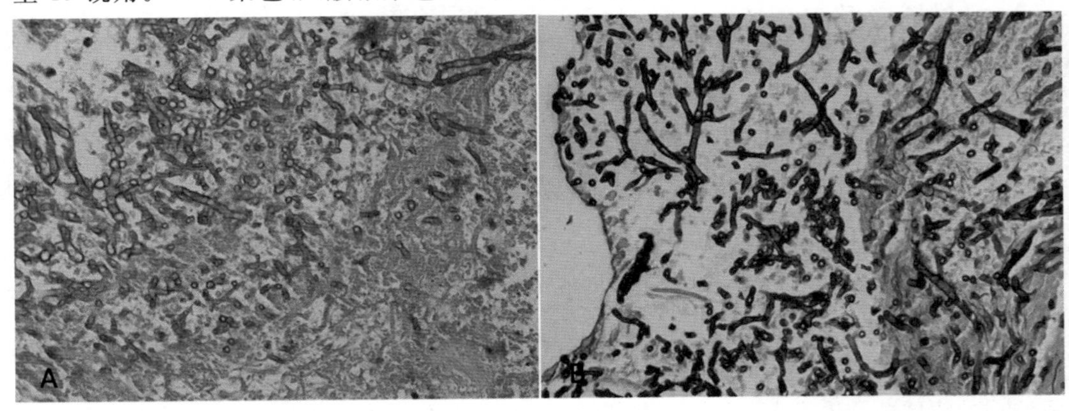

A.HE 染色(×400)；B.六胺银染色(×400)

图 14-1-2　曲霉菌菌丝，呈分支状，有分隔，相互之间常呈 45°锐角

毛霉菌病

毛霉菌病(mucormyrosis)是由毛霉菌(mucor)引起的一种严重的真菌病,多表现为急性化脓性炎症,进展迅速,易发生全身广泛播散,常累及血管,引起血栓形成和梗死。

毛霉菌病主要表现为急性化脓性炎症,其病菌侵袭性强于曲霉菌,常侵犯血管,引起血栓形成、梗死和血道播散。严重的坏死和化脓可能是霉菌直接作用和霉菌栓子阻塞血管的共同后果。慢性病变可有异物性肉芽肿,无孢子。病变组织内可检见大量菌丝,一般呈钝角或直角分支。毛霉菌菌丝粗大、壁厚,直径多为 10～15 μm,不分隔,分支较少而不规则,常可被苏木素着色,PAS 染色效果不佳,银染色也较其他真菌染色更淡一些(见图 14-1-3)。

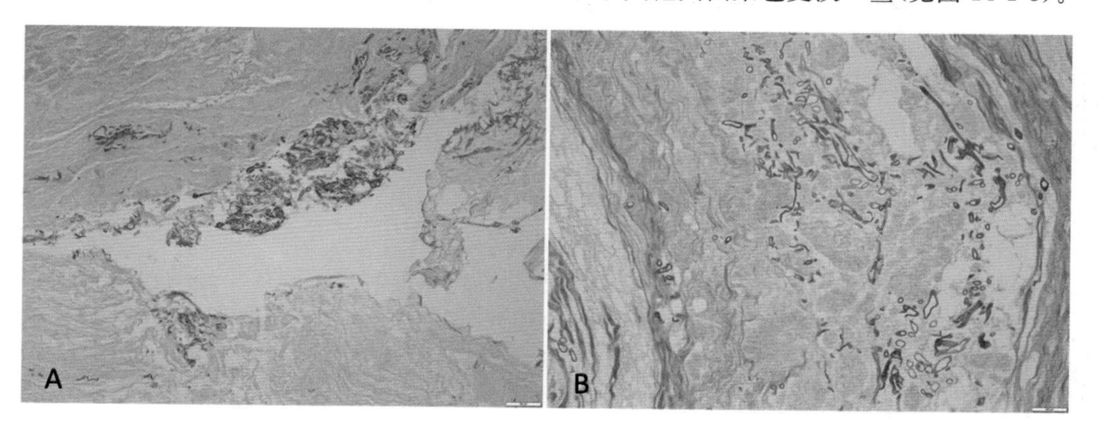

A.HE 染色(×400);B.六胺银染色(×400)

图 14-1-3　毛霉菌,其菌丝粗大,壁厚,无分隔,常呈钝角或直角分支

隐球菌病

隐球菌病(cryptococosis)是由新型隐球菌(neoformans)引起的一种亚急性或慢性真菌病,病变以神经系统最为常见,其次是肺、皮肤、骨和其他器官。本病多为继发性,在 AIDS 患者中感染率可达 10%～30%。

新型隐球菌广泛存在于自然界中,也可存在于健康人的皮肤、黏膜和粪便中。病菌主要经呼吸道进入人体,也可经皮肤或消化道进入人体。感染后是否发病主要与宿主的细胞免疫能力关系密切,T 细胞功能受损为主要易感因素,也是引起病变急剧恶化及播散的重要原因。

新型隐球菌在组织内可引起慢性炎症。早期,由于隐球菌产生大量荚膜多糖,病变呈胶冻样,炎症反应轻微;晚期,病变则表现为肉芽肿。病灶或巨噬细胞内可检到新型隐球菌,新型隐球菌呈圆形或卵圆形,壁厚,有宽阔的具有折光性的荚膜,直径多为 4～7 μm,有的可达 20 μm。在组织中用 PAS、黏液卡红或奥辛蓝染色,新型隐球菌清晰可见(见图 14-1-4)。

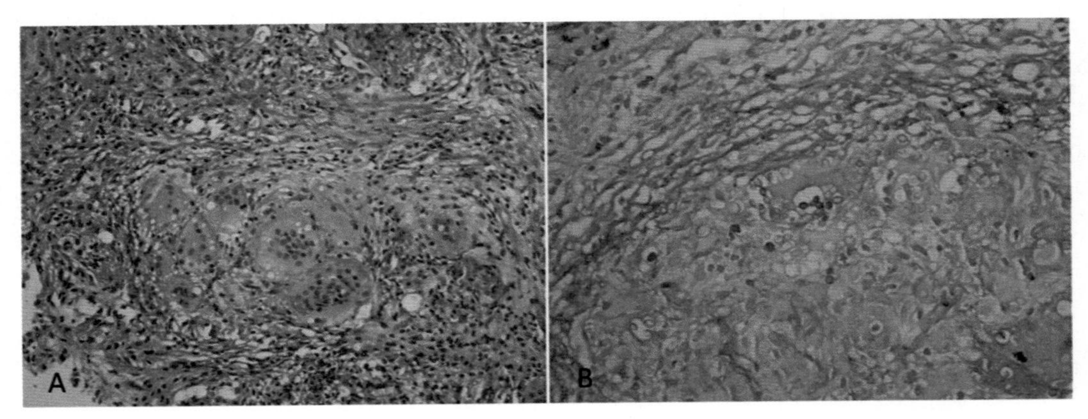

A.HE 染色(×200);B.PAS 染色(×200)

图 14-1-4 肺新型隐球菌感染,多核巨噬细胞内可见多个新型隐球菌孢子,呈圆形或卵圆形,壁厚,有宽阔的具有折光性的荚膜

三、寄生虫感染性疾病

人体由寄生虫感染引起的疾病称为寄生虫病(parasitosis)。寄生虫病的流行受到生物因素、自然因素和社会因素的影响,且有地理分布的区域性、明显的季节性和自然疫源性等特点。寄生虫病主要发生在发展中国家,特别是在热带和亚热带地区。据估计,全球受寄生虫感染影响的人数多达 45 亿。在我国,寄生虫病的防治工作已取得了显著的成绩,但近年来,某些寄生虫病的发病率有回升的趋势。

寄生虫病可分为急性和慢性两种,大多数呈慢性经过。部分宿主感染寄生虫后可以不表现出症状,称为“隐性感染”(latent infection)或“带虫者”。寄生虫对宿主的主要损害包括:①夺取营养:寄生的虫数愈多、虫体愈大,宿主被夺取的营养就愈多,可引起宿主营养不良和贫血。②机械性损伤:寄生虫在宿主体内寄生、移行、生长繁殖和排离的过程中,可以造成局部破坏、压迫或阻塞等机械性损害。③毒性作用:寄生虫的分泌、代谢产物可直接对宿主产生化学损害,如溶组织内阿米巴分泌溶组织酶,破坏组织,可引起阿米巴肝脓肿、肠壁损伤、溃疡或组织增生等。④变应原作用:寄生虫的分泌、排泄物和虫体的分解产物具有抗原性,可对宿主致敏,引起局部或全身性变态反应,如嗜酸性脓肿或肉芽肿形成,有时可引起宿主发生过敏性休克甚至死亡。

常见的人体寄生虫病可分为:①原虫病(protozoas),如阿米巴病、黑热病和疟疾;②吸虫病(trematodiasis),如血吸虫病、肺吸虫病和肝吸虫病;③绦虫病(cestodiasis),如嫩球蚴病和囊虫病;④线虫病(nematodiasis),如丝虫病、蛔虫病和钩虫病等。

血吸虫病

血吸虫(blood fluke)又称裂体吸虫,寄生于人体的血吸虫有五种,即日本血吸虫(*S. japonicum*)、曼氏血吸虫(*S. mansoni*)、埃及血吸虫(*S. hnaematobium*)、间插血吸虫(S.

intercalatum）及湄公血吸虫（*S. mekongi*）。由血吸虫寄生于人体引起的寄生虫病称为血吸虫病（schistosomiasis），在我国只有日本血吸虫病流行。

血吸虫病患者主要脏器的病理变化及后果如下：

1.结肠

急性期，患者的结肠黏膜充血、水肿，可见灰黄色或黄白色小结节，继之结节破溃，在黏膜形成大小不一、边缘不规则的浅表溃疡，溃疡处虫卵可排入肠腔，随粪便排出而成为污染源，浆膜面也可见同样的急性虫卵结节；临床上表现为血吸虫病痢疾，即腹痛、腹泻和脓血便，此期粪便查虫卵阳性率较高。慢性或晚期，由于虫卵反复沉积在肠壁，新旧病变同时存在，形成大量慢性虫卵结节和纤维性结节，肉眼观可见黏膜粗糙、高低不平，部分黏膜萎缩，皱襞消失，形成大小不一的炎性息肉，可出现大小、深浅不一的溃疡，黏膜下层可见一层黄色的虫卵沉积；镜下，虫卵一般沉积在黏膜下层和固有膜内，可见少量的急性虫卵结节和大量慢性虫卵结节，肉芽组织和纤维结缔组织增生，大片瘢痕形成，黏膜上皮萎缩或增生，有息肉形成。病变组织内还可见到数量不等的嗜酸性粒细胞和其他白细胞。

2.肝脏

急性期表现为肝脏肿大，表面不光滑，可见数目不等、呈粟粒或绿豆大小的黄色或灰白色结节。镜下可见急性虫卵结节主要分布在汇管区附近，有嗜酸性粒细胞、淋巴细胞、浆细胞和巨噬细胞浸润（见图 14-1-5）。慢性或晚期临床上一般不出现症状，如果长期、反复或重度感染，血吸虫卵导致门静脉的窦前阻塞，镜下可见门管区有大量的慢性虫卵结节形成，有的门静脉分支血管会出现内膜炎及周围炎，形成血栓，严重时可形成血吸虫性肝硬化。临床上患者表现为门静脉高压显著，常出现腹水、巨脾、食管静脉曲张、胃淤血等。

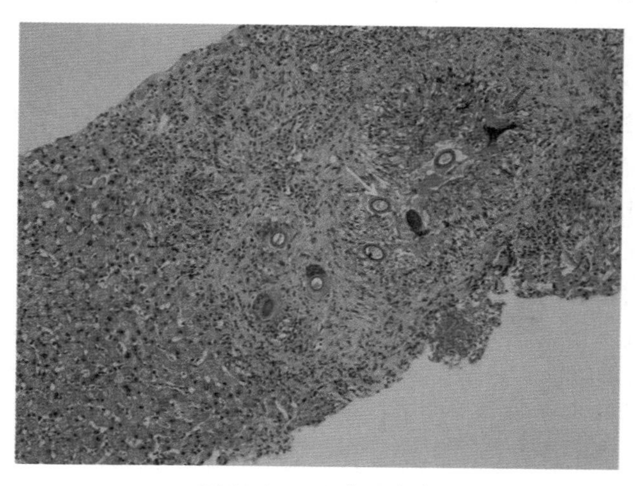

图 14-1-5　肝血吸虫病

可见肝脏内血吸虫虫卵并引起嗜酸性粒细胞浸润及肉芽肿形成，黄色箭头所指为血吸虫虫卵，红色箭头所指为多核巨噬细胞，HE 染色（×200）

3.脾脏

早期可有脾肿大，但不明显，这主要是由成虫的代谢产物引起的单核-吞噬细胞增生所致。晚期，由于门静脉高压引起脾脏长期高度淤血，可形成巨脾。镜下可见脾窦扩张充血，窦内皮细胞及巨噬细胞增生，脾小体萎缩变小或减少，单核-吞噬细胞内可见血吸虫色素。临床上可出现贫血、出血、血小板减少和脾功能亢进等症状。

（李丽）

第二节 感染性疾病常用药物——抗菌药物

对病原体所致疾病的药物治疗统称为化学治疗(chemotherapy)，简称“化疗”。用于治疗感染性疾病的化疗药物包括抗微生物药和抗寄生虫药。根据感染的病原体不同，抗微生物药又可分为抗菌药、抗真菌药和抗病毒药。随着细胞生物学与分子生物学的迅速发展，许多新药被不断地开发出来，未来将会出现更多高效、低毒的新型抗感染药物。

抗菌药物(antibacterial agents)指的是对细菌具有抑制或杀灭作用的药物。根据来源不同，抗菌药物可分为抗生素和人工合成抗菌药。抗生素(antibiotics)是指由各种微生物(包括细菌、真菌、立克次体、支原体、衣原体和病毒等)产生，能够选择性地抑制或杀灭其他种类微生物的产物(次级代谢产物)。抗生素分为天然抗生素和人工半合成抗生素，前者由微生物产生，后者是在前者的基础上，采用化学或生物学等方法制得的衍生物及结构修饰物。根据对细菌作用方式的不同，抗菌药物可分为抑菌药(bacteriostatic drugs)和杀菌药(bactericidal drugs)，前者指的是仅具有抑制细菌生长繁殖而无杀灭作用的抗菌药物，如四环素类、红霉素类、磺胺类等；后者指的是不仅具有抑制细菌生长繁殖的作用，而且具有杀灭作用的抗菌药物，如青霉素类、头孢菌素类、氨基糖苷类等。

抗菌药物的常用术语如下：

(1)抗菌谱(antibacterial spectrum)：抗菌谱是指抗菌药物的抗菌范围。仅对一种细菌或局限于某类细菌有抗菌作用的抗菌药称为窄谱抗菌药，如异烟肼(isoniazid)仅对结核分枝杆菌有抗菌作用；抗菌范围广，对多种病原微生物均有效的药物称为广谱抗菌药，如四环素类(tetracyclines)、氯霉素类(chloramphenicols)、第三代及第四代氟喹诺酮类(fluoroquinolones)等。抗菌谱可作为临床选药的基础。

(2)抗菌活性(antimicrobial activity)：抗菌活性是指抗菌药物抑制或杀灭病原微生物的能力。体外抗菌活性或病原微生物对某种抗感染药物的敏感性常用最低抑菌浓度(minimum inhibitory concentration，MIC)和最低杀菌浓度(minimum bactericidal concentration，MBC)进行评估，单位均为 mg/L：在体外培养细菌 18～24 h 后，可抑制培养基内病原微生物生长的最低药物浓度称为最低抑菌浓度，能够杀灭培养基内细菌或使细菌数量减少 99.9%的最低药物浓度称为最低杀菌浓度。

(3)化疗指数(chemotherapeutic index,CI):化疗指数是评价抗感染药物安全性及应用价值的指标,常以抗感染药物的半数动物致死量(LD_{50})与治疗感染动物的半数有效量(ED_{50})的比值来表示;或 5%致死量(LD_5)与 95%有效量(ED_{95})的比值来表示,即 LD_{50}/ED_{50} 或 LD_5/ED_{95}。化疗指数越大,表明药物的毒性越小,临床应用价值越高。但需注意的是,化疗指数大者并不意味着绝对安全,如青霉素类抗生素的化疗指数较大,几乎对机体无毒性,但仍可引起过敏性休克等严重不良反应。

(4)耐药性(bacterial resistance):长期应用抗菌药物后,细菌对药物的敏感性降低甚至消失的现象称为细菌的耐药性或抗药性。耐药性一旦产生,药物的作用会明显下降。病原体对某种药物耐药后,对于结构类似或者作用机制相同的药物也可产生耐药性,这种现象称为交叉耐药(cross resistance)。

(5)抗生素后效应(post antibiotic effect,PAE):细菌与抗生素短暂接触后,当抗生素浓度下降至低于 MIC 或消失后,细菌生长仍然受到持续抑制的效应,称为抗生素后效应或抗菌后效应。

(6)首次接触效应(first expose effect):抗菌药物在初次接触细菌时即可产生强大的抗菌效应,再次接触或连续与细菌接触后并不再出现强大的抗菌效应或抗菌效应不再明显增强,需要间隔数小时后才会再产生作用的现象称为首次接触效应。

一、β-内酰胺类抗生素

案例导入:患者男性,42 岁,5 天来咳嗽加重并咳绿色黏痰,伴发热、寒战,深呼吸及咳嗽时出现右胸部疼痛。结合胸部听诊、X 光片、痰及血培养结果,诊断为肺炎链球菌引起的肺炎,遂给予阿莫西林及克拉维酸进行治疗。

β-内酰胺类抗生素(β-lactam antibiotics)是指化学结构中含有 β-内酰胺环的一类抗生素,最常用的是青霉素类和头孢菌素类,其分子结构如图 14-2-1 所示。

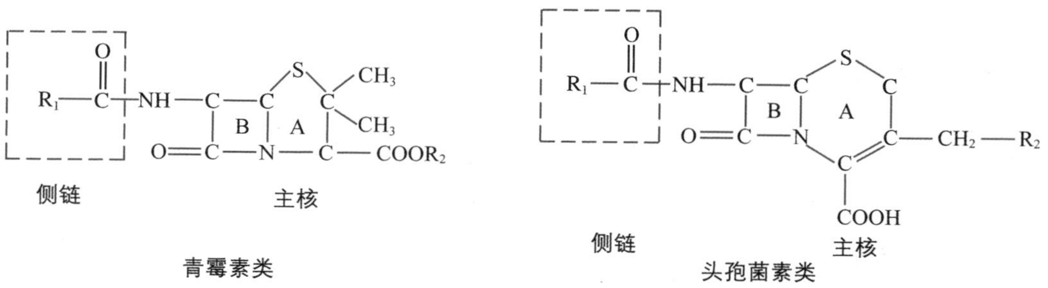

侧链 主核

青霉素类

侧链 主核

头孢菌素类

图 14-2-1 青霉素类和头孢菌素类的分子结构

近年来还研发了非典型 β-内酰胺类和 β-内酰胺酶抑制剂等。该类抗生素具有抗菌活性强、抗菌谱广(对革兰氏阳性菌、革兰氏阴性菌及部分厌氧菌具有抗菌作用)、毒性低、疗效好、适应证广等特点。将β-内酰胺类抗生素的侧链进行改造可以得到具有不同抗菌谱、不同抗菌作用和药理特性的多种抗生素。

(一)青霉素类

青霉素类(penicillins)可由发酵液提取或半合成制造而成,在青霉素母核6-氨基青霉烷酸(6-aminopenicillanic acid,6-APA)的基础上改造而成的各种衍生物不断问世,已成为多种细菌感染性疾病的治疗药物。

根据来源的不同,青霉素类可以分为天然青霉素和半合成青霉素类,后者又可按抗菌谱和耐药性分为五类:①口服耐酸青霉素类;②耐青霉素酶青霉素类;③广谱青霉素类;④抗铜绿假单胞菌青霉素类;⑤抗革兰氏阴性杆菌青霉素类。

青霉素G

青霉素G(penicillin G)由青霉菌培养液中获得,其侧链为苄基,又名苄青霉素(benzylpenicillin),临床上主要用其钠盐或钾盐。青霉素G的晶粉形式稳定,易溶于水,但水溶液极不稳定,室温放置24 h即大部分降解失效,且生成具有抗原性的降解产物,故应现用现配。

1945年的诺贝尔生理学或医学奖授予了英国细菌学家亚历山大·弗莱明(Alexander Fleming)、英国病理学家霍华德·弗洛里(Howard Florey)和德国生物化学家厄恩斯特·鲍里斯·钱恩(Ernst Boris Chain)。1928年,弗莱明发现青霉菌具有杀死葡萄球菌的作用,并把青霉菌分泌物过滤后的液体称为“青霉素”。经过一系列试验和研究,弗莱明认为青霉素可能成为一种可以全身应用的抗菌药物,但此时青霉素的提纯问题还没有得到解决,药物难于大量生产。1935年,弗洛里和钱恩合作,重新研究了青霉素的性质、分离和化学结构,终于解决了青霉素的浓缩问题。当时正值第二次世界大战期间,青霉素的研制和生产转移到了美国境内进行。青霉素的大量生产拯救了千百万伤病员的生命,成为第二次世界大战中与原子弹、雷达并列的三大发明之一,也从此开始了抗生素的黄金时代。

【体内过程】

青霉素G不耐酸,口服吸收差,肌内注射吸收迅速而完全,0.5~1.0 h血药浓度达峰值。青霉素G吸收后主要分布在细胞外液,血浆蛋白结合率为46%~55%。该药消除迅速,绝大部分经肾小管分泌排泄,$t_{1/2}$为0.5~1.0 h。

【抗菌作用】

青霉素G对繁殖期的敏感菌有强大的杀菌作用,对机体几乎无毒。对青霉素G敏感的致病菌包括:①革兰氏阳性球菌:如溶血性链球菌、不产酶的金黄色葡萄球菌、非耐药的肺炎链球菌等。②革兰氏阴性球菌:如脑膜炎奈瑟菌、淋病奈瑟菌等。③革兰氏阳性杆菌:如白喉棒状杆菌、炭疽芽胞杆菌、破伤风梭菌、产气荚膜杆菌、放线菌属等。④螺旋体：如梅毒螺旋体、钩端螺旋体、回归热螺旋体等。

【抗菌作用机制】

β-内酰胺类抗生素通过干扰细菌细胞壁的合成而产生杀菌作用，其作用机制包括以下两个方面：

一是抑制转肽酶活性。细胞膜上的青霉素结合蛋白（penicillin-binding proteins，PBPs）参与细胞壁合成过程，多数细菌均含有多种 PBPs，它们具有转肽酶活性，是 β-内酰胺类抗生素的作用靶点。β-内酰胺类抗生素通过与不同的 PBPs 结合，使转肽酶失活而抑制细菌细胞壁肽聚糖的合成，使之不能交叉连接而造成细胞壁缺损，导致细菌细胞膨胀破裂而死亡。

二是增加细菌细胞壁自溶酶的活性。β-内酰胺类抗生素使细胞壁自溶酶（cell wall autolytic enzyme）的活性增加，使细菌细胞产生自溶或细胞壁水解；另外 β-内酰胺类抗生素可阻止自溶酶抑制物的作用，最终导致细菌裂解。

【耐药机制】

细菌对 β-内酰胺类抗生素产生耐药性的机制包括以下方面：

1.产生 β-内酰胺酶（β-lactamase）

细菌产生 β-内酰胺酶是对 β-内酰胺类抗生素最常见的耐药机制。β-内酰胺酶可破坏药物的 β-内酰胺环，使抗生素失活。若 β-内酰胺酶被抑制，将抑制细菌的耐药性并提高此类药物的疗效，因此，用克拉维酸等 β-内酰胺酶抑制剂与 β-内酰胺类抗生素组成复方制剂可使 β-内酰胺酶参与的耐药性得到部分改善。

2.药物对 PBPs 的亲和力降低

细菌体内存在多种 PBPs，其结构或含量的改变以及产生新的 PBPs，均可使 β-内酰胺类抗生素与 PBPs 的结合减少，抗菌作用降低或消失。

3.缺乏自溶酶

青霉素 G 对某些缺乏自溶酶的金黄色葡萄球菌只有抑菌作用，而无杀菌作用。

4.药物不能在作用部位达到有效浓度

（1）孔道蛋白数量减少：β-内酰胺类抗生素可通过蛋白质在细菌外膜形成的孔道（如 OmpF 和 OmpC）弥散进入。耐药的细菌中，可见孔道数量减少和孔径变小，使药物难以达到作用部位。

（2）主动外排系统增强：在细菌的胞浆膜上存在主动外排系统，当药物的排出速度大于内流速度时，药物在细菌体内的浓度会降低，造成低水平的非特异性多重耐药。目前已在研究可抑制主动外排系统的抗菌新药。

【临床应用】

青霉素 G 的临床应用如下：

（1）治疗链球菌感染，如溶血性链球菌所致的猩红热、咽炎、扁桃体炎、中耳炎、蜂窝织炎、心内膜炎、败血症等，草绿色链球菌引起的心内膜炎，肺炎链球菌引起的大叶性肺炎、支气管肺炎、脓胸等。

(2)治疗脑膜炎奈瑟菌导致的流行性脑脊髓膜炎,尤其适用于不能耐受磺胺嘧啶或者治疗失败者;也可治疗敏感的淋病奈瑟菌引起的淋病。

(3)治疗螺旋体引起的梅毒、回归热、钩端螺旋体病等。

(4)治疗革兰氏阳性杆菌引起的感染,宜与相应的抗毒素合用以治疗白喉、炭疽病、破伤风等。

【不良反应及注意事项】

青霉素G的不良反应及注意事项为:

1.过敏反应

过敏反应是青霉素G最常见的不良反应,包括药疹、皮炎、血清病、溶血性贫血,严重者可导致过敏性休克,表现为呼吸、循环衰竭和中枢抑制。为防止过敏反应的发生,对患者用药前应详细询问病史,对青霉素类过敏者禁用,对其他药物过敏者慎用;初次使用、用药间隔3天以上或更换批号必须进行皮试;避免滥用和局部用药;避免在饥饿时用药;做好抢救准备,用药后观察30 min。一旦发生过敏性休克,应立即皮下或肌内注射肾上腺素,必要时加入糖皮质激素和抗组胺药,同时采取其他急救措施。

2.赫氏反应

赫氏反应(Herxheimer reaction)又称治疗矛盾,是指用青霉素G治疗螺旋体导致的感染时,某些患者会出现症状突然加重,表现为全身不适、寒战、高热、咽痛、肌痛、心跳过速等,持续时间在24 h内,主要是由于螺旋体被青霉素G杀灭后释放的物质引起的全身反应。

3.毒性反应

肌内注射青霉素G可发生周围神经炎,鞘内注射超过2万单位或静脉滴注大剂量青霉素G可引起脑膜或神经刺激症状,多见于婴儿、老年人及肾功能减退者。

口服耐酸青霉素

青霉素V(penicillin V)耐酸,可口服给药,其抗菌谱、抗菌机制与青霉素G相似,但抗菌作用比青霉素G弱。该药主要用于革兰氏阳性球菌引起的轻度感染,也可用于风湿热的预防。青霉素V不耐酶,不宜用于治疗耐药的金黄色葡萄球菌感染。

耐酶青霉素类

耐酶青霉素类中的代表药物包括甲氧西林(methicillin)、苯唑西林(oxacillin)、氯唑西林(cloxacillin)、双氯西林(dicloxacillin)等,其化学结构特点是侧链上的取代基可通过空间结构的位置障碍作用而保护β-内酰胺环。此类药物耐酸、耐酶,可口服,主要用于治疗耐青霉素G的葡萄球菌所致的败血症、肺炎、心内膜炎、骨髓炎等。

广谱青霉素类

广谱青霉素类包括氨苄西林(ampicillin)、阿莫西林(amoxicillin),其对革兰氏阴性菌和阳性菌均有杀菌作用。广谱青霉素类的抗菌谱与青霉素G相似,对革兰氏阴性菌的抗菌作用优于青霉素G。阿莫西林对肺炎链球菌、肠球菌、沙门氏菌及幽门螺杆菌的杀菌作用强于氨苄西林,主要用于治疗敏感菌引起的呼吸道感染、胆道感染、尿道感染、伤寒及副伤寒,也可用于消化性溃疡的治疗。

抗铜绿假单胞菌广谱青霉素类

抗铜绿假单胞菌广谱青霉素类包括羧苄西林(carbenicillin)和哌拉西林(piperacillin)等,此类药物具有广谱抗菌作用,尤其对铜绿假单胞菌具有强大的杀灭作用。羧苄西林对铜绿假单胞菌和变形杆菌具有一定的抗菌作用,主要用于烧伤继发的铜绿假单胞菌感染及敏感菌引起的尿路感染。哌拉西林对包括铜绿假单胞菌在内的革兰氏阴性杆菌有较强的抗菌作用,对多种厌氧菌也有作用,主要用于治疗革兰氏阴性菌引起的呼吸道、胆道、泌尿道感染和败血症。

(二)头孢菌素类抗生素

头孢菌素(cephalosporins)的母核是7-氨基头孢烷酸(7-amino-cephalosporanic acid,7-ACA),其活性基团也是β-内酰胺环。与青霉素G相比,头孢菌素具有抗菌谱广、抗菌作用强、耐酸、耐酶、过敏反应少等特点。根据头孢菌素类抗生素的抗菌谱、抗菌活性、对β-内酰胺酶的稳定性及肾毒性,可将其分为五代。

【抗菌作用及临床应用】

第一代头孢菌素对革兰氏阳性菌的作用优于第二代及第三代;由于可被革兰氏阴性菌产生的β-内酰胺酶破坏,对革兰氏阴性菌的作用不及第二代及第三代。第一代头孢菌素具有一定的肾毒性,可用于治疗敏感菌导致的呼吸道、胆道、泌尿道、皮肤软组织感染,代表药物包括头孢唑啉(cefazolin)、头孢氨苄(cephalexin)、头孢噻吩(cephalothin)、头孢拉定(cephradine)等。

与第一代头孢菌素相比,第二代头孢菌素对革兰氏阳性菌的作用略差,对大多数革兰氏阴性菌的作用明显增强,对部分厌氧菌有效,对铜绿假单胞菌无效,对多种β-内酰胺酶较稳定,肾毒性较第一代头孢菌素减轻。第二代头孢菌素主要用于治疗革兰氏阴性菌引起的呼吸道、胆道、泌尿道、菌血症等感染,代表药物有头孢呋辛(cefuroxime)、头孢克洛(cefaclor)、头孢孟多(cefamandole)等。

第三代头孢菌素对革兰氏阴性菌产生的β-内酰胺酶具有较高的稳定性,对革兰氏阴性菌的作用优于第一代和第二代头孢菌素,对革兰氏阳性菌的作用逊于第一代及第二代头孢菌素,对铜绿假单胞菌和厌氧菌有较强的抗菌作用,对肾脏基本无毒。第三代头孢菌素主要用于治疗重症耐药菌引起的脑膜炎、肺炎、骨髓炎、败血症等感染或混合感染,代表药物有头孢噻肟(cefotaxime)、头孢拉定(ceftazidime)、头孢哌酮(cefoperazone)、头孢曲松(ceftriaxone)、头孢克肟(cefixime)等。

第四代头孢菌素对革兰氏阳性菌、革兰氏阴性菌(包括铜绿假单胞菌)及厌氧菌均有很强的抗菌作用,对β-内酰胺酶高度稳定,几乎无肾毒性。第四代头孢菌素主要用于治疗对第三代头孢菌素耐药的细菌导致的重症感染,代表药物有头孢匹罗(cefpirome)、头孢吡肟(cefepime)等。

第五代头孢菌素对革兰氏阳性菌的作用最强,尤其对耐药的革兰氏阳性菌如耐青霉素G的肺炎链球菌、耐万古霉素的金黄色葡萄球菌、耐甲氧西林的金黄色葡萄球菌(methicillin resistant staphylococcus aureus, MRSA)及耐甲氧西林的表皮葡萄球菌(methicillin resistant staphylococcus epidermidis, MRSE)均有效,对革兰氏阴性菌的作用类似于第四代头孢菌素,对绝大多数β-内酰胺酶高度稳定,代表药物有头孢吡普(ceftobiprole)、头孢洛林(ceftaroline)。

【不良反应及注意事项】

头孢菌素类的不良反应及注意事项包括:

(1)过敏反应,表现为皮疹、荨麻疹等。头孢菌素类与青霉素类存在部分交叉过敏反应,因此临床使用时仍需做皮试。

(2)肾脏毒性:头孢菌素类大剂量使用,或与高效利尿剂、氨基糖苷类抗生素合用时易造成血液尿素氮、血肌酐升高,蛋白尿及少尿等,以第一代头孢菌素如头孢唑啉、头孢噻吩最为显著。

(3)双硫仑反应:头孢菌素与乙醇合用时可产生双硫仑("醉酒样")反应,治疗期间和停药3天内应禁止饮酒,禁止使用含乙醇的饮料、注射剂或口服制剂等。

(4)凝血功能异常:头孢菌素类均可抑制肠道菌群产生维生素K,可导致潜在的出血倾向,常见于肾功能减退者。用药期间给予维生素K可预防此反应。

(三)其他β-内酰胺类抗生素

其他β-内酰胺类抗生素主要包括碳青霉烯类、头孢霉素类、氧头孢烯类、单环β-内酰胺类和β-内酰胺酶抑制剂。

碳青霉烯类

第一个碳青霉烯类(cabopenems)抗生素为硫霉素(thienamycin),该药具有抗菌谱广、抗菌性强和毒性低等优点,但稳定性极差,不适合用于临床。对其进行化学结构改造后得到优点突出、临床可用的亚胺培南(imipenem),又称亚胺硫霉素。该药对PBPs亲和力强,具有抗菌谱广、抗菌作用强、耐酶且稳定(但可被某些细菌产生的金属酶水解)等特点。碳青霉烯类不能口服,在体内易被肾脱氢肽酶水解失活,临床所用的制剂是与脱氢肽酶抑制药西司他汀(cilastatin)等量配比的复方注射剂,称为泰能(tienam),仅供注射用。碳青霉烯类在临床上主要用于治疗革兰氏阳性菌、革兰氏阴性需氧菌和厌氧菌所致的各种严重感染且其他常用药物疗效不佳者,如尿路、皮肤软组织、呼吸道、腹腔、妇科感染,以及败血症、骨髓炎等。常见不良反应为恶心、呕吐、腹泻、药疹和静脉炎,一过性肝脏氨基转氨酶升高,药量较大时可致惊厥、意识障碍等严重中枢神经系统反应以及肾损害等。肌内注射粉针剂因含利多卡因而不能用于严重休克和传导阻滞患者,同类药物还有美罗培南(meropenem)、帕尼培南(panipenem)等。

头孢霉素类

头孢霉素类(cephamycins)抗生素包括头孢西丁(cefoxitin)、头孢美唑(cefmetazole)等。该类药物的化学结构与头孢菌素类似，抗菌谱和抗菌活性与第二代头孢菌素相似，抗厌氧菌作用强于第三代头孢菌素，主要用于治疗腹腔、盆腔、妇科疾病的需氧菌和厌氧菌混合感染。

氧头孢烯类

拉氧头孢(latamoxef)和氟氧头孢(flomoxef)属于氧头孢烯类(oxacephem)抗生素。此类药物抗菌谱广，对革兰氏阴性菌作用强，对β-内酰胺酶稳定，抗菌作用特点与第三代头孢菌素相似，用于治疗敏感菌所致的脑膜炎、肺炎、胸膜炎、胆道感染、盆腔感染及败血症等。剂量过大时可致出血倾向。

单环β-内酰胺类

单环β-内酰胺类(monobactams)的代表药物有氨曲南(aztreonam)、卡芦莫南(carumonam)。因化学结构改变，使其对革兰氏阴性杆菌及铜绿假单胞菌具有较强的抗菌作用，对β-内酰胺酶高度稳定，但对革兰氏阳性菌及厌氧菌无抗菌活性，不良反应较少。主要用于治疗革兰氏阴性杆菌引起的呼吸道、腹腔、盆腔感染及败血症。

β-内酰胺酶抑制剂

β-内酰胺酶抑制剂(β-lactamase inhibitors)是一类新型的β-内酰胺类抗生素，主要针对细菌产生的β-内酰胺酶发挥作用，常用药物包括克拉维酸(clavulanic acid)、舒巴坦(sulbactam)和他唑巴坦(tazobactam)。

本类药物仅有微弱的抗菌作用，但可作为自杀性底物与β-内酰胺酶结合，抑制β-内酰胺酶的活性，从而保护β-内酰胺类抗生素免遭β-内酰胺酶的破坏。本类药物可与β-内酰胺类抗生素联合应用或组成复方制剂，增强抗生素的抗菌活性并扩大抗菌谱，用于治疗产β-内酰胺酶的细菌感染。需注意的是，使用此类复方制剂仍需做皮试，以免发生过敏反应。

二、大环内酯类

案例导入：患儿女性，5岁，5天前出现发热、恶心、呕吐，体温达39.5 ℃，伴有头痛、肌肉关节疼痛，咳嗽，咳黄色黏痰，胸部CT显示肺炎，支原体培养(+)，诊断为支原体肺炎，给予阿奇霉素治疗。

大环内酯类(macrolides)抗生素是一类由链丝菌产生的，具有14～16个碳原子大脂肪族内酯环的化合物。自1952年红霉素问世以来，大环内酯类抗生素已广泛应用于呼吸道、皮肤软组织等感染。从20世纪70年代起，阿奇霉素、罗红霉素和克拉霉素等第二代半合成大环内酯类抗生素不断涌现，与红霉素相比，第二代药物具有对胃酸稳定，抗菌活性强，不良反应少，半衰期长，具有良好的抗生素后效应等特点。随着大环内酯类抗生素在感染性疾病中的广泛应用，对其耐药的菌株也不断增加，如耐大环内酯类-林可霉素类-链阳霉素B(macrolides-lincomycins-streptogramins B，MLSB)菌株，因此又开发了第三代大环内酯类抗生素，即酮内酯类(ketolides)。酮内酯类对第一、第二代大环内酯类抗生素耐药菌株具有良好的作用且抗菌谱广，其代表药物有泰利霉素和喹红霉素等。

(一)大环内酯类抗生素的共同特点

【体内过程】

红霉素口服易被胃酸破坏，一般服用其肠溶片或酯化衍生物。新型大环内酯类进行了结构修饰，对胃酸稳定且易吸收，提高了生物利用度，血药浓度和组织细胞内药物浓度也均有了提高。

本类药物可分布到除脑脊液以外的各种组织和体液，组织浓度相对较高，集中在中性粒细胞、巨噬细胞、肺、痰液、皮下组织、胆汁和前列腺中等。

红霉素在肝脏内代谢，可通过与细胞色素P450系统反应而抑制多种药物的氧化；克拉霉素可代谢为具有抗菌活性的14-羟基克拉霉素；阿奇霉素不在体内代谢。

红霉素和阿奇霉素经胆汁排泄，部分药物经肝-肠循环被重吸收。克拉霉素及其代谢产物可经肾脏排泄。

【抗菌作用及机制】

本类药物的抗菌谱广，包括：①葡萄球菌属、链球菌属等革兰氏阳性球菌，白喉棒状杆菌、百日咳杆菌、炭疽芽胞杆菌、破伤风梭菌等革兰氏阳性杆菌；②脑膜炎奈瑟菌、淋病奈瑟菌等革兰氏阴性球菌，军团菌、弯曲菌等革兰氏阴性杆菌；③梅毒螺旋体、钩端螺旋体、肺炎支原体、衣原体、立克次体等。大环内酯类属抑菌剂，高浓度时对敏感菌属杀菌剂。

本类抗生素可抑制细菌蛋白质的合成，不可逆地与细菌核糖体50S亚基23S rRNA的靶位结合，阻断肽酰基tRNA从mRNA的A位移至P位，阻断肽链延长；或与细菌核糖体50S亚基的L22蛋白结合，使肽酰基tRNA在肽链延长阶段从核糖体解离。林可霉素类、氯霉素类的结合位点与大环内酯类相同或相近，这些药物合用时会产生拮抗作用，且易产生耐药性。

【耐药性产生的机制】

细菌对大环内酯类抗生素的耐药方式有以下几种：

(1)靶位修饰。细菌可产生编码核糖体甲基化酶的基因，使细菌核糖体23S rRNA与大环内酯类抗生素的结合位点甲基化，导致结合位点的构象改变，降低二者的亲和力而引起耐药。

(2)产生灭活酶。红霉素酯酶、乙酰化酶、甲基化酶等可使大环内酯类水解或乙酰化、甲基化等，从而使其失活。

(3)摄入减少。细菌针对大环内酯类抗生素可改变细胞膜成分或产生新的成分，导致进入细菌体内的药量减少。

(4)主动外排系统增强。耐药基因可编码能量依赖性的、具有主动外排功能的蛋白质，将进入细菌体内的大环内酯类抗生素泵出，使细菌细胞内的药物浓度明显降低，从而引起耐药。

【临床应用】

大环内酯类抗生素的临床应用包括以下方面：

(1)治疗链球菌感染。大环内酯类抗生素可用于治疗化脓性链球菌、溶血性链球菌、肺炎链球菌等引起的急性扁桃体炎、咽炎、鼻窦炎、猩红热、蜂窝织炎等。

(2)治疗军团菌病。大环内酯类抗生素可用于治疗嗜肺军团菌或其他军团菌引起的肺炎及社区获得性肺炎。

(3)治疗衣原体、支原体感染，如沙眼衣原体所致的结膜炎等；肺炎支原体、肺炎衣原体所致的肺炎、支气管炎等呼吸系统感染；衣原体和支原体所致的尿道炎、宫颈炎、盆腔炎等感染。

(4)治疗棒状杆菌属感染，如白喉、棒状杆菌败血症等。

(5)大环内酯类抗生素还可用于治疗对青霉素 G 过敏的葡萄球菌、链球菌或肺炎链球菌感染患者，以及敏感细菌所致的皮肤软组织感染。

【不良反应及注意事项】

大环内酯类抗生素的不良反应及注意事项如下：

(1)胃肠道反应。口服红霉素偶可出现厌食、恶心、呕吐和腹泻，原因是内酯环 C_3、C_5 位上的双甲基氨结构可诱发胃肠蠕动素释放，从而刺激胃肠蠕动。

(2)肝损害。长期大剂量应用大环内酯类抗生素可引起发热、胆汁淤积、黄疸、转氨酶可逆性升高等，宜短期减量使用；肝功能不全者应慎用。

(3)耳毒性。大剂量应用大环内酯类抗生素时，尤其是肝、肾疾病患者及老年患者，可引起耳毒性，表现为耳鸣、听力减退，前庭功能亦可受损。与耳毒性药物合用，尤其是对肾功能减退患者应用时，可使耳毒性风险增大。

(二)常用大环内酯类抗生素

红霉素

红霉素(erythromycin)是第一个用于临床的大环内酯类抗生素，但由于其胃肠道反应和耐药性，已逐渐被第二代半合成大环内酯类抗生素取代。红霉素口服经肠道吸收，易被胃酸破坏，用于治疗耐青霉素 G 的金黄色葡萄球菌、链球菌感染及对青霉素 G 过敏者；也可用于治疗军团菌肺炎、肺炎支原体、肺炎衣原体等非典型病原体引起的呼吸道及泌尿生殖系统感染，以及厌氧菌引起的口腔感染。

克拉霉素

克拉霉素(clarithromycin)的抗菌活性优于红霉素，口服吸收迅速而完全，组织浓度高于血中浓度，$t_{1/2}$约 6 h，生物利用度约 55%。克拉霉素的不良反应发生率及对细胞色素 P450 的影响较红霉素低，对革兰氏阳性需氧球菌、军团菌、肺炎衣原体的抗菌活性最强，与其他药物合用可用于治疗幽门螺杆菌感染。

阿奇霉素

阿奇霉素(azithromycin)的抗菌谱与红霉素相似，但抗菌作用较强，对流感嗜血杆菌、军团菌、梭状芽胞杆菌、淋病奈瑟菌、支原体、衣原体等的抗菌活性优于红霉素。阿奇霉素口服吸收迅速而完全，组织分布广，细胞中浓度高，组织 $t_{1/2}$长达 35～48 h。阿奇霉素对肺炎支原体的抗菌活性为大环内酯类中最强的，且不良反应发生率较低。

三、林可霉素类抗生素

林可霉素类抗生素包括林可霉素(lincomycin)和克林霉素(clindamycin)。

【体内过程】

与林可霉素相比，克林霉素口服吸收完全，不易受食物影响。本类药物血浆蛋白结合率高达 90%以上，分布于全身组织和体液，骨组织浓度较高，能透过胎盘屏障，乳汁内的浓度与血中浓度相当；虽然不能通过血-脑屏障，但在脑部炎症时可在脑组织内达到有效治疗浓度。

林可霉素与克林霉素均在肝脏代谢，经胆汁排泄或经肾小球滤过。注射给药停药后，克林霉素在肠道中的抗菌活性可持续 5 天，在结肠中对敏感细菌的生长抑制可持续 2 周。

【抗菌作用及机制】

林可霉素类抗生素在低浓度时为抑菌剂，高浓度时具有杀菌作用，其抗菌谱与大环内酯类相似，克林霉素的抗菌活性比林可霉素强 4～8 倍。林可霉素类抗生素对各类厌氧菌均有强大的杀菌作用，对需氧的葡萄球菌属、链球菌属等革兰氏阳性球菌和需氧的脑膜炎奈瑟菌、淋病奈瑟菌等革兰氏阴性球菌敏感，对人型支原体、沙眼衣原体亦有作用。

林可霉素类抗生素的作用机制与大环内酯类相同，可与敏感细菌核糖体 50S 亚基的 L16 蛋白质结合，阻止肽链延长，从而抑制细菌蛋白质合成。

【耐药性】

多数细菌对林可霉素和克林霉素存在完全交叉耐药性；因细菌对本类药物的耐药机制与大环内酯类相同，故与大环内酯类存在交叉耐药性。

【临床应用】

林可霉素类抗生素可用于治疗需氧革兰氏阳性球菌感染，如金黄色葡萄球菌引起的急/慢性骨髓炎、敏感菌所致的呼吸道感染(如肺炎、脓胸)、胆道感染、关节感染、心内膜炎等；也可用于治疗厌氧菌感染，包括厌氧菌所致的口腔、腹腔、妇科感染等。

【不良反应】

林可霉素类抗生素的不良反应有以下几种：

1.胃肠道反应

使用本类药物后常见恶心、呕吐、腹痛和腹泻等胃肠道反应，严重者有肠绞痛、水样或血样便；偶见潜在的致死性伪膜性肠炎，系因菌群失调，大量繁殖的难辨梭状芽胞杆菌产生的毒素所致。患者如出现腹泻应立即停药，口服万古霉素或甲硝唑可有效控制。

2.变态反应

使用林可霉素类抗生素偶见皮疹、荨麻疹、多形性红斑及一过性中性粒细胞、血小板减少等变态反应。

3.肝毒性

少数患者用药后可出现黄疸、转氨酶升高等。

四、万古霉素类抗生素

万古霉素类抗生素属于糖肽类抗生素，包括万古霉素(vancomycin)、去甲万古霉素(norvancomycin)和替考拉宁(teicoplanin)。

【体内过程】

万古霉素类抗生素口服不易吸收，静脉给药后分布至组织和体液，炎症时可透过血-脑屏障而达到有效抗菌浓度。该类药约90%由肾脏排泄，其中万古霉素和去甲万古霉素的$t_{1/2}$约为6 h，肾脏功能减退时可延长至7.5天。替考拉宁的$t_{1/2}$可长达47～100 h。

【抗菌作用及机制】

万古霉素类抗生素对各种革兰氏阳性球菌均有强大的杀菌作用，包括金黄色葡萄球菌、肺炎链球菌、草绿色链球菌、化脓性链球菌，尤其是MRSA和MRSE；对厌氧的革兰氏阳性杆菌(如难辨梭状芽胞杆菌)亦有良好的抗菌活性。

万古霉素类通过阻止N-乙酰胞壁酰基(NAM—)和N-乙酰葡萄糖酰基(NAG—)参与肽聚糖骨架的形成，而抑制细菌细胞壁的合成，造成细菌细胞壁缺损，从而发挥杀菌作用。

【耐药性】

细菌产生的耐药基因可产生能修饰细胞壁前体肽聚糖的酶，使细菌对万古霉素类的亲和力下降，从而产生耐药性。

【临床应用】

万古霉素类抗生素用于治疗耐青霉素类、耐头孢菌素类的革兰氏阳性菌引起的严重感染，尤其是MRSA/MRSE引起的感染(如感染性心内膜炎、肺炎、骨髓炎和败血症)；口服可用于治疗难辨梭状芽胞杆菌引起的伪膜性肠炎。

万古霉素类抗生素的不良反应及注意事项包括：

1)过敏反应

万古霉素类抗生素可引起药物热、皮疹、瘙痒等过敏反应，偶可发生过敏性休克。快速大剂量静脉注射万古霉素时，少数患者会出现"红人综合征"(red man syndrome)，表现为皮肤潮红、红斑、荨麻疹、寒战、发热、心动过速，偶有低血压。

2)耳毒性

肾功能不良者或应用万古霉素类抗生素剂量过大时会引起耳鸣、耳部饱胀感、听力减退甚至听力缺失等表现，及早停药可恢复正常。高效利尿剂、氨基糖苷类抗生素可加重万古霉素类抗生素的耳毒性。

3)肾毒性

万古霉素类抗生素主要损伤肾小管，患者表现为蛋白尿和管型尿、血尿、少尿甚至肾衰竭。注意应避免与氨基糖苷类等其他具有肾毒性的药物合用。

五、氨基糖苷类抗生素

案例导入：患儿2岁，因呕吐、腹泻到医院就诊，诊断为急性肠炎。口服庆大霉素注射液，每次4万单位，每日2次，连续服用5天，之后患儿出现步态不稳、烦躁不安、不会发音等症状，听力检查结果为双耳中度听力异常，诊断为感音神经性耳聋(双侧)。

氨基糖苷类(aminoglycosides)抗生素含有一个氨基环醇和一个或多个氨基糖分子，由糖苷键相连接。该类抗生素的优点是抗菌谱广，抗革兰氏阴性杆菌的活性强于青霉素类和第一代头孢菌素类抗生素，与β-内酰胺类和万古霉素类合用可产生协同作用；缺点是对厌氧菌无抗菌活性，胃肠道吸收差，具有不同程度的耳、肾毒性。

(一)氨基糖苷类抗生素的共性

【体内过程】

氨基糖苷类抗生素的极性大，脂溶性低，口服不易吸收，多采用肌内注射，吸收迅速而完全，达峰时间为0.5～2 h。该类药物的血浆蛋白结合率较低，主要分布于细胞外液，聚积在肾皮质和内耳内、外淋巴液中，故肾毒性和耳毒性明显；可透过胎盘屏障，不易透过血-脑屏障。

氨基糖苷类抗生素在体内不被代谢，以原形经肾小球滤过排泄，故尿液中药物浓度较高，$t_{1/2}$为2～3 h。

【抗菌作用及机制】

氨基糖苷类抗生素的抗菌谱包括：①需氧革兰氏阴性杆菌：对大肠埃希菌、克雷伯氏菌属、肠杆菌属、志贺菌属、变形杆菌属等具有强大的抗菌活性，对沙门氏菌属、沙雷伯氏菌属、产碱杆菌属、不动杆菌属均有一定的抗菌作用；②有些对铜绿假单胞菌、金黄色葡萄球菌、MRSA/MRSE以及结核分枝杆菌等有较好的抗菌活性；③氨基糖苷类抗生素与

β-内酰胺类抗生素合用，对肠球菌属、李斯特菌属、草绿色链球菌和铜绿假单胞菌可获得协同作用。

氨基糖苷类抗生素的抗菌作用与以下机制有关：

1）抑制细菌蛋白质的合成

氨基糖苷类抗生素可进入细菌细胞内与核糖体 30S 亚基结合，发挥以下作用：①抑制 30S 或 70S 始动复合物的形成，干扰功能性核糖体的组装；②选择性地与细菌核糖体 30S 亚基的靶位蛋白（P10 蛋白）结合，使 A 位歪曲，造成 tRNA 在翻译 mRNA 密码时错译，生成异常或无功能的蛋白质；③阻碍肽链释放因子与核糖体 A 位结合，不能释放已合成的肽链；④抑制核糖体 70S 亚基的解离，阻碍细菌体内核糖体的循环利用，造成细菌体内的核糖体耗竭而导致细菌死亡（见图 14-2-2）。

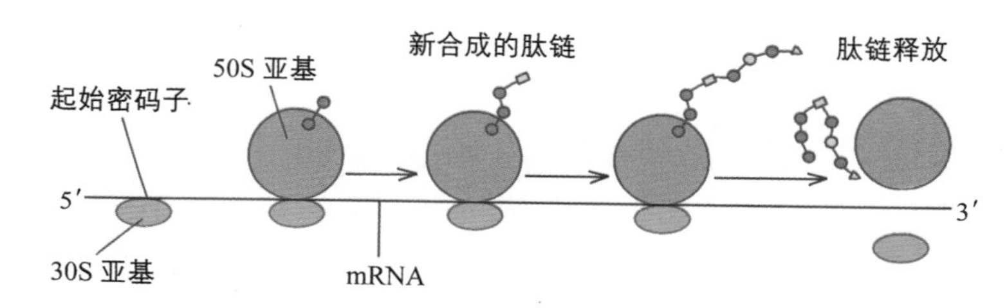

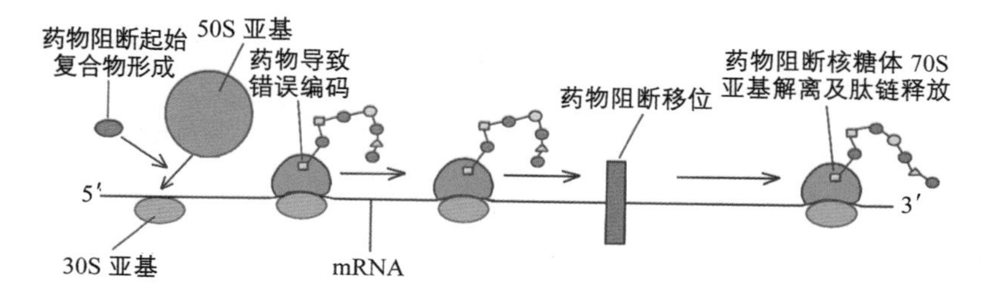

图 14-2-2 氨基糖苷类抗生素的作用机制

2）增加细菌细胞膜的通透性

作为阳离子抗生素，氨基糖苷类抗生素可竞争性地置换细胞生物膜中连接脂多糖分子的 Ca^{2+} 和 Mg^{2+}，在细胞膜的外层形成裂缝，使细胞膜通透性增加，导致胞内重要物质如 K^{+}、腺嘌呤核苷酸等外漏，导致细菌死亡。细菌对氨基糖苷类抗生素的摄取需要能量，厌氧菌没有足够的能量用于摄取活动，因此氨基糖苷类抗生素对厌氧菌无效。

【耐药机制】

细菌对氨基糖苷类抗生素的耐药机制有以下几种：

1)产生灭活酶

细菌可产生灭活氨基糖苷类抗生素的钝化酶,包括乙酰化酶、磷酸化酶及腺苷化酶,使抗生素的氨基或羟基乙酰化、磷酰化或腺苷化,无法与核糖体结合,从而阻断药物对蛋白质合成的抑制作用。

2)细胞膜通透性降低或细胞内转运异常

细菌细胞膜上膜孔蛋白结构的改变可引起膜通透性下降,使药物的摄取量减少。铜绿假单胞菌等细菌的细胞膜存在多种膜蛋白介导的多药耐药主动外排系统,外排的药物增多,使细菌体内的药量不断减少,从而导致耐药。

3)靶位的修饰

编码细菌核糖体 30S 亚基上 S12 蛋白的基因突变,可使核糖体对氨基糖苷类抗生素的亲和力降低。近年来发现,由耐药基因编码的 16S rRNA 甲基化酶可使细菌的药物作用靶位甲基化,使细菌对氨基糖苷类抗生素的亲和力降低,产生高度耐药性。

【临床应用】

氨基糖苷类抗生素的临床应用有以下方面:

(1)治疗敏感的需氧革兰氏阴性杆菌感染,如呼吸道、泌尿道、胃肠道、皮肤软组织感染,烧伤或创伤感染,骨关节感染等。严重感染(如败血症、肺炎、脑膜炎等)需联合应用半合成的广谱青霉素类、第三代头孢菌素类及氟喹诺酮类等。

(2)联合用药,治疗革兰氏阳性菌感染。氨基糖苷类抗生素与耐酶青霉素类、利福平或万古霉素等合用,用于治疗肠球菌属或草绿色链球菌所致的心内膜炎,金黄色葡萄球菌与表皮葡萄球菌所致的败血症、心内膜炎等感染。

(3)治疗结核分枝杆菌和非典型分枝杆菌感染。结核病患者可选用链霉素,非典型分枝杆菌感染可选用阿米卡星。

【不良反应及注意事项】

氨基糖苷类抗生素的不良反应有耳毒性、肾毒性、神经-肌肉阻滞和过敏反应。

1)耳毒性

氨基糖苷类抗生素的耳毒性包括前庭功能障碍和耳蜗听神经损伤。前庭功能障碍的表现为头昏、眩晕、恶心、呕吐、视力减退、眼球震颤和共济失调等,发生率为新霉素＞卡那霉素＞链霉素＞阿米卡星≥庆大霉素≥妥布霉素＞奈替米星;耳蜗听神经损伤的表现为耳鸣、听力减退和永久性耳聋,发生率为新霉素＞卡那霉素＞阿米卡星＞庆大霉素＞妥布霉素＞奈替米星。氨基糖苷类抗生素的耳毒性是不可逆性的,可影响胎儿,与高效利尿剂或万古霉素等具有耳毒性的药物合用时风险更大。其导致耳毒性的机制可能为药物在内耳淋巴液中浓度较高,损害内耳柯蒂氏器内、外毛细胞的能量产生及利用,造成细胞膜上的 Na^+-K^+-ATP 酶功能障碍,导致毛细胞损伤。

2)肾毒性

氨基糖苷类抗生素可损害肾近曲小管上皮细胞,出现蛋白尿、管型尿、血尿等,甚至引发氮质血症和肾功能减退，其严重程度依次为新霉素>卡那霉素>庆大霉素>妥布霉素>阿米卡星>奈替米星>链霉素。该类药物应避免与具有肾毒性的药物（如高效利尿剂、第一代头孢菌素类、万古霉素等）合用。

3）神经-肌肉阻滞

氨基糖苷类抗生素可与 Ca^{2+} 络合，使体液中的 Ca^{2+} 含量降低，也可与 Ca^{2+} 竞争抑制乙酰胆碱的释放，降低突触后膜对乙酰胆碱的敏感性，阻断神经-肌肉接头处的传递，产生神经-肌肉阻滞作用，表现为心肌抑制、血压下降、肢体瘫痪和呼吸衰竭，进而因导致循环衰竭而使患者死亡，常见于大剂量腹膜内或胸膜内用药后，服用葡萄糖酸钙和新斯的明可对抗此不良反应。重症肌无力或服用肌肉松弛药的患者易发生，需慎用或禁用氨基糖苷类抗生素。

4）过敏反应

过敏反应常见皮疹、发热、血管神经性水肿等，链霉素可引起过敏性休克，其发生率仅次于青霉素 G，防治原则同青霉素 G。

（二）常用氨基糖苷类抗生素

庆大霉素

庆大霉素（gentamicin）是治疗各种革兰氏阴性杆菌感染的主要抗菌药，对沙雷氏菌属的作用尤其显著，在氨基糖苷类抗生素中为首选药。庆大霉素与青霉素 G 或其他抗生素合用可治疗严重的肺炎链球菌、葡萄球菌、草绿色链球菌、铜绿假单胞菌及肠球菌的感染，可用于术前预防和术后感染给药。

妥布霉素

妥布霉素（tobramycin）对肺炎杆菌、肠杆菌属、变形杆菌属、铜绿假单胞菌的作用较庆大霉素强，对耐庆大霉素的菌株有效，其通常与抗铜绿假单胞菌的青霉素类或头孢菌素类联合用于治疗铜绿假单胞菌所致的各种感染。

阿米卡星

阿米卡星（amikacin）是抗菌谱最广的氨基糖苷类抗生素，对革兰氏阴性杆菌和金黄色葡萄球菌均有较强的抗菌活性。阿米卡星最突出的优点为对肠道革兰氏阴性杆菌和铜绿假单胞菌所产生的钝化酶稳定，常作为治疗耐氨基糖苷类菌株所致感染的首选药物，用于治疗对庆大霉素等耐药的需氧革兰氏阴性杆菌所致的下呼吸道、腹腔、骨、关节、泌尿生殖道等部位的感染；与羧苄西林或哌拉西林合用对铜绿假单胞菌有协同作用，与头孢菌素类合用对肺炎杆菌有协同作用，与β-内酰胺类抗生素合用适用于治疗粒细胞缺乏或其他免疫缺陷患者合并严重的革兰氏阴性杆菌感染。

奈替米星

奈替米星（netilmicin）对多数肠杆菌属均具有强大的抗菌活性，对葡萄球菌等革兰氏阳性球菌的作用强于其他氨基糖苷类抗生素。奈替米星对多种氨基糖苷类钝化酶稳定，对 MRSA 及耐庆大霉素、妥布霉素的菌株有较好的抗菌活性，与β-内酰胺类抗生素联合用药对金黄色葡萄球菌、肠球菌、铜绿假单胞菌及肺炎杆菌均有协同作用。奈替米星主要用于治疗敏感菌引起的严重感染，与β-内酰胺类联合可用于儿童及成人粒细胞减少伴发热及病因未明的发热患者。

六、四环素类及氯霉素类抗生素

四环素类（tetracyclines）及氯霉素类（chloramphenicols）抗生素对多种革兰氏阴性菌、革兰氏阳性菌、立克次体、支原体、衣原体具有较强的抑制作用，四环素类亦可抑制某些螺旋体和原虫，被归为广谱抗生素类。

（一）四环素类抗生素

案例导入：患者男性，24 岁，农民，因发热、全身皮疹、头痛 4 日入院。体检见体温 39.5 ℃，肋下可触及肝脏，脾肋下 2.5 cm，全身出现充血性斑疹；白细胞 5.1×10^9/L，中性粒细胞比率为 80%，淋巴细胞比率为 20%；外斐反应（+），立克次体凝集试验（+）。诊断为斑疹伤寒，给予多西环素治疗。

【体内过程】

四环素类抗生素的口服吸收率不同，其中金霉素最低（30%），四环素、土霉素和地美环素居中（60%～70%），多西环素和米诺环素最高（95%～100%）。四环素的吸收易受食物和金属离子的影响。

四环素类抗生素的血浆蛋白结合率差异较大（40%～80%），其广泛分布于组织和体液中，易渗入胸水、腹水，能通过胎盘屏障，可沉积于骨骼及牙齿中，并可分泌至乳汁。除米诺环素外，其他四环素类在脑脊液中均难达到有效治疗浓度。

四环素类抗生素部分在肝脏代谢，自肾小球滤过排泄。多西环素约 90% 以代谢产物或螯合物的形式自胆汁分泌至肠道排出，很少引起腹泻或二重感染，可治疗肾功能受损患者的肾外感染。四环素类抗生素的 $t_{1/2}$ 存在差异性，短效四环素类抗生素的 $t_{1/2}$ 为 6～8 h（如四环素、土霉素），中效四环素类抗生素的 $t_{1/2}$ 为 12 h（如美他环素），长效四环素类抗生素的 $t_{1/2}$ 为 16～18 h（如多西环素、米诺环素）。

【抗菌作用及机制】

四环素类抗生素为快速抑菌剂，高浓度时对某些细菌亦呈杀菌作用，其抗菌谱包括：葡萄球菌属、化脓性链球菌、肺炎链球菌等革兰氏阳性球菌；产气荚膜杆菌、炭疽芽胞杆菌、破伤风梭菌等革兰氏阳性杆菌；多数厌氧菌（脆弱拟杆菌、放线杆菌等）；立克次体、支原体、衣原体、螺旋体及某些原虫。

四环素类抗生素的抗菌机制为：①首先以被动扩散的方式通过细胞外膜的亲水性通道转运，然后经细胞膜上的能量依赖性转运泵，将药物泵入细菌细胞内；②药物进入细胞后，与细菌核糖体30S亚基的A位特异性结合，抑制氨酰基tRNA进入A位，阻断肽链延长，进而抑制细菌蛋白质合成；③亦能增加细菌细胞膜的通透性，使细菌细胞内核苷酸等重要物质外漏（见图14-2-3）。

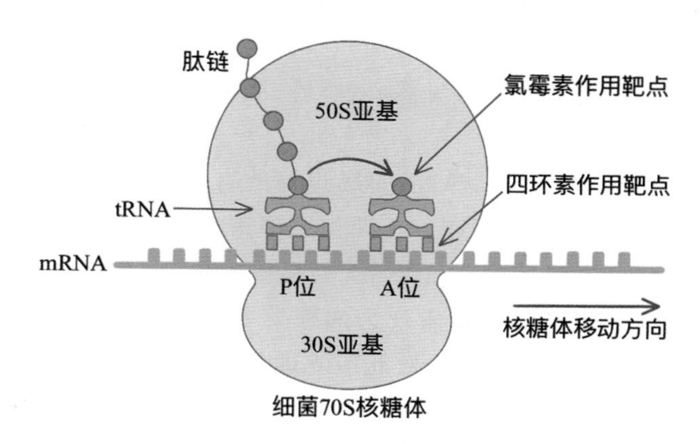

图14-2-3　四环素抑制细菌蛋白质合成的作用部位

【耐药机制】

细菌对四环素类的耐药机制包括：

（1）外排泵蛋白表达增加。耐药菌具有四环素抗药性的*TetA*等外排泵基因，其表达的外排泵蛋白大量增加，将四环素类泵出细胞外，降低细胞内的药物浓度，保护细胞内的细菌核糖体，从而产生耐药性。

（2）产生核糖体保护蛋白。耐药菌产生的核糖体保护蛋白（TetM等）可与核糖体结合，由GTP水解提供能量而引起核糖体构象改变，阻碍四环素类抗生素与细菌核糖体的结合，保护细菌的蛋白质合成过程。

（3）产生灭活酶。厌氧菌可产生灭活四环素的酶，通过化学修饰四环素类而使药物失活。

【临床应用】

四环素类的临床应用如下：

（1）治疗立克次体感染。多西环素可作为治疗立克次体感染的首选药物，用于治疗斑疹伤寒、鼠型斑疹伤寒、地方性斑疹伤寒、落基山斑疹热、Q热和恙虫病等。

（2）治疗衣原体感染。对鹦鹉热衣原体引起的鹦鹉热，肺炎衣原体引起的肺炎，沙眼衣原体引起的非淋病奈瑟菌性尿道炎、子宫颈炎、性病淋巴肉芽肿、包涵体结膜炎和沙眼等，多西环素可作为首选治疗药物。

（3）治疗支原体感染。多西环素可作为首选治疗药物，用于治疗肺炎支原体引起的非典型肺炎及溶脲支原体引起的泌尿生殖系统感染。

（4）治疗螺旋体感染。多西环素是治疗博氏疏螺旋体引起的慢性游走性红斑和回归热螺旋体引起的回归热的首选治疗药物。

(5)治疗细菌性感染。四环素类可用于治疗肉芽肿鞘杆菌引起的腹股沟肉芽肿、霍乱弧菌引起的霍乱和布鲁氏菌引起的布鲁氏菌病。

【不良反应及注意事项】

四环素类的不良反应及注意事项如下：

(1)胃肠道反应。胃肠道反应可见恶心、呕吐、腹胀、腹痛、腹泻等，大剂量可引起食管和上消化道溃疡。

(2)二重感染。正常人的口腔、鼻腔、胃肠道等处有多种病原微生物寄生，它们由于相互竞争而维持相对平衡的共生状态。长期使用广谱抗生素时，敏感菌受到抑制，不敏感菌则趁机大量繁殖，由劣势菌变为优势菌，引起新的感染，称为二重感染(superinfections)或菌群交替症。二重感染主要表现为两种类型：①肠道感染，特别是耐四环素的难辨梭状芽胞杆菌引起的伪膜性肠炎，对此应立即停药并口服万古霉素或甲硝唑；②真菌感染，主要是由白假丝酵母菌引起的鹅口疮及肠炎，对此应立即停药并进行抗真菌治疗。

(3)对牙齿和骨骼发育的影响。这种影响主要发生于胎儿和婴幼儿，因为四环素类可很快与婴幼儿新生骨骼和牙齿中的沉积钙结合，引起恒齿永久性的棕色色素沉着和牙釉质发育障碍；亦可抑制骨质生成和婴幼儿骨骼发育，造成暂时性的生长障碍。孕期、哺乳期妇女及 8 岁以下的儿童禁用四环素类药物。

(4)其他不良反应。大剂量口服或静脉注射四环素类可引起肝损伤或加重原有的肾损伤。还可见光敏反应和前庭反应等，米诺环素还可引起独特的前庭反应。

(二)氯霉素类

1950 年发现氯霉素(chloramphenicol)可导致致死性的再生障碍性贫血和灰婴综合征等严重不良反应，因此极大地限制了氯霉素类的临床应用。

【体内过程】

氯霉素口服吸收迅速而完全，在成人体内其 $t_{1/2}$ 为 1.5～4 h，血浆蛋白结合率为 50%～60%，吸收后广泛分布于全身组织和体液中，在炎症、化脓性腹腔或关节腔中的浓度高于血药浓度。氯霉素易透过血-脑屏障进入脑组织和脑脊液，在新生儿和婴儿中则更高；也可透过胎盘屏障进入胎儿体内，或分泌至乳汁中，还能透过血-眼屏障进入眼部。90%的氯霉素在肝内与葡萄糖醛酸结合而失活，经肾小管分泌排出；10%的原形药物从肾小球滤过，随尿液排泄，可在尿中达到有效治疗浓度。

【抗菌作用及机制】

氯霉素可有效对抗各种需氧菌和厌氧菌感染，对于革兰氏阴性菌的抗菌活性强于革兰氏阳性菌，亦能有效抑制立克次体、支原体、螺旋体等非典型病原微生物。

氯霉素能可逆性地与细菌 70S 核糖体的 50S 亚基结合，抑制肽酰转移酶的作用，干扰带有氨基酸的氨基酰 tRNA 末端结合于 50S 亚基上，阻断肽链延长，从而抑制细菌蛋白质合成。由于哺乳动物骨髓造血细胞线粒体的 70S 核糖体与细菌的 70S 核糖体相似，大剂量的氯霉素可抑制这些细胞器的蛋白质合成，产生骨髓抑制毒性。

【临床应用】

氯霉素可对血液系统产生致命的毒性作用，因此应严格掌握其适应证：

(1)治疗细菌性脑膜炎和脑脓肿。氯霉素对脑膜炎奈瑟菌、肺炎链球菌及流感嗜血杆菌等细菌具有杀菌作用，可替代β-内酰胺类用于治疗耐氨苄西林菌株感染或对青霉素G过敏患者的感染。氯霉素与青霉素G合用是治疗脑脓肿的首选方案，适用于对需氧菌及厌氧菌混合感染引起的耳源性脑脓肿。

(2)治疗伤寒杆菌及其他沙门氏菌属的感染。氯霉素仅适用于敏感菌株所致的散发病例，治疗伤寒和副伤寒常采用口服给药，还可用于治疗沙门氏菌属所致的肠炎合并败血症。

(3)治疗细菌性眼内感染。氯霉素局部滴眼可用于治疗敏感菌引起的眼内感染、全眼球感染、沙眼及结膜炎。

(4)治疗立克次体感染。氯霉素对斑疹伤寒、落基山斑疹热及Q热等立克次体感染的疗效与四环素类相当，可用于8岁以下禁用四环素类的儿童患者。

【不良反应及注意事项】

氯霉素的不良反应及注意事项如下：

(1)血液系统毒性。血液系统毒性是氯霉素最严重的不良反应，包括：①可逆性血细胞减少，多见于儿童，具有剂量相关性，若每日服药剂量超过50 mg/kg，则1～2周后即可出现，停药2～3周后可自行恢复。患儿可表现为贫血、白细胞和血小板减少，甚至是外周全血细胞减少，少数可发展为粒细胞性白血病。②再生障碍性贫血，该不良反应与服药剂量和疗程无关，通常有数周或数月的潜伏期，停药后仍可发生，一般是不可逆性的。其发生率低(1/30000)，但病死率高达50%，故具有药物造血系统毒性既往史或家族史的患者不宜使用氯霉素。

(2)灰婴综合征。因早产儿和新生儿缺乏葡萄糖醛酸转移酶，且肾脏排泄功能尚未发育完善，因此使用氯霉素后会导致药物蓄积，出现循环衰竭、呼吸抑制、血压下降、低体温、发绀和休克等，这种现象称为“灰婴综合征”(gray baby syndrome)，40%的患儿在症状出现后2～3天内死亡。因此氯霉素禁用于新生儿、早产儿，妊娠后期及哺乳期妇女也应避免使用。

(3)其他不良反应。葡萄糖-6-磷酸脱氢酶缺乏的患者使用氯霉素易诱发溶血性贫血，可引起末梢神经炎、球后视神经炎、视力障碍等，偶见过敏反应(皮疹、药物热、血管神经性水肿)；长期口服氯霉素可抑制肠道菌群而使维生素K合成受阻，诱发出血倾向。

七、喹诺酮类抗菌药

除了从微生物中发现抗生素外，人类还不断采用人工合成的方式获取更高效、更低毒的抗菌药物。人工合成的抗菌药主要有喹诺酮类、磺胺类和硝基呋喃、硝基咪唑类等。

案例导入：患者男性，38岁，因尿道炎口服司帕沙星治疗，剂量为200 mg。当晚出现胸闷，手背、手臂及面部瘙痒；次日出现颜面部、耳及双手皮肤红肿及红斑，随即停药；经维生素C 2 g、葡萄糖酸钙1 g稀释后静脉注射，西替利嗪10 mg口服(每天一次)，第3天红肿及瘙痒改善。

喹诺酮类(quinolones)抗菌药是含有4-喹酮母核的人工合成抗菌药物，属于静止期杀菌药，具有抗菌谱广，抗菌活性强，口服吸收好，组织浓度高，与其他抗菌药无交叉耐药性，不良反应相对较少等特点，已成为治疗细菌感染性疾病的主要药物。

依据开发时间，喹诺酮类药物可分为四代：第一代(1962～1969)以萘啶酸为代表药，仅对革兰氏阴性菌有活性，已被淘汰；第二代(1969～1979)以吡哌酸为代表，仅限于治疗革兰氏阴性菌引起的肠道和尿路感染，现亦较少应用；第三代(1980～1996)包括诺氟沙星(norfloxacin)、环丙沙星(ciprofloxacin)、氧氟沙星(ofloxacin)、左氧氟沙星(levofloxacin)、洛美沙星(lomefloxacin)、氟罗沙星(fleroxacin)、司帕沙星(sparfloxacin)等氟喹诺酮类(fluoroquinolones)；第四代(1997年至今)包括莫西沙星(moxifloxacin)、加替沙星(gatifloxacin)等新氟喹诺酮类。其中第三代、第四代即氟喹诺酮类是目前临床上治疗细菌感染性疾病的重要药物，其既用于治疗需氧菌感染，也用于治疗厌氧菌感染及混合感染。

(一)喹诺酮类抗菌药的共性

【体内过程】

多数品种的喹诺酮类抗菌药口服吸收迅速而完全，用药后1～2 h达到血药浓度峰值。除诺氟沙星和环丙沙星外，其他喹诺酮类抗菌药的生物利用度均可达80%～95%。本类药物可螯合二价和三价阳离子，因此不可与含有这些离子的食品或药物同服。本类药物的血浆蛋白结合率为14%～30%，广泛分布于组织和体液中，在肺、肝、肾、膀胱、前列腺、卵巢、输卵管和子宫内膜中的药物浓度明显高于血药浓度。

代谢与排泄方面，培氟沙星主要由肝脏代谢并通过胆汁排泄，氧氟沙星、左氧氟沙星、洛美沙星和加替沙星主要是以原形的方式经肾小管分泌或肾小球滤过后由肾脏排出。诺氟沙星和环丙沙星的$t_{1/2}$仅为3～5 h，左氧氟沙星、莫西沙星和加替沙星等为6～11 h，司氟沙星可达18 h。

【抗菌作用及抗菌机制】

喹诺酮类属于静止期杀菌药，最低杀菌浓度为最低抑菌浓度的2～4倍。第四代喹诺酮类保留了第三代喹诺酮类对革兰氏阴性菌(肠杆菌属、假单胞菌属、奈瑟球菌属、嗜血杆菌属、弯曲杆菌属等)的良好抗菌活性，增强了对革兰氏阳性菌(肺炎链球菌、葡萄球菌)、军团菌、结核分枝杆菌、支原体及衣原体的抗菌活性，特别是具有其他氟喹诺酮类所缺乏的抗厌氧菌活性。对于铜绿假单胞菌，环丙沙星的抗菌活性最强；而左氧氟沙星对包括肺炎链球菌在内的革兰氏阳性菌的作用最强。

【抗菌机制】

喹诺酮类的抗菌机制如下：

(1)抑制细菌DNA回旋酶(DNA gyrase)。DNA回旋酶即拓扑异构酶Ⅱ，是喹诺酮类抗革兰氏阴性菌的主要靶点。DNA回旋酶可参与DNA超螺旋的形成，其为两个A亚基和两个B亚基组成的四聚体。由*gyrA*基因编码的A亚基通过其切口活性，将DNA正超螺旋后链切开并形成缺口；由*gyrB*基因编码的B亚基介导ATP水解并负责提供能量，使DNA的前链经缺口后移；然后，A亚基通过其封口活性再将切口封闭，使DNA正超螺旋变为DNA负超螺旋，细菌DNA的复制和转录从而得以进行。氟喹诺酮类药物则作用于DNA回旋酶A亚基，形成DNA-DNA回旋酶-氟喹诺酮类复合物，抑制其切口和封口活性，从而阻碍细菌DNA的复制与转录，最终起到杀菌作用。

(2)抑制拓扑异构酶Ⅳ(topoisomerase Ⅳ)。抑制拓扑异构酶Ⅳ是喹诺酮类抗革兰氏阳性菌的主要靶点，其为两个A亚基和两个B亚基组成的四聚体，在DNA复制后期姊妹染色体的分离中起着重要的作用。其中A亚基由*parC*基因编码，负责DNA断裂和重接；B亚基由*parE*基因编码，催化ATP水解和DNA前链的后移。喹诺酮类抗菌药通过抑制拓扑异构酶Ⅳ而阻碍革兰氏阳性菌的DNA复制，从而起到抗菌作用(见图14-2-4)。

(3)其他机制。喹诺酮类药物可诱导细菌DNA的SOS修复，引起DNA复制错误，造成基因突变，导致细菌死亡；本类药物还可抑制细菌蛋白质及RNA的合成。

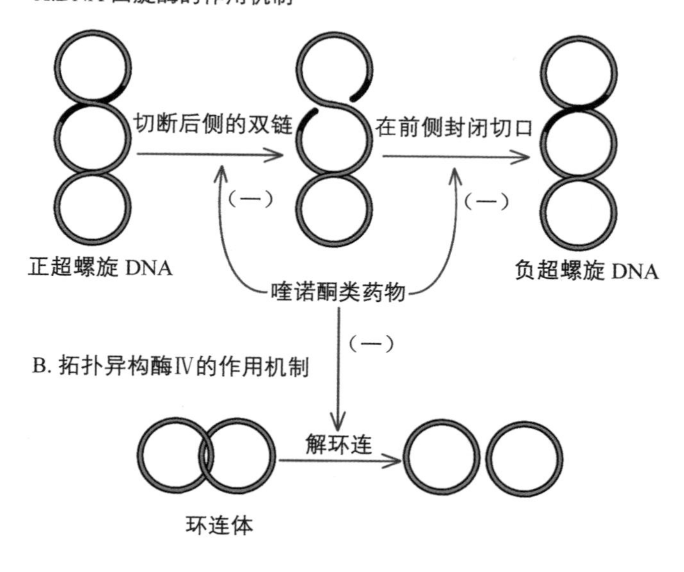

图14-2-4　喹诺酮类药物的作用机制

【耐药机制】

细菌对喹诺酮类药物产生耐药性的机制包括：①细菌靶位的改变：细菌 *gyrA* 基因突变可引起药物与 DNA 回旋酶 A 亚基的亲和力降低；②菌体内药物浓度降低：这一方面是由于菌体细胞膜孔蛋白 *OmpF* 基因失活，使细胞膜通透性降低，药物无法进入菌体；另一方面是由于细菌还可通过外排泵将药物排出菌体外，使喹诺酮类药物在菌体内的蓄积减少。

【临床应用】

目前临床上主要应用第三代和第四代喹诺酮类抗菌药，其临床应用包括：

(1)治疗泌尿生殖道感染，包括肠球菌属、铜绿假单胞菌、多数肠杆菌属细菌甚至多重耐药的假单胞菌引起的细菌性前列腺炎、尿道炎和宫颈炎。环丙沙星和氧氟沙星亦可治疗淋病奈瑟菌以及衣原体所致的尿道炎和宫颈炎。

(2)治疗肠道感染，如弯曲菌属、大肠埃希菌、志贺菌属和沙门氏菌属引起的胃肠炎、细菌性痢疾，沙门氏菌属引起的伤寒或副伤寒，大肠埃希菌引起的旅行性腹泻。

(3)治疗呼吸道感染，如左氧氟沙星、莫西沙星与万古霉素合用，可用于治疗对青霉素 G 高度耐药的肺炎链球菌感染；环丙沙星、氧氟沙星、左氧氟沙星可有效治疗结核病和非典型分枝杆菌感染；左氧氟沙星、加替沙星及莫西沙星可替代大环内酯类用于治疗衣原体肺炎、支原体肺炎及军团菌病。

(4)其他应用方面，除诺氟沙星外的其他氟喹诺酮类均可用于治疗骨骼系统感染(如革兰氏阴性杆菌引起的骨髓炎、骨关节感染)、皮肤软组织感染(如革兰氏阴性杆菌所致的五官科感染和伤口感染)、化脓性脑膜炎和克雷伯氏菌属、肠杆菌属、沙雷菌属所致的败血症。

【不良反应及注意事项】

喹诺酮类药物的不良反应包括：

(1)胃肠道反应，可见食欲缺乏、上腹不适、嗳气、恶心、呕吐、腹胀、腹痛、腹泻等。

(2)本类药物具有中枢神经系统毒性，轻症者表现为头痛、眩晕、失眠及情绪不安等，严重者可出现精神异常、抽搐、惊厥等，与茶碱类或非甾体抗炎药合用时常见。有癫痫病史、精神病史的患者应避免使用此类药物。

(3)光敏反应。使用本类药物后，可使光照部位的皮肤区域出现瘙痒性红斑甚至剥脱性皮炎。司氟沙星、洛美沙星等的光毒性发生率相对较高，左氧氟沙星的光毒性最低(仅为 0.2%)。患者用药期间应避免直接暴露于阳光下，一旦发生此不良反应，应立即停药并进行对症治疗。

(4)心脏毒性。喹诺酮类药物可引起心脏节律改变，表现为 Q-T 间期延长、尖端扭转型心律失常甚至心室颤动，因此应避免与可引起 Q-T 间期延长的药物(如胺碘酮、奎尼丁、普鲁卡因胺、索他洛尔、红霉素等)合用，心脏病患者慎用。

(5)软骨损害。喹诺酮类药物可与软骨组织中的 Mg^{2+} 形成络合物并沉积于关节软骨，造成软骨损伤。儿童用药后可出现关节痛和关节水肿，故 18 岁以下的青少年不宜使用。

(6)其他不良反应。氟喹诺酮类抗菌药尚可引起肌腱炎甚至肌腱破裂，尤其在给予患者缺乏镁的饮食时此作用更加显著；少数患者可出现肝肾功能异常。本类药物可分泌至乳汁中，故不宜用于孕妇及哺乳期妇女。

(二)常用氟喹诺酮类抗菌药

诺氟沙星

诺氟沙星(norfloxacin)口服吸收差，生物利用度仅为 35%～45%，$t_{1/2}$ 为 3.5～5 h，在肠道及泌尿生殖道浓度较高。诺氟沙星对需氧革兰氏阴性杆菌(如大肠埃希菌、志贺氏菌、弯曲菌、肠杆菌属、沙门氏菌)极为有效，主要用于治疗敏感菌引起的肠道和泌尿生殖道感染。

环丙沙星

环丙沙星(ciprofloxacin)吸收快但不完全，生物利用度为 38%～60%。环丙沙星吸收后广泛分布于组织及体液中，胆汁中的药物浓度高于血药浓度，脑膜存在炎症时可进入脑脊液。该药的 $t_{1/2}$ 为 3.3～4.9 h，对革兰氏阴性杆菌(铜绿假单胞菌、大肠埃希菌、流感嗜血杆菌等)的体外抗菌活性高于多数氟喹诺酮类；对某些耐氨基糖苷类或第三代头孢菌素类的耐药菌株仍有抗菌活性，主要用于治疗敏感菌引起的呼吸道、胃肠道、泌尿道、骨关节、腹腔及皮肤软组织感染。

氧氟沙星

氧氟沙星(ofloxacin)口服吸收迅速而完全，生物利用度高达 95%。该药吸收后分布于前列腺、肺、骨、耳、鼻、喉及痰液中，胆汁中的药物浓度为血药浓度的 7 倍。该药在脑脊液中浓度高，可达血药浓度的 30%～75%；尿中排出量高达 70%～90%。氧氟沙星除保留了环丙沙星的抗菌特点外，对金黄色葡萄球菌、肺炎链球菌等革兰氏阳性球菌和肺炎支原体、肺炎衣原体及结核分枝杆菌亦具有抗菌活性。本药主要用于治疗敏感菌所致的呼吸道、胆道、泌尿道、皮肤软组织、耳、鼻、喉及眼部感染，亦可作为抗结核病的二线药物使用。

左氧氟沙星

左氧氟沙星(levofloxacin)为氧氟沙星的左旋光学异构体，其生物利用度可接近 100%。该药的抗菌谱与氧氟沙星相似，体外抗菌活性约为氧氟沙星的 2 倍。左氧氟沙星用于治疗敏感菌所致的急/慢性感染和难治性感染，其不良反应远低于氧氟沙星，主要表现为胃肠道反应。

八、磺胺类药物

磺胺类药物(sulfonamides)为叶酸合成抑制剂，1930 年发现其可有效治疗溶血性链球菌感染，因而成为人类历史上第一种用于治疗全身感染的抗菌药物。甲氧苄啶(trimethoprim，TMP)的问世加强了磺胺药的抗菌作用，使磺胺药的应用更加普遍。磺胺类药物可分为用于全身感染的磺胺药、用于肠道感染的磺胺药和外用磺胺药三类。

扩展阅读

1939年的诺贝尔生理学或医学奖授予了德国生物化学家、病理学家和细菌学家吉哈德·约翰内斯·保罗·杜马克(Gerhard Johannes Paul Domagk)。自从德国科学家埃利希(P. Ehrlich)开创了化学疗法之后，医学界便掀起了研制有机化学药物的高潮，杜马克也加入了寻找抗感染药物的行列。1932年，一种名为“百浪多息”的偶氮染料引起了杜马克的关注，他将葡萄球菌、大肠杆菌、链球菌等多种细菌装入试管里，然后加入百浪多息观察其抗菌效果。然而，一次次的实验结果均令人失望，百浪多息对这些细菌都没有什么作用。面对失败，杜马克并不气馁，他决定打破常规，不再做体外实验，而直接用动物进行实验。在1932年的圣诞节这天，杜马克给两只感染了链球菌且生命垂危的小白鼠注射了百浪多息，结果这两只小白鼠竟然奇迹般地活了下来。杜马克欣喜若狂，他反复重复实验，每次都获得了成功，由此证明百浪多息确实可以控制链球菌感染。不久后的一起突发事件，让杜马克的小女儿成了百浪多息的第一例人体药物安全性试验的对象。

1933年的一天，杜马克的小女儿感染了链球菌，虽然杜马克和医生一起想尽了办法，但女儿的病情依然一天比一天重，最后恶化成了败血症，生命危在旦夕。紧急关头，杜马克做出了一个重要决定，他决心用对小白鼠有效的百浪多息来治疗自己的小女儿。于是，百浪多息的临床试验就这样提前进行了。幸运的是，小女儿用药后，体温渐渐降至正常，不久就恢复了健康，由此开创了磺胺药研制和治疗感染性疾病的先例。随后，这种有效的新型抗菌药很快便投入了生产，并在全球范围内广泛应用，挽救了无数人的生命。

(一)磺胺类药物的共性

【体内过程】

用于治疗全身感染的磺胺药主要在胃和小肠吸收，吸收率可高达90%以上，血药浓度达峰时间为2～6 h。磺胺类药物的血浆蛋白结合率为60%～75%，吸收后分布于全身组织及胸膜液、腹膜液和房水等细胞外液中。磺胺类药物能透过血-脑屏障进入中枢神经系统和脑脊液，也能进入乳汁和通过胎盘屏障。

磺胺类药物主要在肝脏代谢及经肾小球滤过排泄，部分游离药物可经肾小管重吸收；在碱性尿液中排泄增多，在中性或酸性环境下易结晶析出。

【抗菌作用及机制】

磺胺类药物为广谱抑菌药，其抗菌谱包括：①革兰氏阳性球菌(化脓性链球菌、肺炎链球菌)和革兰氏阴性球菌(脑膜炎奈瑟菌、淋病奈瑟菌)、诺卡菌属、沙眼衣原体及某些原虫;②某些肠道细菌,如大肠埃希菌、克雷伯杆菌属、志贺氏菌属、肠杆菌属及沙门氏菌属等。磺胺嘧啶银对铜绿假单胞菌有效。

磺胺类药物的作用靶点为细菌的二氢蝶酸合成酶,可使其不能利用对氨基苯甲酸(para amino benzoic acid,PABA)合成叶酸。四氢叶酸(tetrahydrofolic acid,FH_4)作为一碳基团载体的辅酶,参与细胞DNA前体物质嘌呤和嘧啶的合成。哺乳动物细胞可将食物中的叶酸还原为所需的FH_4,但许多细菌不能直接利用叶酸,必须在二氢蝶酸合成酶的催化下,由蝶啶、PABA和谷氨酸生成二氢叶酸,并在二氢叶酸还原酶的作用下转变成FH_4。磺胺类药物与PABA结构相似,可与PABA竞争细菌体内的二氢蝶酸合成酶,阻止细菌以PABA为原料合成自身所需的二氢叶酸,从而抑制细菌的生长繁殖(见图14-2-5)。

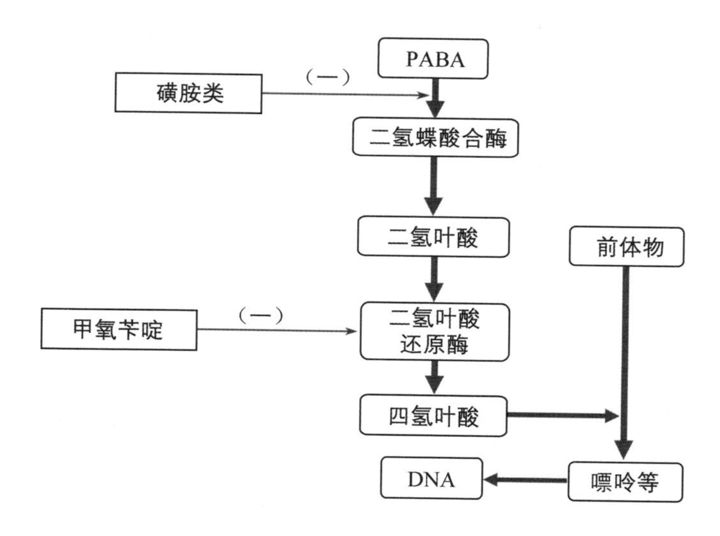

图14-2-5　磺胺类和甲氧苄啶的作用机制

【耐药性】

细菌可通过以下机制对磺胺类药物产生耐药性:①细菌的二氢蝶酸合成酶基因发生突变或质粒转变导致对磺胺类的亲和力降低;②细菌合成过多的PABA,导致磺胺类药物的竞争力降低;③细菌细胞膜通透性降低;④细菌改变了代谢途径,直接利用现成的叶酸。

【临床应用】

磺胺类药物的临床应用有以下方面:

(1)治疗全身性感染。可选用口服易吸收的磺胺类,用于治疗脑膜炎奈瑟菌所致的脑膜炎、流感杆菌所致的中耳炎、葡萄球菌和大肠埃希菌所致的单纯性泌尿道感染,也可用于包涵体结膜炎、沙眼、诺卡菌病、弓形体病的治疗。磺胺类药物可代替青霉素G用于对青霉素G过敏患者的链球菌感染和风湿热复发的治疗，还可与二氢叶酸还原酶抑制剂甲氧苄啶合用，治疗呼吸道感染、肠道感染、伤寒和复杂性泌尿道感染等。

(2)治疗肠道感染。可选用柳氮磺吡啶(sulfasalazine)，口服或栓剂给药时难吸收，对结缔组织有特殊的亲和力，在肠道中可分解为有活性的磺胺吡啶和5-氨基水杨酸盐，具有抗菌、抗炎和免疫抑制作用。该药适用于治疗慢性炎症性肠道疾病，如节段性回肠炎或溃疡性结肠炎。

(3)局部应用。磺胺醋酰钠眼药水或眼药膏可有效治疗细菌性结膜炎和沙眼，磺胺嘧啶银乳膏局部应用可预防烧伤及创伤感染。

【不良反应及注意事项】

磺胺类药物的不良反应如下：

(1)肾脏损害。在中性或酸性环境下，尿液中的磺胺药可结晶析出，产生结晶尿、血尿、尿痛及尿闭等。应适当增加饮水量并同服碳酸氢钠，以预防此类不良反应的发生，并定期检查尿常规。

(2)过敏反应。患者可出现皮疹、荨麻疹、药物热、血管神经性水肿、剥脱性皮炎等。磺胺类药物及其衍生物(如碳酸酐酶抑制剂、噻嗪类利尿药、速尿、磺酰脲类降糖药等)之间存在交叉过敏反应，故有过敏史者禁用。

(3)血液系统反应。本类药物可引起血小板减少、粒细胞减少、再生障碍性贫血等血液系统反应，用药期间需定期检查血常规。葡萄糖-6-磷酸脱氢酶缺乏的患者易发生溶血性贫血。

(4)核黄疸。该不良反应主要发生于新生儿，磺胺类药物可在血浆蛋白结合位点取代胆红素，游离的胆红素进入中枢神经系统而导致核黄疸。因此，磺胺类药物不宜用于新生儿、两岁以下的婴儿及临产前的孕妇。

(5)肝损害。患者可出现黄疸、肝功能减退，严重者甚至可出现急性重型肝炎，故肝功能损害者应避免使用。

(二)常用磺胺类药物

磺胺嘧啶

磺胺嘧啶(sulfadiazine,SD)口服易吸收但缓慢，血药浓度达峰时间为3～6 h，$t_{1/2}$为17 h。SD是磺胺类药物中血-脑屏障透过率最高的药物，其脑脊液浓度可达血药浓度的50%～80%。本药对防治流行性脑膜炎具有突出的疗效，亦可用于诺卡菌病的治疗，或与乙胺嘧啶合用治疗急性弓形体病。SD可在尿中形成结晶析出，故应同服等量碳酸氢钠以碱化尿液并多饮水，以减少结晶尿对肾脏的损伤。

磺胺甲噁唑

磺胺甲噁唑(sulfamethoxazole,SMZ,新诺明)口服吸收与排泄均较慢，血药浓度达峰时间为2～4 h，$t_{1/2}$为10～12 h。虽然其脑脊液浓度低于SD，但也可用于流行性脑膜炎的治疗。SMZ 适用于治疗大肠埃希菌等敏感菌所致的单纯性尿道炎，也常与二氢叶酸还原酶抑制剂 TMP 组成复方制剂（复方新诺明），两药的药代动力学特征相似，配伍后可使细菌的叶酸代谢受到双重阻断，从而产生显著的协同抗菌作用，并使抑菌作用转为杀菌作用，减少耐药菌株的产生。复方新诺明的抗菌作用比两药单独等量应用时强数倍至数十倍，且较少引起肾损伤，适用于治疗敏感菌引起的呼吸道感染、尿路感染、小儿急性中耳炎、伤寒和其他沙门氏菌属感染、志贺氏菌属所致的肠道感染、卡氏肺囊虫感染和诺卡菌感染。

磺胺嘧啶银

磺胺嘧啶银（sulfadiazine silver）具有 SD 的抗菌作用和硝酸银的收敛作用，对多数革兰氏阳性菌和革兰氏阴性菌均有抗菌活性，对铜绿假单胞菌抗菌有效，适用于预防烧伤、创伤感染。

九、其他人工合成的抗菌药

呋喃妥因

呋喃妥因（nitrofurantoin，呋喃坦啶）为硝基呋喃类人工合成抗菌药，其口服吸收迅速，在血中被快速破坏，消除 $t_{1/2}$ 约为 30 min，40%～50%以原形由肾迅速排泄，主要用于治疗泌尿系统感染。呋喃妥因对多数革兰氏阳性菌和革兰氏阴性菌具有抑菌或杀菌作用，其耐药菌株形成缓慢，与其他类别的抗菌药之间无交叉耐药，但铜绿假单胞菌和变形杆菌属对其不敏感。呋喃妥因的抗菌作用机制尚未完全明确，可能与敏感菌体内的硝基呋喃还原酶将本药代谢为数种高活性的还原物质，后者损伤菌体内的核糖体蛋白质、DNA，干扰线粒体呼吸以及丙酮酸代谢等有关。

呋喃妥因主要用于治疗大肠埃希菌、肠球菌和葡萄球菌引起的泌尿系统感染，如肾盂肾炎、膀胱炎、前列腺炎和尿道炎等，尿液 pH 值为 5.5 时抗菌作用最佳，在碱性环境中药物的抗菌作用降低。常见不良反应为恶心、呕吐及腹泻，偶见皮疹、药物热等过敏反应；大剂量或长时间使用可引起头痛、头晕和嗜睡等神经系统反应，甚至引起周围神经炎。

甲硝唑

甲硝唑（metronidazole，灭滴灵）属硝基咪唑类（nitroimidazole）药物，同类药物还有替硝唑和奥硝唑，其分子中的硝基在细胞内无氧环境中被还原成氨基，从而抑制病原体 DNA 的合成，发挥抗厌氧菌作用，对脆弱拟杆菌尤为敏感，对滴虫、阿米巴滋养体以及破伤风梭菌亦具有很强的杀灭作用，但对需氧菌或兼性需氧菌无效。该药口服吸收良好，体内分布广泛，可进入感染病灶和脑脊液，临床上主要用于治疗厌氧菌引起的口腔、腹腔、女性生殖系统、下呼吸道、骨和关节等部位的感染，对幽门螺杆菌感染引起的消化性溃疡以及四环素耐药的难辨梭状芽胞杆菌感染所致的伪膜性肠炎有特殊疗效，亦为治疗阿米巴病、滴虫病和破伤风的首选药物。该药的不良反应包括胃肠道反应、过敏反应、外周神经炎等。本类药物具有双硫仑结构，故应注意用药期间和停药一周内禁用含乙醇饮料。

十、抗结核病药

结核病是由结核分枝杆菌引起的慢性传染病，可累及全身各个器官和组织，如肺、肾、脑及其他器官，以肺结核最为常见。合理的化学治疗是控制结核病的发展、复发及抑制结核分枝杆菌产生耐药性的关键。

抗结核病药的品种众多，其中疗效高、不良反应较少、患者耐受性好的异烟肼、利福平、乙胺丁醇、吡嗪酰胺等可作为一线抗结核病药，多数患者联合应用这些药物可以达到治愈结核病的效果；二线药物即对以上药物产生耐药性或者患者有免疫力低下等因素（如感染 HIV 时）使用的药物，如氧氟沙星、左氧氟沙星、对氨基水杨酸、乙硫异烟胺、环丝氨酸、阿米卡星、卡那霉素等。新近研发的抗结核新药有利福喷汀、莫西沙星及加替沙星等。

扩展阅读

1944 年，美国科学家维克斯曼（S. A. Waksman）发现了链霉素，这是第一个治疗结核病有效的化学药物。1946 年，瑞典科学家利曼（T. Lehman）合成了对氨基水杨酸钠（PAS），这是第二个治疗结核病有效的化学药物。1952 年，美国和德国科学家报告，异烟肼是一种极有效的抗结核药物；同年，美国科学家合成了另一种抗结核药物吡嗪酰胺。异烟肼的问世为有效地治疗结核病开辟了新的纪元，由异烟肼、链霉素、对氨基水杨酸钠组成的标准化疗方案（长程疗法）使控制结核病进入了化疗时代。1966 年，意大利和瑞士科学家共同发现了另一种具有杀菌作用的抗结核药物利福平。20 世纪 70 年代后期，WHO 结核病专家委员会提出并创导了“国家控制结核病规划”的组织形式，要求把结核病控制工作纳入各成员国的卫生规划中，全球控制结核病的工作也进入了一个新纪元。

（一）常用抗结核病药

异烟肼

异烟肼（isoniazid，INH，H）又名雷米封（rimifon），是目前治疗结核病的主要药物。异烟肼通过抑制结核分枝杆菌的细胞壁组分分枝菌酸的合成而阻碍细菌细胞壁的合成，也可抑制结核分枝杆菌 DNA 的合成，其通过这些机制导致细菌死亡。因分枝菌酸只存在于结核分枝杆菌中，故异烟肼对结核分枝杆菌具有高度的选择性。异烟肼对繁殖期的细菌有杀菌作用,适用于治疗各种类型的结核病;除作为预防用药时可单独应用外,其他情况下均与其他一线药物联合用于治疗各型结核病。对急性粟粒性结核和结核性脑膜炎应加大剂量,必要时可采用静脉滴注。该药治疗量引起的不良反应较少,偶见周围神经炎(四肢麻木、痛觉过敏、肌震颤、肌萎缩等)、中枢神经系统毒性(兴奋或抑制)、肝脏损害等。

利福平

利福平(rifamycin,rifampin,RFP,R)可特异性地抑制细菌DNA依赖性RNA多聚酶,阻碍细菌mRNA的合成,对哺乳动物细胞的RNA多聚酶则无影响。若细菌RNA聚合酶的β亚基构象发生改变,会使RFP不能与作用靶点结合,从而导致细菌对RFP耐药。利福平常与异烟肼、乙胺丁醇等合用以产生协同作用,并能延缓细菌耐药性的发生。

利福平属广谱抗菌药,对结核分枝杆菌、麻风杆菌和革兰氏阳性球菌(尤其是耐药金黄色葡萄球菌)均有很强的抗菌作用,对革兰氏阴性菌、某些病毒和沙眼衣原体也有抑制作用,其与其他抗结核病药合用可用于治疗各种结核病及重症患者,与万古霉素合用可用于治疗MRSA所致的严重感染。该药不良反应轻微,除胃肠道刺激症状、流感症候群外,偶有短暂性的肝功能损害。

乙胺丁醇

乙胺丁醇(ethambutol,EMB,E)对几乎所有类型的结核分枝杆菌均具有高度的抗菌活性,其作用机制可能是与Mg^{2+}结合,干扰细菌RNA的合成。该药主要与利福平、异烟肼等合用以治疗各种类型的结核病,不良反应偶见视神经炎(如视力下降、视野缩小等),停药后可恢复。

吡嗪酰胺

吡嗪酰胺(pyrazinamide,PZA,A)口服吸收迅速,分布于全身组织及体液中,2 h达血药浓度峰值,$t_{1/2}$为6 h,主要在肝脏代谢,约70%从肾脏排泄,肝肾功能不良者慎用。该药现被作为一线低剂量、短疗程的三联或四联强化治疗方案的组合药物之一。

链霉素

链霉素为最早的抗结核药物,单用毒性较大且易产生耐药性,疗效不及异烟肼和利福平。

对氨基水杨酸

对氨基水杨酸(para-aminosalicylic acid,PAS,P)属二线抗结核病药,为抑菌药,可竞争性地抑制二氢蝶酸合成酶而抑制叶酸代谢。该药的不良反应有恶心、呕吐、厌食、腹痛、腹泻、白细胞减少、嗜酸性粒细胞增多症、淋巴细胞增多症、血小板减少性紫癜等。

氟喹诺酮类

氟喹诺酮类为治疗多药耐药性结核病(MDR-TB)核心方案的重要组成药物,可显著改善成年人 MDR-TB 患者的症状。

(二)抗结核病药的应用原则

抗结核病药的应用原则有以下几条：

(1)早期用药。一旦发现和确诊结核病，应立即给药治疗，因为发病早期病灶内结核分枝杆菌生长旺盛，对药物敏感；病灶部位血液供应丰富，药物易于渗入；同时患者抵抗力强，药物能更好地发挥疗效。

(2)联合用药。根据不同病情和抗结核病药的作用特点，联合两种或两种以上药物以增强疗效，避免严重的不良反应和延缓耐药性的产生。

(3)适量用药。用药剂量需个体化，以获得最佳疗效和最小不良反应为目标。

(4)全程规范用药。按要求完成规定疗程，以确保疗效，预防耐药和复发。强化疗法为短期疗法(时间为 6～9 个月)；对营养不良且免疫功能低下的患者，宜用 12 个月为一疗程；复发而合并并发症者宜用药 18～24 个月。

(孙霞)

第三节　感染性疾病常用药物——其他药物

一、抗病毒药

案例导入：某传染病医院感染科的护士在为一名刚被诊断为 HIV 阳性的患者做常规化验时，不小心被患者用过的针头扎破了手指。用什么措施可以防止该护士通过针头感染艾滋病病毒？应该使用什么药物？服用多长时间？

分析要点：本案例属于 HIV 职业暴露，首先要尽可能地挤出损伤部位的血液，用肥皂液和流动的清水冲洗伤口，用 75%的酒精对伤口局部进行消毒。HIV 暴露后，在最短的时间内(尽可能 2 h 之内)开始预防性用药，用药方案：恩曲他滨(每片 200 mg)和替诺福韦(每片 300 mg)每天 1 次，每次 1 片口服；拉替拉韦(雷特格韦，每片 400 mg)，每天 2 次，每次 1 片口服，疗程 28 天；发生 HIV 职业暴露后立即检测 HIV 抗体，并于第 4 周、第 8 周、第 12 周和 6 个月后检测 HIV 抗体。

病毒的基本结构由蛋白衣壳包裹的核心 DNA 或 RNA 组成(裸衣壳病毒)，有些病毒衣壳外有脂质和蛋白质组成的包膜(包膜病毒)。病毒是专性细胞内寄生微生物，其复制主要依赖宿主细胞的生物合成过程。病毒感染人类细胞的全程可分为：①吸附和侵入宿主细胞；②脱壳；③合成早期调节性蛋白(如核酸多聚酶)；④合成核酸和后期结构性蛋白质；⑤各部分装配成病毒颗粒；⑥从宿主细胞释放出病毒。抗病毒药物通过干扰上述步骤起作用，但病毒核酸与宿主核酸在本质上并无差异，其复制和装配由宿主细胞完成，多数抗病毒药在抑制病毒的同时也会产生对宿主细胞的毒性。

（一）广谱抗病毒药物

利巴韦林

利巴韦林（ribavirin，RBV）为鸟苷衍生物，其对多种 DNA 和 RNA 病毒均有抑制作用。

【体内过程】

利巴韦林口服 1～2 h 血药浓度达高峰，在红细胞中蓄积时间长，主要经肾排出，少量经粪便排出。

【药理作用与机制】

利巴韦林对流感病毒、呼吸道合胞病毒、甲肝病毒、腺病毒等多种病毒有抑制作用。利巴韦林进入被病毒感染的细胞后迅速被磷酸化，能竞争性地抑制肌苷单磷酸脱氢酶，引起细胞内三磷酸鸟苷减少，从而抑制多种 RNA 和 DNA 病毒的复制，也可抑制病毒 mRNA 的合成。

【临床应用】

利巴韦林用于治疗病毒性上呼吸道感染、慢性丙型肝炎、婴幼儿呼吸道合胞病毒所致的细支气管炎和肺炎、流行性出血热等。

【不良反应与注意事项】

利巴韦林对部分患者可致贫血和乏力，妊娠期妇女禁用。

（二）抗 HIV 药

反转录病毒是具有包膜的单链 RNA 病毒，由反转录病毒感染引起的最重要的人类疾病为获得性免疫缺陷综合症（acquired immunodeficiency syndrome，AIDS，艾滋病），其致病病毒为人类免疫缺陷病毒（human immunodeficiency virus，HIV）。HIV 属于慢病毒的一种，包括两个亚型（HIV-1 和 HIV-2），其中常见的是 HIV-1。

HIV 的感染过程有五个关键环节，现简述如下：

（1）HIV 外膜上的糖蛋白 gp120 特异性地与 T 淋巴细胞表面的 CD4 分子结合，并与辅助受体（CCR5、CXCR4 等）结合，接着病毒跨膜蛋白 gp41 介导 HIV 包膜与细胞膜融合，病毒核衣壳进入宿主细胞，释放出基因组 RNA。

（2）病毒的反转录酶以病毒 RNA 为模板，合成负链 DNA，进一步合成互补正链 DNA，并形成双链 DNA。

（3）双链 DNA 以核酸-蛋白复合体的形式转运到细胞核内，通过病毒的整合酶与宿主细胞 DNA 整合。

（4）病毒 DNA 在宿主细胞内转录成病毒基因组 RNA 和 mRNA，mRNA 经过翻译、修饰和蛋白酶剪切，形成病毒所需的结构蛋白。

(5)已合成的蛋白与病毒基因组 RNA 在宿主细胞膜上重新装配,形成新的病毒颗粒,通过芽生从细胞中释放。

HIV 的生命周期及抗 HIV 药物的作用环节如图 14-3-1 所示。

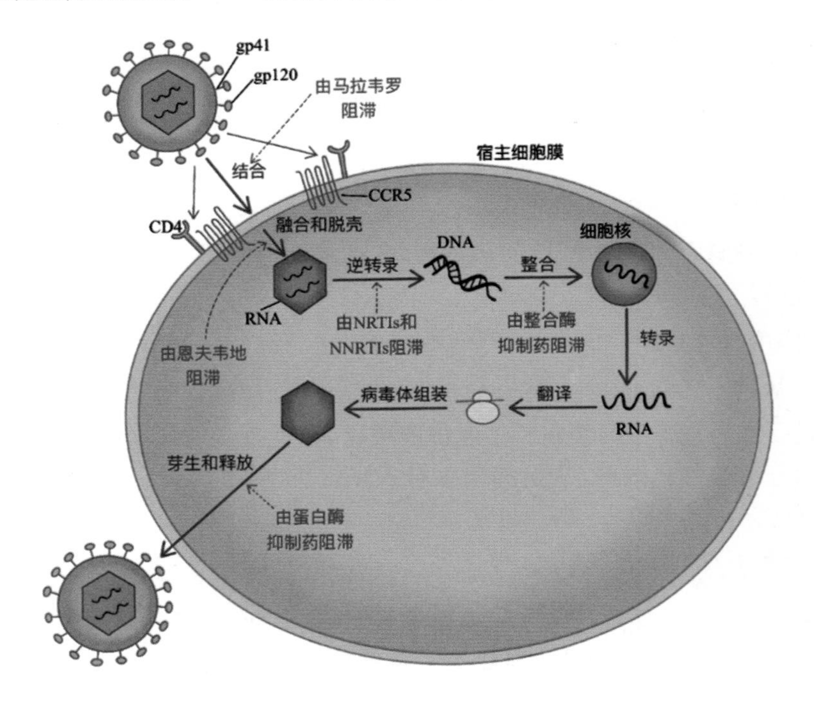

图 14-3-1　HIV 的生命周期及抗 HIV 药物的作用环节

依据上述关键环节,现已研发出四类抗 HIV 药:入胞抑制药、反转录酶抑制药、整合酶抑制药和蛋白酶抑制药(见表 14-3-1)。抗 HIV 药物只能降低 HIV 感染者体内的病毒载量,不能根治艾滋病。由于长期用药易产生耐药性,因此抗 HIV 治疗常采用联合用药方案。

表 14-3-1　抗 HIV 药的分类及常用药物

分类		药物
入胞抑制药		恩夫韦地、马拉韦罗等
反转录酶抑制药	核苷反转录酶抑制药	齐多夫定、替诺福韦、恩曲他滨等
	非核苷反转录酶抑制药	奈韦拉平等
HIV 整合酶抑制药		拉替拉韦等
HIV 蛋白酶抑制药		沙奎那韦等

恩夫韦地

恩夫韦地(enfuvirtide)属于入胞抑制药(entry inhibitors),是一种含 36 个氨基酸的合成肽，其氨基酸序列来自 HIV-1 的跨膜蛋白 gp41。

【药理作用与机制】

恩夫韦地可抑制游离 HIV-1 病毒颗粒对 $CD4^+$ T 细胞的感染，对 HIV-2 无抑制作用。恩夫韦地通过与 gp41 糖蛋白的 N36 螺旋中的疏水槽结合，可阻断 gp41 的 N36 和 C34 序列之间的相互作用，阻止六螺旋束的形成，从而阻止病毒包膜和宿主靶细胞膜融合，阻断病毒入侵宿主细胞。

【临床应用】

恩夫韦地主要用于控制成年人和 6 岁以上儿童的 HIV 感染，可与反转录酶抑制剂合用，需皮下注射给药，一日两次。

【不良反应与注意事项】

恩夫韦地常见注射部位反应，包括注射部位疼痛、红斑和硬化，80%的患者会出现结节或囊肿。

马拉韦罗

【药理作用与机制】

马拉韦罗(maraviroc)亦为入胞抑制药，为 CCR5 受体的特异性拮抗药，对亲 CCR5 受体的 HIV-1 病毒株有较强的抗病毒作用，可阻断 HIV-1 的 gp120 与 T 细胞的 CCR5 辅助受体结合，阻止病毒膜与细胞膜融合，使病毒不能进入 CD4 细胞。

【临床应用】

马拉韦罗可与反转录酶抑制剂合用，治疗成年人感染的亲 CCR5 受体的艾滋病病毒，而对亲 CXCR4 受体的病毒感染无治疗意义。

【不良反应与注意事项】

马拉韦罗的不良反应包括上呼吸道感染、肌肉萎缩、关节疼痛、睡眠障碍和血清转氨酶升高，可引起直立性低血压。

齐多夫定

齐多夫定(zidovudine，ZDV)为脱氧胸苷衍生物，是第一个用于治疗艾滋病的核苷类药物，属核苷类反转录酶抑制药(nucleoside/nucleotide reverse transcriptase inhibitors，NRTI)。NRTI 具有相同的作用机制：首先被宿主细胞的胸苷酸激酶磷酸化成活性三磷酸代谢物，然后与相应的内源性核苷三磷酸盐竞争反转录酶的活性部位，并被插入病毒 DNA，进而导致 DNA 链合成终止。

【体内过程】

齐多夫定口服吸收快，在体内广泛分布，可通过血-脑屏障。

【药理作用与机制】

齐多夫定可竞争性地抑制 HIV 反转录酶，抑制病毒 DNA 的合成，并终止病毒 DNA 链的延伸。

【临床应用】

齐多夫定与其他抗 HIV 药联合使用，可治疗感染 HIV 的成年人和儿童；该药也可用于治疗 HIV 阳性的妊娠妇女及其所娩新生儿，降低 HIV 的母-婴传播率。

【不良反应与注意事项】

齐多夫定的不良反应主要为骨髓抑制，可导致贫血、中性粒细胞减少等。

替诺福韦与恩曲他滨

替诺福韦(tenofovir，viread)是新型核苷酸类反转录酶抑制药，同时也是针对 HBV 多聚酶的抑制药；恩曲他滨(emtriva)可抑制 HIV-1 反转录酶的活性，通常与其他抗反转录病毒的药物联合使用，常与替诺福韦组成复方制剂。

奈韦拉平

奈韦拉平(nevirapine)是第一个抗 HIV-1 的非核苷类反转录酶抑制药(nonnucleoside reverse transcriptase inhibitors，NNRTI)。NNRTI 包括多种化学底物，为非竞争性抑制剂，此类药物的结合位点不在酶的活性中心，其与反转录酶结合后，可引起酶的三维构象发生变化，从而抑制酶的活性。

【药理作用与机制】

奈韦拉平可与 HIV-1 病毒的反转录酶结合，使酶蛋白构象改变而失去活性。

【临床应用】

奈韦拉平用于治疗 HIV-1 感染，可与其他抗反转录酶药物联合用药，亦可单独用于阻断母-婴传播。

【不良反应】

奈韦拉平的严重不良反应包括肝衰竭、史-约(Stevens-Johnson)综合征、中毒性表皮剥脱性坏死等。

拉替拉韦

拉替拉韦(raltegravir，雷特格韦)是第一个 HIV 整合酶抑制药(integrase inhibitors)。

【药理作用与作用机制】

拉替拉韦对 HIV-1 的病毒整合酶有很强的抑制活性，可阻止病毒 DNA 与宿主染色体的结合，从而阻止前病毒的产生，抑制病毒复制。该药对 HIV-1 和 HIV-2 都有抑制作用。

【临床应用】

拉替拉韦多口服治疗，适用于对现有抗 HIV 药物有多重耐药的成年 AIDS 患者，且需要与其他药物联合应用。

沙奎那韦

沙奎那韦(saquinavir)是第一个 HIV 蛋白酶抑制药(protease inhibitors, PI)。

【药理作用与作用机制】

沙奎那韦可与 HIV 蛋白酶的活性位点结合，抑制病毒多聚蛋白前体裂解为功能蛋白；与反转录酶抑制药合用时，呈相加和协同作用。

【临床应用】

沙奎那韦与其他药物联合用于治疗 HIV 感染。

【不良反应与注意事项】

沙奎那韦在联合用药的过程中，常出现代谢异常反应，严重的不良反应有高血糖，可引发和加重糖尿病。

(三)抗疱疹病毒药

人类疱疹病毒为具有包膜的 DNA 病毒，其中单纯疱疹病毒 1 型(HSV-1)和 2 型(HSV-2)、水痘-带状疱疹病毒(VZV)主要引起皮肤黏膜感染，巨细胞病毒(CMV)、人类疱疹病毒 6 型和 7 型主要引起全身性潜伏感染，EB 病毒(EBV)可引起传染性单核细胞增多症，疱疹病毒 8 型与艾滋病患者的卡波西氏肉瘤有关。

阿昔洛韦

阿昔洛韦(acyclovir，ACV)为核苷类化合物，能特异性地抑制疱疹类病毒，是一种可多途径用药的高效抗 HSV 药物。阿昔洛韦与更昔洛韦(ganciclovir)、伐更昔洛韦(valganciclovir，VGCV)、赍昔洛韦(penciclovir)等的作用机制相似，均在细胞内被病毒激酶磷酸化，从而抑制病毒 DNA 的合成。

【体内过程】

阿昔洛韦口服吸收差，血浆蛋白结合率低，脑脊液药物浓度为血浆药物浓度的 50%，主要由肾排出。

【药理作用与机制】

阿昔洛韦对 HSV、VZV、CMV 等具有高度选择性的抑制作用。在病毒感染的细胞内，病毒的胸苷激酶和细胞激酶可催化阿昔洛韦磷酸化，将其转化为三磷酸阿昔洛韦，与内源性 dGTP 竞争，抑制疱疹病毒 DNA 多聚酶的活性，并掺入病毒 DNA 中，抑制病毒的 DNA 合成。

【临床应用】

阿昔洛韦为治疗 HSV 和 VZV 感染的常用药物。

【不良反应与注意事项】

阿昔洛韦大剂量静脉滴注可发生尿路结晶、肾小管阻塞等，注射用药时可能出现昏迷、幻觉、癫痫等。

更昔洛韦

更昔洛韦(ganciclovir)对 HSV 和 VZV 的抑制作用与阿昔洛韦相似，但对 CMV 的抑制作用较强。更昔洛韦的骨髓抑制等不良反应的发生率较高，主要用于艾滋病、器官移植、肿瘤患者并发严重 CMV 感染性肺炎、肠炎及视网膜炎等的治疗。

(四)抗流感病毒药

流感病毒为有包膜的单链 RNA 病毒，内核含有分节段单股负链 RNA 和核蛋白，包膜为磷脂双分子层，内侧含有基质蛋白 M1 和 M2，其中 M2 是离子通道嵌膜蛋白，为甲型流感病毒所独有，可介导 H^+ 进入病毒内部形成酸性环境，促使病毒脱壳；包膜外侧嵌有突出于膜外的两种糖蛋白——血凝素(hemagglutinin，HA)和神经氨酸酶(heuraminidases，NA)，HA 能促使病毒吸附到宿主细胞上，NA 能促进宿主细胞释放病毒，而 NA 抑制剂可抑制病毒释放。

金刚烷胺

金刚烷胺(amantadine)为对称的三环状胺分子，属 M2 蛋白抑制药。

【体内过程】

金刚烷胺口服吸收快而完全，体内分布广，可分布至唾液、鼻腔分泌液、泪液及肺组织等，可透过胎盘屏障和血-脑屏障，也可进入乳汁，几乎全部以原形由尿中排出。

【药理作用与机制】

金刚烷胺可阻断病毒的 M2 型 H^+ 通道，抑制被感染宿主细胞内病毒 RNA 的脱壳，从而发挥抗甲型流感病毒的作用。

【临床应用】

金刚烷胺用于预防和治疗甲型流感病毒所致的呼吸道感染，如患者出现甲流症状，应在48 h内服用金刚烷胺。

【不良反应与注意事项】

孕妇、新生儿、婴儿慎用金刚烷胺，哺乳期妇女使用本品后应暂停哺乳。

奥司他韦

奥司他韦(oseltamivir)为唾液酸类似物，属 NA 抑制剂。

【体内过程】

口服奥司他韦后，大部分经肝脏酯酶转变成活性代谢产物羧基奥司他韦，该活性代谢产物在体内各种组织中分布广泛，主要经肾脏排泄。

【药理作用与机制】

奥司他韦在体内转变成活性代谢产物羧基奥司他韦，羧基奥司他韦可与流感病毒表面的神经氨酸酶结合，抑制该酶剪切细胞表面的唾液酸，从而阻止新生的流感病毒颗粒从被感染的细胞中释放，减少病毒在呼吸道内的传播。奥司他韦对甲型和乙型流感病毒均有抑制作用。

【临床应用】

奥司他韦用于甲型和乙型流感病毒感染的治疗和预防，应在出现流感症状的48 h内服用。

【不良反应与注意事项】

婴儿不宜使用奥司他韦，哺乳期妇女用药时应停止授乳。

（五）抗肝炎病毒药

多种肝炎病毒可导致病毒性肝炎，其中甲型肝炎和戊型肝炎主要表现为急性肝炎，病程多呈自限性；乙型肝炎、丙型肝炎和丁型肝炎的大部分患者呈慢性感染，少数病例可发展为肝硬化和重型肝炎，并有癌变的风险。抗肝炎病毒药物主要用于治疗慢性肝炎，治疗目标是充分抑制病毒复制，减轻肝组织炎症，改善肝功能，延缓或阻止肝硬化及肝癌的发生，改善患者的生活质量，提高生存率。

抗 HBV 药物主要是干扰素-α（IFN-α）和核苷（酸）类似物，前者包括普通 IFN-α 和聚乙二醇化干扰素-α（PEG-IFN-α），后者主要有恩替卡韦、替诺福韦、替比夫定、阿德福韦、拉米夫定等。HCV 感染的既往治疗方案主要是 PEG-IFN-α 联合利巴韦林；近年来，治疗丙型肝炎的药物有了重大突破，抗 HCV 治疗已经进入直接抗病毒药物（direct antiviral agent，DAA）的泛基因型治疗时代，因此优先推荐无干扰素的泛基因型方案。目前 IFN-α 类是唯一可供选择的治疗慢性丁型肝炎的药物。

干扰素-α

IFN 是机体细胞受病毒感染或其他刺激后释放出来的具有免疫活性的蛋白质，为广谱抗 DNA 和 RNA 病毒药物，可分为Ⅰ型和Ⅱ型，IFN-α 和 IFN-β 属于Ⅰ型，IFN-γ 属于Ⅱ型。

【体内过程】

IFN-α 肌内或皮下注射时，80%以上可被吸收。IFN-α 基本不能透过血-脑屏障，但可通过胎盘屏障和进入乳汁。IFN-α 主要由肾脏分解代谢，部分在肝脏中降解。

【药理作用与机制】

IFN-α 具有广谱抗病毒、抗肿瘤和免疫调节功能，它不能直接灭活病毒，主要作用于靶细胞受体，使细胞内产生抗病毒蛋白，阻断病毒在细胞内的复制，抑制病毒蛋白质的合成、转录、装配和释放等多个环节，从而产生抗病毒作用。

【临床应用】

IFN-α 可用于治疗慢性活动性乙型肝炎、急/慢性丙型肝炎和丁型肝炎，也可用于治疗尖锐湿疣、带状疱疹、小儿病毒性肺炎和上呼吸道感染。

恩替卡韦

恩替卡韦（entecavir，ETV）为鸟嘌呤核苷类似物。

【体内过程】

恩替卡韦口服吸收迅速，广泛分布于各组织中，可透过血-脑屏障，也可穿过胎盘进入胎儿体内，主要以原形经肾脏排泄。

【药理作用与机制】

恩替卡韦在体内通过磷酸化形成具有活性的三磷酸盐，通过与 HBV 的天然底物三磷酸脱氧鸟嘌呤核苷竞争，抑制 HBV 多聚酶所具有的三种活性：HBV 多聚酶的启动、前基因组 mRNA 反转录负链的形成以及 DNA 正链的形成。

【临床应用】

恩替卡韦适用于病毒复制活跃、血清氨基转移酶持续升高或肝脏组织学显示有活动性病变的慢性乙型肝炎的治疗。

索非布韦

索非布韦（sofosbuvir，索福布韦）为尿苷类似物，属于 DAA 药物。

【体内过程】

索非布韦口服吸收迅速，吸收后迅速代谢为 GS-331007，后者被肝脏细胞摄入后，进一步代谢为活性形式 GS-461203，最终代谢产物经肾脏排泄。

【药理作用与机制】

在细胞中，索非布韦被代谢为活性形式 GS-461203，GS-461203 可与三磷酸尿苷竞争，抑制 NS5B 聚合酶的活性，并通过 NS5B RNA 聚合酶掺入 HCV 的 RNA 中，从而导致 HCV 的基因组复制终止。

【临床应用】

索非布韦与维帕他韦等其他药物联合使用，可治疗各种 HCV 感染。

二、抗真菌药

真菌感染一般分为两类：表浅部真菌感染和深部真菌感染。前者常由皮肤癣菌如毛癣菌、表皮癣菌和小孢子癣菌引起，主要侵犯表浅的角化层皮肤、毛发、指（趾）甲或黏膜等，其发病率高，但病情通常较轻；深部真菌感染多由条件致病性真菌如白色念珠菌和新型隐球菌引起，主要侵犯内脏器官和深部组织，病情通常较为危重。抗真菌药

(antifungal agents)的作用靶点如图 14-3-2 所示。

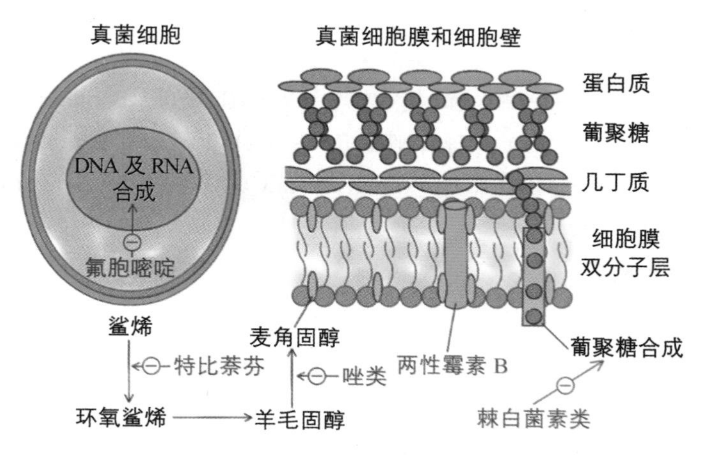

图 14-3-2 抗真菌药的作用靶点

抗真菌药能特异性地抑制真菌生长繁殖或杀灭真菌。根据其化学结构特点,抗真菌药可分为:①抗生素类,如两性霉素 B;②唑类,如酮康唑;③嘧啶类,如氟胞嘧啶;④丙烯胺类,如特比萘芬;⑤棘白菌素类,如卡泊芬净。

(一)抗生素类抗真菌药

两性霉素 B

两性霉素 B(amphotercin B)属多烯类抗真菌抗生素。

【体内过程】

两性霉素 B 口服、肌内注射均难吸收,临床上采用缓慢静脉滴注给药的方法。该药体内分布广,有炎症的胸水、腹水、滑膜液和眼房水中的药物浓度接近同期血药浓度,通过肾脏缓慢排泄。

【药理作用与机制】

两性霉素 B 属于广谱抗真菌药,对多种真菌感染有效。本药可与敏感真菌细胞膜上特有的脂质麦角固醇结合,损伤真菌细胞膜,使膜的通透性增加,导致细胞内重要物质如钾离子、核苷酸和氨基酸等外漏,破坏真菌的正常代谢,抑制真菌的生长并导致其死亡。

【临床应用】

两性霉素 B 目前是治疗深部真菌感染的首选药物。

【不良反应与注意事项】

两性霉素 B 毒性大,不良反应较多,使用时应限用于已确诊的深部真菌感染。该药的不良反应常见寒战、高热、严重头疼、恶心、呕吐、血压下降、呼吸急促、眩晕、肾功能损害、贫血、低血钾等,偶可发生肝细胞坏死、急性肝衰竭;静滴速度过快可引起心室颤动或心搏骤停，还可引起视物模糊、癫痫发作，鞘内注射可引起颈项强直、下肢疼痛、尿潴留等，严重者可致下肢截瘫；偶有过敏性休克、皮疹等发生。

（二）唑类抗真菌药

唑类抗真菌药包括咪唑类和三唑类，咪唑类有酮康唑（ketoconazole）、克霉唑（clotrimazole）、咪康唑（miconazole）、联苯苄唑（bifonazole）和益康唑（econazole）等，目前主要作为局部用药使用；三唑类包括氟康唑（fluconazole）和伊曲康唑（itraconazole）等，均可口服治疗全身真菌病。

【药理作用与机制】

唑类抗真菌药为广谱抗真菌药，对念珠菌属、着色真菌属、球孢子菌属、组织胞浆菌属、孢子丝菌属和新型隐球菌等均有抗菌活性，对曲霉菌也有一定的抗菌活性。唑类抗真菌药能选择性地抑制真菌的14-α-去甲基酶，导致14-α-甲基固醇蓄积，使细胞膜上的麦角固醇合成受阻，膜通透性增加，细胞内重要物质外漏，导致真菌死亡；14-α-甲基固醇的蓄积还可损伤细胞膜上的ATP酶和参与电子传递系统的酶的功能，干扰真菌的正常代谢，抑制真菌的生长。

酮康唑

酮康唑（ketoconazole）是第一个广谱口服抗真菌药。

【体内过程】

酮康唑在胃酸内溶解后易吸收，在体内广泛分布于炎性关节液、胆汁、肌腱、皮肤软组织等，不易通过血-脑屏障。部分药物在肝内代谢，代谢产物和原形药物主要随粪便排出，少量随尿排泄。

【临床应用】

酮康唑可用于治疗各种浅部和深部真菌感染。

【不良反应与注意事项】

酮康唑可致严重的肝毒性反应，用药期间应监测肝功能，肝病患者应注意避免使用本药。

伊曲康唑

伊曲康唑（itraconazole）属于三唑类抗真菌药，对浅部及深部真菌感染均有效，其抗真菌谱较酮康唑广。

【体内过程】

伊曲康唑在体内分布广泛，在肺、肾、肝、脾和肌肉中的浓度较高，在脑脊液中的浓度较低。该药主要在肝内代谢，可代谢为有抗真菌活性的羟基伊曲康唑。

【临床应用】

伊曲康唑可用于治疗肺部及肺外芽生菌病、组织胞浆菌病、不能耐受两性霉素B或两性霉素B治疗无效的肺部或肺外曲霉病。

【不良反应与注意事项】

伊曲康唑偶可致严重的肝毒性，故使用本品时应检测肝功能。

（三）嘧啶类抗真菌药

氟胞嘧啶

氟胞嘧啶（flucytosine）为化学合成的抗真菌药。

【体内过程】

氟胞嘧啶口服吸收迅速而完全，广泛分布于肝、肾、脾、心和肺组织中，可进入感染的腹腔、关节腔和房水中，也可透过血-脑屏障。

【药理作用与机制】

氟胞嘧啶对隐球菌属、念珠菌属具有较高的抗菌活性。其作用机制在于药物通过真菌细胞的渗透酶系统进入细胞内，在胞嘧啶脱氢酶的作用下脱去氨基，转化为5-氟尿嘧啶，替代尿嘧啶掺入RNA中；或代谢为5-氟尿嘧啶脱氧核苷，抑制胸腺嘧啶核苷合成酶，阻断真菌DNA的合成。

【临床应用】

氟胞嘧啶主要用于治疗念珠菌病、隐球菌病和其他敏感真菌所致的感染，与两性霉素B等抗真菌药物联合应用时具有协同作用。

【不良反应与注意事项】

氟胞嘧啶有骨髓抑制作用，可致白细胞或血小板减少，偶见全血细胞减少，可导致肝毒性反应，因此应定期检查患者的周围血常规和肝功能；动物实验表明该药有致畸作用，故孕妇慎用。

（四）丙烯胺类抗真菌药

特比萘芬

特比萘芬（terbinafine）为目前常用的丙烯胺类抗真菌药。

【体内过程】

特比萘芬口服吸收良好且迅速，其亲脂性极强，表观分布容积大，进入血液循环后广泛分布于全身组织，在皮肤角质层与指甲内有较高的浓度，并能持续一段时间，这一特点使其尤其适合治疗皮肤癣菌。该药主要在肝脏代谢，其灭活产物主要经肾脏排泄，肝、肾功能不全者药物清除时间会明显延长。

【药理作用与机制】

特比萘芬对各种浅部真菌，如毛癣菌属、表皮癣菌属、小孢子癣菌属均有明显的抗菌活性，对酵母菌、白色念珠菌也有抑菌效应。其作用机制为抑制角鲨烯环氧化酶，使真菌细胞膜上的成分麦角固醇合成障碍，从而产生抑菌或杀菌效应。

【临床应用】

特比萘芬用于治疗由皮肤癣菌引起的甲癣、手癣、足癣和体癣等。

【不良反应与注意事项】

特比萘芬的不良反应发生率低，较少发生肝功能损害，但严重肝肾功能减退者宜减量服用。

(五)棘白菌素类抗真菌药

棘白菌素类的常用药物有卡泊芬净(caspofungin)、米卡芬净(micafungin)和阿尼芬净(anidulafungin)等。

【药理作用与机制】

棘白菌素类的作用机制为抑制真菌细胞壁的生成，通过非竞争性抑制葡聚糖合成酶，导致真菌细胞在生长过程中细胞壁缺乏葡聚糖，渗透压失常，从而导致真菌细胞破坏。本类药物对大多数念珠菌都具有快速的杀菌作用，对于大多数曲霉菌有抑制作用。

卡泊芬净

卡泊芬净是第一个棘白菌素类抗真菌药。

【体内过程】

卡泊芬净口服不吸收，需静滴给药，血浆蛋白结合率为96%，由肝脏水解和乙酰化代谢，随粪便和尿液排泄。

【临床应用】

卡泊芬净用于治疗侵袭性念珠菌病，以及不能耐受或其他抗真菌药疗效不佳的曲霉菌病。

【不良反应与注意事项】

卡泊芬净常见的不良反应有发热、寒战、头痛、恶心、呕吐、皮疹以及静脉炎。

三、抗寄生虫药

寄生虫病可分为原虫病和蠕虫病，原虫病包括疟疾、阿米巴病和滴虫病等，蠕虫病包括血吸虫病、丝虫病和肠寄生虫病等，本部分主要介绍抗疟药。

疟疾是由疟原虫感染所致的一种传染病，寄生于人体的疟原虫有间日疟原虫、恶性疟原虫、三日疟原虫和卵形疟原虫四种，分别引起间日疟、恶性疟、三日疟和卵形疟，在我国以间日疟和恶性疟为主。各种疟原虫的生活史基本相同，其发育过程需要两个宿主：在人体内进行无性繁殖，人类为中间宿主；在按蚊体内进行有性繁殖，按蚊为终末宿主。疟原虫在不同发育阶段对不同抗疟药的敏感性不同，需根据疟原虫的生活史及抗疟药的作用部位，正确地选择药物(见图 14-3-3)。

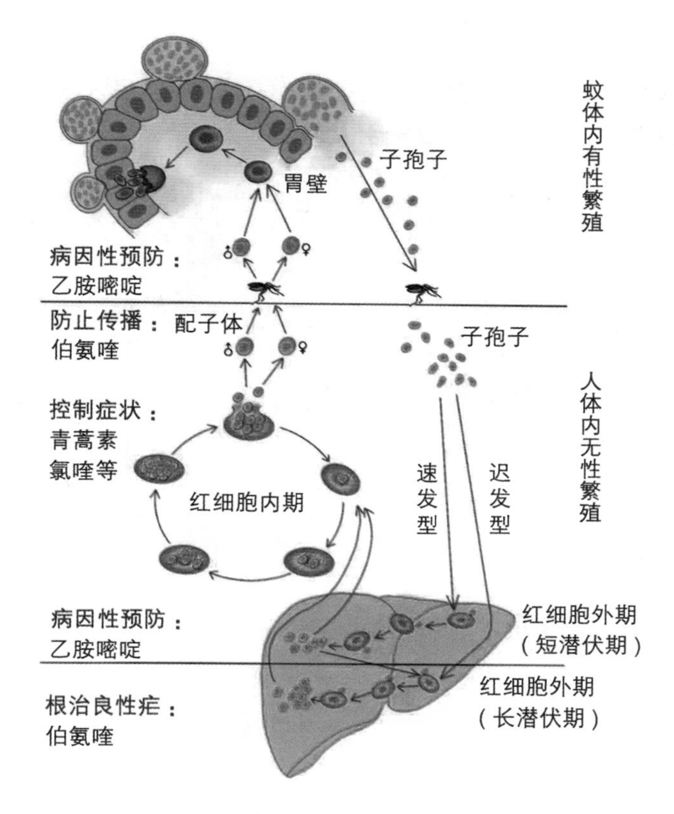

图 14-3-3　疟原虫的生活史和抗疟药的作用部位

抗疟药(antimalarial drugs)作用于疟原虫生活史的不同环节，从而抑制或杀灭疟原虫。根据用药的目的，可将抗疟药分为三类：①主要用于控制症状的抗疟药，如氯喹、青蒿素等；②主要用于控制复发和传播的抗疟药，如伯氨喹等；③主要用于病因性预防的抗疟药，如乙胺嘧啶等。

扩展阅读

疟原虫的生活史可分为在人体内的无性繁殖阶段和在按蚊体内的有性繁殖阶段，其在人体内的发育又分两个阶段进行：

(1)红细胞外期：雌性按蚊刺吸人血时，其唾液腺中所含的成熟孢子随唾液进入人体，随即侵入肝细胞发育、繁殖，形成大量裂殖体。裂殖体成熟后胀破肝细胞，释出裂殖子，进入血液循环，侵入红细胞。

(2)红细胞内期:入侵红细胞的裂殖子经滋养体发育形成含有一定数目裂殖子的成熟裂殖体,并破坏红细胞,释放大量裂殖子入血,入血的裂殖子随即侵入其他红细胞,重复在红细胞体内的裂殖体增殖过程。裂殖子及其代谢产物,以及红细胞破坏产生的大量变性蛋白可刺激机体,诱发炎症因子释放,引起寒战、高热等症状,作用于此期的药物有氯喹、奎宁、青蒿素等。红细胞内的疟原虫不断裂体增殖,经数个周期后,细胞内裂殖子部分发育成雌、雄配子体。按蚊在吸食感染者的血液时,雌、雄配子体随血液进入蚊体,进行有性生殖过程,形成孢子,并集中于按蚊的唾液腺内,成为疟疾的传播源。伯氨喹能杀灭配子体,乙胺嘧啶能抑制配子体在蚊体内的发育。

(一)主要用于控制症状的抗疟药

氯喹

氯喹(chloroquine)是人工合成的4-氨基喹啉衍生物。

【体内过程】

氯喹口服吸收迅速而完全,抗酸药可干扰其吸收。氯喹吸收后可广泛分布于全身组织,在肝、脾、肾、肺组织中的浓度常达血浆浓度的200倍,在红细胞内的浓度比血浆浓度高10～20倍,而在被疟原虫入侵的红细胞内的浓度又比正常红细胞高出25倍。该药在肝脏代谢,原形药及其代谢产物主要从尿中排出,酸化尿液可促进其排泄。

【药理作用与机制】

氯喹对间日疟原虫和三日疟原虫以及敏感的恶性疟原虫的红细胞内期裂殖体有杀灭作用,能迅速有效地控制疟疾的临床发作。氯喹的抗疟机制复杂,目前尚未完全阐明,其可插入疟原虫的DNA双螺旋结构中,形成稳固的DNA-氯喹复合物,影响DNA复制和RNA转录,从而抑制疟原虫的分裂繁殖。氯喹还可抑制疟原虫对血红蛋白的消化,减少疟原虫生存必需氨基酸的供应。除抗疟作用外,氯喹还具有抗肠道外阿米巴和免疫抑制等作用。

【临床应用】

氯喹用于敏感的恶性疟、间日疟等疟疾的治疗,也能预防性地抑制疟疾症状发作,在进入疫区前1周和离开疫区后4周期间,应每周服药一次。

青蒿素

青蒿素(artemisinin)是从黄花蒿中分离出来的一种倍半萜内酯类药物,是我国屠呦呦等科技工作者根据“青蒿截疟”的记载而发掘出的新型抗疟药。

扩展阅读

据新华社北京2022年4月25日电，2022年4月25日，国家主席习近平向青蒿素问世50周年暨助力共建人类卫生健康共同体国际论坛致贺信。4月25日是“世界防治疟疾日”。2022年4月25日当天，青蒿素问世50周年暨助力共建人类卫生健康共同体国际论坛在北京举行，主题为“加强青蒿素抗疟国际发展合作，共建人类卫生健康共同体”。该论坛由国家国际发展合作署、国家卫生健康委、国家中医药管理局共同主办。习近平在贺信中指出，青蒿素是中国首先发现并成功提取的特效抗疟药，问世50年来，帮助中国完全消除了疟疾，同时中国通过提供药物、技术援助、援建抗疟中心、人员培训等多种方式，向全球积极推广应用青蒿素，挽救了全球特别是发展中国家数百万人的生命，为全球疟疾防治、佑护人类健康作出了重要贡献。

东晋葛洪的《肘后备急方》中，对“青蒿截疟”的记载为：“青蒿一握，以水二升渍，绞取汁，尽服之。”这给了屠呦呦灵感。通过低沸点溶剂的提取方法，屠呦呦团队在1972年从青蒿中分离得到了青蒿素。临床研究显示，青蒿素具有良好的抗疟活性。屠呦呦因在发现青蒿素中的重要贡献，于2015年获得诺贝尔生理学或医学奖。

【体内过程】

青蒿素及其衍生物在人体内可转化为双氢青蒿素，产生抗疟作用。青蒿素在体内代谢和排泄很快，其有效血药浓度维持时间短，$t_{1/2}$为2.27 h，不利于彻底杀灭疟原虫。

【药理作用与机制】

青蒿素能杀灭各种红细胞内期的疟原虫，其抗疟作用机制尚未完全阐明，可能是血红素或Fe^{2+}催化青蒿素形成自由基，破坏疟原虫表膜和线粒体结构，导致疟原虫死亡。

【临床应用】

青蒿素主要用于治疗耐氯喹或多药耐药的恶性疟，包括对脑型疟的抢救。

（二）主要用于控制复发和传播的抗疟药

伯氨喹

伯氨喹（primaquine）是人工合成的8-氨基喹啉衍生物。

【体内过程】

伯氨喹口服吸收完全，广泛分布于组织中，在肝脏中浓度较高。该药大部分在肝脏代谢，其主要代谢产物为6-羟衍生物，仅小部分以原形随尿排泄。

【药理作用与机制】

伯氨喹对间日疟红细胞外期迟发型子孢子（休眠子）有较强的杀灭作用。伯氨喹的抗疟作用机制尚未明了，该药在体内可转化为有抗疟活性的喹啉二醌，其结构与辅酶Q相似，能抑制辅酶Q的活性，阻断疟原虫线粒体内的电子传递，从而抑制疟原虫的氧化磷酸化过程。另外，伯氨喹的代谢产物具有很强的氧化作用，可干扰NADP还原，从而影响红细胞外期疟原虫的代谢。

【临床应用】

伯氨喹与血液裂殖体杀灭剂(如氯喹)合用，能根治良性疟，减少耐药性的发生；此外，也能杀灭各种疟原虫的配子体，阻止各型疟疾传播。伯氨喹对红细胞内期的裂殖体无效，不能控制疟疾临床症状的发作。

(三)主要用于病因性预防的抗疟药

乙胺嘧啶

乙胺嘧啶(pyrimethamine)的化学结构与甲氧苄啶相似，是主要用于病因性预防的抗疟药。

【体内过程】

乙胺嘧啶口服吸收慢但完全，其消除缓慢，服药一次后有效血药浓度可维持约2周，代谢产物随尿排泄。

【药理作用与应用】

乙胺嘧啶为二氢叶酸还原酶抑制剂，可阻止二氢叶酸转变为四氢叶酸，阻碍核酸合成，对疟原虫酶的亲和力远大于对人体酶的亲和力。乙胺嘧啶还能杀灭各种疟原虫红细胞外期速发型子孢子发育、繁殖而成的裂殖体，对红细胞内期疟原虫仅能抑制未成熟的裂殖体，对已发育成熟的裂殖体则无效，常需在用药后的第二个无性增殖期才能发挥作用，故其控制临床症状起效缓慢。乙胺嘧啶不能直接杀灭配子体，但含药血液随配子体被按蚊吸食后，能阻止疟原虫在蚊体内的发育，起到阻断传播的作用。乙胺嘧啶还可用于疟疾的病因性预防。

(赵云雪)

参考文献

[1] 陈杰,周桥主编. 病理学(长学制临床医学等专业使用)[M]. 3 版. 北京:人民卫生出版社,2015.

[2] 王建枝,钱睿哲主编. 病理生理学(长学制临床医学等专业使用)[M]. 3 版. 北京:人民卫生出版社,2015.

[3] 杨宝峰,陈建国主编. 药理学(长学制临床医学等专业使用)[M]. 3 版. 北京:人民卫生出版社,2015.

[4] 步宏,李一雷主编. 病理学(基础、临床、口腔、预防等专业使用)[M]. 9 版. 北京:人民卫生出版社,2018.

[5] 肖献忠主编. 病理生理学[M]. 4 版. 北京:高等教育出版社,2018.

[6] 杨宝峰,陈建国主编. 药理学(基础、临床、口腔、预防等专业使用)[M]. 9 版. 北京:人民卫生出版社,2018.

[7] GUYTON A C,HALL J E. Textbook of medical physiology[M]. 11th Ed. New York:Elsevier Inc.,2006.

[8] BRUNTON L,CHABNER B,KNOLLMAN B. Goodman & Gilman's the pharmacological basis of therapeutics[M]. 12th Ed. New York:McGraw Hill Education,2011.

[9] HAMMER G D,MCPHEE S J. Pathophysiology of disease:an introduction to clinical medicine[M]. 7th Ed. New York:McGraw Hill Education,2014.

[10] BARONE J. Pathology[M]. Portland:Kaplan Medical,2016.

[11] KATZUNG B G. Basic and clinical pharmacology[M]. 14th Ed. New York:McGraw Hill Education,2017.

[12] KUMAR V,ABBAS A K,ASTER J C. Robbins basic pathology[M]. 10th Ed. New York:Elsevier Inc.,2018.